膨疹
wheal

限局性の浮腫であり短時間で消失する．血管量が多くなった状態である．通常は淡い紅斑

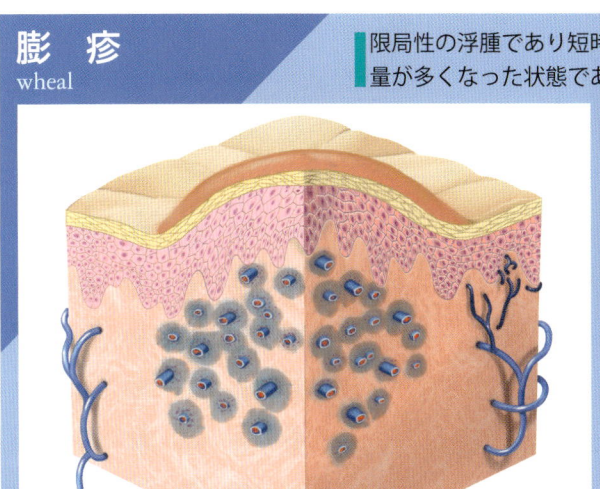
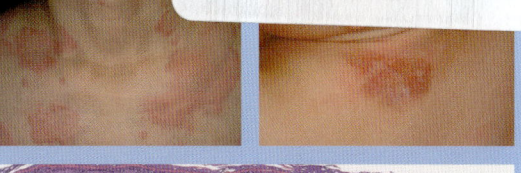
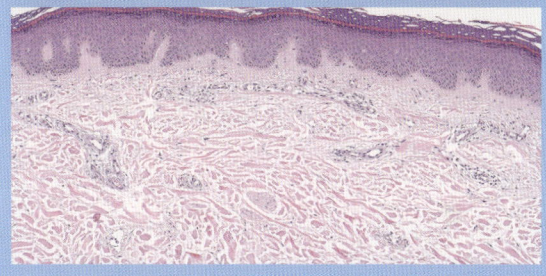

▶p.8

腫瘍性丘疹
neoplastic papule

丘疹は直径10mm以下の限局性の皮膚の隆起性変化を指す．隆起の原因として，腫瘍成分の増生をみる．

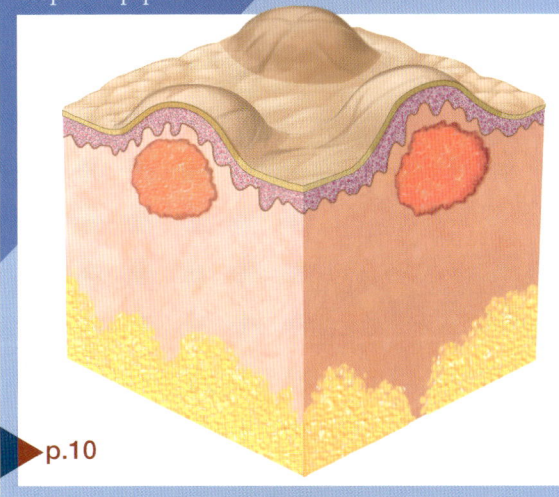
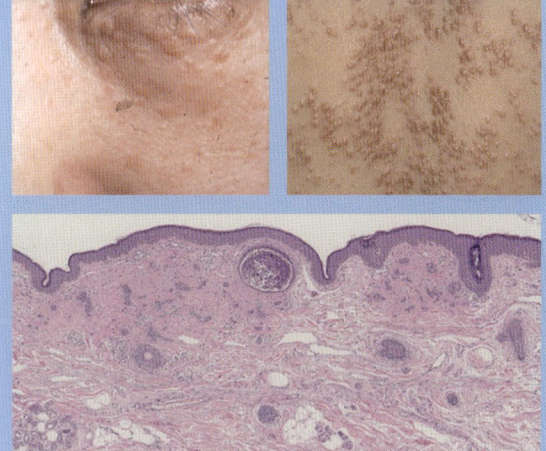

▶p.10

炎症性丘疹
inflammatory papule

丘疹は直径10mm以下の限局性の皮膚の隆起性変化を指す．隆起の原因として，真皮の炎症性変化，真皮内浮腫などをみる．

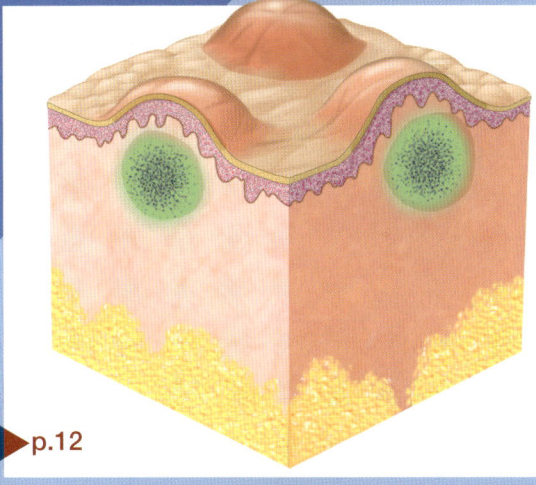
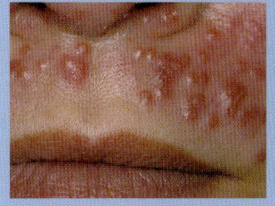
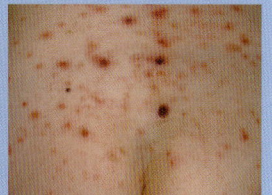
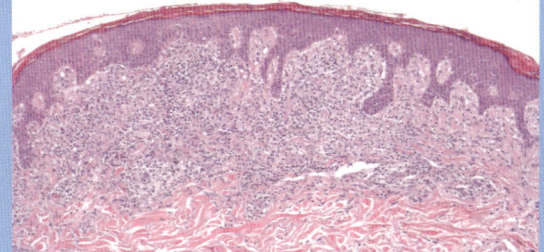

▶p.12

あたらしい皮膚病診療アトラス

Atlas of Modern Dermatology

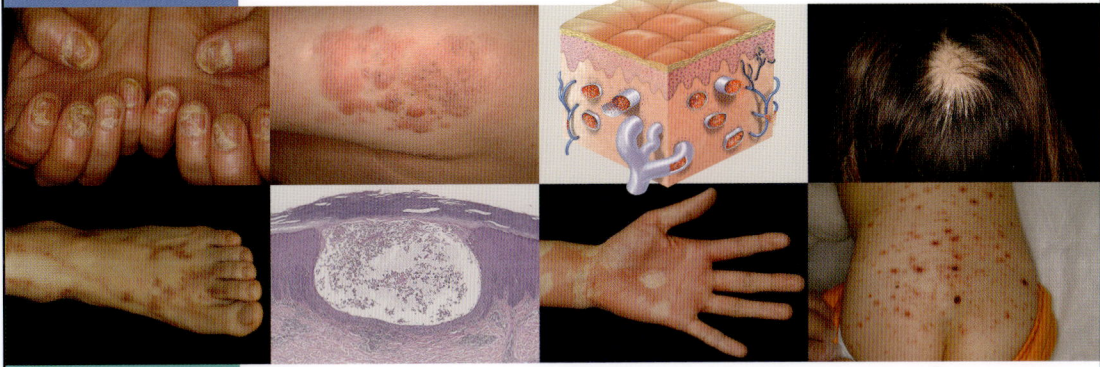

清水 宏 北海道大学医学部皮膚科教授

中山書店

序

　どの診療科でも，患者の約3割はなんらかの皮膚病変を有し，皮膚科専門医ではない医師が皮膚病を診察する機会は数多くあります．アトピー性皮膚炎や足白癬（いわゆる水虫），薬疹から悪性黒色腫まで，皮膚病は実に多彩で多岐に及んでいます．

　皮膚病は「見ればわかる」疾患が大半です．見てもわからない，誤診をするというのは，単に医療者側の知識不足による場合がほとんどです．しかし，情報過多時代の現在，自身の診療科の勉強だけで精一杯の医師・医療従事者が，皮膚病の勉強に時間をかける充分な余裕がないのが現状でもあります．

　本書は皮膚科専門医だけでなく，あらゆる医師・医療従事者に役立つ，「見ればわかる」皮膚病診療アトラスです．どの診療科においても高頻度に遭遇するであろう皮膚病を選び，その疾患のイメージが見ただけでわかるような典型的で，かつ，高画質の臨床写真を厳選しました．各疾患の説明文は，治療法も含めポイントだけに絞ったので，より詳しい説明が必要な場合は『あたらしい皮膚科学』などの皮膚科教科書を参照してください．

　さらに本書で工夫したのは，皮膚科学の総論である「皮疹のみかた」を，表裏の各表紙を開いたところに，光沢のある立体的なイラストを使ってわかりやすく示したことです．本を傾けて，実際に光っている部分を指先で触れ，紅斑や紫斑，丘疹，びらんなどの皮膚病変のイメージを感じとってください．

　各論の解説は疾患ごとに独立しているので，どのページを開いても，まず各疾患の臨床写真を見てから説明文を読むことにより，その疾患が画像とともに理解しやすくなっています．

　本書の執筆に5年の歳月を要したのは，良い臨床写真の選択にとことんこだわったからです．ほとんどの臨床写真は過去16年間に北海道大学皮膚科で撮影したもので，すべての教室員に深謝します．また「自分で納得できない本は出版しない」という私のこだわりに，長年にわたり付き合ってくださった中山書店の岩瀬智子さんにも深謝します．

　　2015年8月

　　　　　　　　　　　　　　　　　　　　　　　　　　　清水　宏

CONTENTS

総論

00 皮疹のみかた

紅斑——2
紫斑——4
色素沈着——6
膨疹——8
腫瘍性丘疹——10
炎症性丘疹——12
結節——14
水疱——16
膿疱——18
びらん——20
潰瘍——22
過角化——24

各論

01 湿疹・皮膚炎 ——28

原因が明らかでない，いわゆる"湿疹"
　湿疹——28
接触皮膚炎
　接触皮膚炎——30
皮疹の特徴から固有の診断名が付されている湿疹
　アトピー性皮膚炎——32
　貨幣状湿疹——34
　自家感作性皮膚炎——36
　脂漏性皮膚炎——38
　うっ滞性皮膚炎——39

02 蕁麻疹・痒疹 ——40

蕁麻疹および血管性浮腫
　蕁麻疹——40
　血管性浮腫——43
痒疹
　慢性痒疹——44

03 紅斑・紅皮症 ——46

いわゆる紅斑
　多形紅斑——46
　Stevens-Johnson 症候群——48
　Sweet 症候群——50
環状紅斑
　遠心性環状紅斑——52
紅皮症
　紅皮症——54

04 薬疹・GVHD ——56

薬疹
　薬疹——56
薬疹の特殊型
　固定薬疹——58
　中毒性表皮壊死症——60
　薬剤性過敏症症候群——62
　急性汎発性発疹性膿疱症——64
　手足症候群——65
GVHD
　移植片対宿主病——66

05 血管炎・紫斑・その他の脈管疾患 — 68

血管炎
小血管
- 皮膚小血管性血管炎 — 68
- Henoch-Schönlein 紫斑 — 70

小〜中動脈
- 結節性多発動脈炎 — 72
- Churg-Strauss 症候群 — 74

その他の類縁疾患
- Behçet 病 — 76
- 壊疽性膿皮症 — 78
- 川崎病 — 80
- Buerger 病 — 81

その他の脈管疾患
- 慢性静脈不全 — 82
- リベド，皮斑／リベド血管症 — 84
- Raynaud 現象，Raynaud 病 — 86
- 火だこ，温熱性紅斑 — 87

06 膠原病および類縁疾患 — 88

エリテマトーデス
- 全身性エリテマトーデス — 88
- 円板状エリテマトーデス — 90

強皮症
- 全身性強皮症 — 92
- 限局性強皮症 — 94

その他の膠原病
- 皮膚筋炎 — 96
- 抗リン脂質抗体症候群 — 98
- Sjögren 症候群 — 99
- 関節リウマチ — 100

07 物理化学的皮膚障害・光線性皮膚疾患 — 101

物理化学的皮膚障害
- 褥瘡 — 101
- 熱傷 — 102
- 凍瘡／凍傷 — 104

光線性皮膚疾患
- 日光皮膚炎 — 106
- 光線過敏症 — 107
- 慢性光線性皮膚炎 — 108
- 色素性乾皮症 — 110

08 水疱症・膿疱症 — 111

水疱症
遺伝性水疱症（先天性水疱症）
- ●表皮水疱症
  - 単純型表皮水疱症 — 111
  - 接合部型表皮水疱症 — 112
  - 栄養障害型表皮水疱症 — 114

自己免疫性水疱症（後天性水疱症）
- ●表皮内水疱症（天疱瘡群）
  - 尋常性天疱瘡 — 116
  - 落葉状天疱瘡 — 118
- ●表皮下水疱症（類天疱瘡群）
  - 水疱性類天疱瘡 — 120

膿疱症
- 掌蹠膿疱症 — 122

09 角化症 — 124

遺伝性角化症
- 尋常性魚鱗癬 — 124
- X 連鎖性劣性魚鱗癬 — 125
- 掌蹠角化症 — 126
- 表皮融解性魚鱗癬 — 128
- Darier 病 — 129

後天性角化症
- 乾癬 — 130
- 乾癬性関節炎 — 132
- 毛孔性紅色粃糠疹 — 133
- 類乾癬 — 134
- 扁平苔癬 — 136
- Gibert ばら色粃糠疹 — 138
- 鶏眼／胼胝 — 139

毛孔性角化症―― 140
　　　黒色表皮腫―― 141

10 色素異常症 ―― 142

色素の脱失を主体とするもの
　　　眼皮膚白皮症―― 142
　　　尋常性白斑―― 143
　　　Sutton 母斑―― 144
色素増加を主体とするもの
　　　遺伝性対側性色素異常症（遠山）―― 145
　　　老人性色素斑―― 146
　　　Addison 病―― 147

11 代謝異常症 ―― 148

アミロイドーシス
　　　アミロイドーシス―― 148
ビタミン
　　　ペラグラ―― 151
　　　ビオチン欠乏症―― 152
黄色腫
　　　黄色腫―― 154
電解質
　　　亜鉛欠乏症候群―― 156
　　　ヘモクロマトーシス―― 157
糖尿病における皮膚変化
　　　糖尿病性壊疽―― 158
　　　リポイド類壊死症―― 160
ポルフィリン症
　　　晩発性皮膚ポルフィリン症―― 161
その他
　　　Fabry 病―― 162

12 真皮，皮下脂肪組織の疾患 ―― 163

真皮の疾患
皮膚萎縮症
　　　White fibrous papulosis of the neck―― 163

　　　Werner 症候群―― 164
皮膚形成異常症
　　　先天性皮膚欠損症―― 165
肉芽腫性疾患
　　　サルコイドーシス―― 166
　　　環状肉芽腫―― 168
　　　肉芽腫性口唇炎―― 169
穿孔性皮膚症
　　　蛇行性穿孔性弾力線維症―― 170
遺伝性結合組織疾患
　　　Ehlers-Danlos 症候群―― 171
　　　弾性線維性仮性黄色腫―― 172
皮下脂肪組織疾患
脂肪組織炎
　　　結節性紅斑―― 173
　　　硬結性紅斑―― 174
リポジストロフィー
　　　後天性部分型リポジストロフィー―― 175

13 付属器疾患 ―― 176

脂腺の疾患
　　　尋常性痤瘡―― 176
　　　顔面播種状粟粒性狼瘡―― 177
　　　酒皶―― 178
　　　酒皶様皮膚炎―― 180
毛髪疾患
　　　円形脱毛症―― 181
　　　先天性脱毛症―― 182
爪甲の変化
　　　メラニン色（黒色）の爪―― 183
　　　緑色の爪―― 184
　　　時計皿爪―― 185
　　　匙型爪―― 186
　　　陥入爪―― 187

14 母斑・神経皮膚症候群 —— 188

母斑
メラノサイト系母斑
- 母斑細胞母斑
  - 母斑細胞母斑 —— 188
  - 巨大先天性色素性母斑 —— 190
- 真皮メラノサイト系母斑
  - 太田母斑 —— 191
  - 蒙古斑 —— 192

表皮系母斑
- 脂腺母斑 —— 193

神経皮膚症候群
- 神経線維腫症 1 型 —— 194
- 結節性硬化症 —— 196
- Peutz-Jeghers 症候群 —— 197
- 色素失調症 —— 198
- Sturge-Weber 症候群 —— 200
- 遺伝性出血性毛細血管拡張症 —— 201

15 皮膚の良性腫瘍 —— 202

表皮系腫瘍
- 脂漏性角化症 —— 202
- 汗孔角化症 —— 203

汗腺系腫瘍
- エクリン汗孔腫 —— 204
- 汗管腫 —— 206

囊腫
- 毛巣洞 —— 207
- 類表皮嚢腫 —— 208

神経系腫瘍
- 神経線維腫 —— 210

脈管系腫瘍
- 血管成分の腫瘍
  - グロムス腫瘍 —— 211
  - 乳児血管腫 —— 212
  - 化膿性肉芽腫 —— 214
- 血管奇形
  - 毛細血管奇形 —— 215
  - 静脈湖 —— 216
  - 被角血管腫 —— 217

線維組織系腫瘍
- 皮膚線維腫 —— 218
- 肥厚性瘢痕およびケロイド —— 219

組織球系腫瘍
- 黄色肉芽腫 —— 220

脂肪細胞系腫瘍
- 脂肪腫 —— 222

造血系腫瘍
- 皮膚リンパ球腫 —— 223
- 肥満細胞症 —— 224

16 皮膚の悪性腫瘍 —— 225

皮膚の悪性腫瘍
表皮・毛包系腫瘍
- Bowen 病 —— 225
- 基底細胞癌 —— 226
- 有棘細胞癌 —— 228
- 光線角化症 —— 230
- 砒素角化症 —— 232
- 白板症 —— 233
- ケラトアカントーマ —— 234

神経系腫瘍
- Merkel 細胞癌 —— 235

汗腺系腫瘍
- 乳房外 Paget 病 —— 236

間葉系腫瘍
- 線維組織系腫瘍
  - 隆起性皮膚線維肉腫 —— 238
- 脈管系腫瘍
  - 血管肉腫（脈管肉腫）—— 239
  - Kaposi 肉腫 —— 240

癌の皮膚転移
- 癌の皮膚転移 —— 241

悪性リンパ腫および類縁疾患
- 原発性皮膚リンパ腫 —— 242
- 菌状息肉症 —— 244
- 成人 T 細胞白血病/リンパ腫 —— 246

CONTENTS

悪性黒色腫
　　悪性黒色腫（メラノーマ）—— 248

17 ウイルス感染症 —— 250
水疱を主体とするもの
　　単純ヘルペスウイルス感染症 —— 250
　　帯状疱疹 —— 252
　　水痘 —— 254
疣贅を主体とするもの
　　尖圭コンジローム —— 255
　　尋常性疣贅 —— 256
　　伝染性軟属腫 —— 258
全身性の皮疹を主体とするもの
　　麻疹 —— 259
　　風疹 —— 260
　　伝染性紅斑 —— 261
　　Gianotti-Crosti 症候群 —— 262
　　手足口病 —— 263

18 細菌感染症 —— 264
急性膿皮症
　　伝染性膿痂疹 —— 264
　　丹毒 —— 265
　　蜂窩織炎 —— 266
　　毛包炎（毛嚢炎）—— 267
慢性膿皮症
　　慢性膿皮症 —— 268
全身性感染症
　　ブドウ球菌性熱傷様皮膚症候群 —— 269
　　壊死性筋膜炎 —— 270

19 真菌症 —— 271
浅在性真菌症
　●白癬
　　足白癬 —— 271
　　爪白癬 —— 272
　　手白癬 —— 273
　　体部白癬 —— 274
　　Celsus 禿瘡 —— 276
　●カンジダ症
　　カンジダ性指趾間びらん症 —— 277
　　黒毛舌 —— 278
　●マラセチア感染症
　　癜風 —— 279
　　マラセチア毛包炎 —— 280
深在性真菌症
　　スポロトリコーシス —— 281

20 抗酸菌感染症 —— 282
結核菌によるもの
　　皮膚腺病 —— 282
非結核性抗酸菌によるもの
　　非結核性抗酸菌感染症 —— 283
らい菌によるもの
　　ハンセン病 —— 284

21 節足動物などによる皮膚疾患 —— 285
昆虫などによる皮膚疾患
　　虫刺症 —— 285
　　疥癬 —— 286
　　マダニ刺咬症 —— 287
昆虫などが媒介する皮膚疾患
　　ライム病 —— 288
寄生虫による皮膚疾患
　　クリーピング病 —— 289

22 性感染症 —— 290
　　梅毒 —— 290

索引 —— 292

紅斑
erythema

真皮乳頭および乳頭下層での血管拡張，充血によって生じる．
拡張した血管内で循環血液量は増加している．

▶ 3D模式図

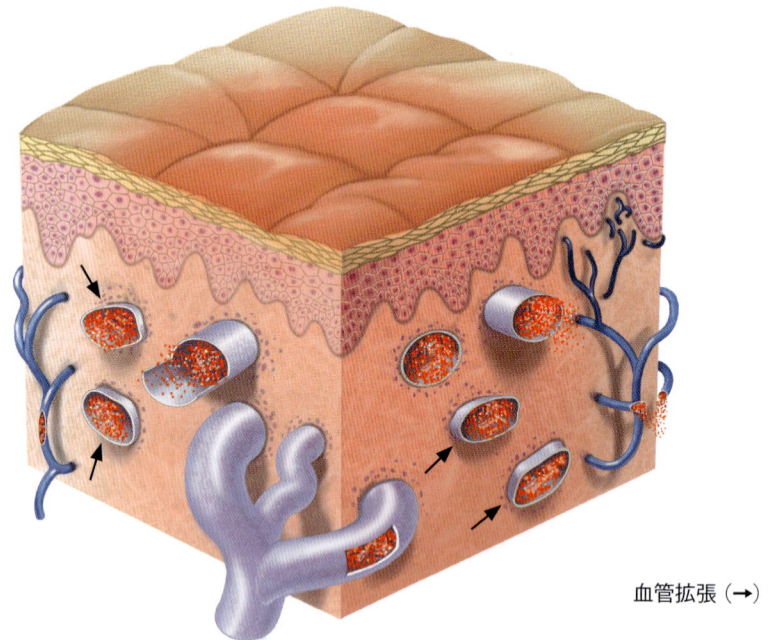

血管拡張（→）

▶ 病理写真

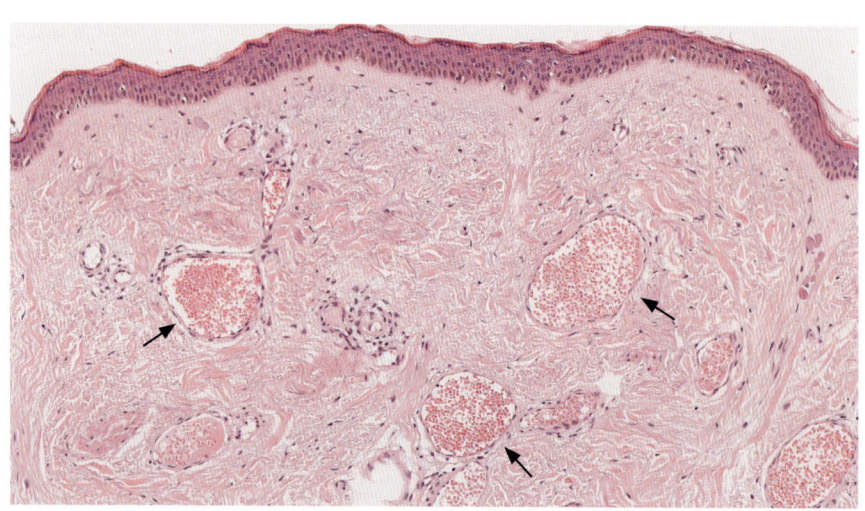

臨床写真

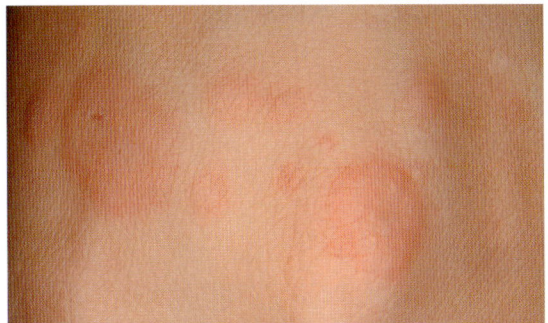
多形紅斑（erythema multiforme）▶p.46

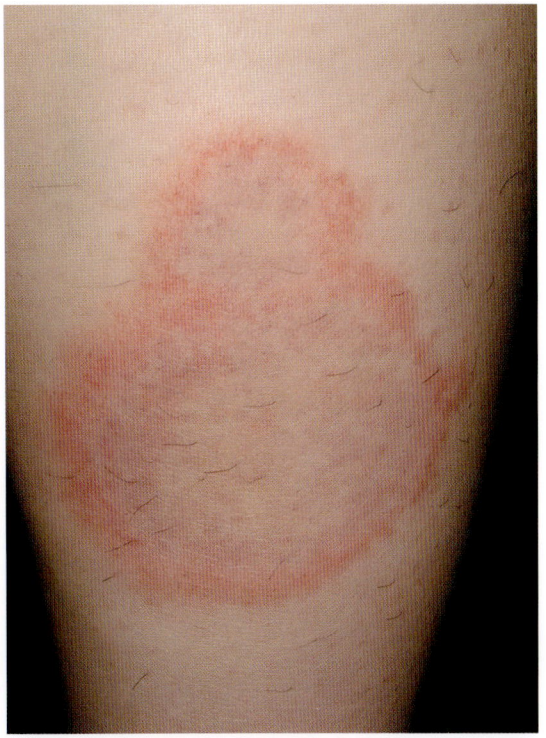
遠心性環状紅斑（erythema annulare centrifugum）▶p.52

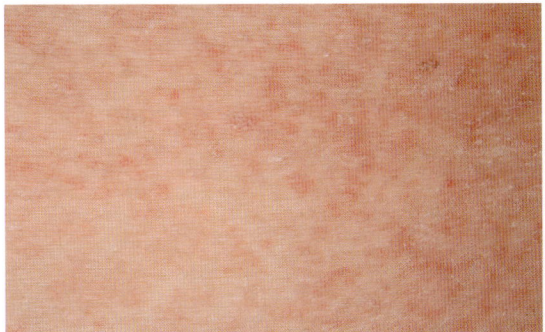
移植片対宿主病（graft-versus-host disease；GVHD）▶p.66

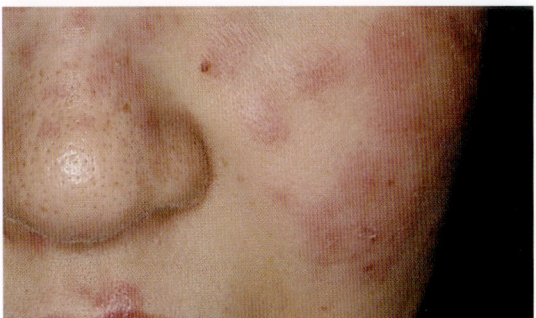
全身性エリテマトーデス（systemic lupus erythematosus；SLE）▶p.88

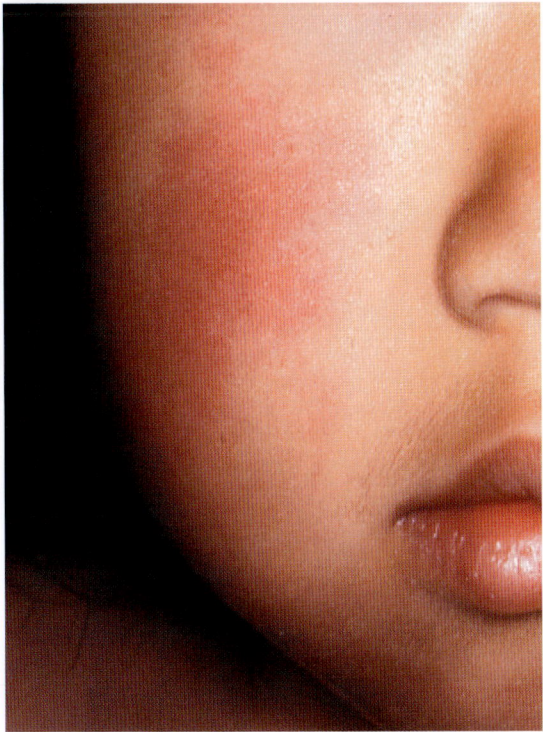
伝染性紅斑（erythema infectiosum）▶p.261

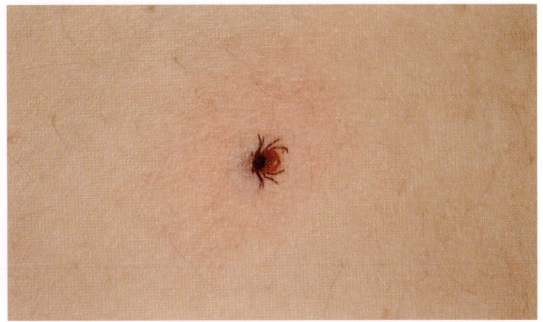
マダニ刺咬症（tick bite）▶p.287

紫斑
purpura

皮内出血によって生じる．紅斑と異なり，赤血球は血管外へ漏出している．
紫の色調は出血の部位や経過時間によって鮮紅色や褐色調などを呈する．

▶ 3D模式図

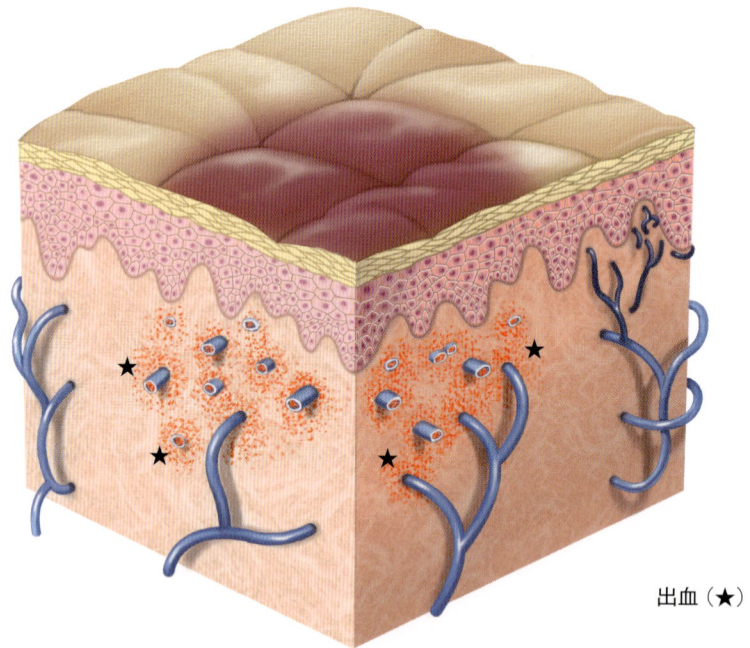

出血（★）

▶ 病理写真

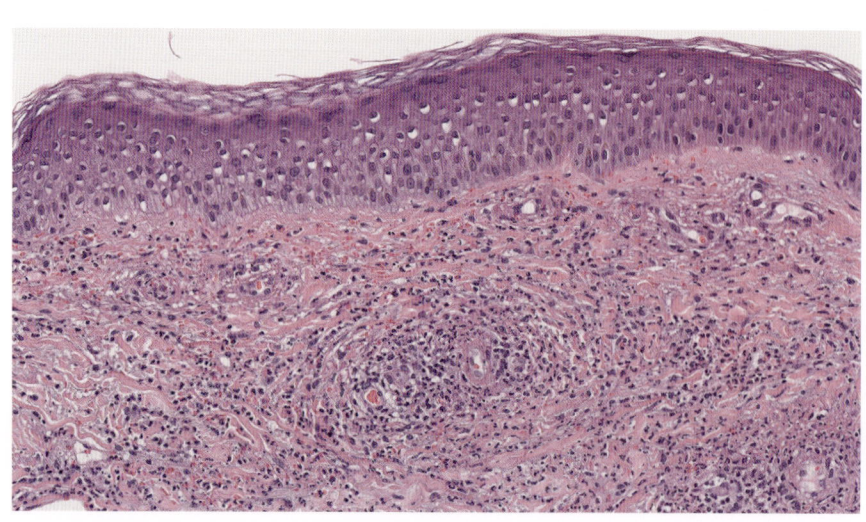

臨床写真

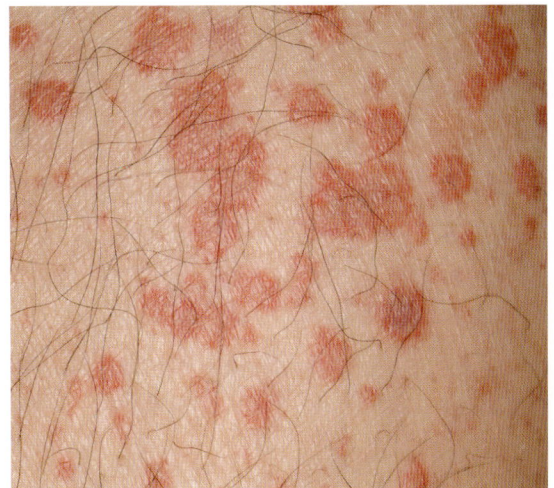

皮膚小血管性血管炎（cutaneous small vessel vasculitis）▶p.68

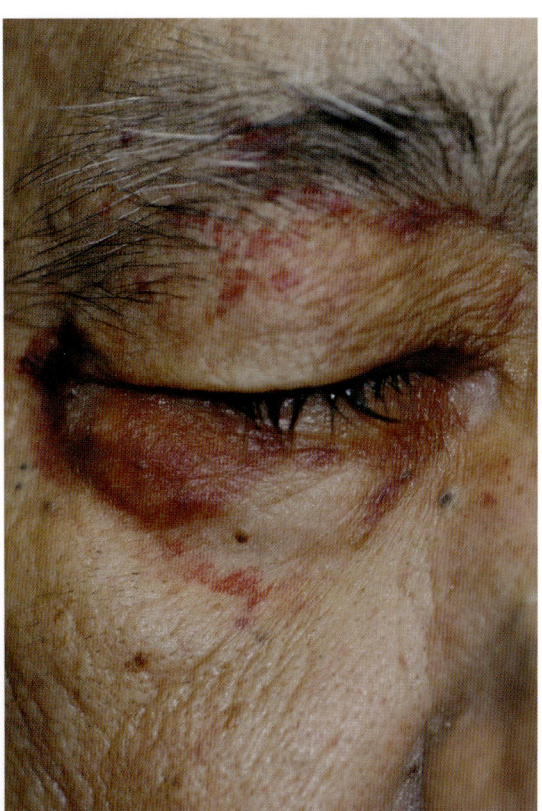

アミロイドーシス（amyloidosis）▶p.148

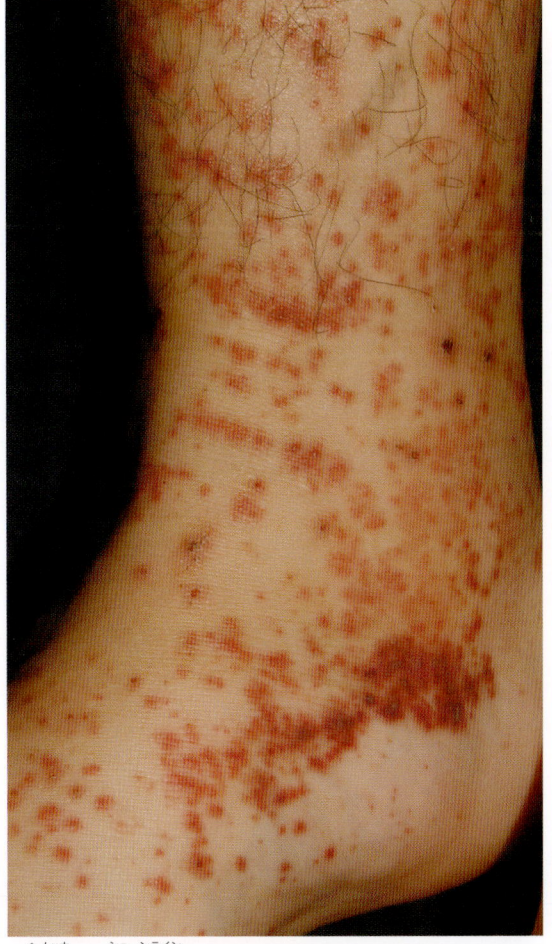

Henoch-Schönlein 紫斑（Henoch-Schönlein purpura）
▶p.70

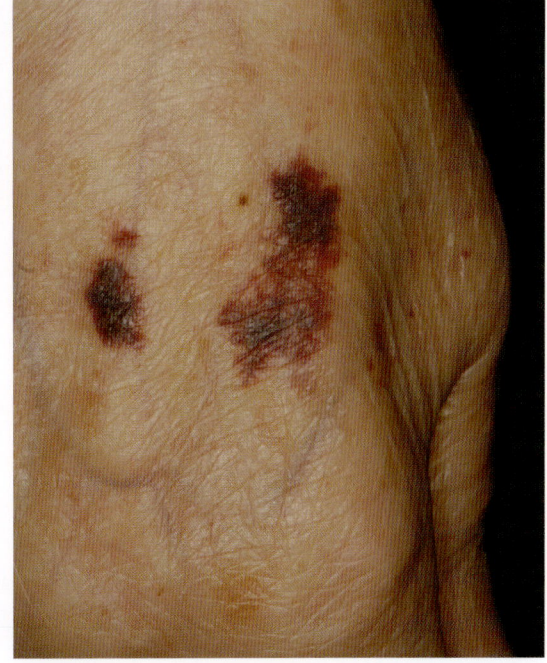

外傷性紫斑（traumatic purpura）

色素沈着
pigmentation

主にメラニンの沈着によって生じる．
メラニンの沈着部位によって色調は異なり，メラニンが基底層で増加していると褐色〜黒褐色，真皮内での増加により灰色〜紫褐色となる．

▶ 3D模式図

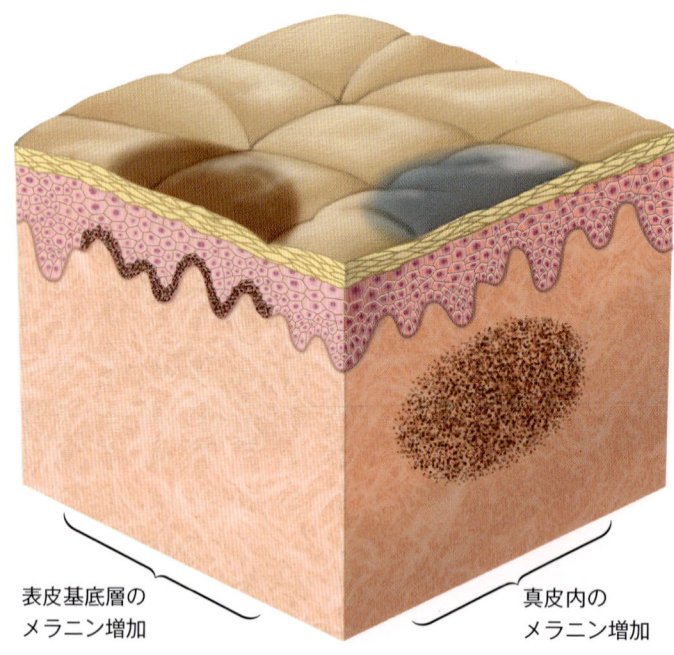

表皮基底層の
メラニン増加

真皮内の
メラニン増加

▶ 病理写真

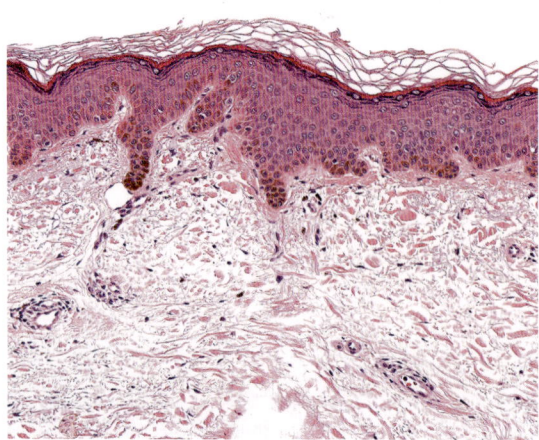

表皮基底層のメラニンの増加

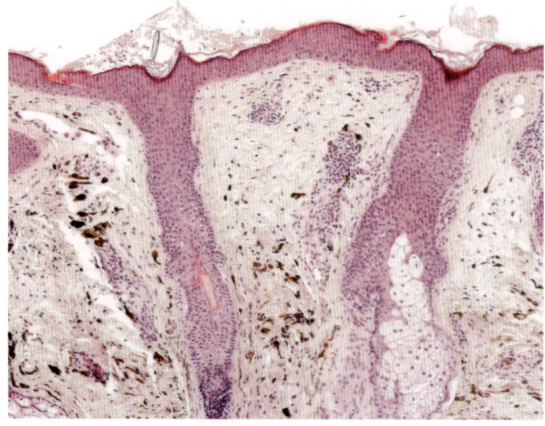

真皮内のメラニンの増加

臨床写真

表皮基底層の色素沈着

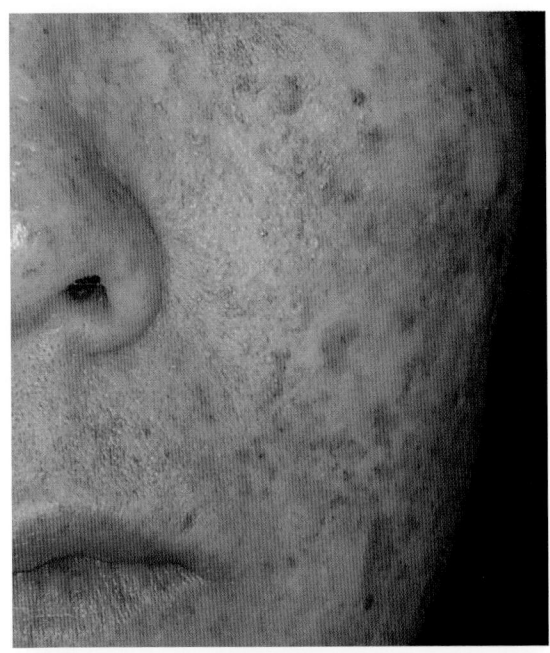

色素性乾皮症（xeroderma pigmentosum）▶p.110

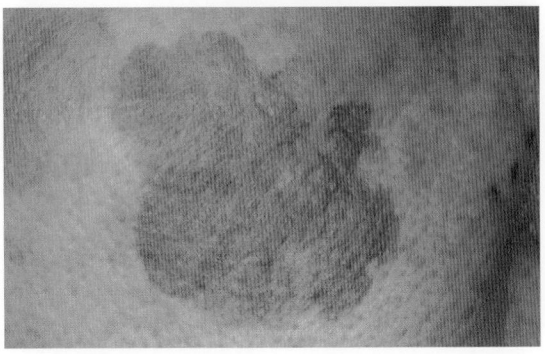

老人性色素斑（senile lentigo, senile freckle）▶p.146

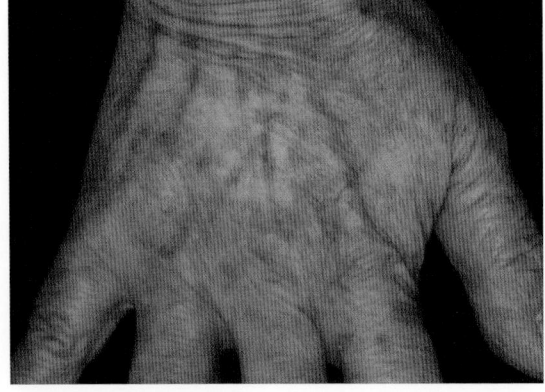

遺伝性対側性色素異常症（dyschromatosis symmetrica hereditaria）▶p.145

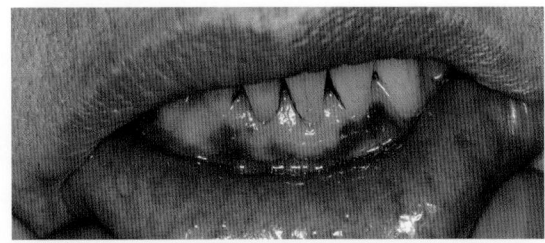

Addison病（Addison disease）▶p.147

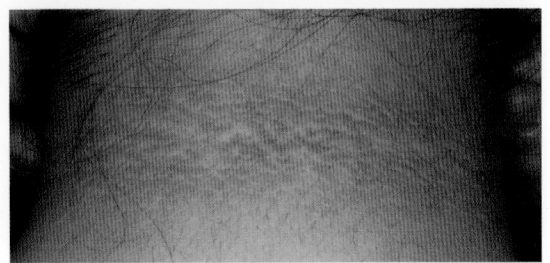

黒色表皮腫（acanthosis nigricans）▶p.141

真皮内の色素沈着

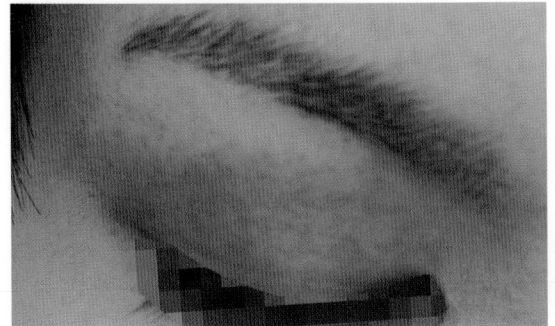

太田母斑（nevus of Ota）▶p.191

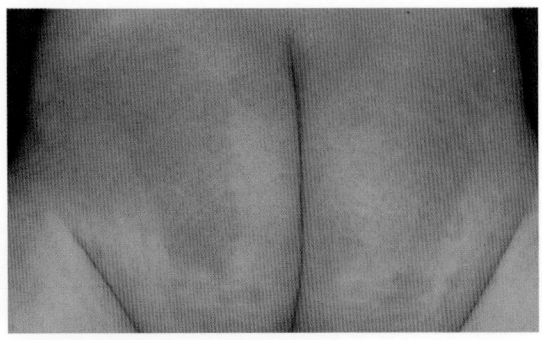

蒙古斑（Mongolian spot）▶p.192

膨疹
wheal

皮膚に生じる限局性浮腫であり，短時間で消失するものをいう．
血管からその周辺に水分が滲み出て，真皮細胞間に水分を含んだ状態となっている．
通常は淡い紅斑を伴い隆起する．

▶3D模式図

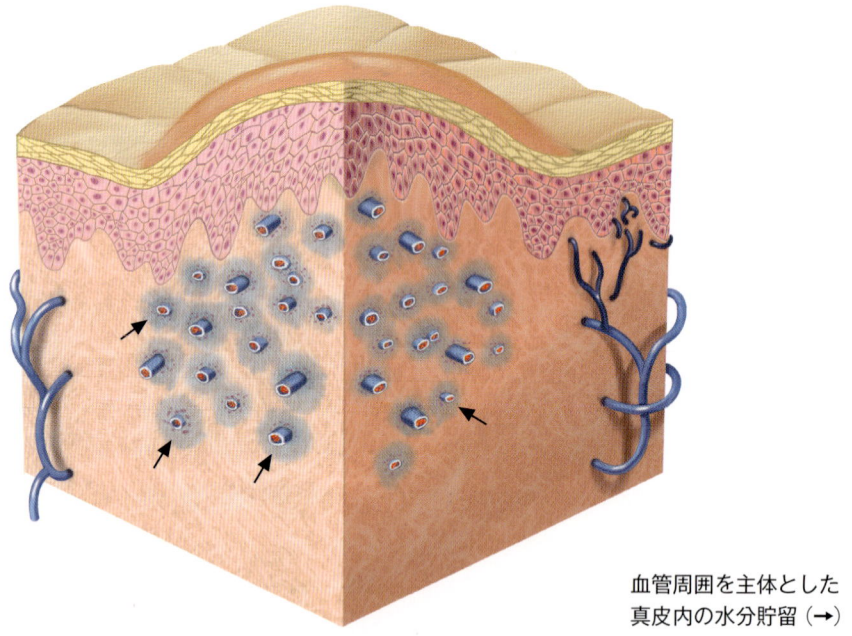

血管周囲を主体とした
真皮内の水分貯留（→）

▶病理写真

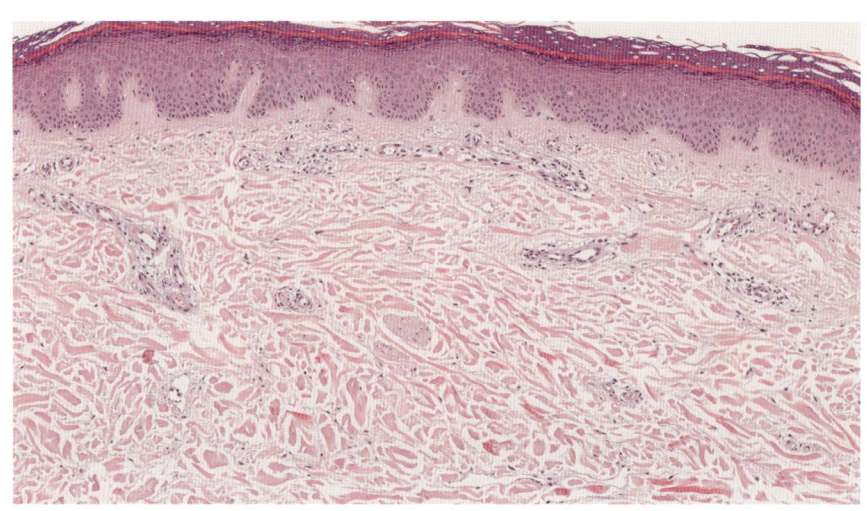

臨床写真

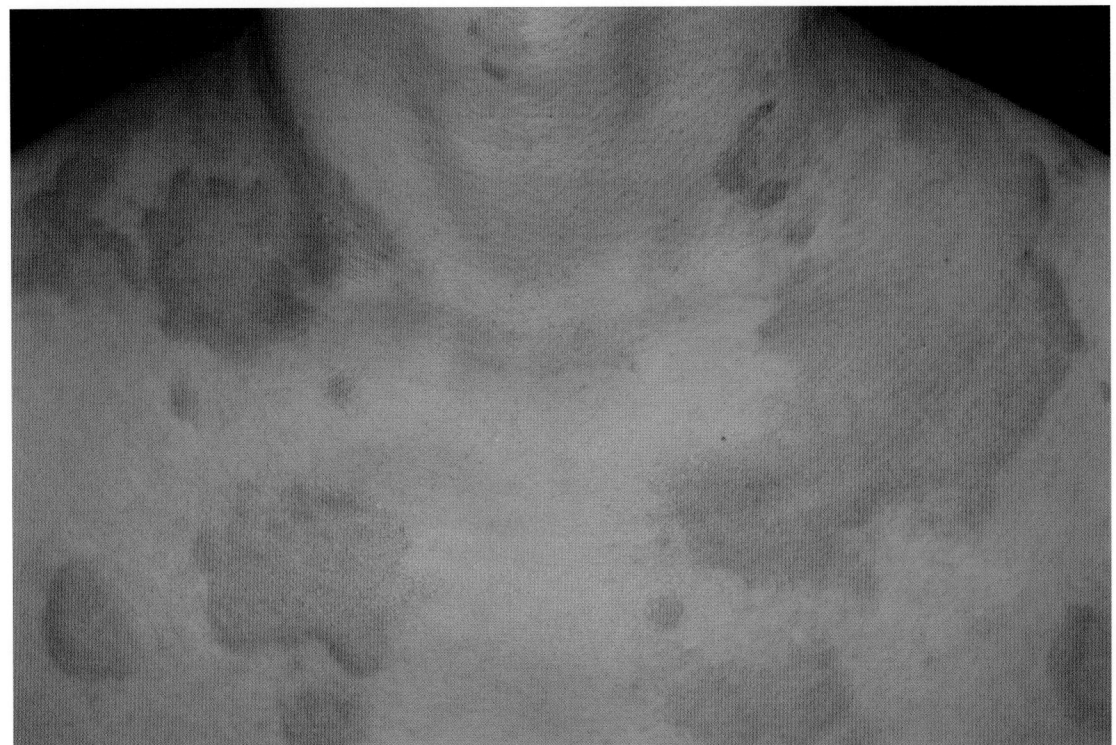

蕁麻疹（urticaria）▶p.40

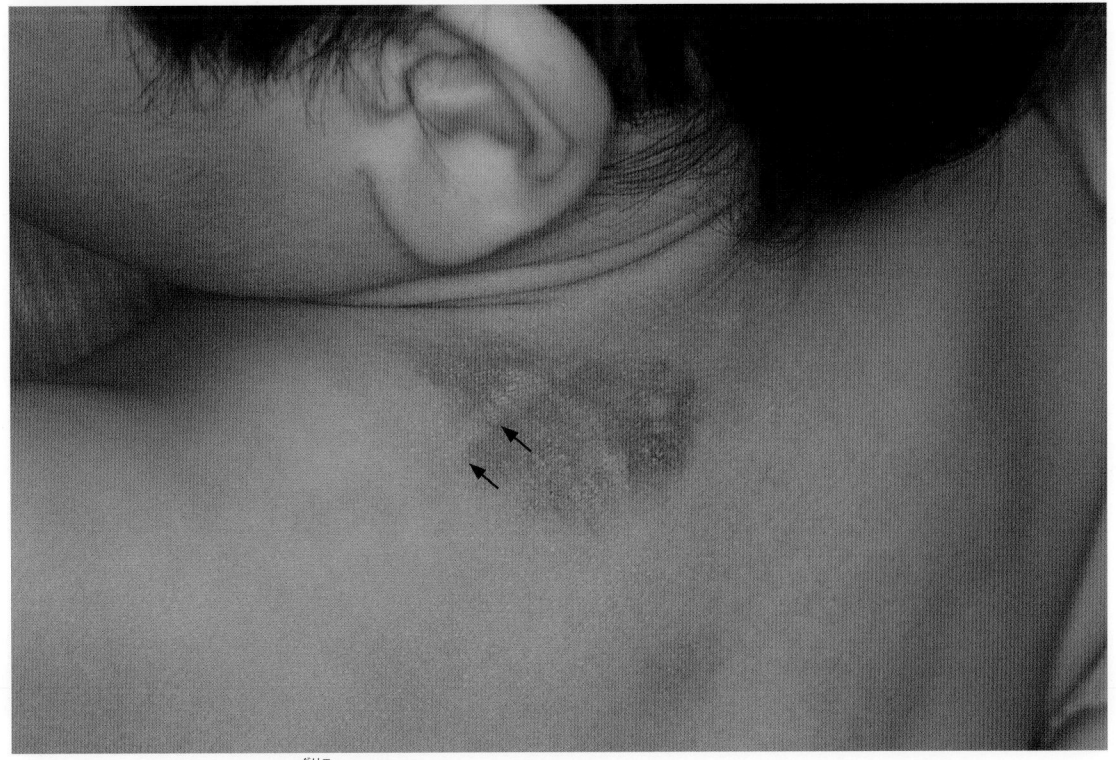

肥満細胞症（mastocytosis）．Darier徴候を伴う（→）▶p.224

腫瘍性丘疹
neoplastic papule

丘疹は直径 10 mm 以下の限局性の皮膚の隆起性変化を指す．
隆起の原因として，腫瘍成分の増生をみる．

▶ 3D模式図

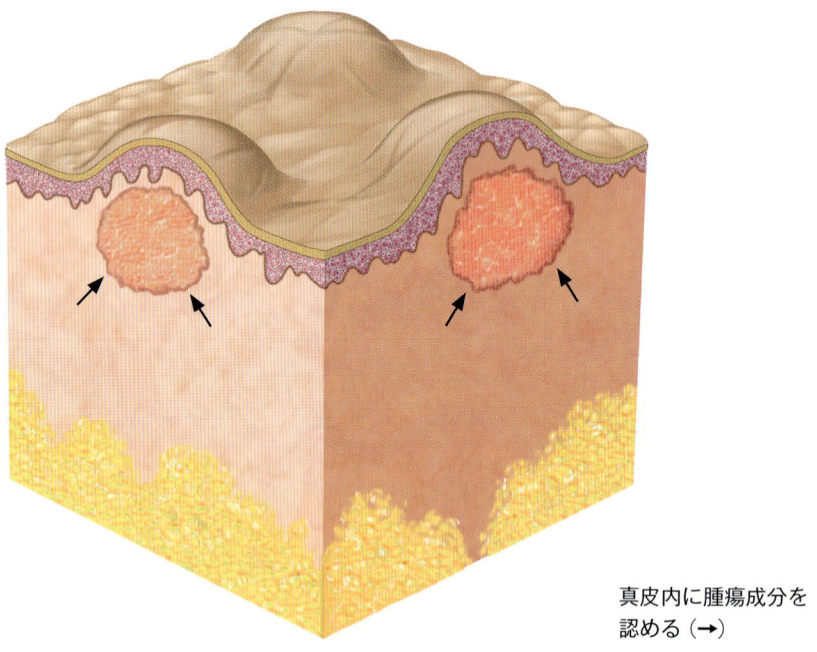

真皮内に腫瘍成分を
認める（→）

▶ 病理写真

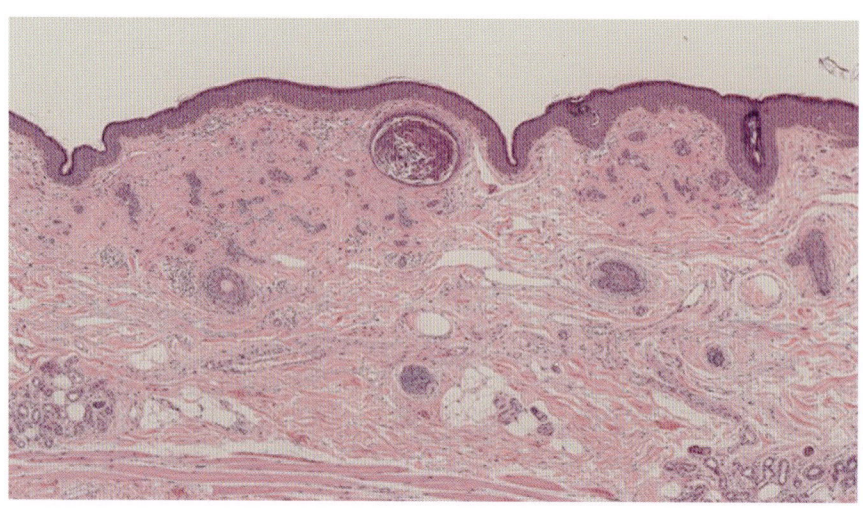

臨床写真

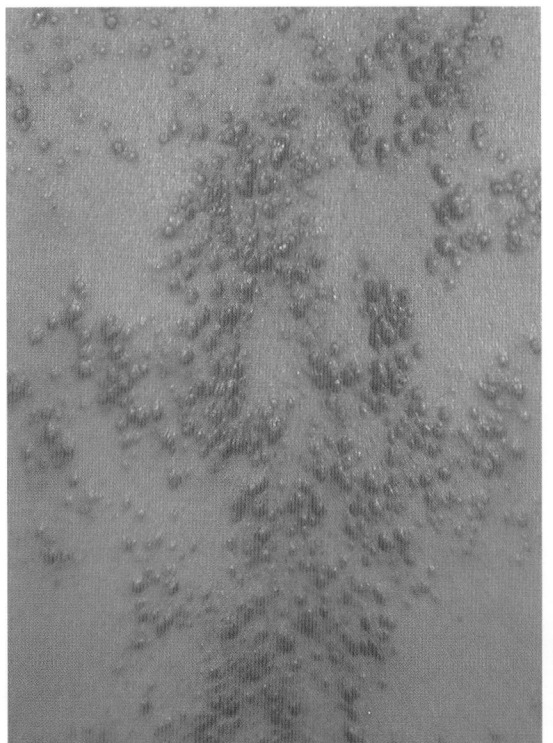

サルコイドーシス（sarcoidosis）▶p.166

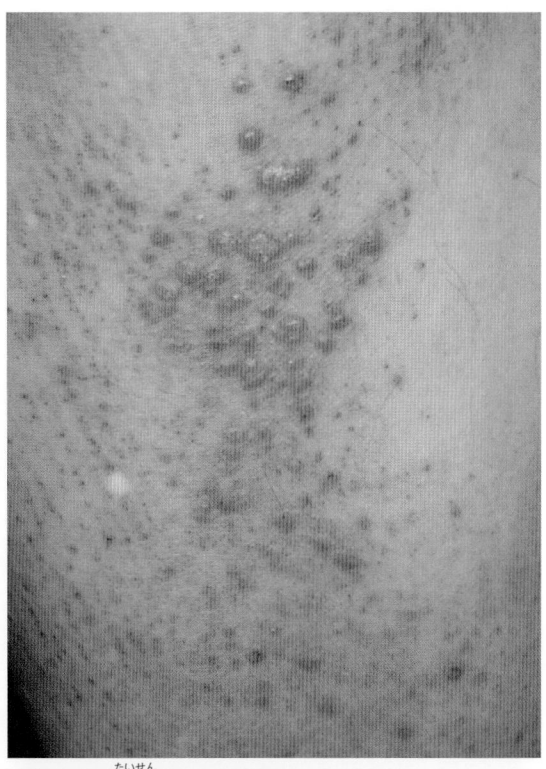

アミロイド苔癬（lichen amyloidosis）▶p.148

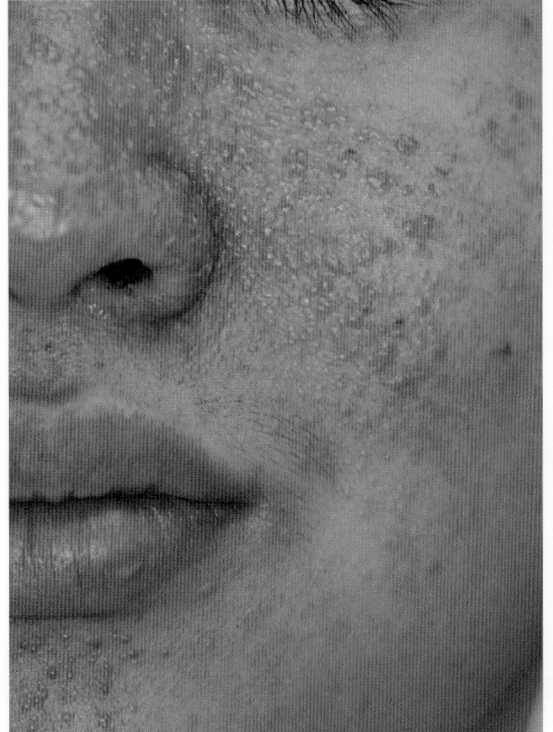

結節性硬化症（tuberous sclerosis）▶p.196

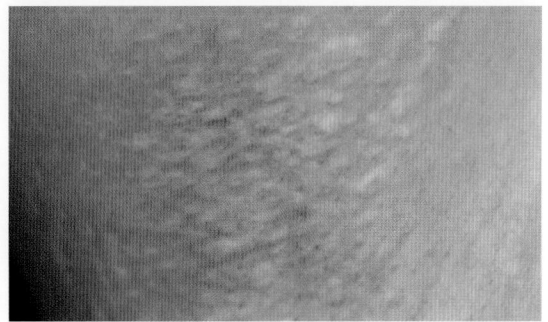

弾性線維性仮性黄色腫（pseudoxanthoma elasticum）
▶p.172

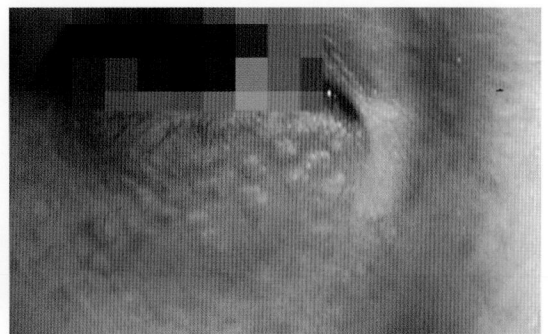

汗管腫（syringoma）▶p.206

炎症性丘疹
inflammatory papule

丘疹は直径 10 mm 以下の限局性の皮膚の隆起性変化を指す．
隆起の原因として，真皮の炎症性変化，真皮内浮腫などをみる．

▶ 3D模式図

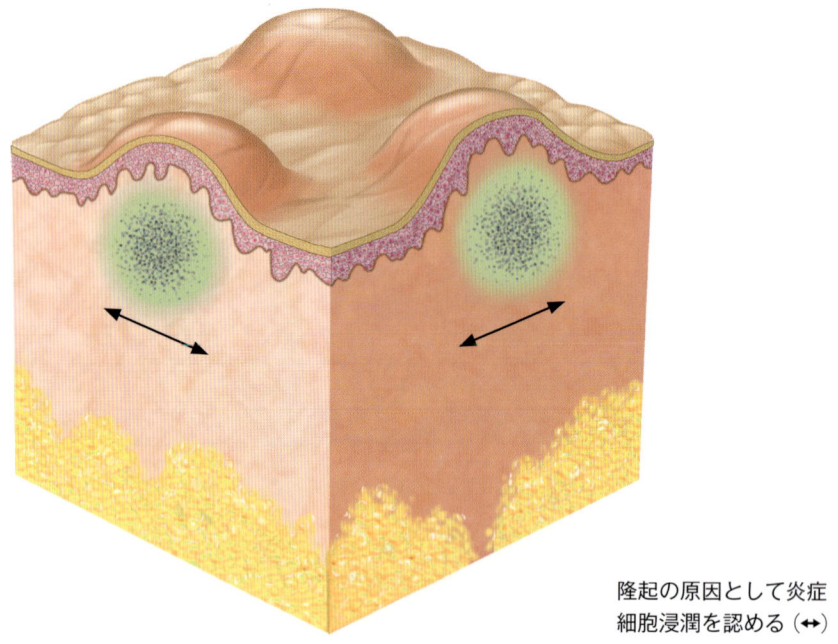

隆起の原因として炎症
細胞浸潤を認める（↔）

▶ 病理写真

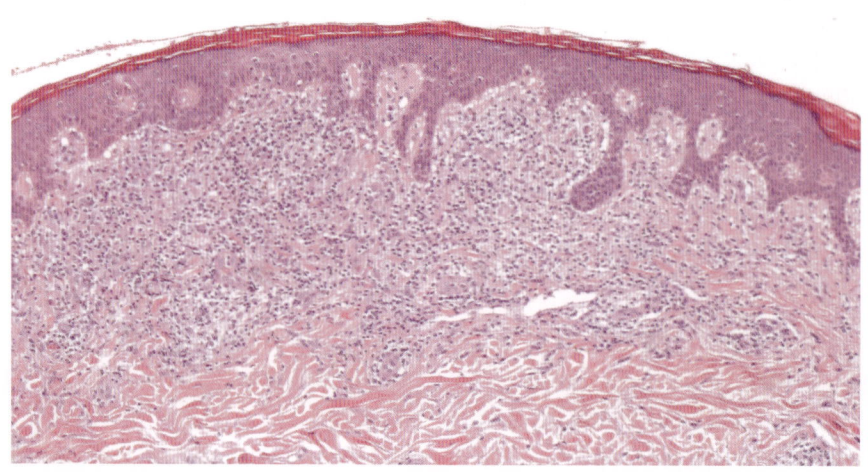

臨床写真

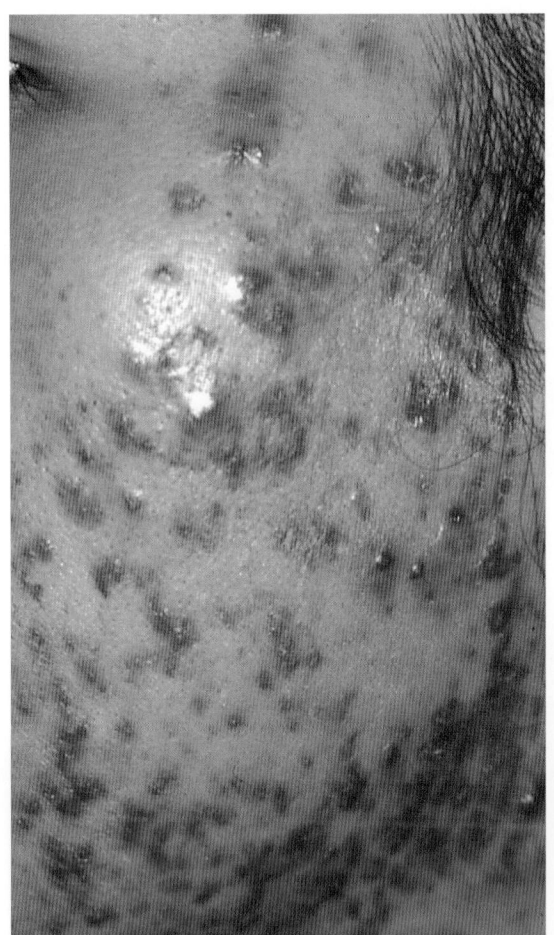

尋常性痤瘡(ざそう)（acne vulgaris）▶p.176

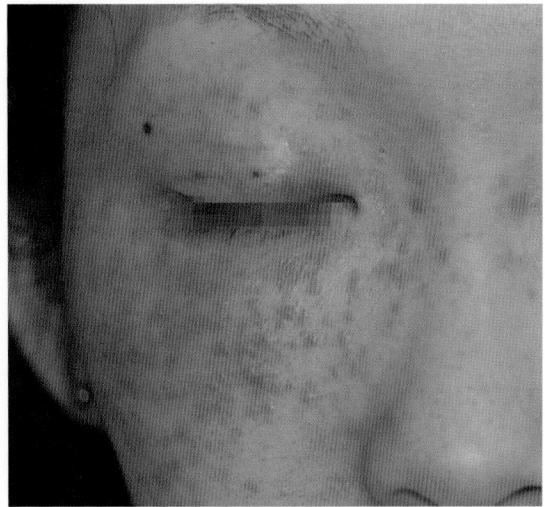

酒皶様皮膚炎(しゅさ)（rosacea-like dermatitis）▶p.180

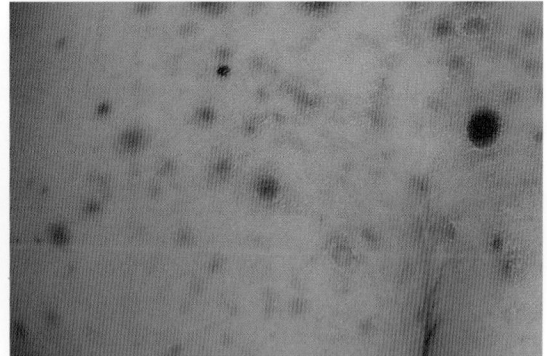

苔癬状粃糠疹(ひこう)（pityriasis lichenoides）▶p.134

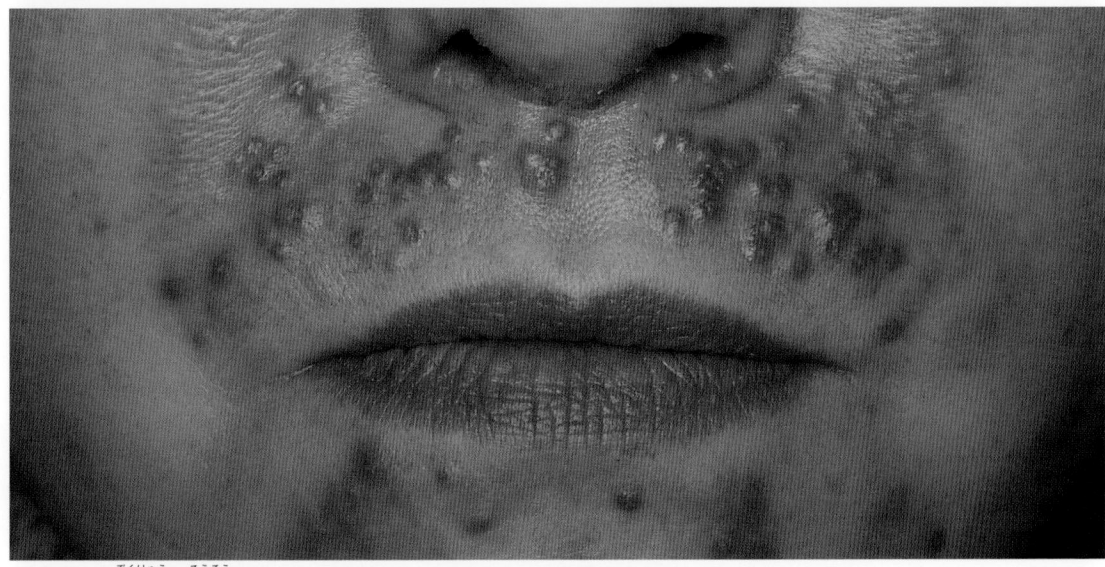

顔面播種状粟(ぞくりゅう)粒性狼瘡(ろうそう)（lupus miliaris disseminatus faciei）▶p.177

結節
nodule

結節は丘疹と同じ限局性の皮膚変化で直径 10 mm 以上のものを指す．
隆起の原因として，肉芽腫性変化，腫瘍，浮腫，炎症などさまざまである．
30 mm 以上の隆起を有し，増殖傾向の強い場合には腫瘤と呼ばれる．

▶ 3D模式図

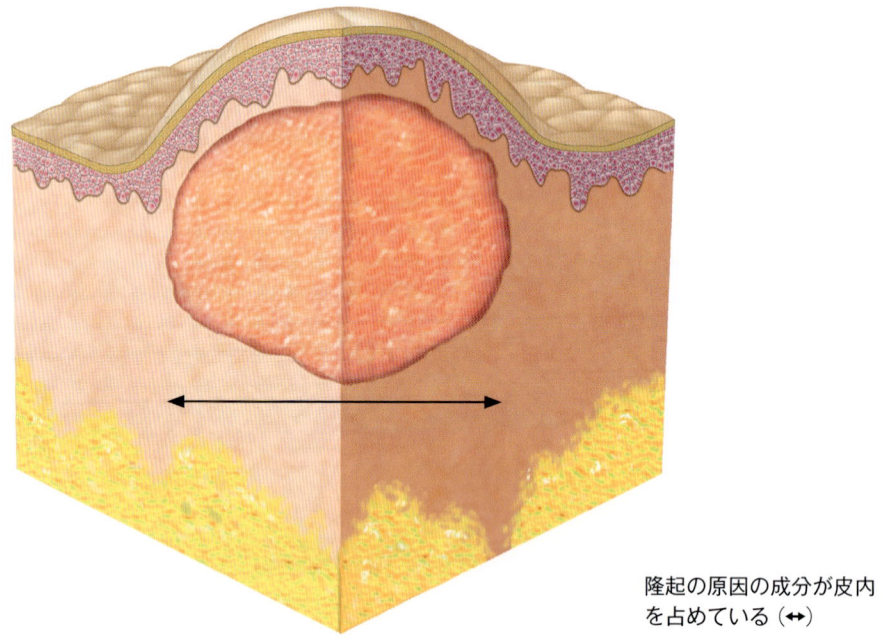

隆起の原因の成分が皮内を占めている（↔）

▶ 病理写真

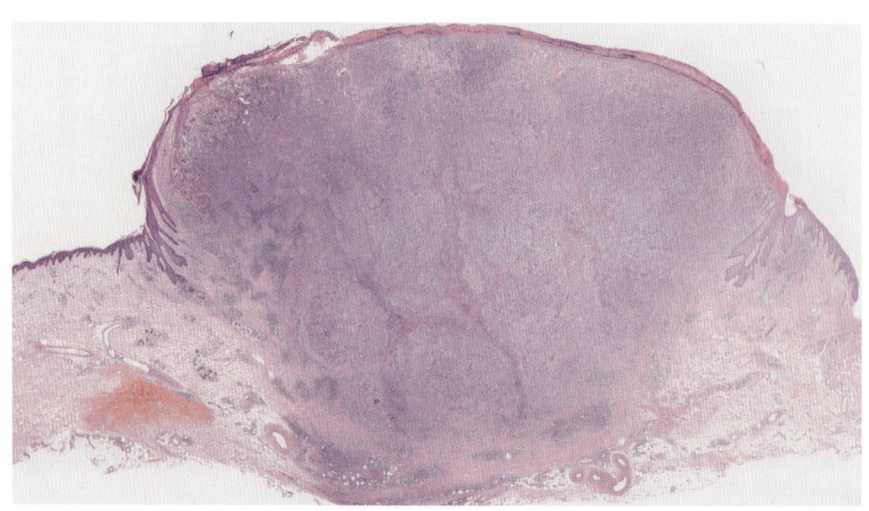

臨床写真

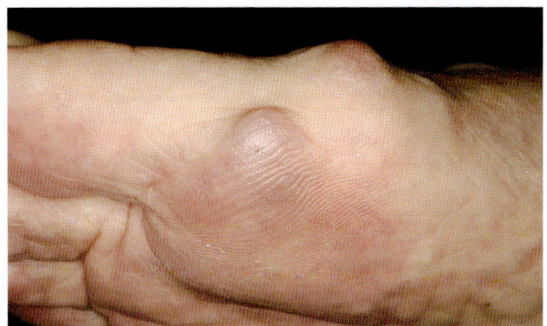
リウマトイド結節（rheumatoid nodule）▶p.100

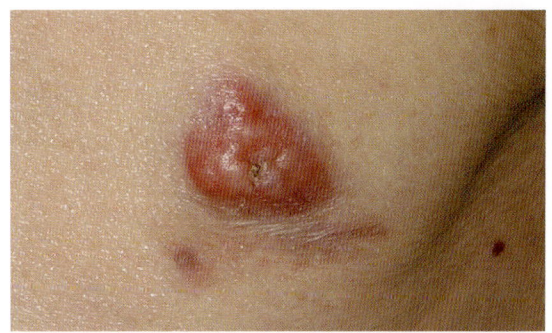
隆起性皮膚線維肉腫（dermatofibrosarcoma protuberans）▶p.238

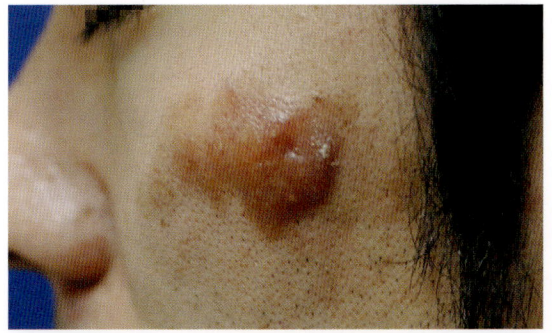
結節性皮膚アミロイドーシス（nodular cutaneous amyloidosis）▶p.148

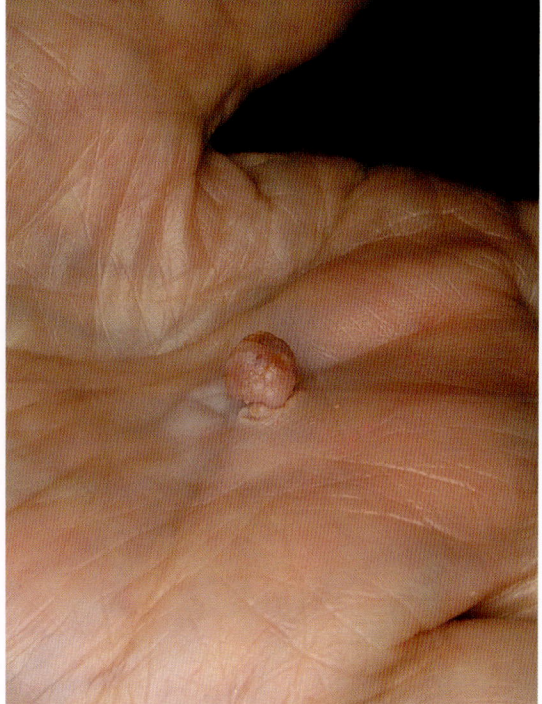
エクリン汗孔腫（eccrine poroma）▶p.204

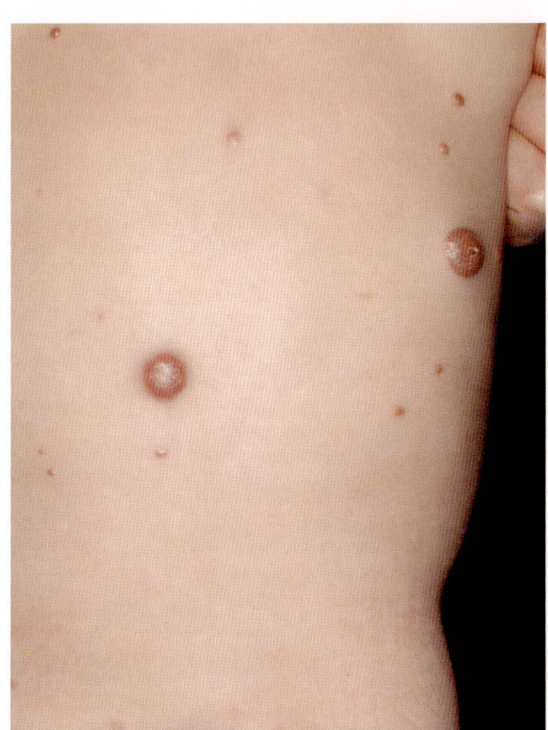
黄色肉芽腫（xanthogranuloma）▶p.220

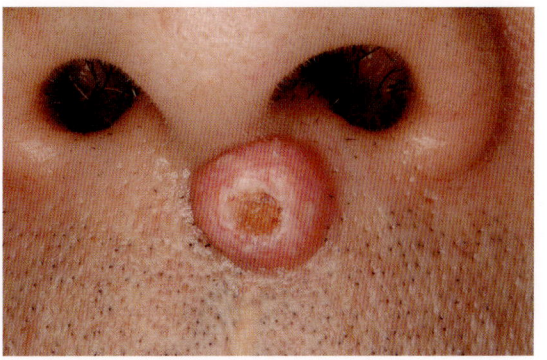
ケラトアカントーマ（keratoacanthoma）▶p.234

水疱
blister, bulla

直径 5 mm 以上のものを水疱といい，透明な水様性の内容をもち，天蓋に被膜をもつ皮膚隆起である．水疱が基底層下にできた場合は，被膜が厚く緊張し，水疱は張りをもって破れにくい（緊満性水疱）．一方，表皮内にできた水疱は被膜が薄く，張りのない破れやすいものになる（弛緩性水疱）．

3D模式図

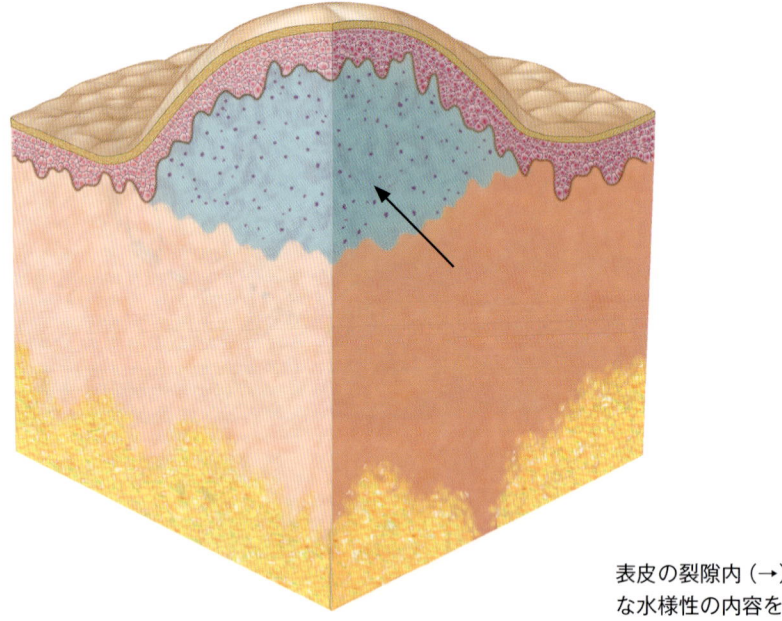

表皮の裂隙内（→）に透明な水様性の内容をもつ

病理写真

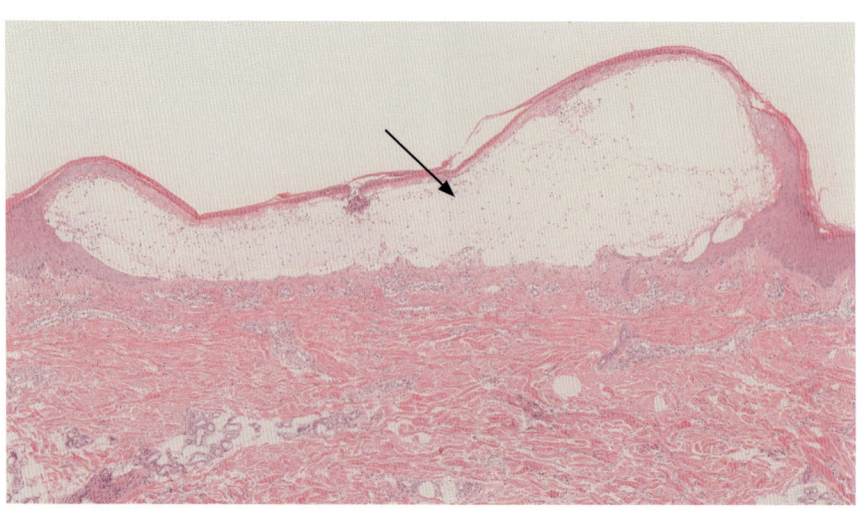

臨床写真

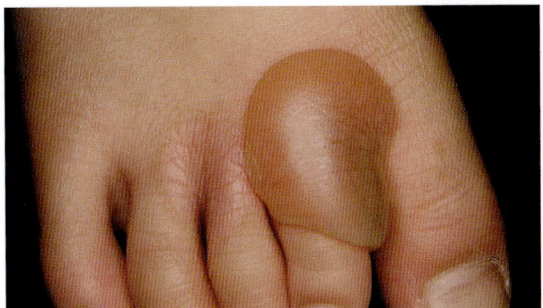

単純型表皮水疱症（epidermolysis bullosa simplex）
▶p.111

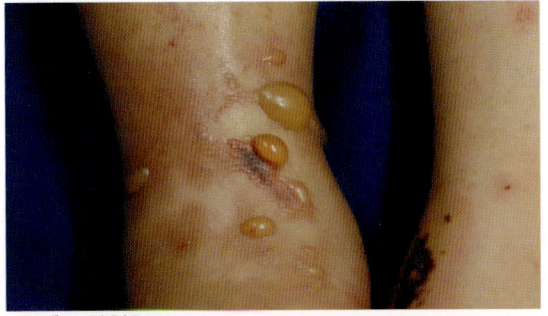

Churg-Strauss症候群（Churg-Strauss syndrome）
▶p.74

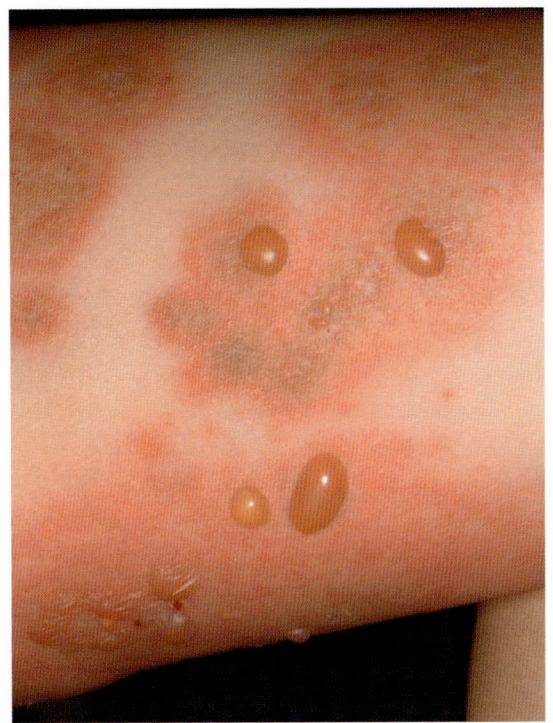

水疱性類天疱瘡（bullous pemphigoid） ▶p.120

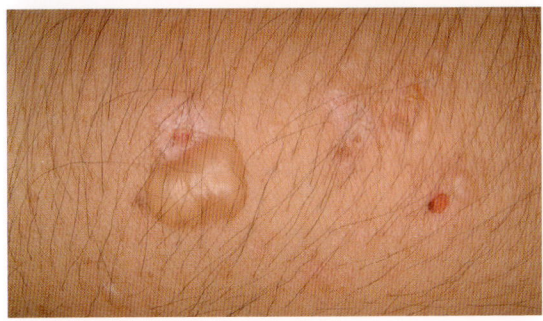

晩発性皮膚ポルフィリン症（porphyria cutanea tarda）
▶p.161

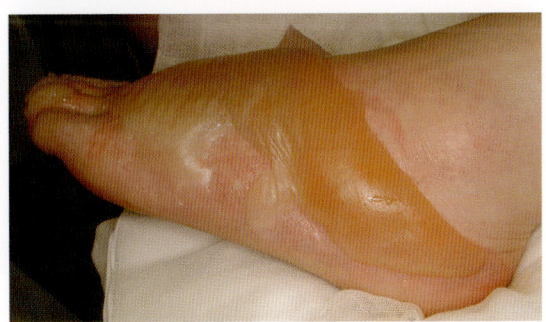

熱傷（burn） ▶p.102

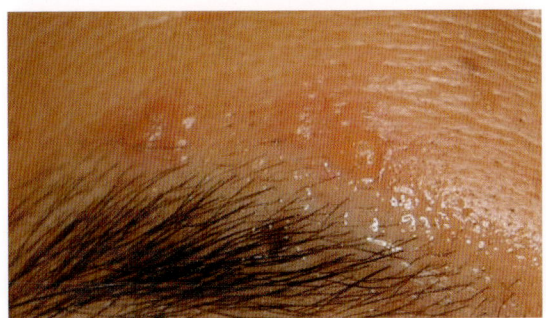

単純ヘルペスウイルス感染症（herpes simplex virus infection） ▶p.250

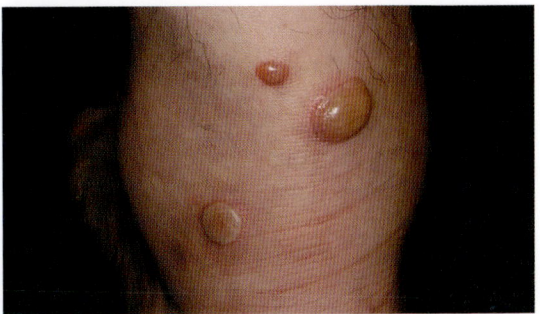

虫刺症（insect bite） ▶p.285

膿疱
pustule

水疱の内容が膿性（主に好中球）のものをいい，白色〜黄色を呈する．
細菌感染によって生じるものと，他の原因により白血球が遊走して形成されるもの（無菌性膿疱）がある．

▶ 3D模式図

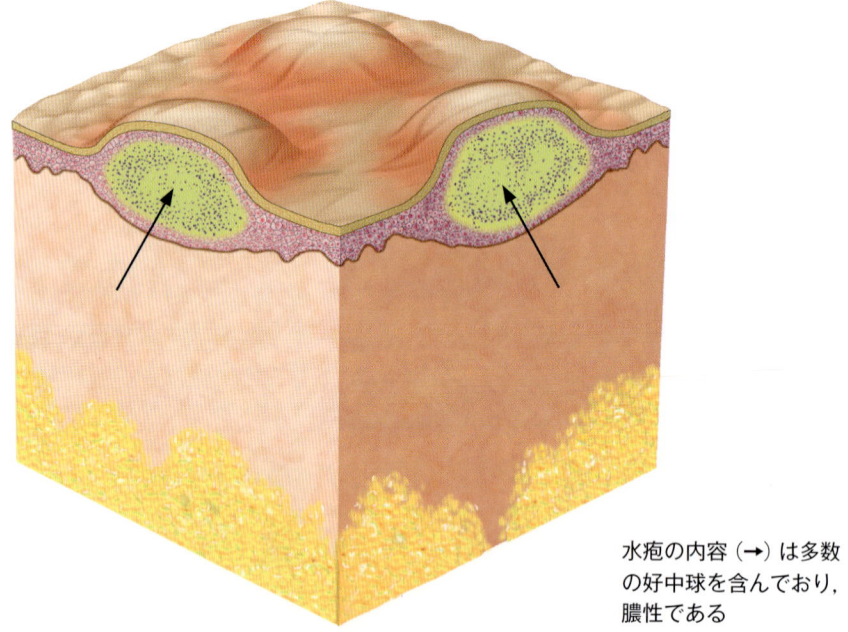

水疱の内容（→）は多数の好中球を含んでおり，膿性である

▶ 病理写真

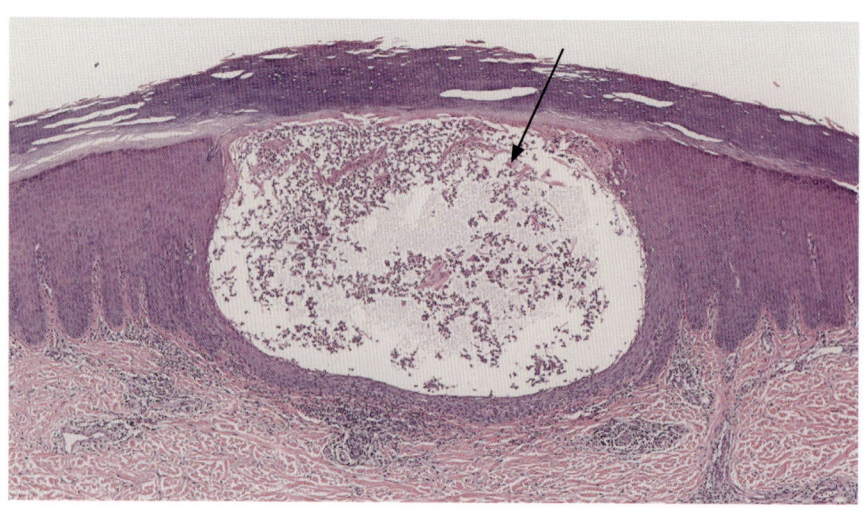

臨床写真

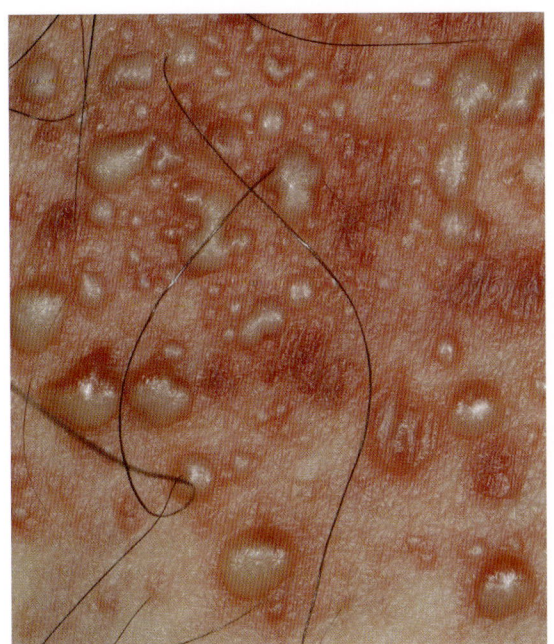

急性汎発性発疹性膿疱症（acute generalized exanthematous pustulosis）▶p.64

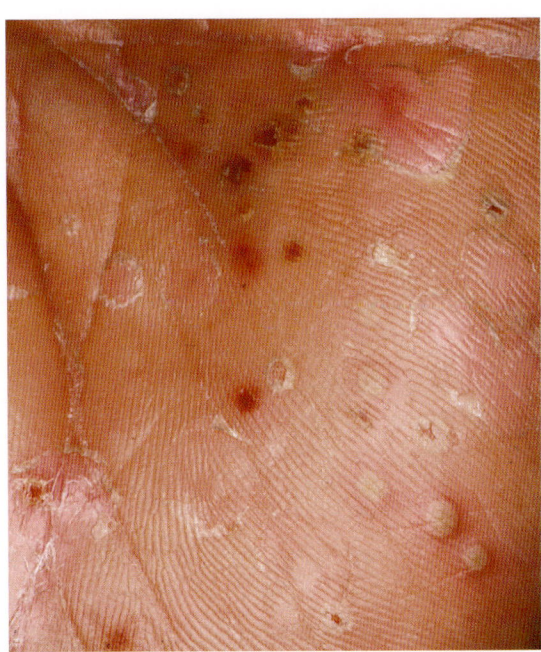

掌蹠膿疱症（palmoplantar pustulosis）▶p.122

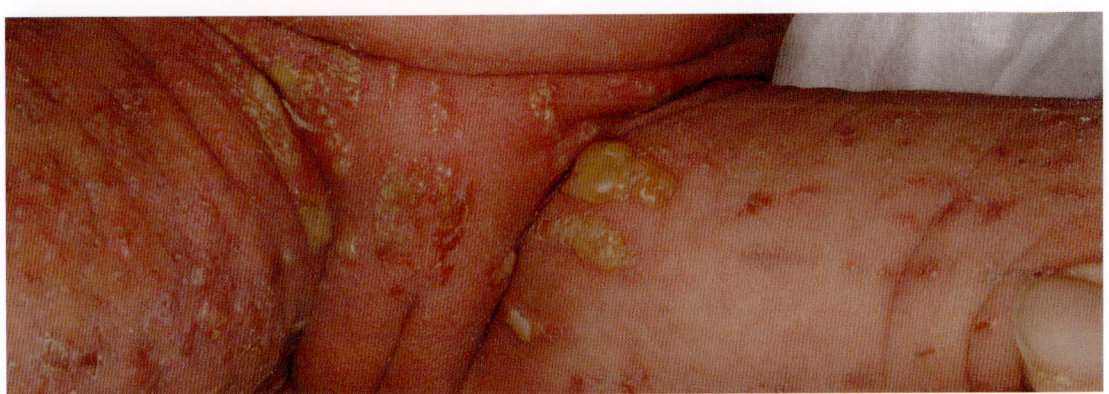

色素失調症（incontinentia pigmenti）▶p.198

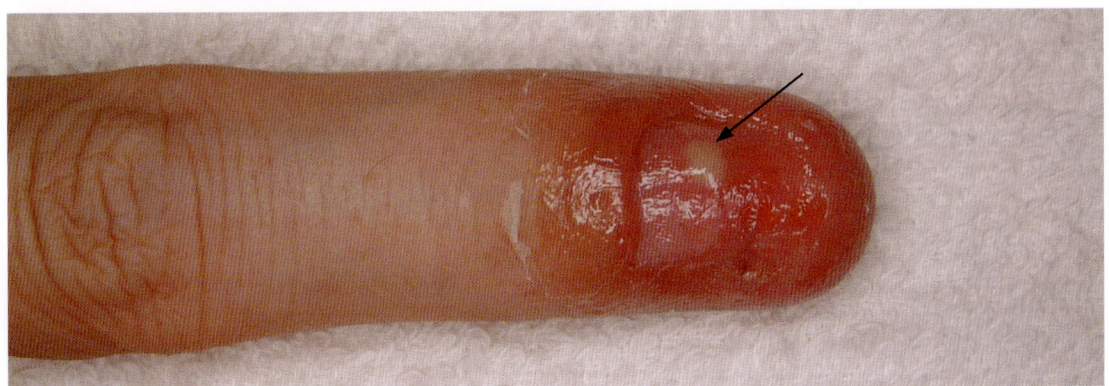

膿疱性乾癬（pustular psoriasis）．膿疱（→）▶p.130

びらん
erosion

表皮の剥離が基底層までの表皮内にとどまったものである．
多くが水疱などが破れた後にみられ，紅色を呈して漿液によって湿潤している．
角質を欠く口唇や口腔粘膜で生じやすい．

▶ 3D模式図

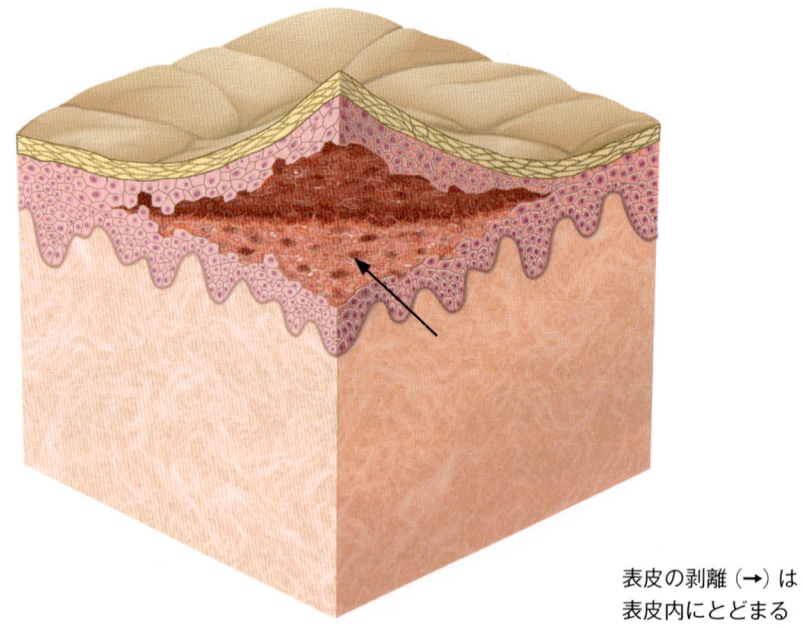

表皮の剥離（→）は
表皮内にとどまる

▶ 病理写真

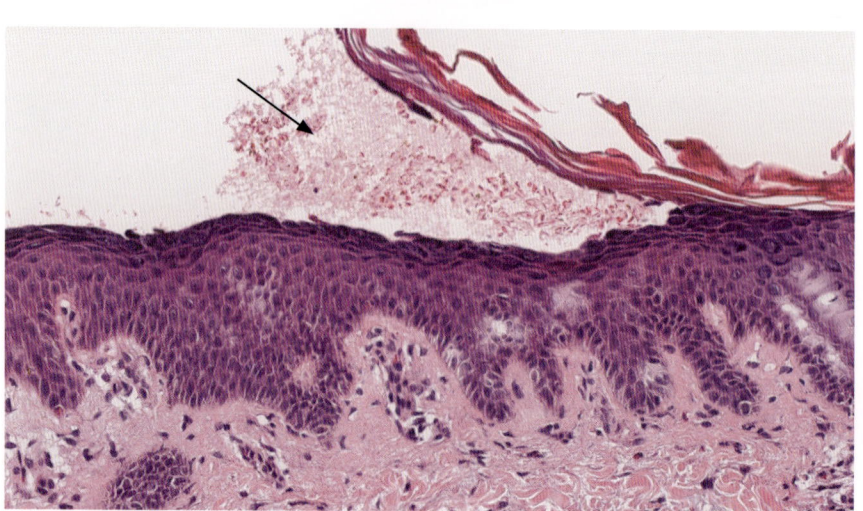

臨床写真

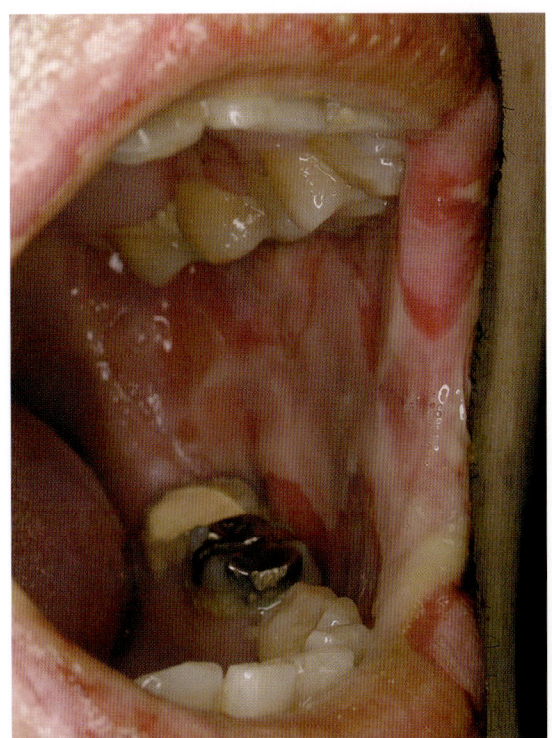

移植片対宿主病（graft-versus-host disease；GVHD）
▶p.66

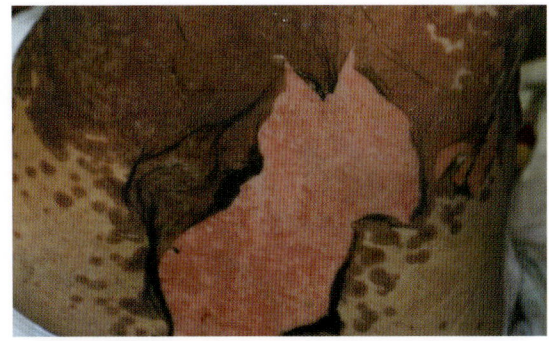

中毒性表皮壊死症（toxic epidermal necrolysis；TEN）
▶p.60

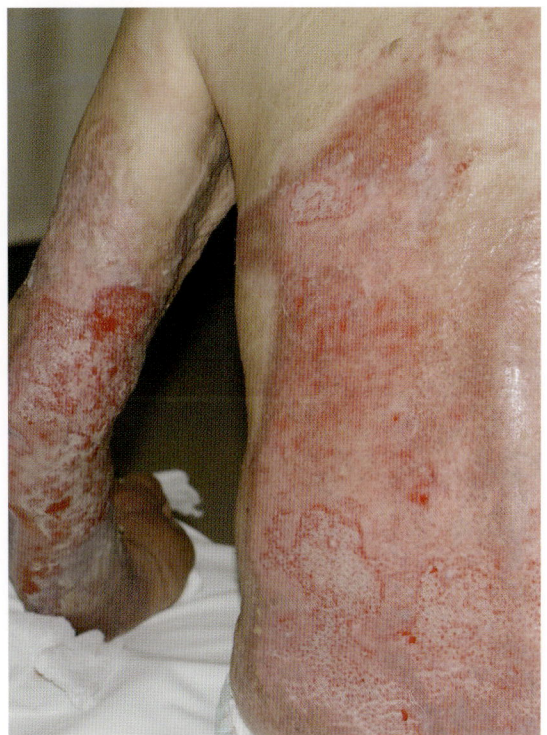

熱傷（burn）　▶p.102

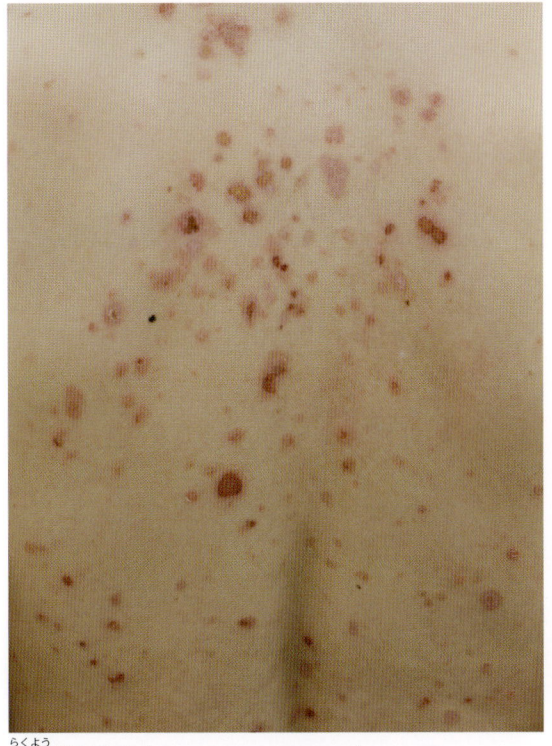

落葉状天疱瘡（pemphigus foliaceus）　▶p.118

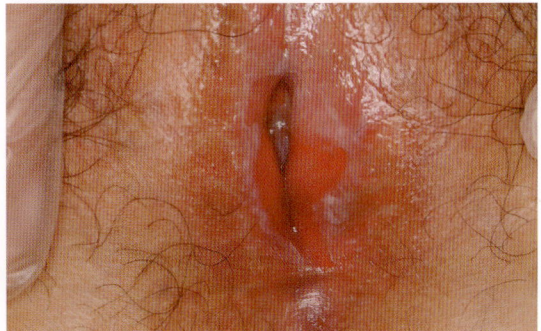

扁平苔癬（lichen planus）　▶p.136

潰瘍
ulcer

組織欠損がびらんよりも深く，表皮を越えて真皮から皮下組織にまで達するものをいう．
底面には出血や漿液の滲出を伴う．

▶ 3D模式図

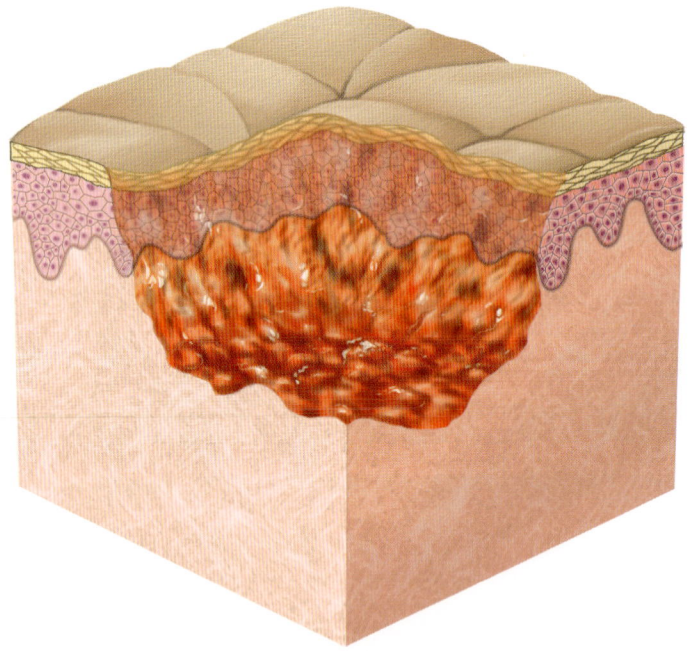

▶ 病理写真

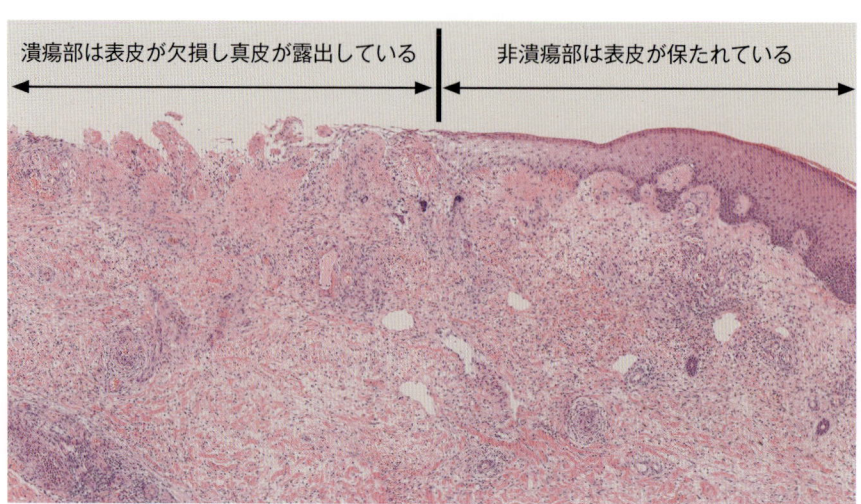

潰瘍部は表皮が欠損し真皮が露出している　　非潰瘍部は表皮が保たれている

臨床写真

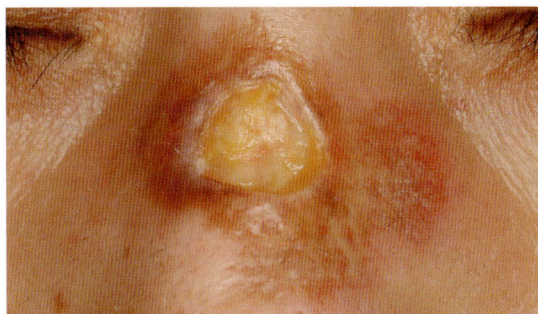

全身性エリテマトーデス（systemic lupus erythematosus；SLE）▶p.88

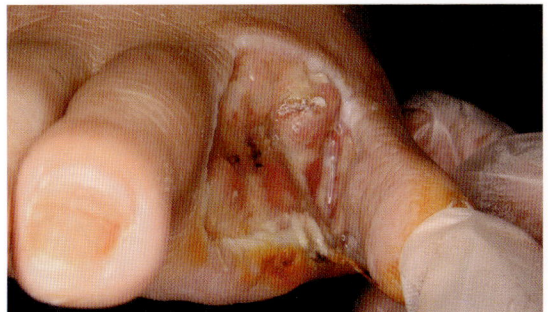

糖尿病性壊疽（diabetic gangrene）▶p.158

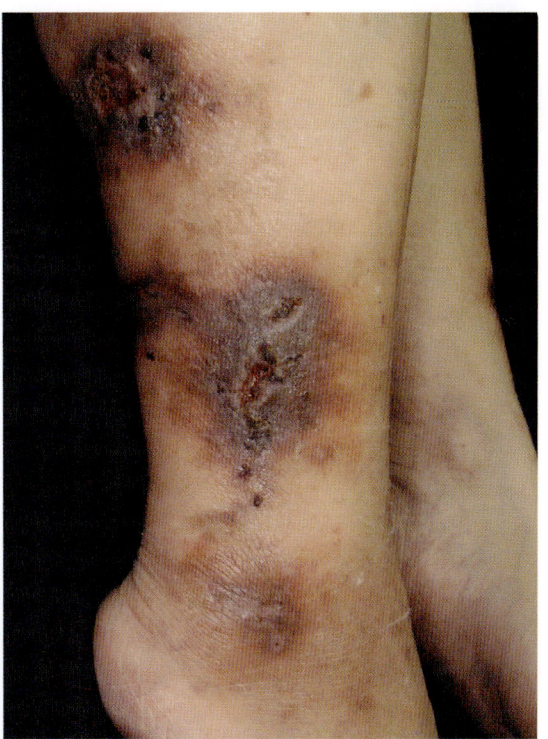

抗リン脂質抗体症候群（antiphospholipid antibody syndrome）▶p.98

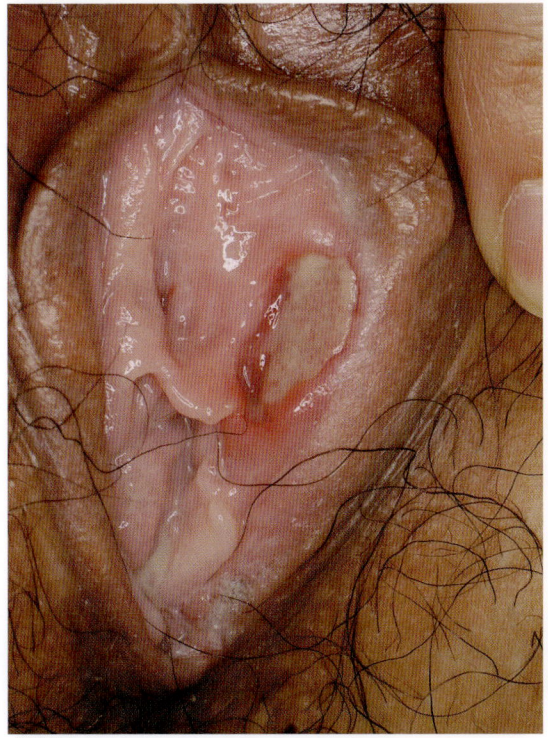

Behçet病（Behçet disease）▶p.76

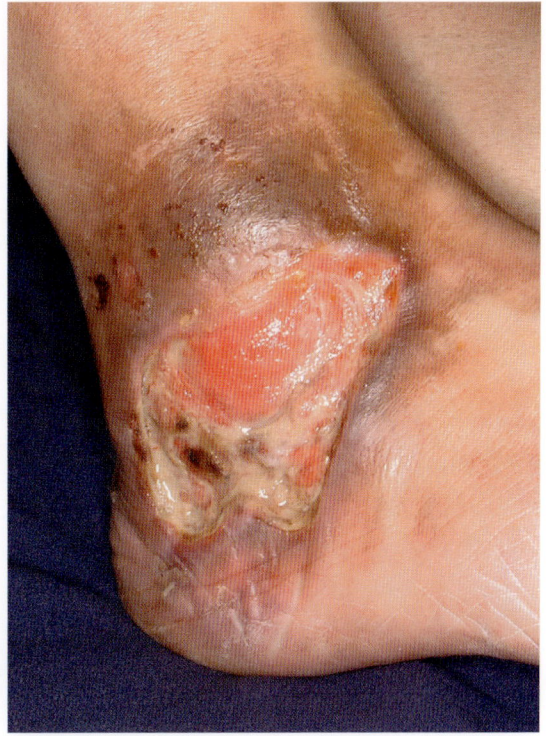

慢性静脈不全（chronic venous insufficiency）▶p.82

過角化
hyperkeratosis

角層が生理的範囲を越えて肥厚した状態をいう．
角化細胞は角層に到達した時点で脱核するが，疾患によっては角化細胞の形成が急速に起こるために脱核が間に合わず，角層に核が残る不全角化（錯角化）がみられる．

▶ 3D模式図

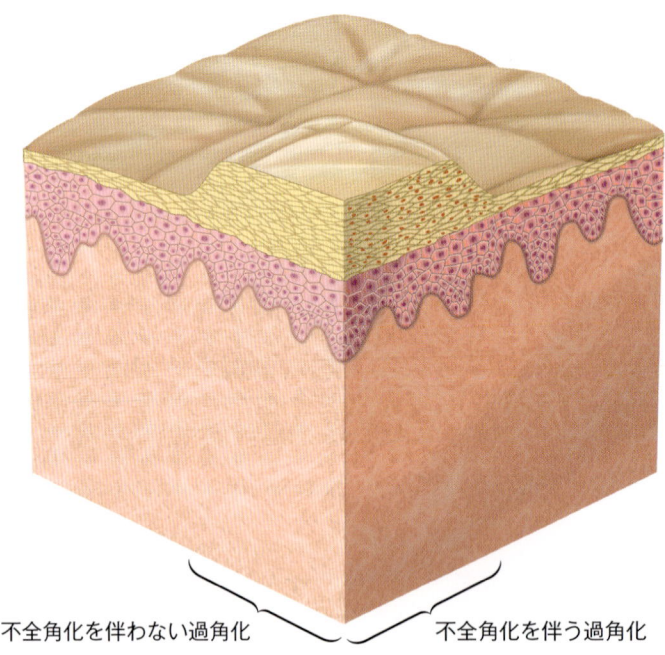

不全角化を伴わない過角化　　不全角化を伴う過角化

▶ 病理写真

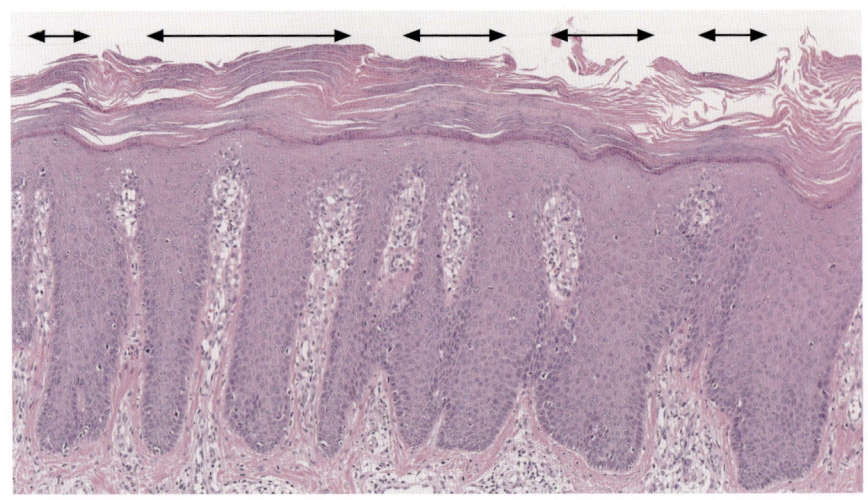

不全角化を伴う過角化（↔）

臨床写真

■ 正常角化性過角化（不全角化を伴わない過角化）

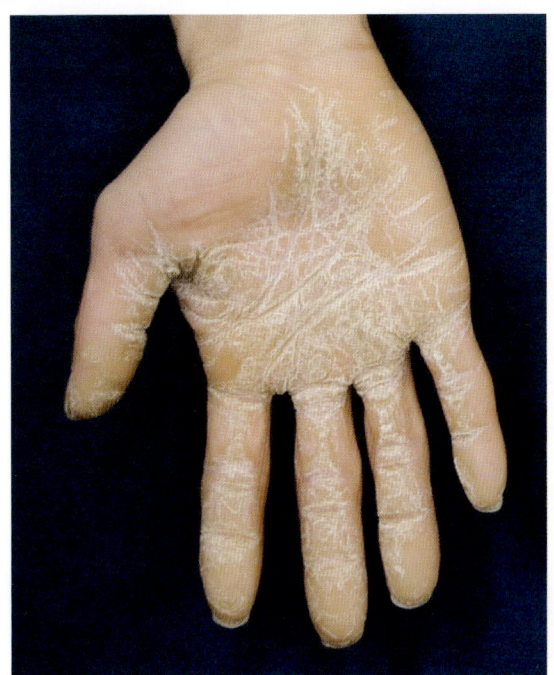

掌蹠角化症（palmoplantar keratoderma）▶p.126

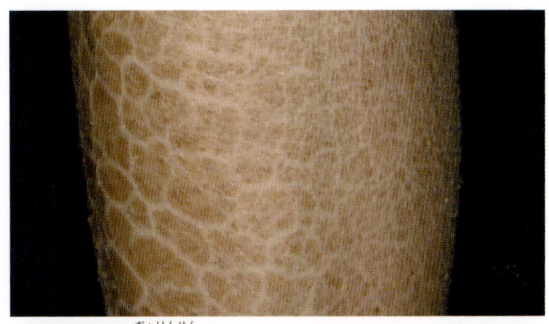

X連鎖性劣性魚鱗癬（ぎょりんせん）（X-linked ichthyosis）▶p.125

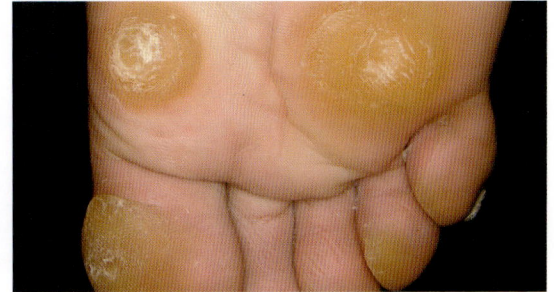

胼胝（べんち）（callus, tylosis）▶p.139

■ 不全角化（錯角化）を伴う過角化

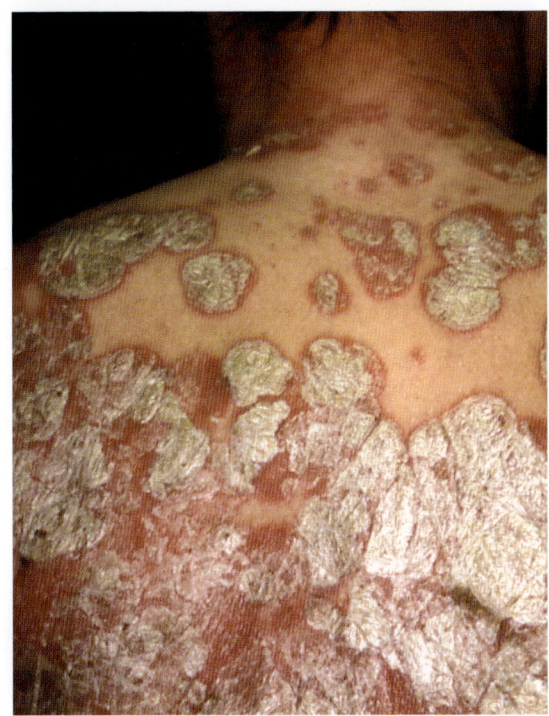

乾癬（psoriasis）▶p.130

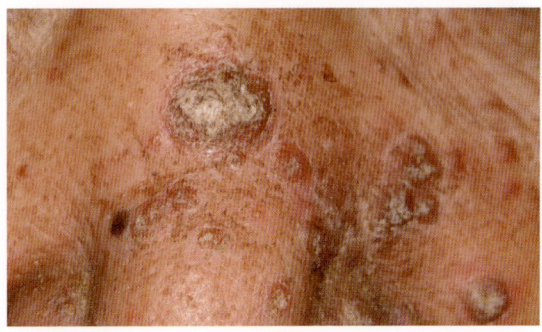

光線角化症（actinic keratosis）▶p.230

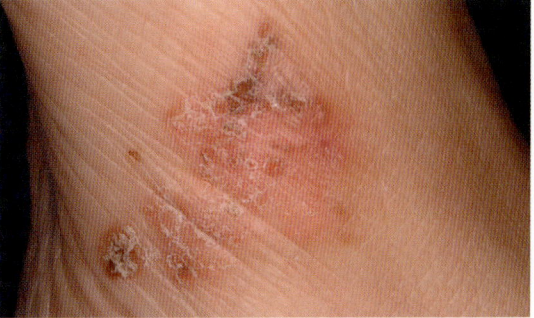

Bowen病（ボーエン）（Bowen's disease）▶p.225

各論

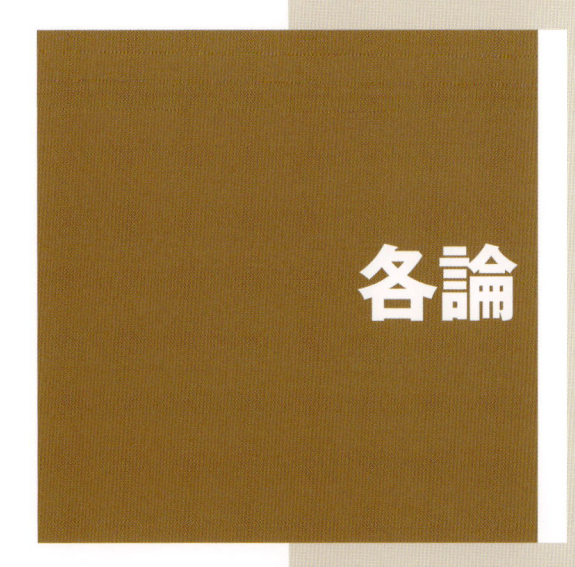

01 湿疹・皮膚炎

湿疹
eczema

原因が明らかでない，いわゆる"湿疹"

同義語 皮膚炎（dermatitis）

- 臨床的には瘙痒を伴う発赤，漿液性丘疹，落屑を呈する疾患の総称
- 臨床所見や経過から急性湿疹，慢性湿疹という診断名が用いられる
- 皮膚科診療症例の約1/3を占め，最もポピュラー
- 治療はステロイド外用，抗ヒスタミン薬内服

原因が明らかでない，いわゆる"湿疹"では臨床所見や皮疹経過，病理所見から，急性湿疹，慢性湿疹という診断名が用いられる．急性期には，瘙痒を伴う滲出性紅斑，浮腫，漿液性丘疹，落屑がみられる．慢性期では，皮膚の肥厚や苔癬化，色素沈着，色素脱失を伴う．
同じ患者にさまざまなステージの湿疹病変が混在していることが多い．たとえ原因を特定することができない場合であっても，"湿疹"の多くは何らかの外来性物質による刺激性接触皮膚炎と考えられている．治療はいずれもステロイド外用，抗ヒスタミン薬内服である．

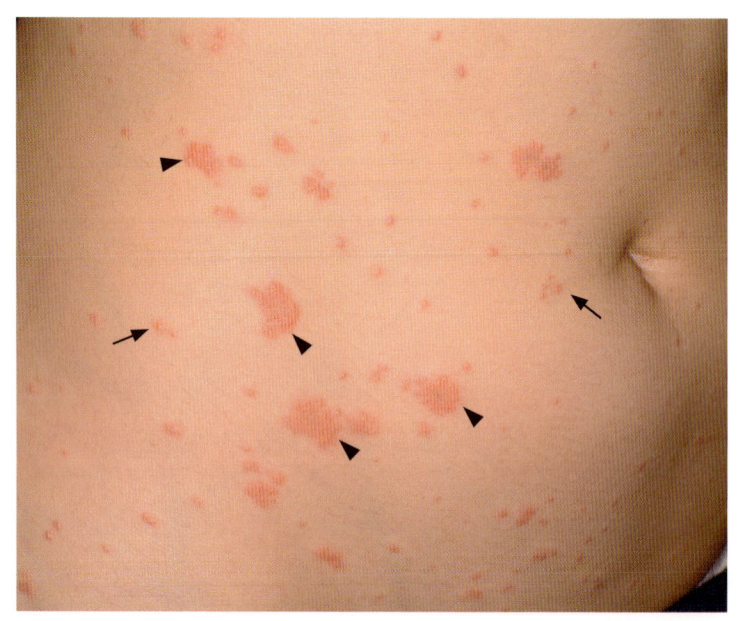

急性湿疹
個疹は漿液性丘疹（➔）であり，一部では個疹が融合して局面（▶）を形成している

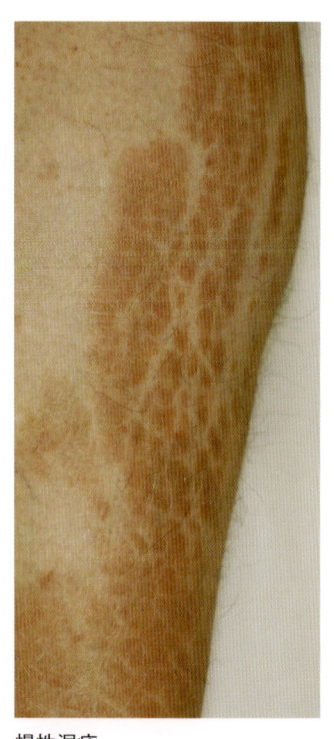

慢性湿疹
皮膚の肥厚，苔癬化，色素沈着

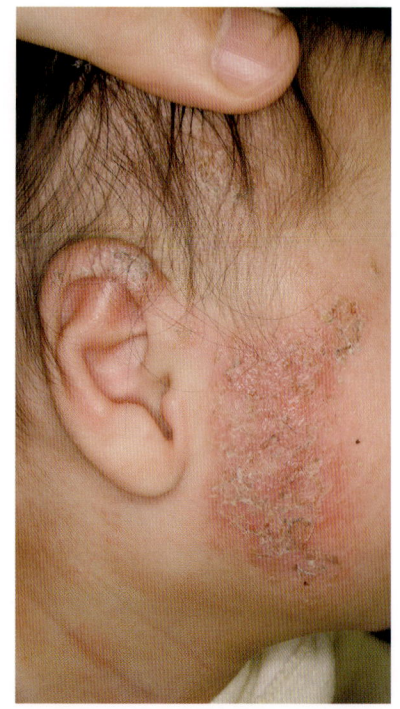

急性湿疹
痂皮を付着した局面

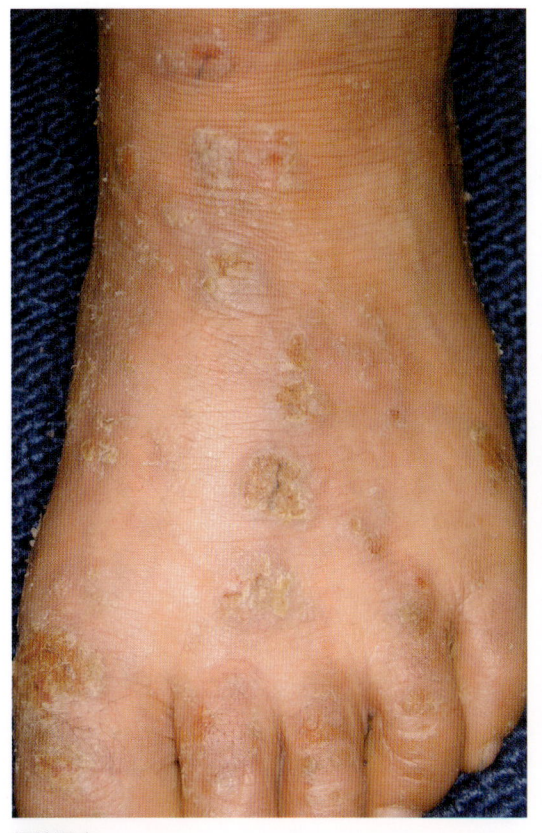

慢性湿疹
痂皮を伴う紅斑

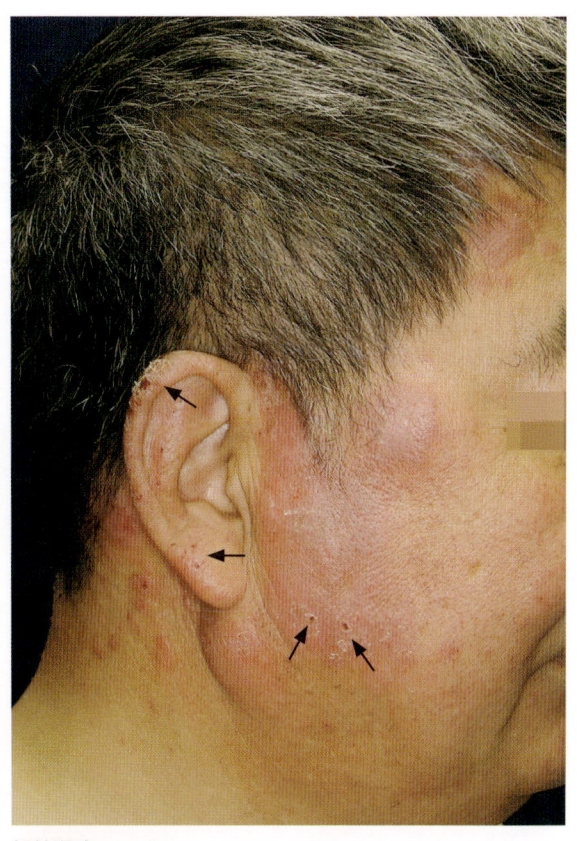

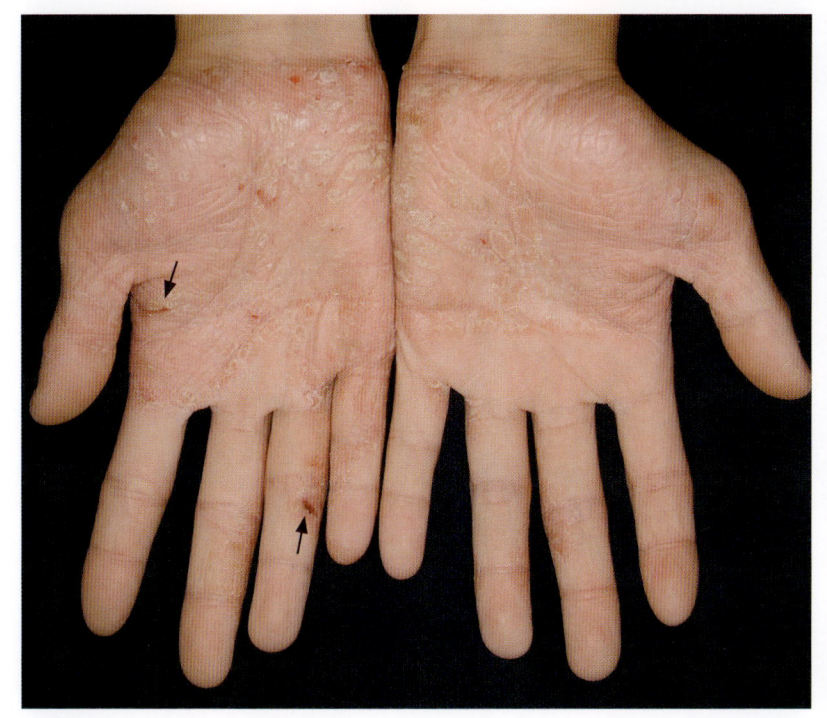

慢性湿疹
搔破痕（→）

慢性湿疹
亀裂（→）を生じており，疼痛も伴う

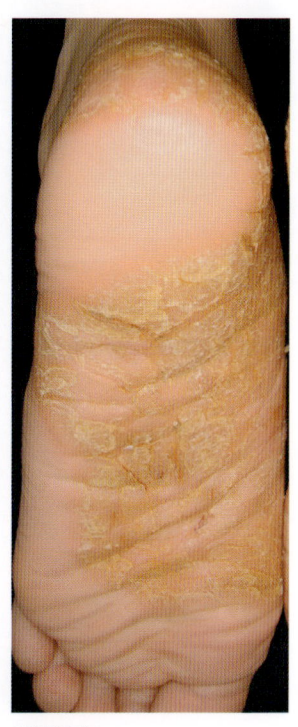

慢性湿疹
鱗屑と過角化を伴う

接触皮膚炎
contact dermatitis

接触皮膚炎

- いわゆる"かぶれ"．外界物質の刺激，アレルギー反応によって生じる
- 接触部位に一致して発赤や水疱などの湿疹反応を示す
- 原因となる外界物質は，植物，ニッケルなどの金属，灯油などと多彩
- 原因物質によって，その毒性により誰にでも生じうる刺激性接触皮膚炎と，アレルギー機序により感作された人に生じるアレルギー性接触皮膚炎に大別される
- パッチテストが診断に有用．治療はステロイド外用が中心

原因物質が触れた部位に限局して，紅斑や漿液性丘疹，小水疱，びらん，痂皮などを生じる．境界の比較的明瞭な湿疹病変で，瘙痒が強い．
接触源（アレルゲン）により，ギンナン皮膚炎，ウルシ皮膚炎，サクラソウ皮膚炎，水銀皮膚炎，シイタケ皮膚炎などの診断名が使用される場合もある．
原因が同定できないものも多い．治療の基本は接触源を断つこと．
ステロイド外用，抗ヒスタミン薬内服を行う．

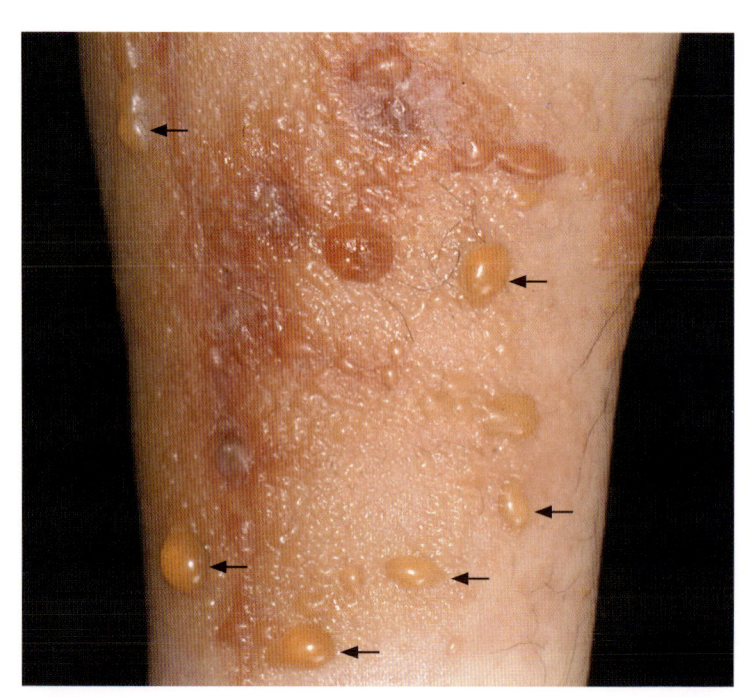

小水疱（→）

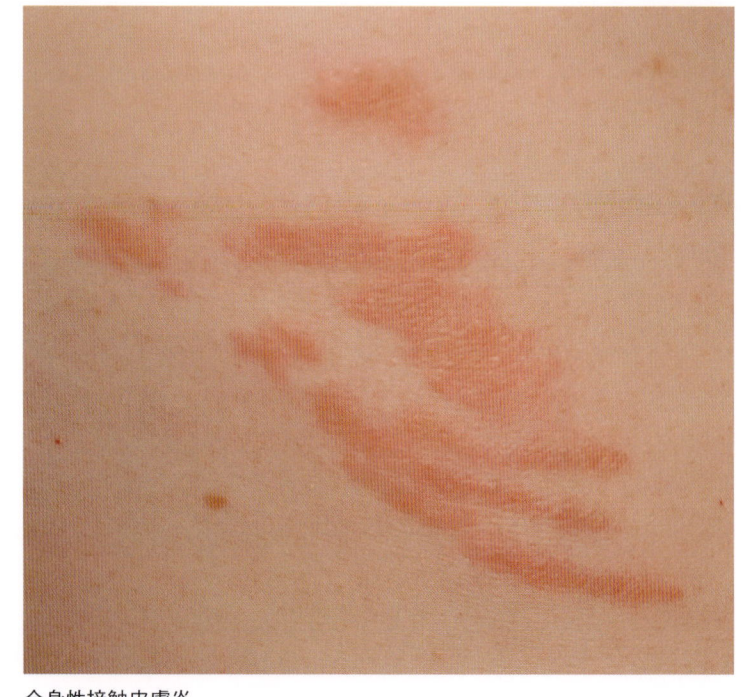

全身性接触皮膚炎
"シイタケ皮膚炎"による瘙痒の強い線状の紅斑

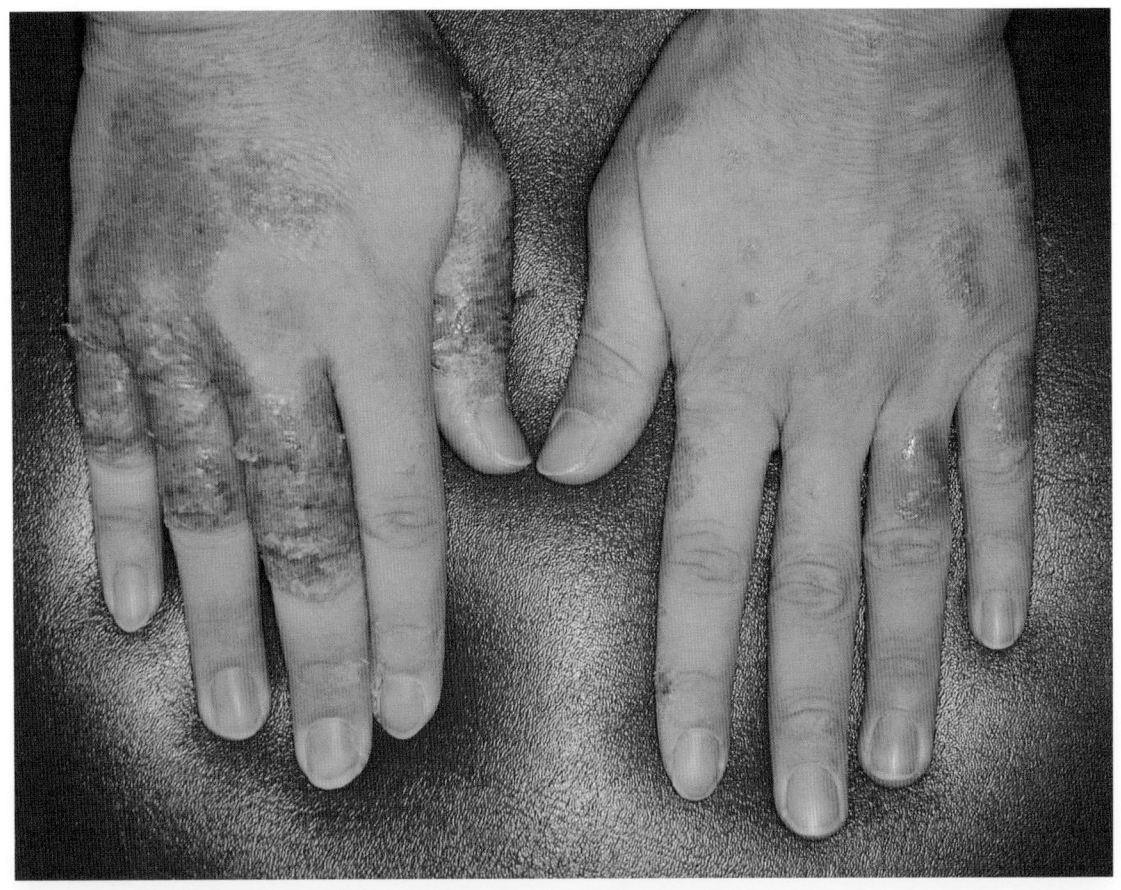

石鹸, 洗剤などの界面活性剤による

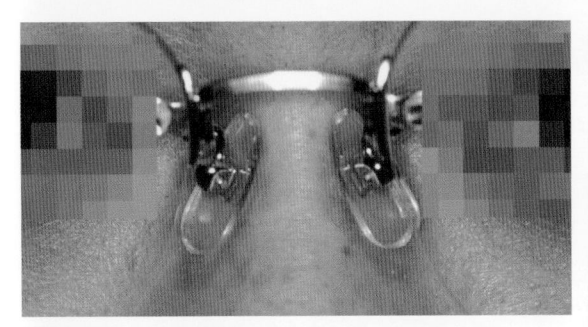

眼鏡の鼻パッドによる

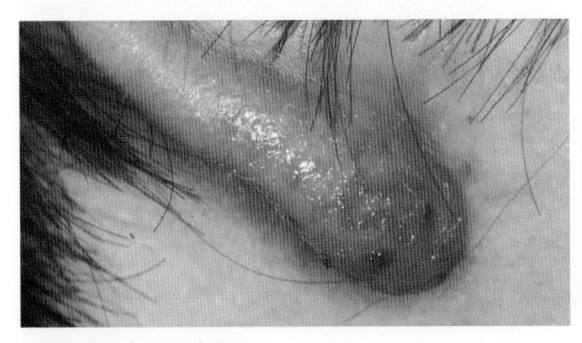

湿潤な鮮紅色の湿疹局面

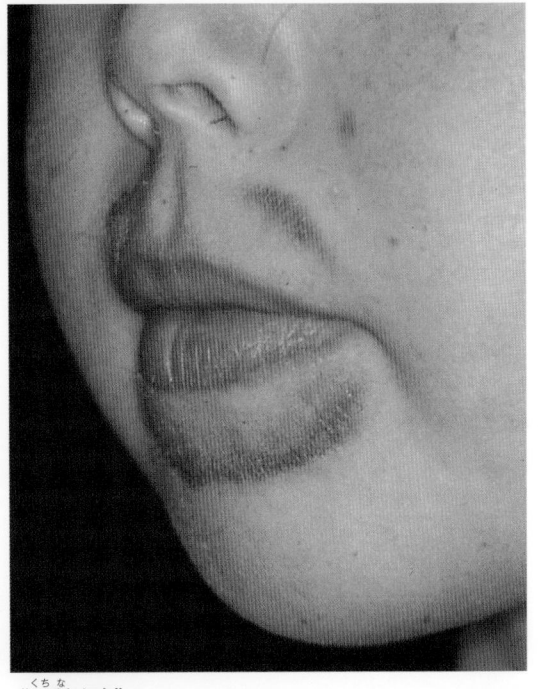

"口舐め病"
唾液や食物による

01 湿疹・皮膚炎

アトピー性皮膚炎
atopic dermatitis

皮疹の特徴から固有の診断名が付されている湿疹

- アトピー素因に基づく
- 湿潤性湿疹，乾燥した粃糠様落屑など特徴的な皮疹と分布
- 慢性に湿疹，皮膚炎を繰り返す
- Kaposi水痘様発疹症，白内障や網膜剥離などの合併に注意
- 治療はステロイドおよび免疫抑制薬の外用，抗ヒスタミン薬内服や保湿剤の塗布

先天的にフィラグリン遺伝子変異などにより皮膚バリア機能が低下し，IgEを産生しやすい素因（アトピー素因）をもった状態を基礎として，増悪や寛解を繰り返す，瘙痒のある湿疹を主病変とする疾患である．年齢によって皮疹に特徴があり，乳幼児期（湿潤性湿疹），小児期（乾燥，耳切れ），成人期（苔癬化）の3期にわけて疾患をとらえると理解しやすい．

10歳までに自然寛解する例が多いが，近年は思春期，成人期まで軽快しないものや成人発症型も増加している．

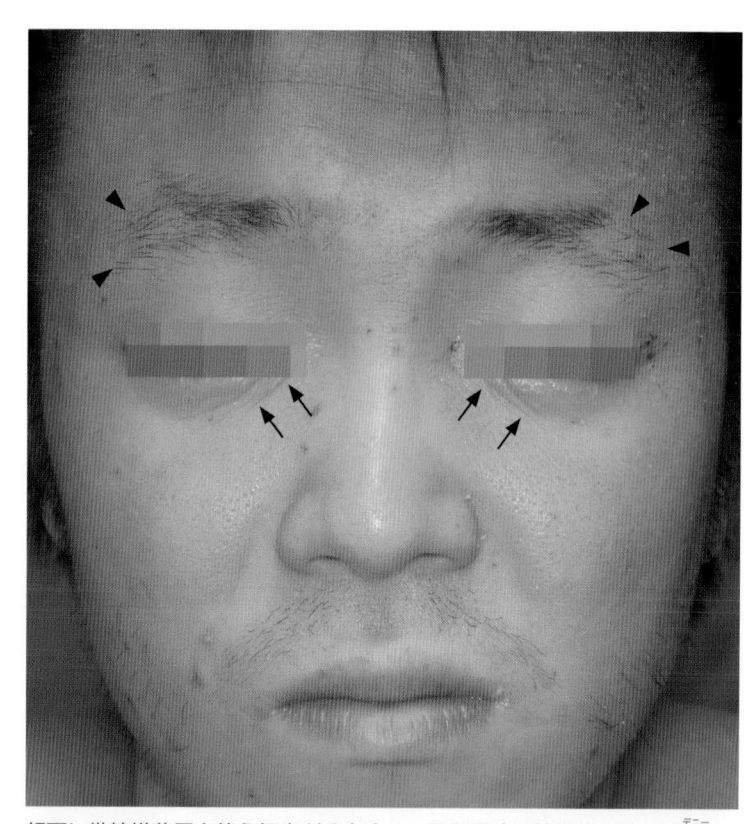

顔面に粃糠様落屑を伴う紅斑が分布する．両下眼瞼に特徴的な皺（Dennie-Morgan fold，→）があり，眉毛外側は薄い（Hertoghe徴候，▶）

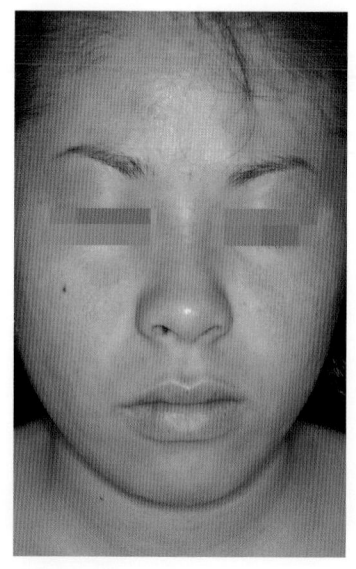

顔面の紅斑

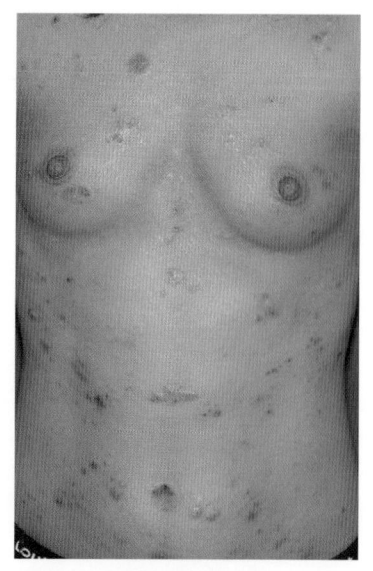

搔破による痒疹が多発する

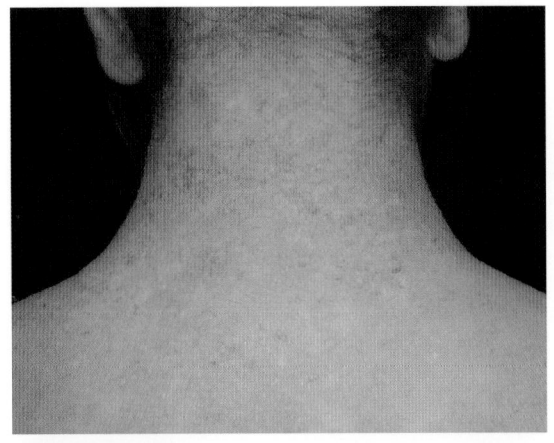

比較的軽度の湿疹

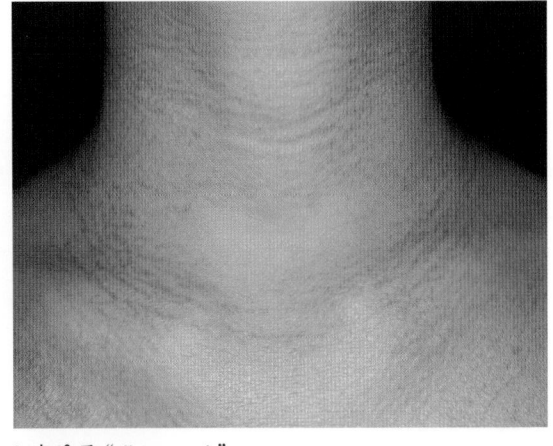

いわゆる "dirty neck"

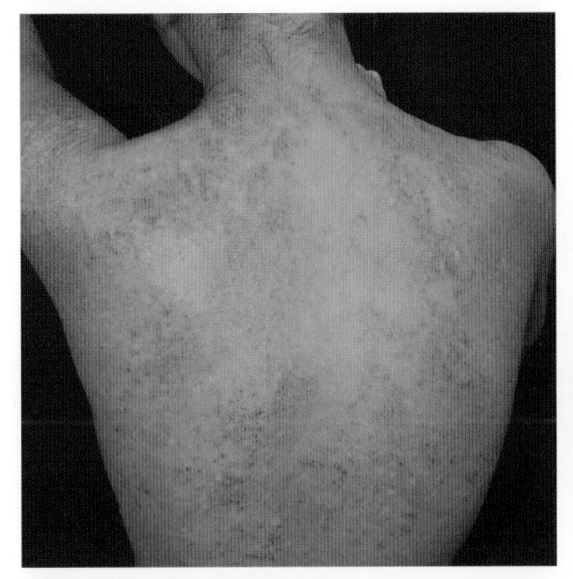

体幹，上肢，頸部に湿疹が広がる

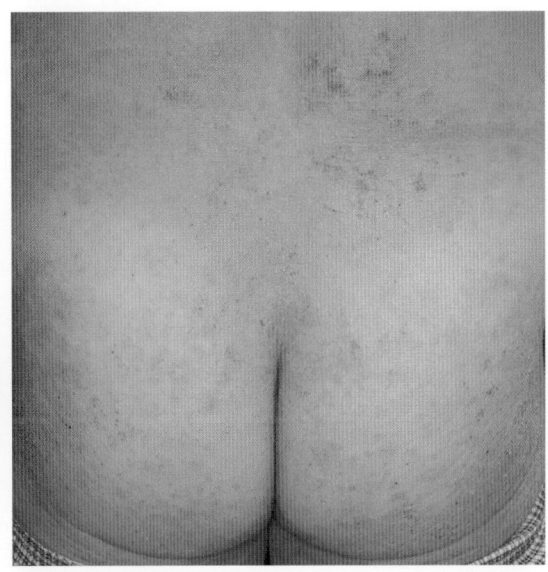

掻破による皮疹も混在する

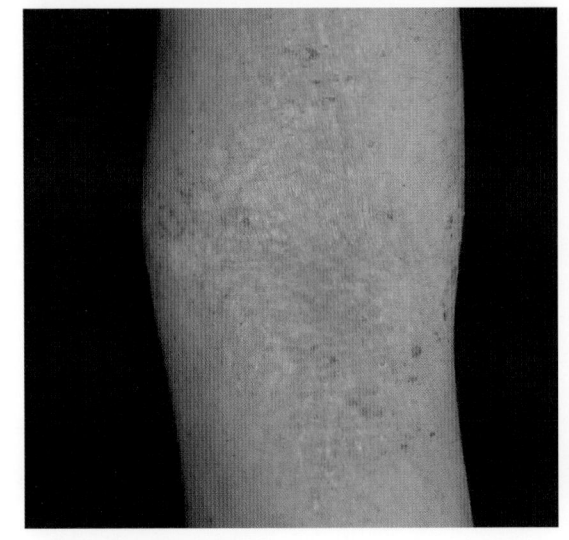

典型的な肘内側部の苔癬化

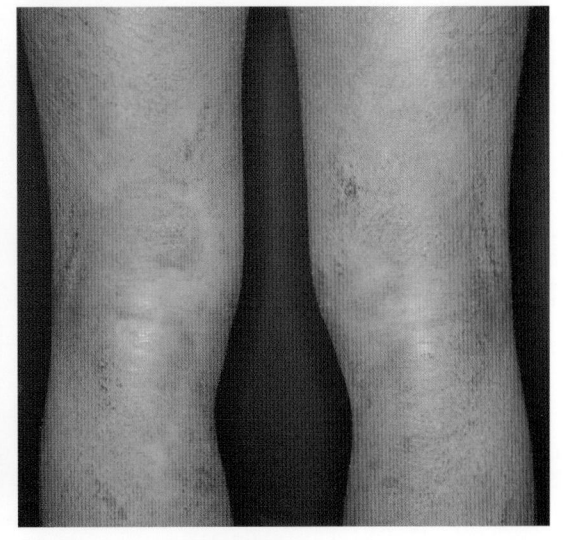

両下肢のびまん性乾燥性紅斑

01 | 湿疹・皮膚炎

貨幣状湿疹
nummular eczema

皮疹の特徴から固有の診断名が付されている湿疹

- 貨幣状，類円形の比較的大きな湿疹局面
- 散布性に多発．自家感作性皮膚炎（次項）に移行する可能性あり
- 治療は強めのステロイドを外用

冬季に多い．四肢（とくに下腿伸側），体幹，腰殿部などに，貨幣状，類円形で直径1～5 cm程度の湿疹性病変が散在ないし多発する．皮疹の辺縁には漿液性丘疹が集簇(しゅうぞく)し，中央は軽度の浸潤を伴う紅斑であり，表面に鱗屑を付けることが多い．強い瘙痒があり滲出液を伴うことが多い．周囲には多くの掻破痕を伴う．病変が悪化し，散布疹（id疹(イド)）を生じ自家感作性皮膚炎に移行することも少なくない．治療としてステロイド外用が有効であり，浸潤や湿潤が強い場合には亜鉛華軟膏シートとの重層外用が効果的である．

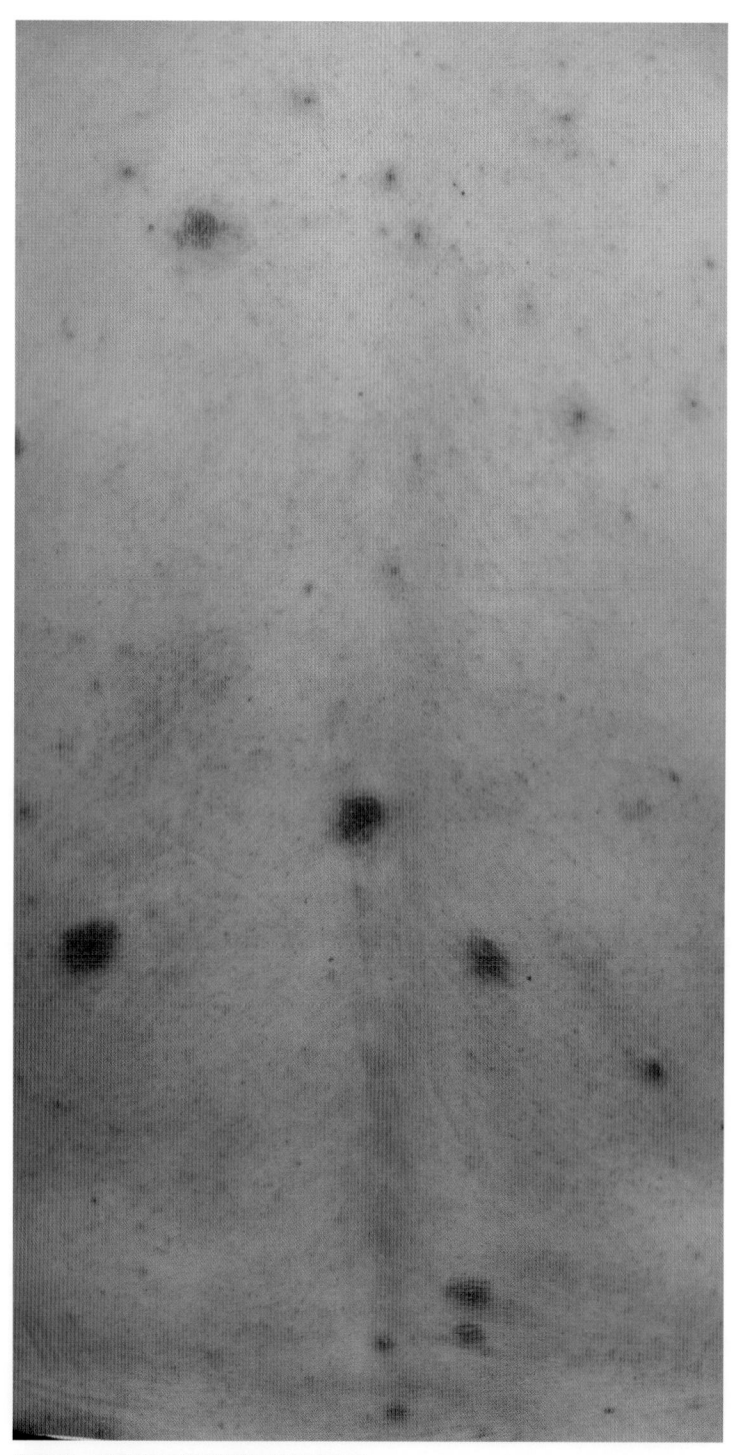

貨幣状，類円形の湿疹局面が多発する

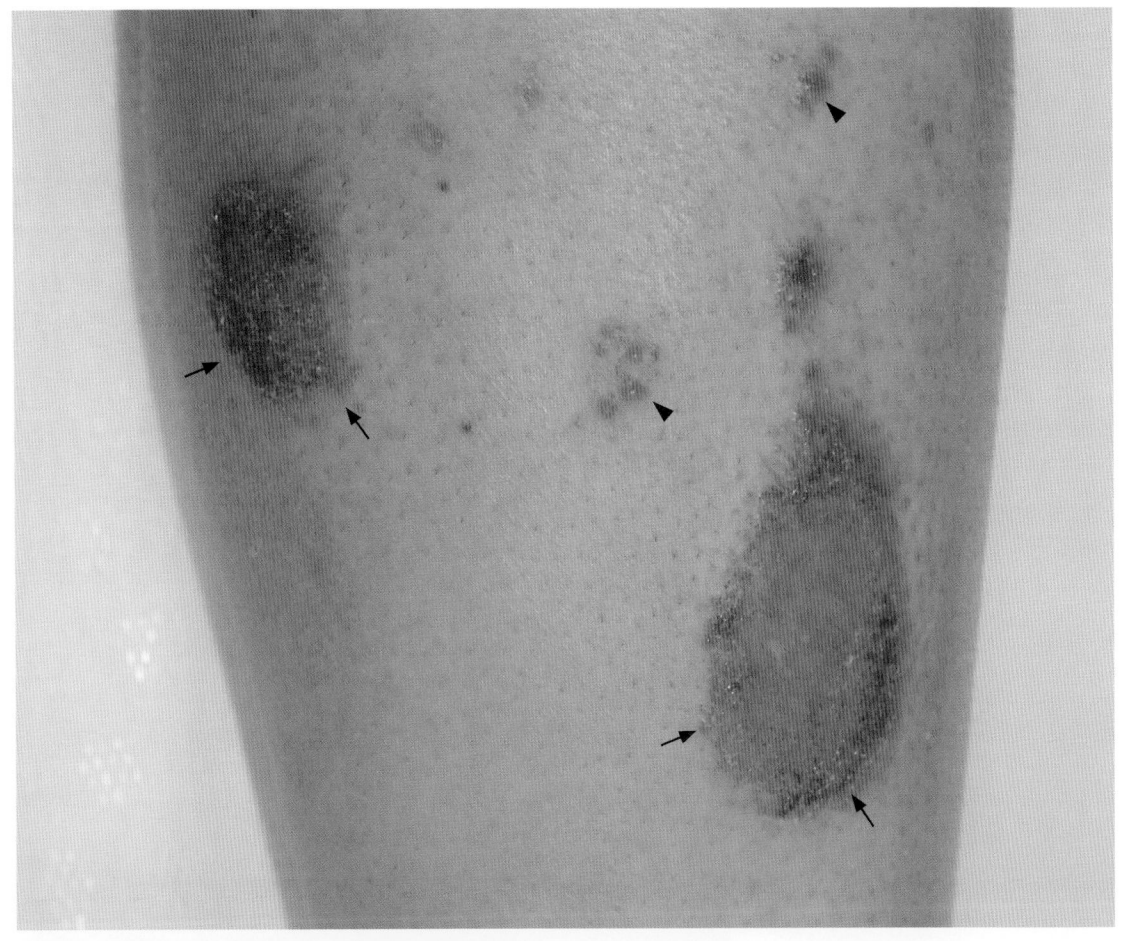

貨幣状，類円形の湿疹局面（→），散布疹（id疹，▶）

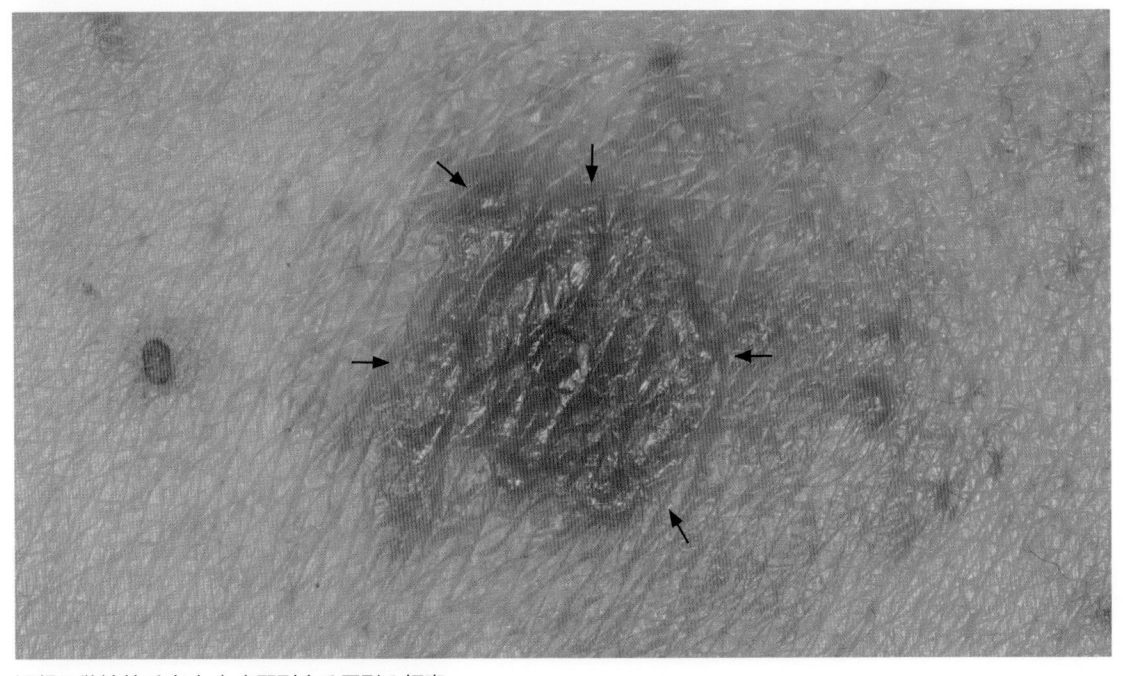

辺縁に漿液性丘疹（→）を配列する円形の紅斑

01 湿疹・皮膚炎

自家感作性皮膚炎
autosensitization dermatitis

皮疹の特徴から固有の診断名が付されている湿疹

- ある部位に限局していた病変の急な増悪によって，瘙痒を伴う小丘疹や紅斑が全身に多発する
- 内在性のアレルギー性反応（id 反応）による
- 原発巣の治療とともに，ステロイド外用と抗ヒスタミン薬内服が第一選択

原発巣は下腿が圧倒的に多い（50～60％）．発赤や腫脹，滲出などの急性増悪が起こり，2週間ないし数週間で散布疹（id 疹）を生じる．散布疹は2～5mm 程度の紅斑や丘疹，漿液性丘疹，膿疱であり，四肢や体幹，顔面に対称性かつ播種性に分布し，激しい瘙痒を伴うことが多い．発熱，倦怠感などの全身症状が出現することもある．
一種の内在性アレルギー性反応（id 反応）であり，原発巣における組織崩壊によって生成された変性自己蛋白，細菌および真菌成分，毒素などが抗原と考えられる．
原発巣となる疾患には，貨幣状湿疹，うっ滞性皮膚炎，接触皮膚炎，アトピー性皮膚炎，足白癬などがある．

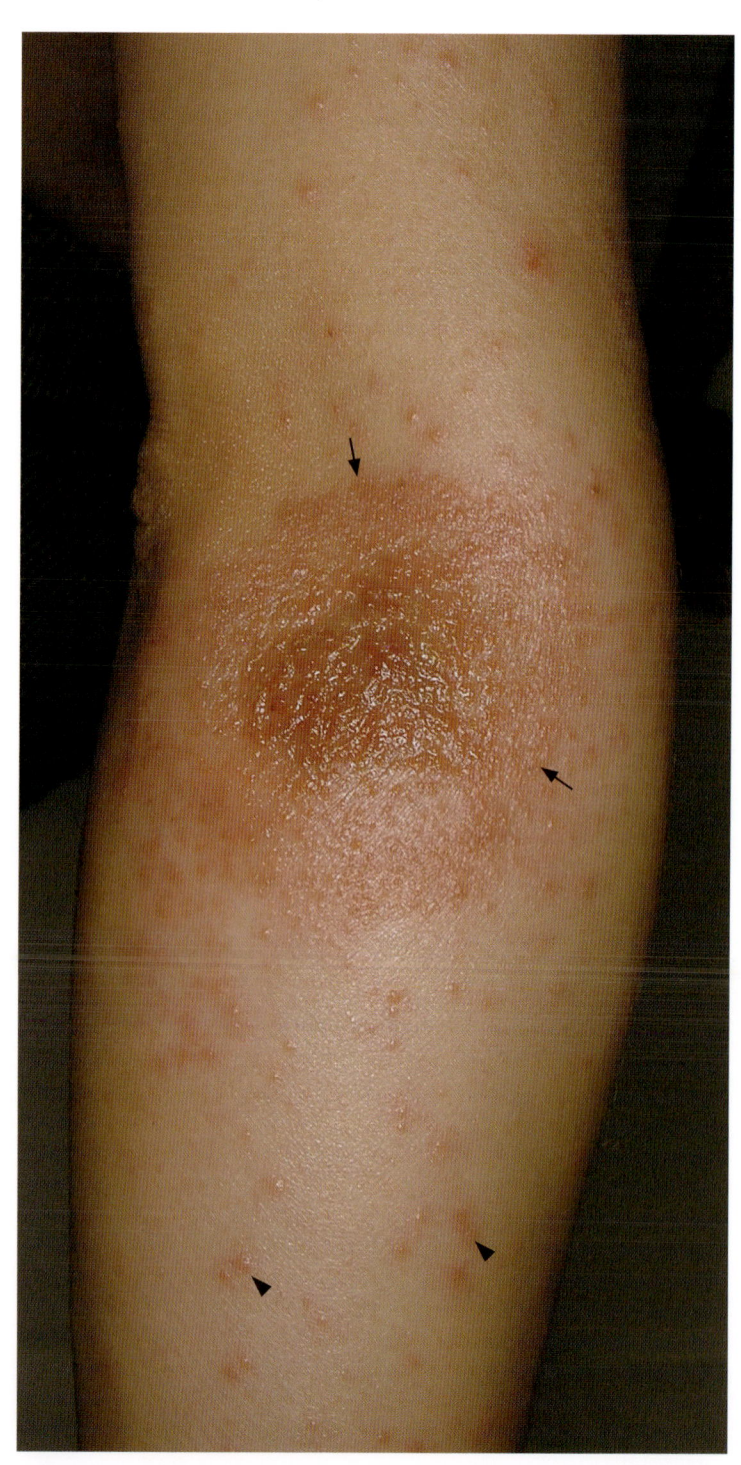

原発疹（→），散布疹（id 疹，▶）

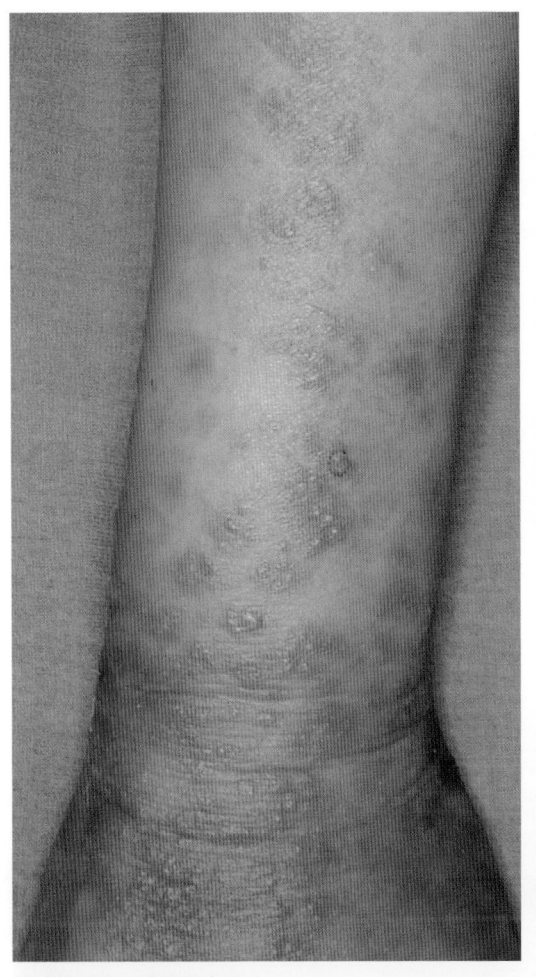

漿液性丘疹，膿疱の多発

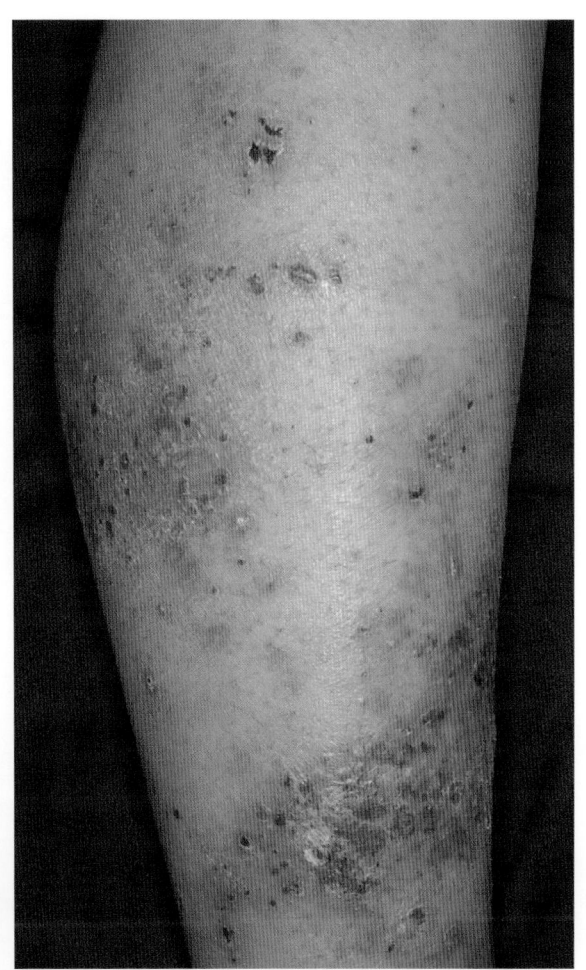

掻破により生じた痂皮を伴う

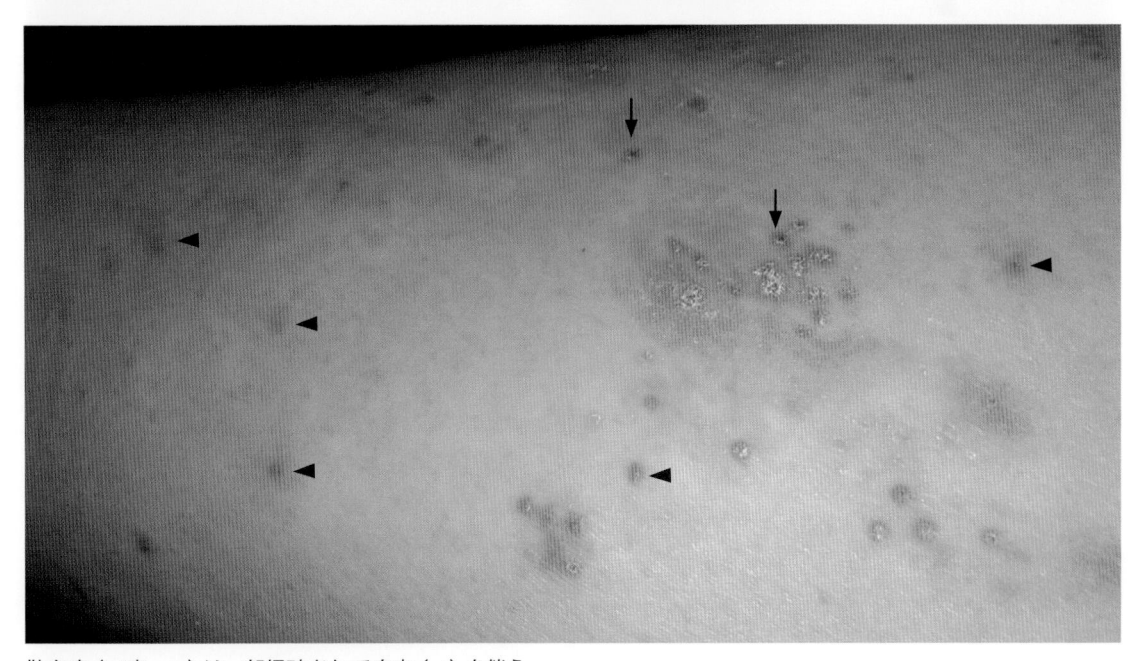

散布疹（id疹，▶）は一部掻破されて痂皮（→）を伴う

01 | 湿疹・皮膚炎

脂漏性皮膚炎
seborrheic dermatitis

皮疹の特徴から固有の診断名が付されている湿疹　同義語　脂漏性湿疹（seborrheic eczema）

- 皮脂分泌の活発な部位に出現．黄色調の鱗屑を伴う紅色局面が特徴的
- 乳幼児や思春期以降に好発
- 皮膚常在酵母菌である*Malassezia*属の関与が病因の一つ
- 治療はスキンケア，弱いステロイドおよび抗真菌薬外用が中心

乳児期と思春期以後の成人に好発するが，乳児型と成人型とで臨床経過がやや異なる．頭部や顔面，腋窩など皮脂の分泌が盛んな部位（脂漏部位）や間擦部に，鱗屑と紅色局面が主体の湿疹性病変を形成する．瘙痒はないか軽微である．乳児型では，生後2～4週ごろから被髪頭部や眉毛部，前額に黄色調の痂皮が固着し，ときに落屑性紅色局面を形成する．
治療として適切な洗顔，脂漏部位を清潔に保つことが重要．マイルドまでの弱めのステロイド外用薬を使用するが，抗真菌薬の外用，あるいは抗真菌薬を含んだシャンプーも効果的である．

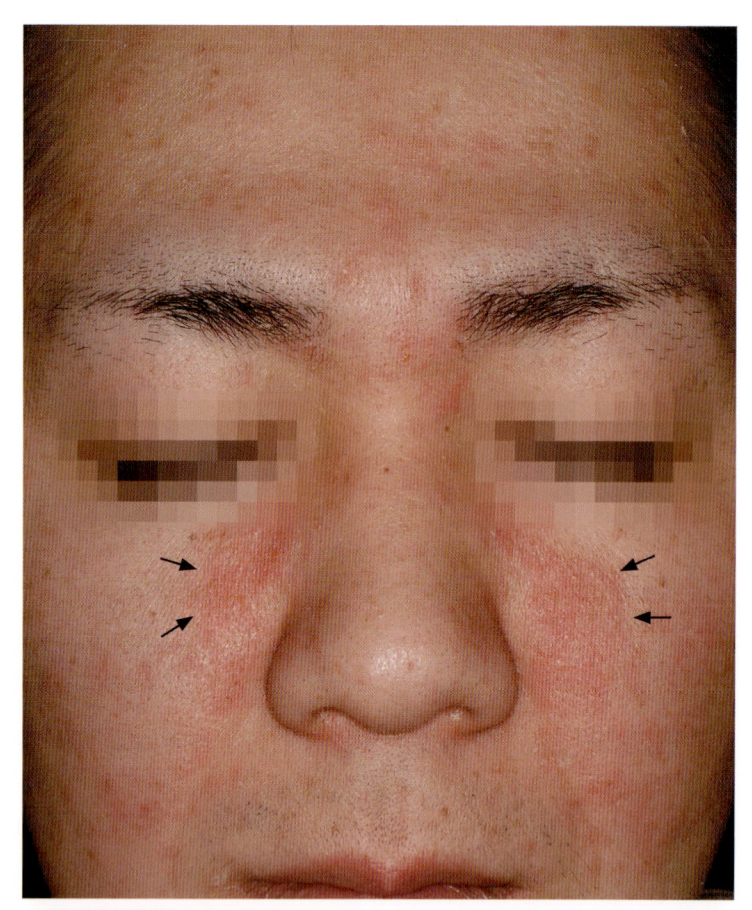

鱗屑と紅色局面（→）

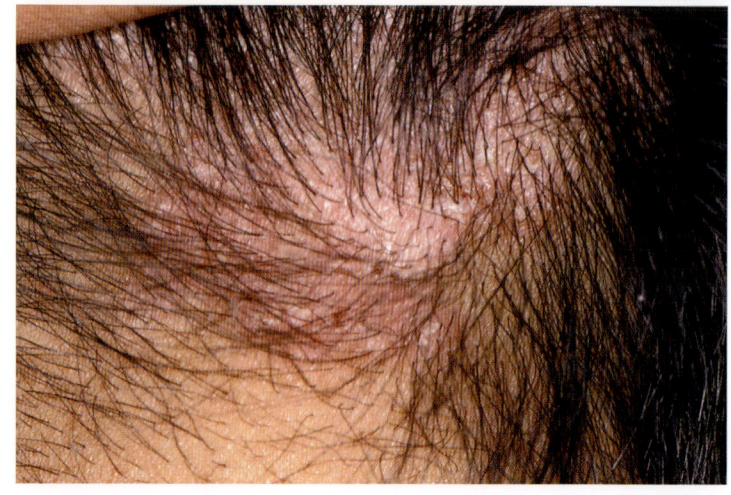

粃糠様落屑を伴う紅色局面

うっ滞性皮膚炎
stasis dermatitis

皮疹の特徴から固有の診断名が付されている湿疹

- 慢性静脈不全（下肢静脈瘤）や静脈血流のうっ滞を基盤にして，下腿に浮腫性紅斑や湿疹局面を形成する
- 立ち仕事をする人や高齢者，とくに肥満を伴う女性に好発
- 自家感作性皮膚炎（p.36）に移行しうる
- 治療は通常の湿疹に準じるとともに，弾性ストッキングの使用，あるいは静脈瘤に対する硬化療法，結紮術，静脈瘤抜去術などの外科的治療でうっ滞を改善することが重要

下腿に浮腫性紅斑が生じ，次第に暗紅褐色の落屑性湿疹局面や色素沈着をきたす．慢性化すると白色調の萎縮性局面や皮膚硬化を呈する．
軽微な外傷で容易に潰瘍を形成し，さらに使用した外用薬や消毒薬などによって接触皮膚炎を合併しうる．
下肢静脈瘤の存在および皮疹の性状，分布から診断は容易．静脈瘤の病態把握のために血管超音波検査，ドップラー聴診器などを行い，外科的治療適応の有無などを確認する．

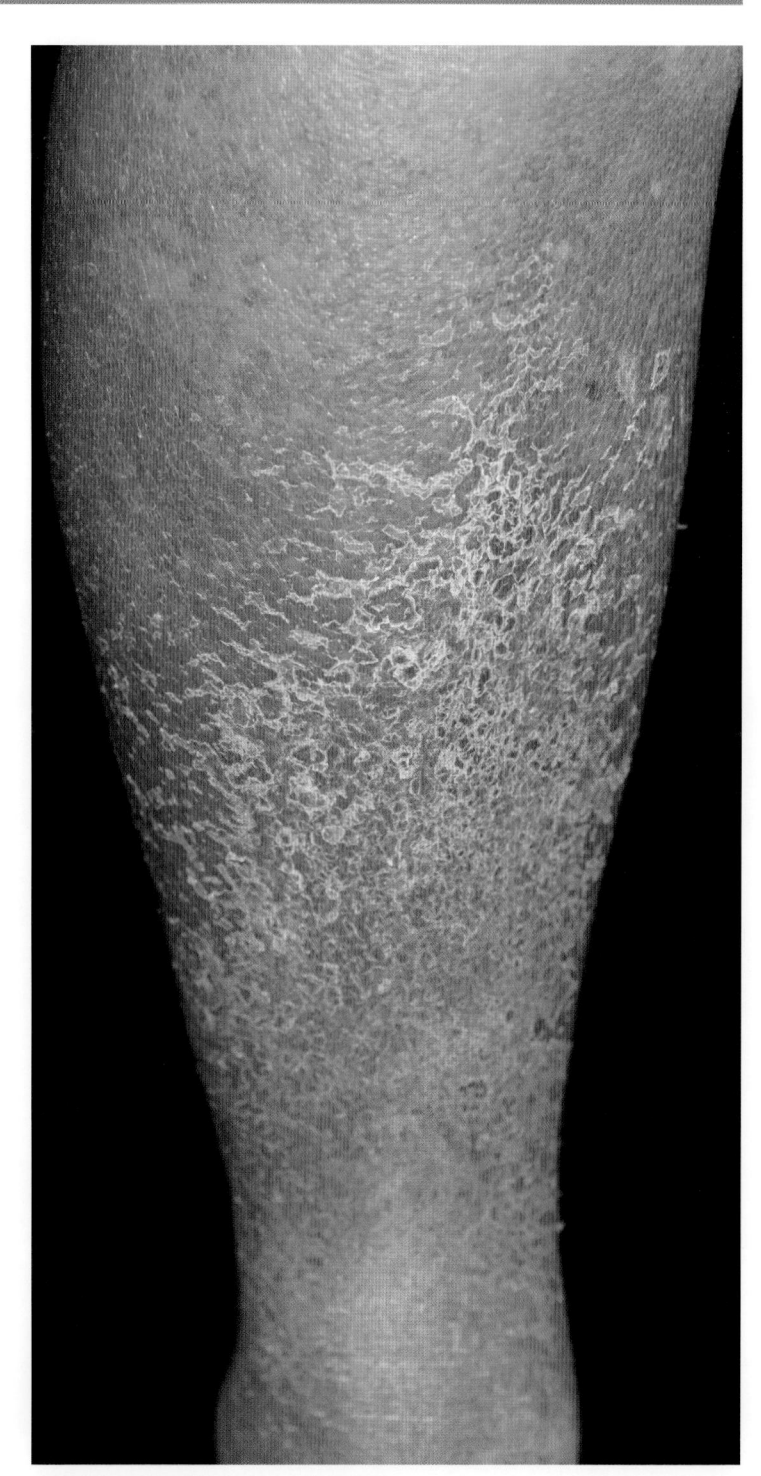

暗紅褐色の落屑性湿疹局面と色素沈着

02 蕁麻疹・痒疹

蕁麻疹
urticaria

蕁麻疹および血管性浮腫

- 瘙痒を伴う一過性，限局性の紅斑や膨疹
- 症状が 6 週間未満で終息するものを急性蕁麻疹，それ以上のものを慢性蕁麻疹という
- 治療は抗ヒスタミン薬など．外用薬は一般的に無効

突然，境界明瞭な円形（楕円形）あるいは地図状の，わずかに隆起した膨疹や発赤を生じ，激しい瘙痒を伴う．ときに皮膚のみならず粘膜にも生じ，咽頭部に生じた場合は嗄声や呼吸困難をきたす．個々の膨疹は通常数時間〜24 時間以内に消退するが，紅斑や軽度の浸潤局面が数日間持続する場合も珍しくない．肥満細胞からヒスタミンなどの化学伝達物質が何らかの機序で放出され，これが血管透過性を亢進させることで真皮上層に浮腫が生じたもの．

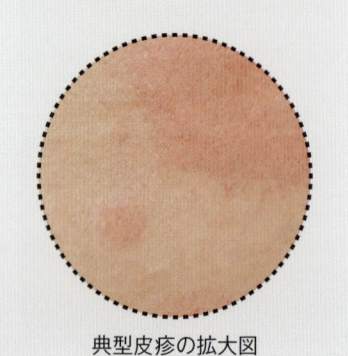

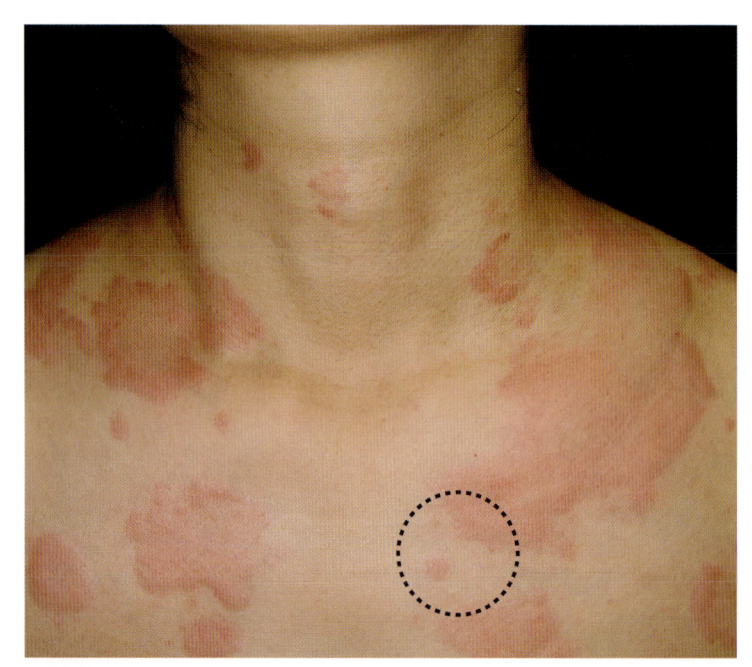

典型皮疹の拡大図

慢性蕁麻疹
膨疹の多発

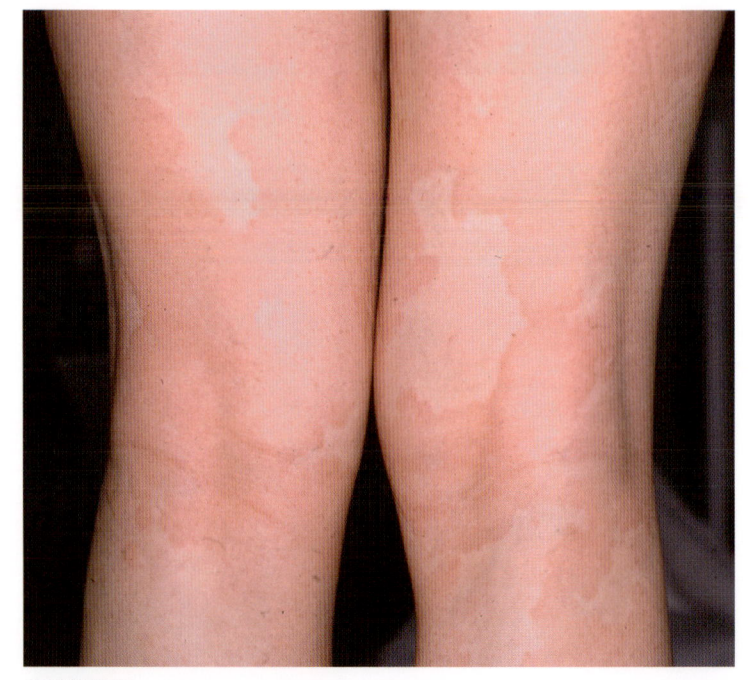

急性蕁麻疹
地図状の膨疹

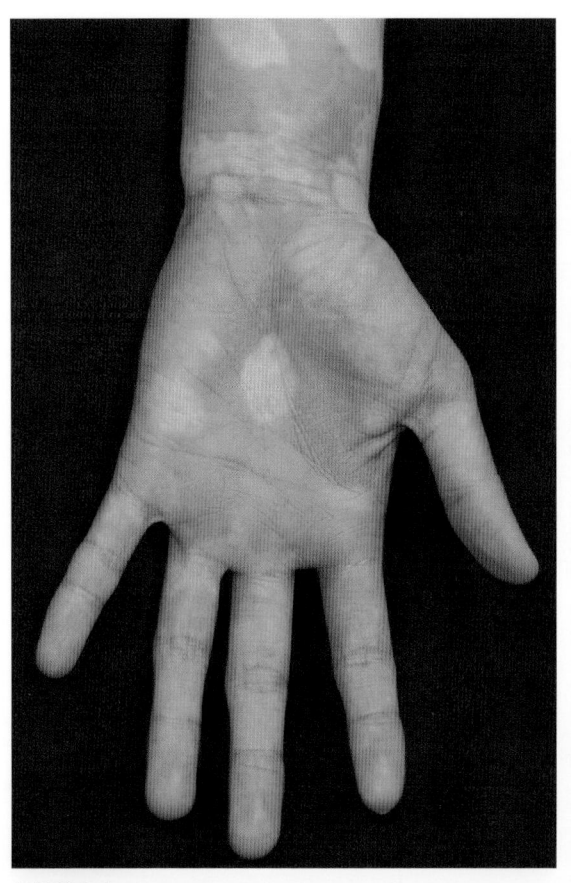

急性蕁麻疹
わずかに隆起する膨疹

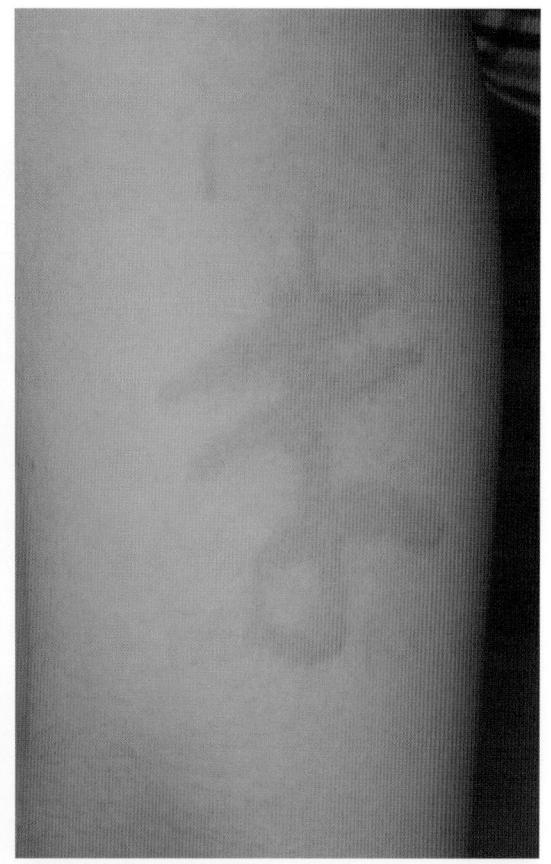

急性蕁麻疹（皮膚描記症）

慢性蕁麻疹
直径3〜5mmの小さな膨疹が多発

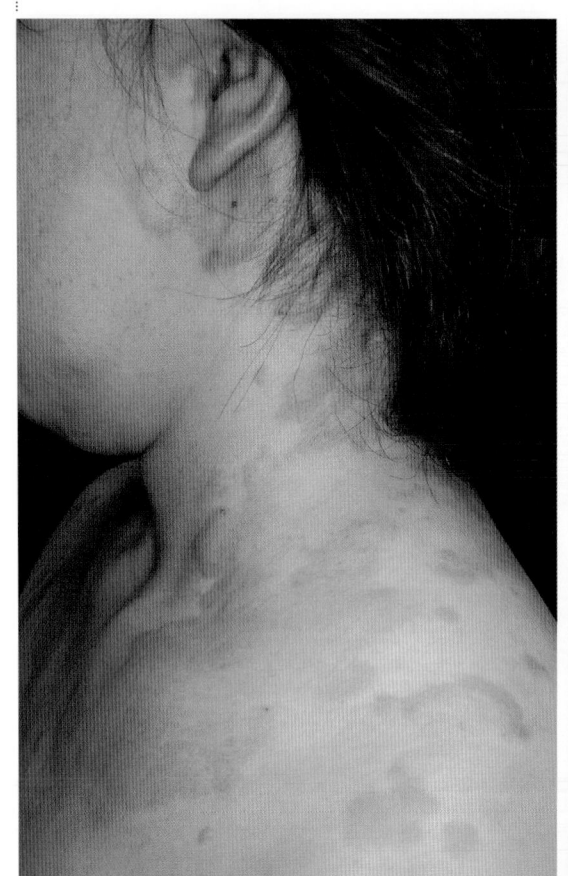

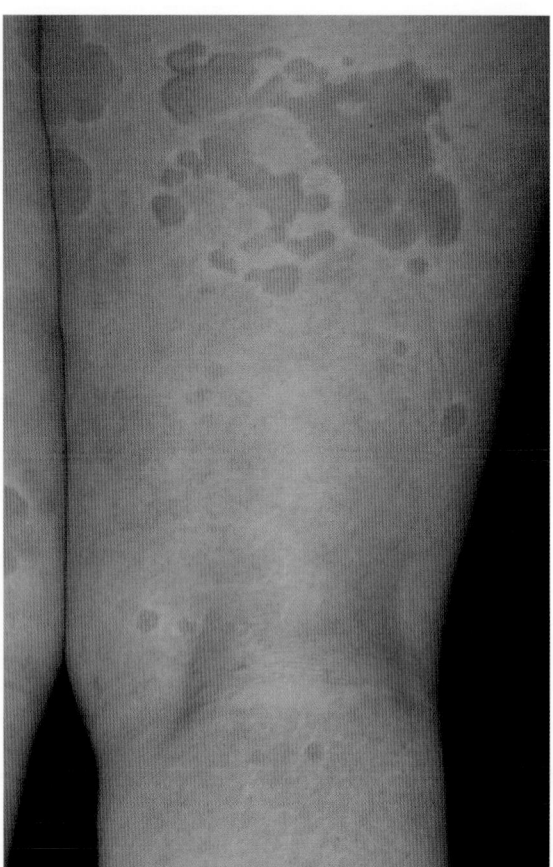

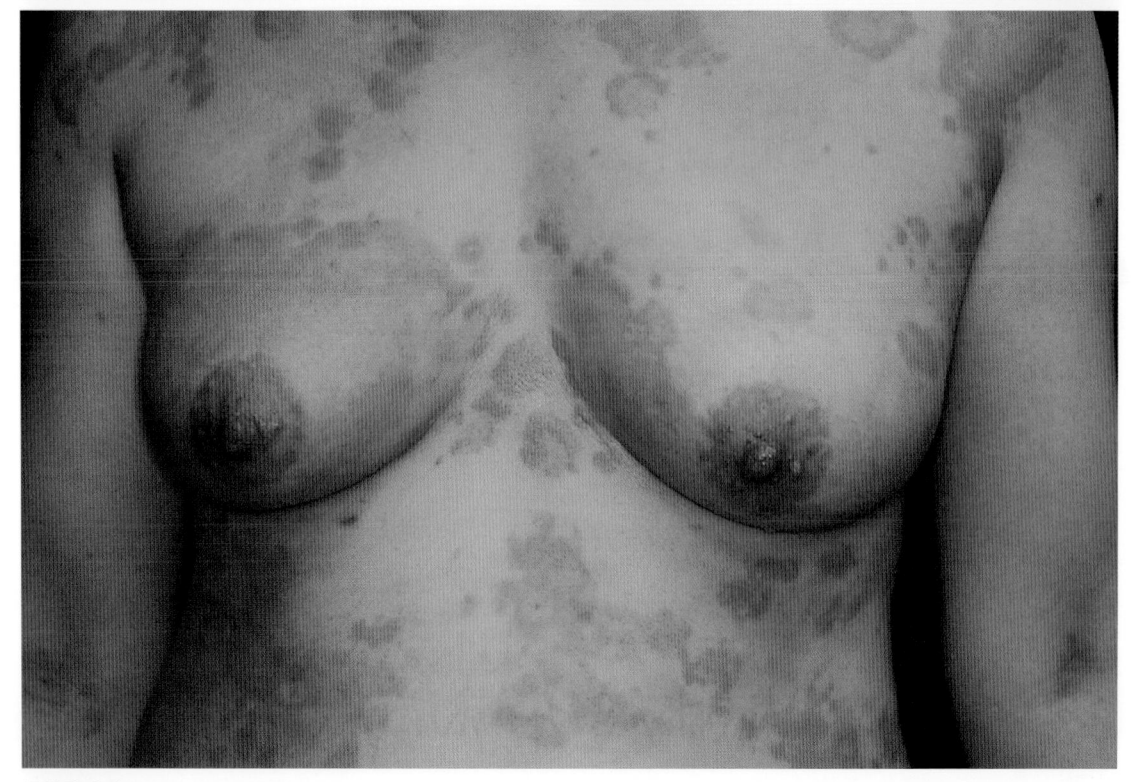

慢性蕁麻疹

血管性浮腫
angioedema

蕁麻疹および血管性浮腫　同義語　Quincke浮腫(クインケ)（Quincke's edema），血管神経性浮腫（angioneurotic edema）

- 血管透過性亢進による浮腫．真皮下層〜皮下脂肪組織で生じた蕁麻疹．瘙痒は通常ない
- 口唇，眼瞼に好発
- 病因が非遺伝性と遺伝性に分けられる
- 非遺伝性のものは蕁麻疹の治療に準拠

限局性の浮腫が突然生じ，通常2〜5日間持続する．大きさは直径1〜10cm大とさまざまで，境界不明瞭で瘙痒は通常伴わず，灼熱感を訴えることが多い．蕁麻疹と同様にどこにでも出現するが，眼瞼，口唇，舌，手足に生じやすい．通常の蕁麻疹を伴うこともある．ときに咽頭部，鼻腔粘膜，気管支粘膜，消化管粘膜などに浮腫を生じ，アナフィラキシーショックに陥ることがある．病態としては深部に生じた蕁麻疹である．

遺伝性のものは遺伝性血管性浮腫と呼ばれ，C1インアクチベーター遺伝子の異常が原因であり，10歳代から外傷や精神的ストレスなどを契機に本症を繰り返す．
非遺伝性（特発性）のものは蕁麻疹の治療に準じる．

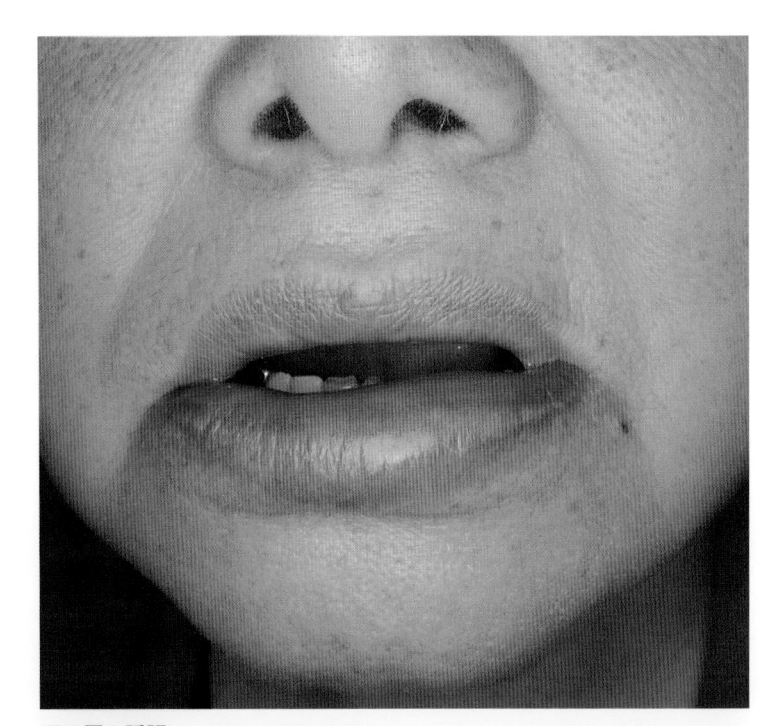

下口唇の腫脹

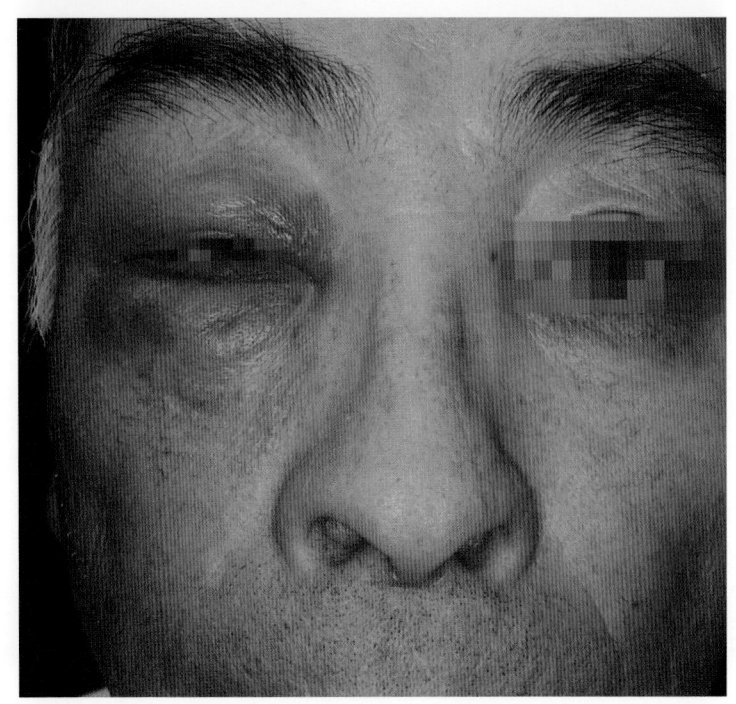

右眼瞼の腫脹

02 蕁麻疹・痒疹

慢性痒疹
chronic prurigo

痒疹

- 多形慢性痒疹と結節性痒疹に分類される
- 多形慢性痒疹は比較的小さな丘疹と苔癬化局面を形成する
- 結節性痒疹は孤立性に硬い5mm～2cm大までの結節が散在する
- 治療はステロイド外用薬と抗ヒスタミン薬が基本

多形慢性痒疹（prurigo chronica multiformis）は高齢者の，側腹部や腰殿部に好発する．充実性の赤褐色の痒疹丘疹が多発し，一部は拡大して褐色の苔癬化局面を形成する．激しい瘙痒のために搔破されて滲出液や痂皮などの二次性変化が加わる．再発や寛解を繰り返し，年余にわたりきわめて慢性に経過する．
結節性痒疹（prurigo nodularis）は青年期以降の女性に好発する．虫刺症様の丘疹が四肢に出現し，これが搔破されてびらんや痂皮を形成し，次第に暗褐色の硬い結節に変化する．個々の皮疹は孤立性であり，融合して局面を形成することはない．年余にわたって存続する．

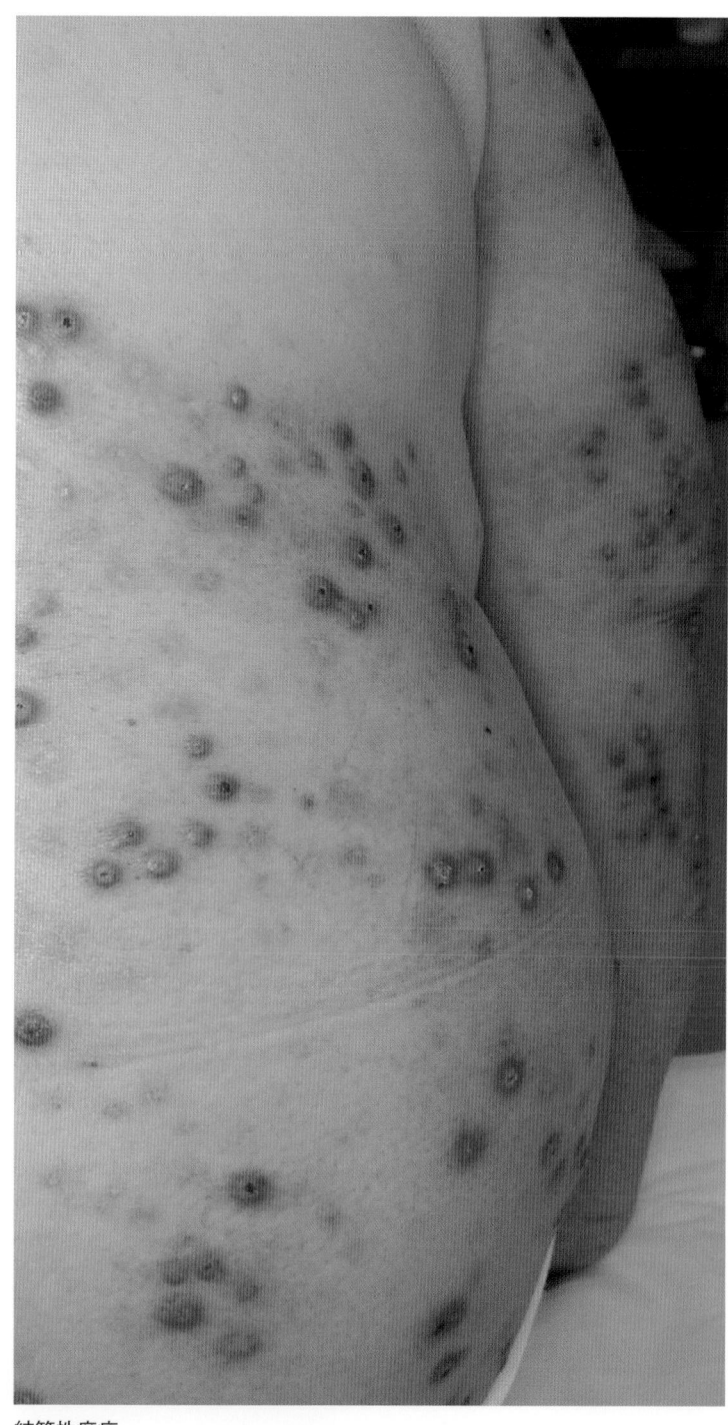

結節性痒疹
孤立性の5mm～1cm大の硬い結節が多発

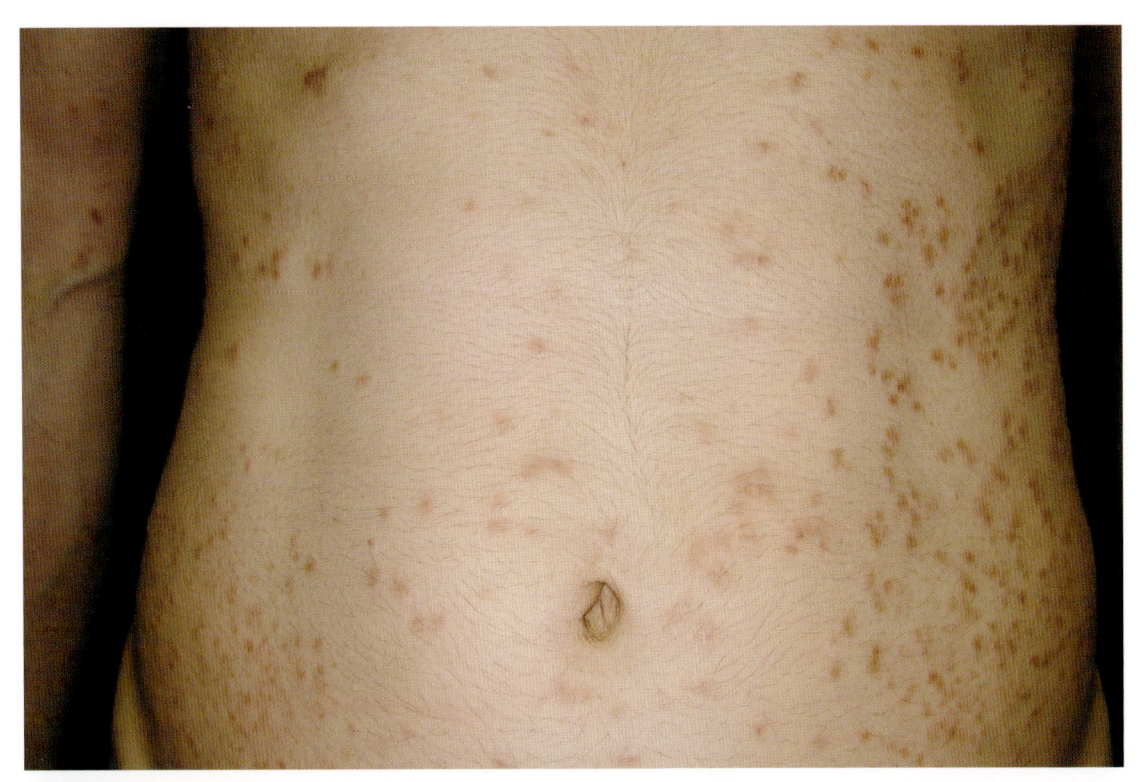

多形慢性痒疹
小型の硬い丘疹が多発する

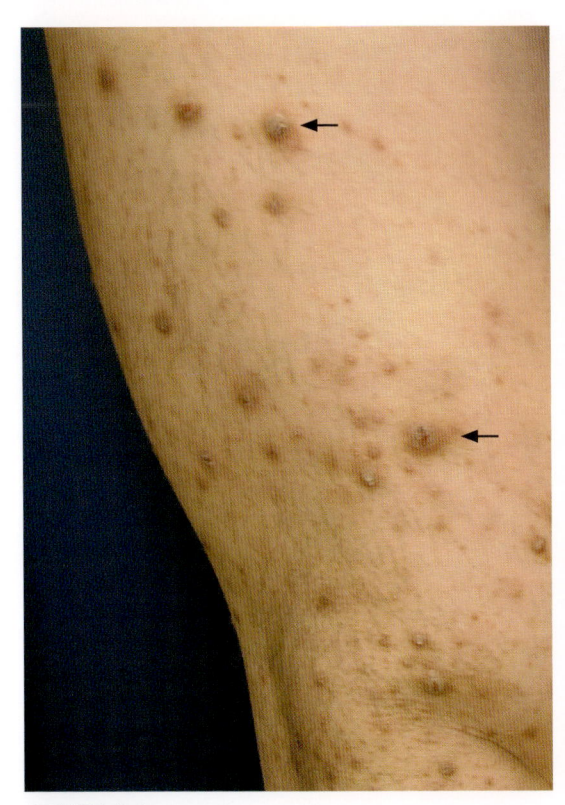

多形慢性痒疹
苔癬化局面（→）と丘疹

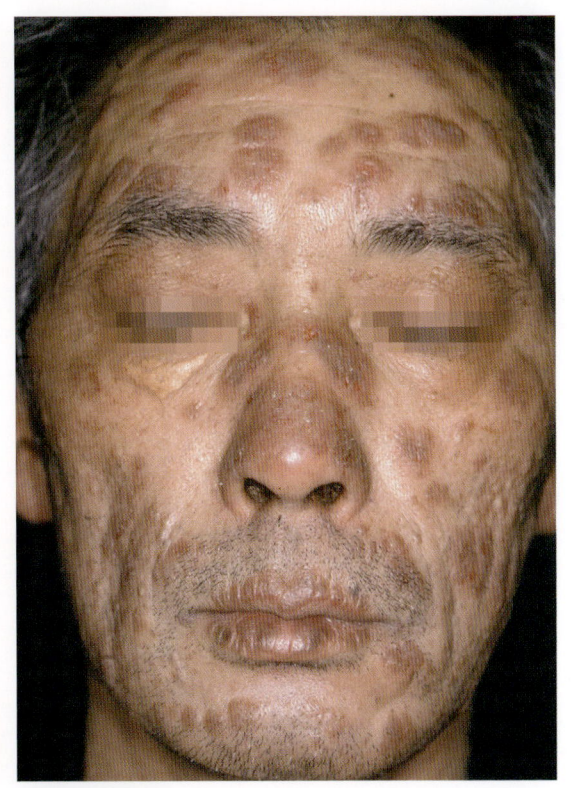

多形慢性痒疹
苔癬化局面

03 紅斑・紅皮症

多形紅斑
erythema multiforme; EM

紅斑＞いわゆる紅斑　　同義語　多形滲出性紅斑（erythema exsudativum multiforme）

- やや隆起する特徴的な環状浮腫性紅斑が，手背や四肢伸側などに対称性に多発する．若年，中年に多い
- 感染症（とくに単純疱疹・マイコプラズマ肺炎）や薬剤に対するアレルギー反応が主な病因である
- Stevens-Johnson（スティーブンス・ジョンソン）症候群（次項）や中毒性表皮壊死症（TEN，p.60）に発展する症例もある
- ステロイド外用・内服および抗ヒスタミン薬内服により改善するが再発も多い

紅色丘疹ではじまり，遠心性に拡大して直径 5～20 mm ほどの類円形〜不整形の境界明瞭な紅斑となる．四肢伸側の関節部に対称性に生じる．紅斑の中心に陥凹や発赤の増強がみられ，虹彩状の外観を呈し，皮疹は新旧が混在し多形である．真皮に炎症が強い場合は水疱形成をみることもある．

病変が主に皮膚に限定するもの（EM minor）と，全身症状を伴い粘膜病変を有するもの（EM major）がある．EM major は Stevens-Johnson 症候群（次項）とほぼ同義．

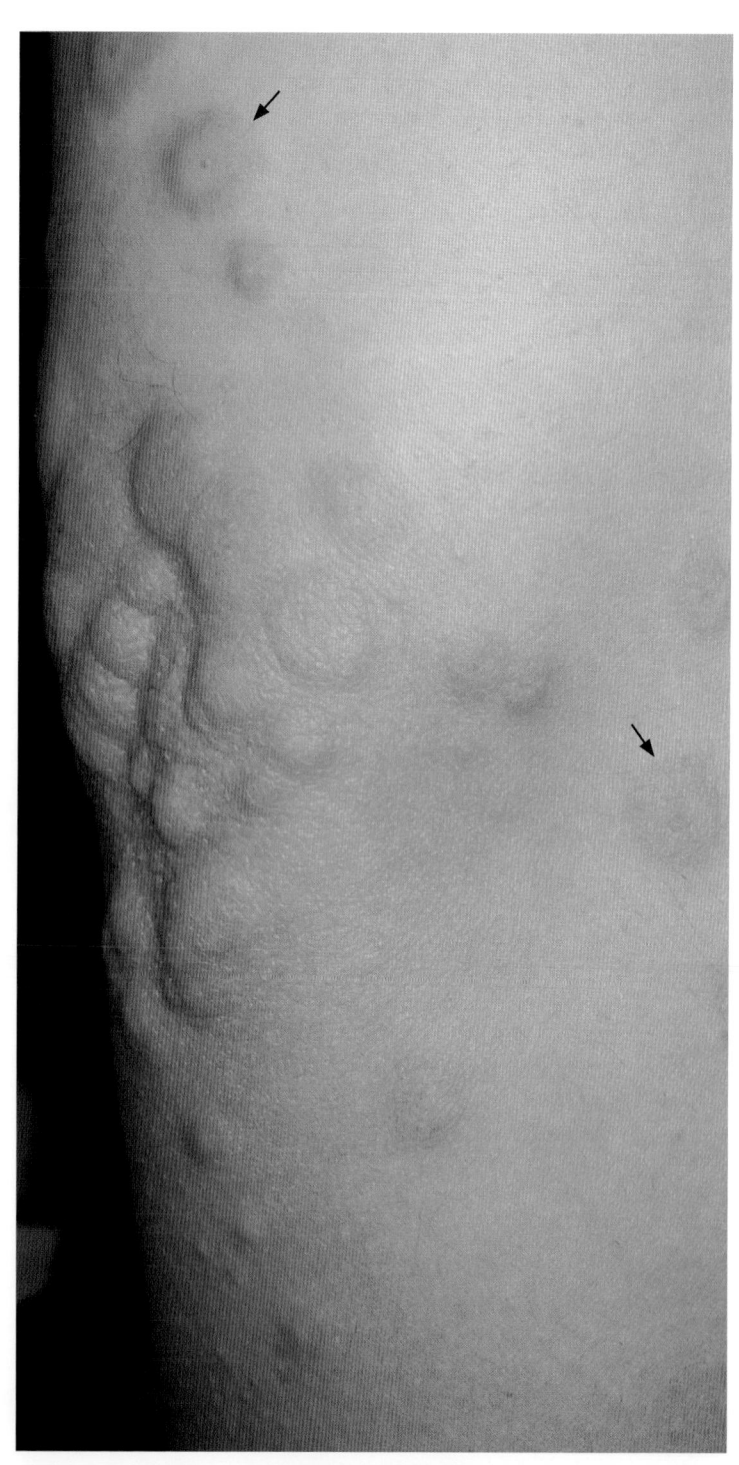

浮腫性の滲出性紅斑．一部に虹彩状の外観を伴う（→）

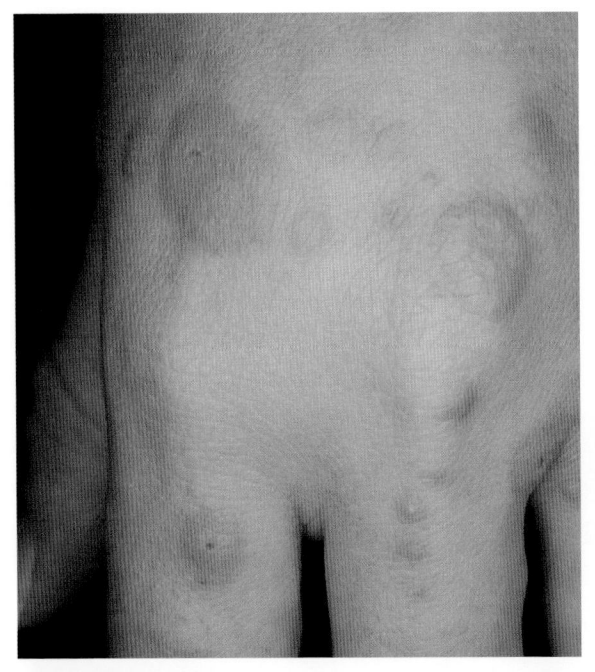

辺縁が隆起する紅斑

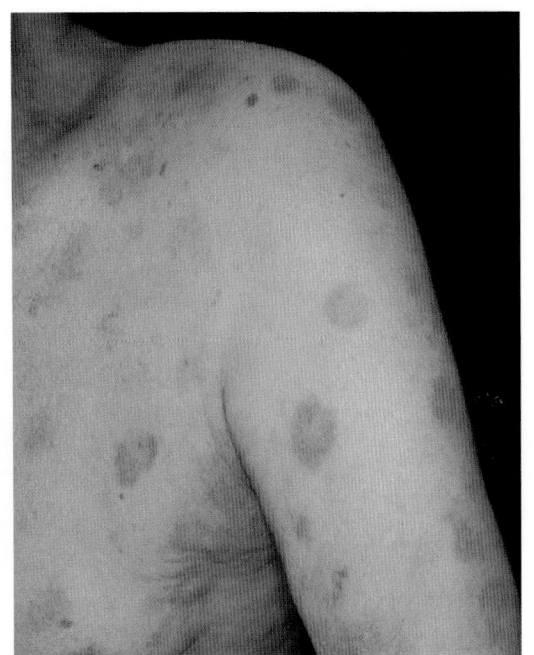

新旧の皮疹が混在

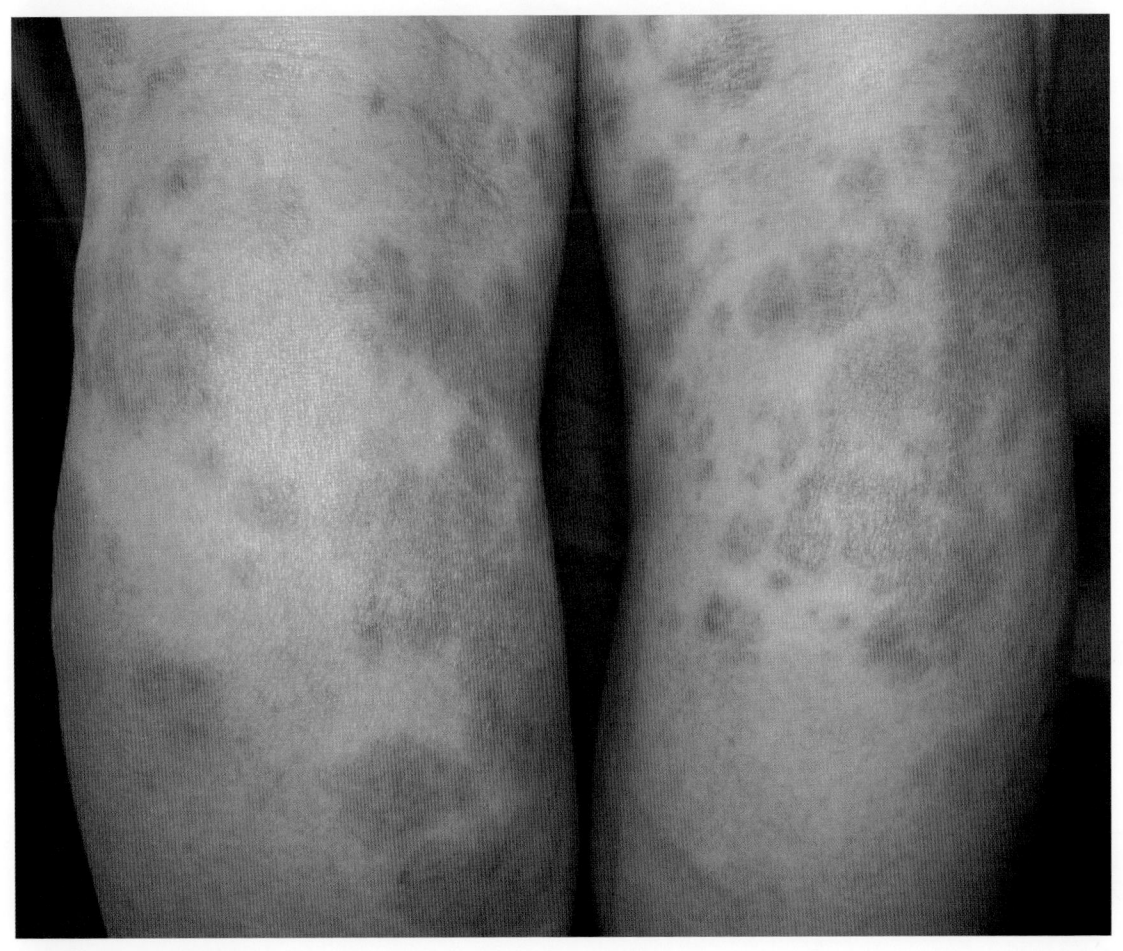

一部融合傾向を示す紅斑

03 紅斑・紅皮症

03 紅斑・紅皮症

Stevens-Johnson 症候群
Stevens-Johnson syndrome; SJS

紅斑＞いわゆる紅斑　同義語　粘膜皮膚眼症候群（mucocutaneous ocular syndrome），重症型多形紅斑（EM major）

- 多形紅斑に加え，粘膜病変や眼病変を有し，発熱や関節痛など全身症状を伴う
- 原因の多くは薬剤であり，中毒性表皮壊死症（TEN, p.60）に発展する場合がある
- 病期と症状にあわせ，ステロイドの全身投与，ときにステロイドパルス療法．症状に応じた全身管理を行う

高熱，全身倦怠感，関節痛，筋肉痛，胸痛，胃腸障害などの全身症状とともに，急速に多形紅斑が出現する．多形紅斑は水疱や出血を伴うことが多い．眼瞼周囲や口腔，口囲，外陰部に発赤やびらんを生じる．
眼では結膜炎や角結膜上皮欠損，偽膜形成，角膜混濁などをきたし，治癒後も失明など重い後遺症を残すことがある．早期診断および早期治療が予後の改善につながる．原因に薬剤が疑われた場合は，直ちに使用を中止・変更する．薬剤リンパ球刺激試験（DLST）を行い，薬剤に過敏反応を示す細胞性免疫の有無を確認する．

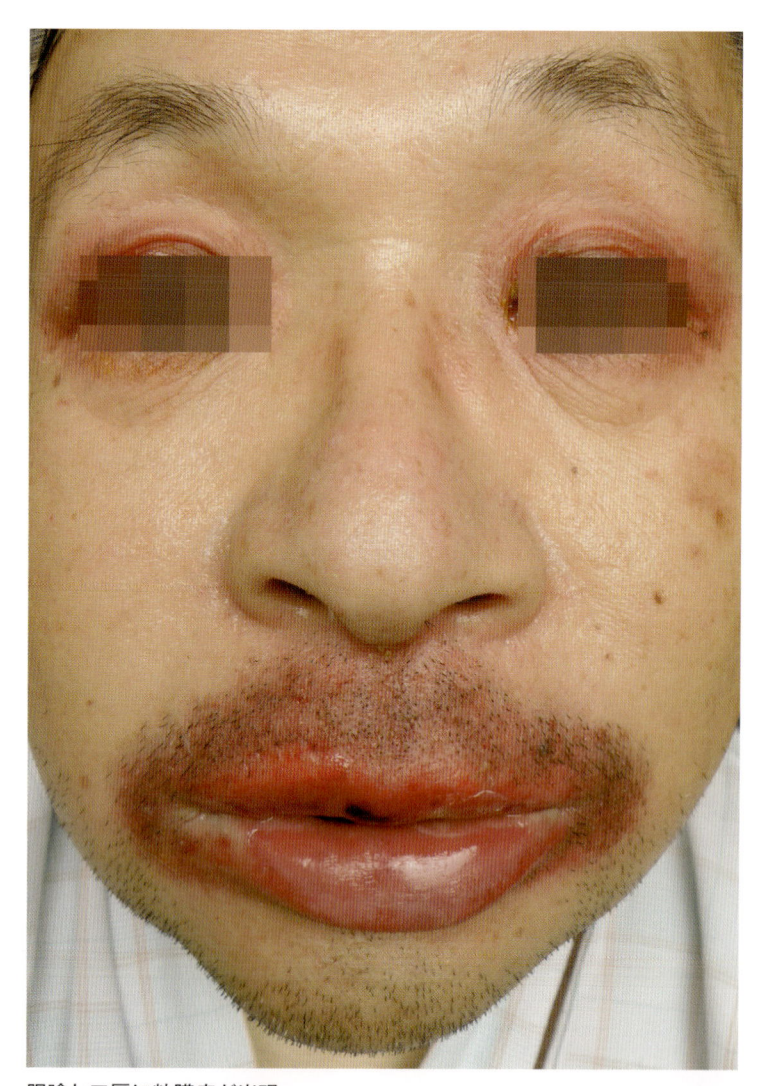

眼瞼と口唇に粘膜疹が出現

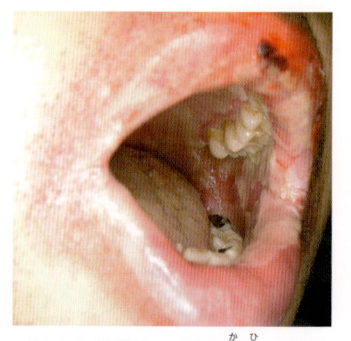

口腔内の粘膜疹，口唇の痂皮，びらん

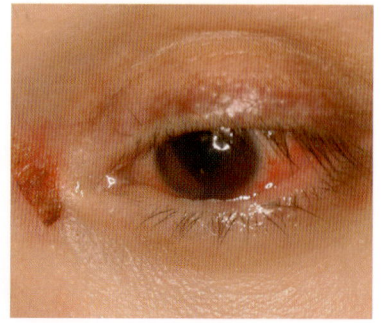

眼瞼周囲の発赤，びらん

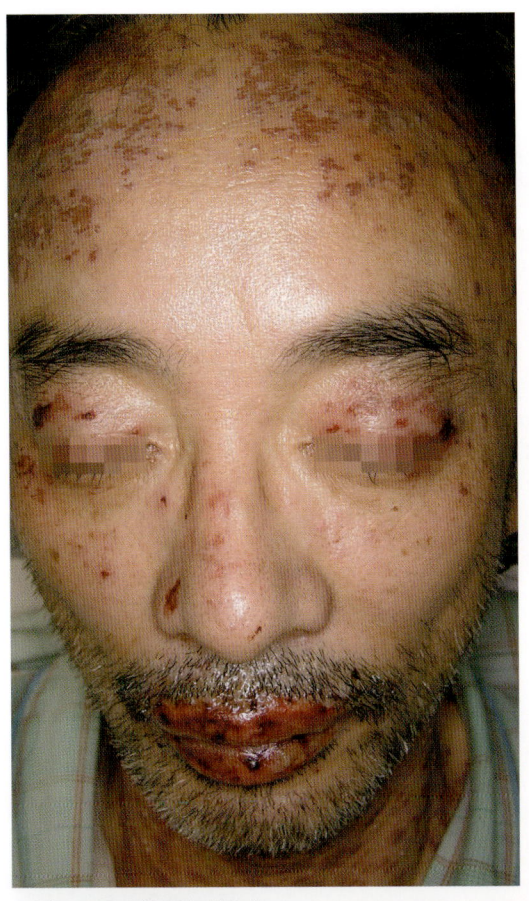

口唇，口囲の著明なびらん

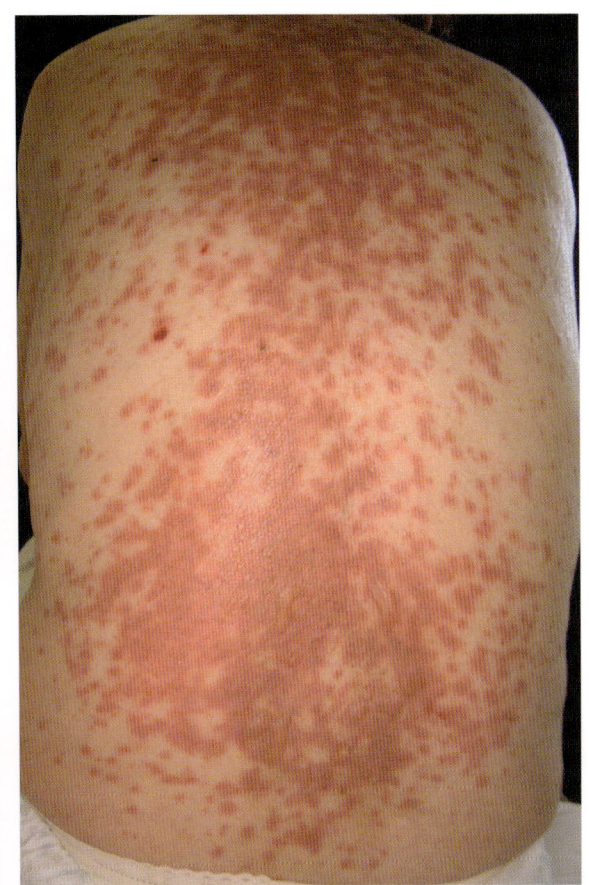

急速に広がる多形紅斑

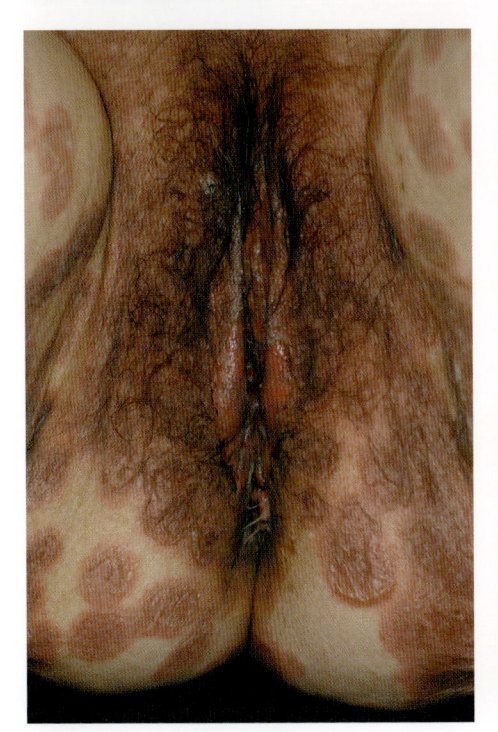

外陰部のびらんを伴う多形紅斑

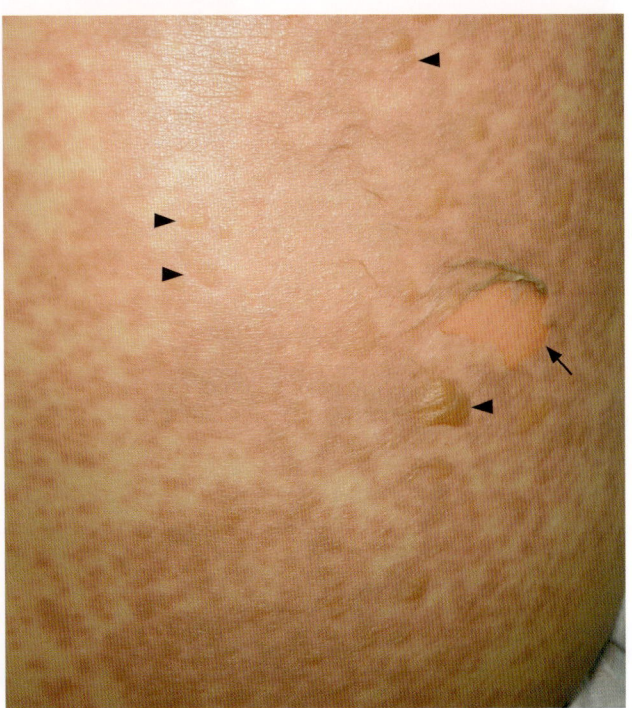

びらん（→），水疱（▶）

03 紅斑・紅皮症

03 紅斑・紅皮症

Sweet症候群
Sweet's syndrome

紅斑＞いわゆる紅斑　同義語 急性熱性好中球性皮膚症（acute febrile neutrophilic dermatosis），Sweet病

- 顔面や関節部に出現する，疼痛を伴う隆起性の紅斑
- 発熱，好中球増多，関節痛を伴う
- 病理組織学的に真皮に密な好中球浸潤を認める．血管炎はない
- 骨髄異形成症候群，白血病などの造血器腫瘍に合併しやすい
- 治療はNSAIDs，コルヒチン，ヨウ化カリウム，ステロイド内服が有効

中年の顔面，項頸部，前腕，手背に好発する．感冒や上気道炎などの前駆症状後に突然40℃前後の高熱とともに1～2.5cm程度の境界明瞭な有痛性の鮮紅色〜暗紅色の浮腫性紅斑が多発する．周囲に小水疱や膿疱を認めたり，環状を呈することもある．下腿に生じると結節性紅斑に類似する．口腔内アフタを伴った場合はBehçet病との鑑別が重要になる．

本症は血液疾患および内臓悪性腫瘍，膠原病などの種々の疾患を背景に生じうる．著しい白血球増多（とくに好中球増多）を認め，炎症所見を反映して赤沈亢進，CRP高値を呈する．

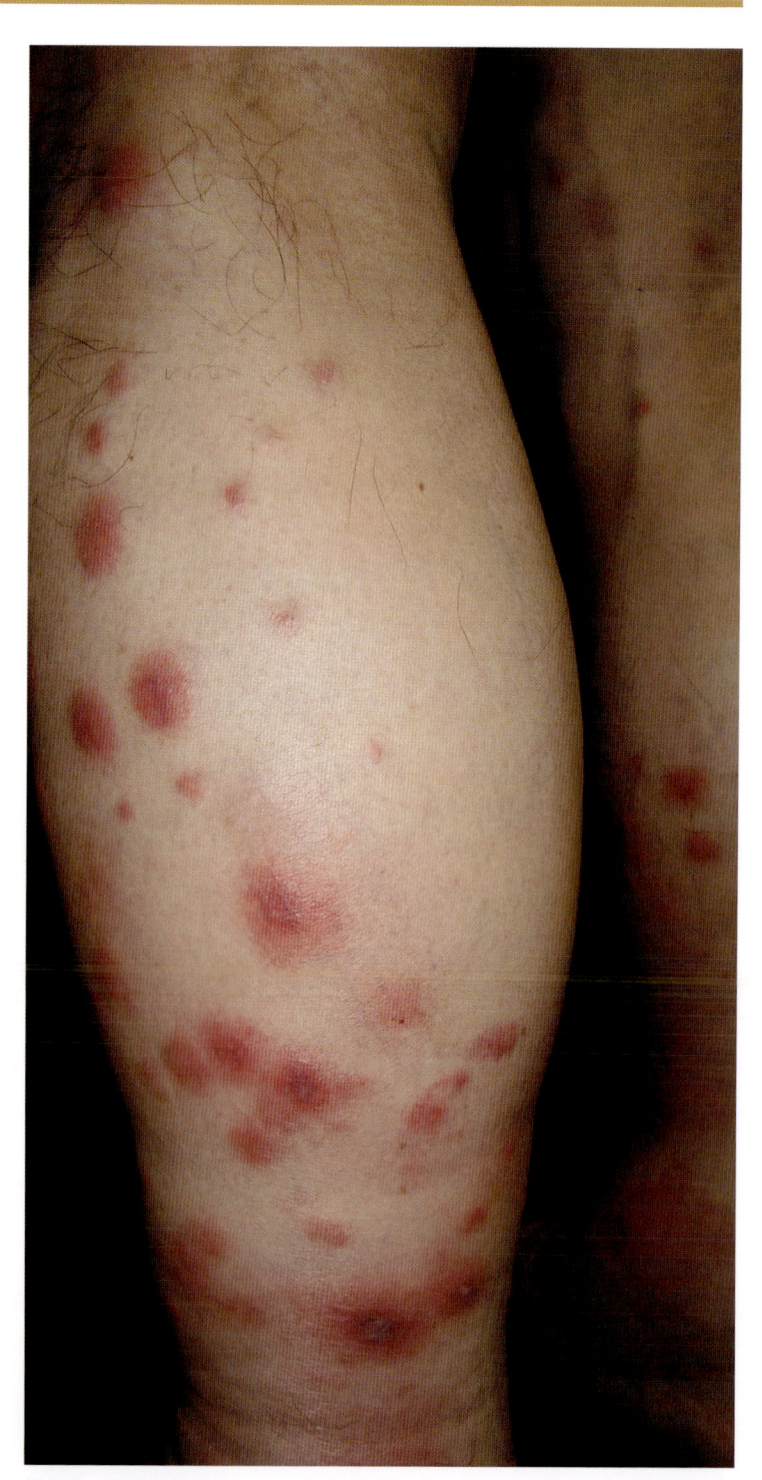

鮮紅色の浮腫性紅斑

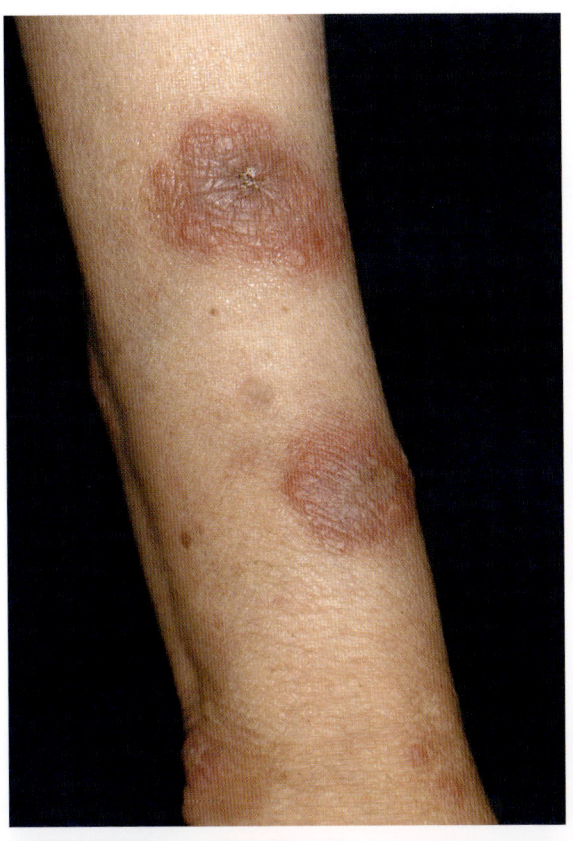

急性期を過ぎるとやや褐色調になる

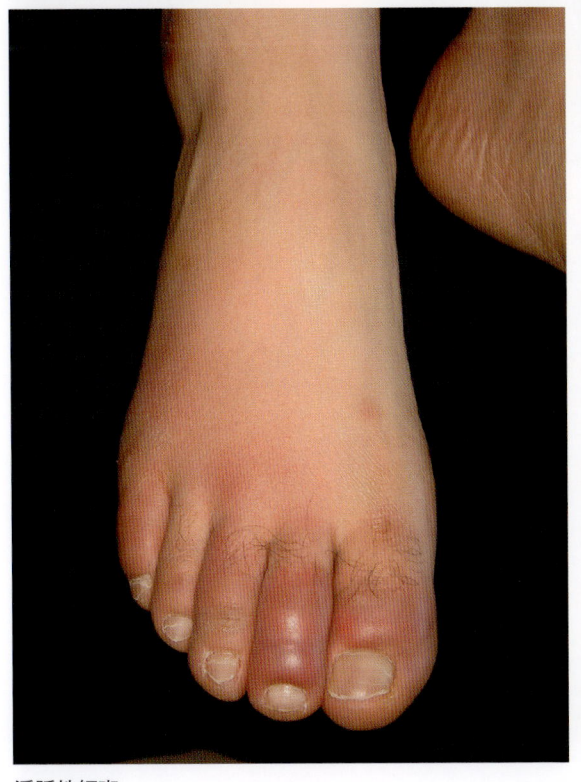

浮腫性紅斑

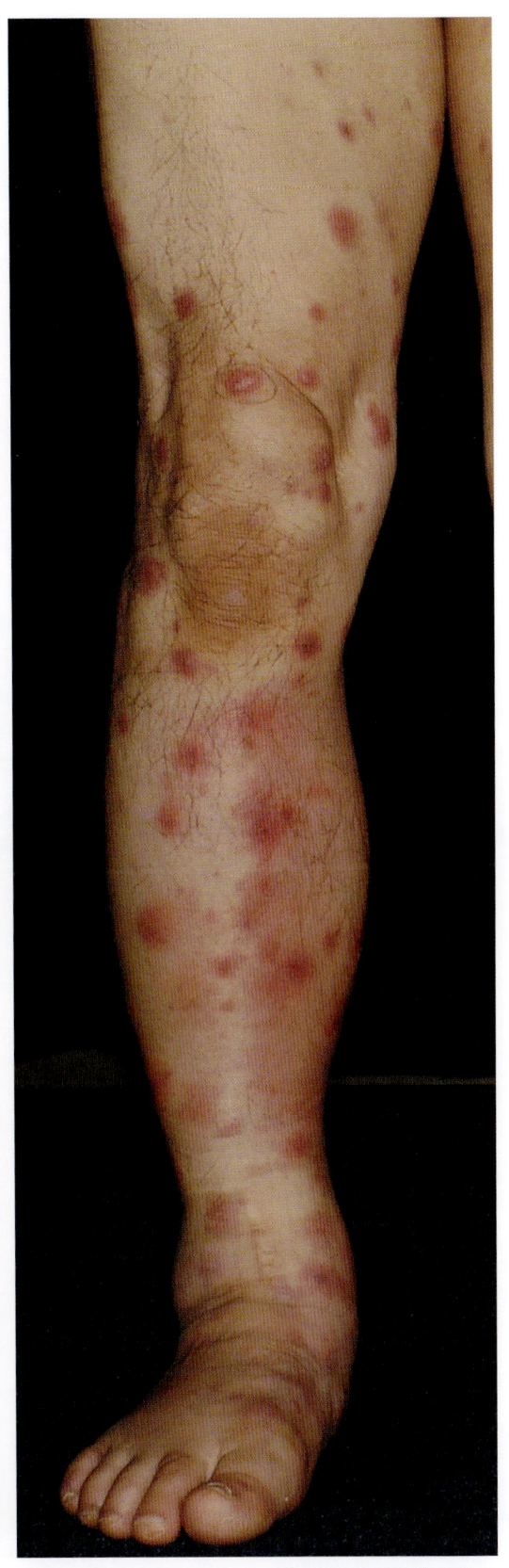

下肢に紅斑が多発しており，結節性紅斑に類似する

03 紅斑・紅皮症

03 紅斑・紅皮症

遠心性環状紅斑
erythema annulare centrifugum; EAC

紅斑＞環状紅斑　同義語　Darier遠心性環状紅斑

- 壮年の男女に好発する
- 体幹部や四肢の中枢側に，直径2cm大くらいの浸潤を伴う浮腫性紅斑が生じ，次第に周囲へ遠心性に拡大する
- 中心部は退色し，辺縁は堤防状に隆起し，輪状ないし不規則な環状紅斑となる

皮疹は多発，融合して連圏状あるいは地図状となることもある．拡大は2週間前後続き，数週〜数か月で軽度の色素沈着を残して治癒する．瘙痒などの自覚症状は通常なく，年余にわたって再発を繰り返すことも珍しくない．
原因不明．一部の症例では慢性感染病巣（扁桃腺炎，齲歯など）や内臓悪性腫瘍が関与することもある．
治療はステロイド外用や抗ヒスタミン薬内服．原因疾患が推定できるときは，その治療を行う．

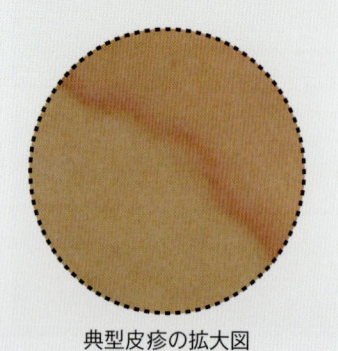

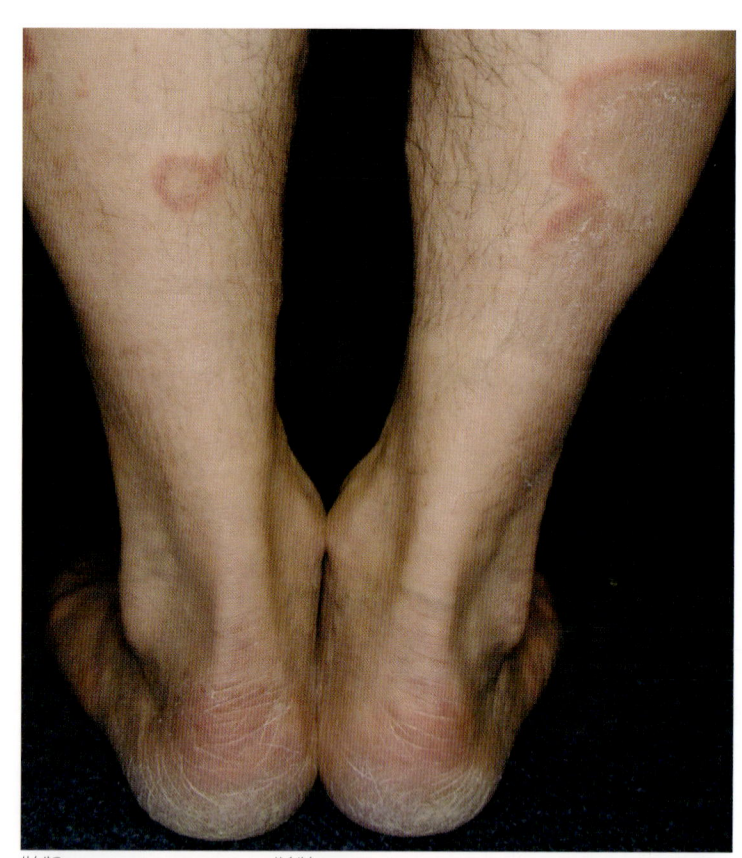

典型皮疹の拡大図

鱗屑を付着する環状紅斑．白癬との鑑別を要する

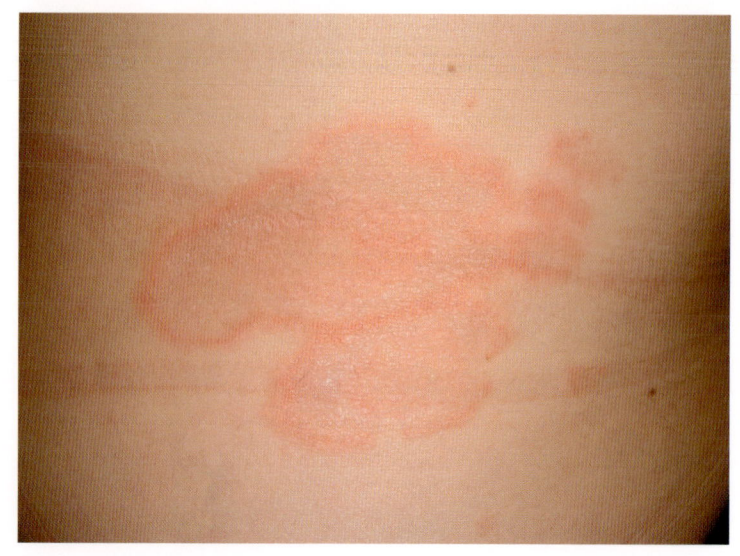

辺縁は堤防状に隆起する

52

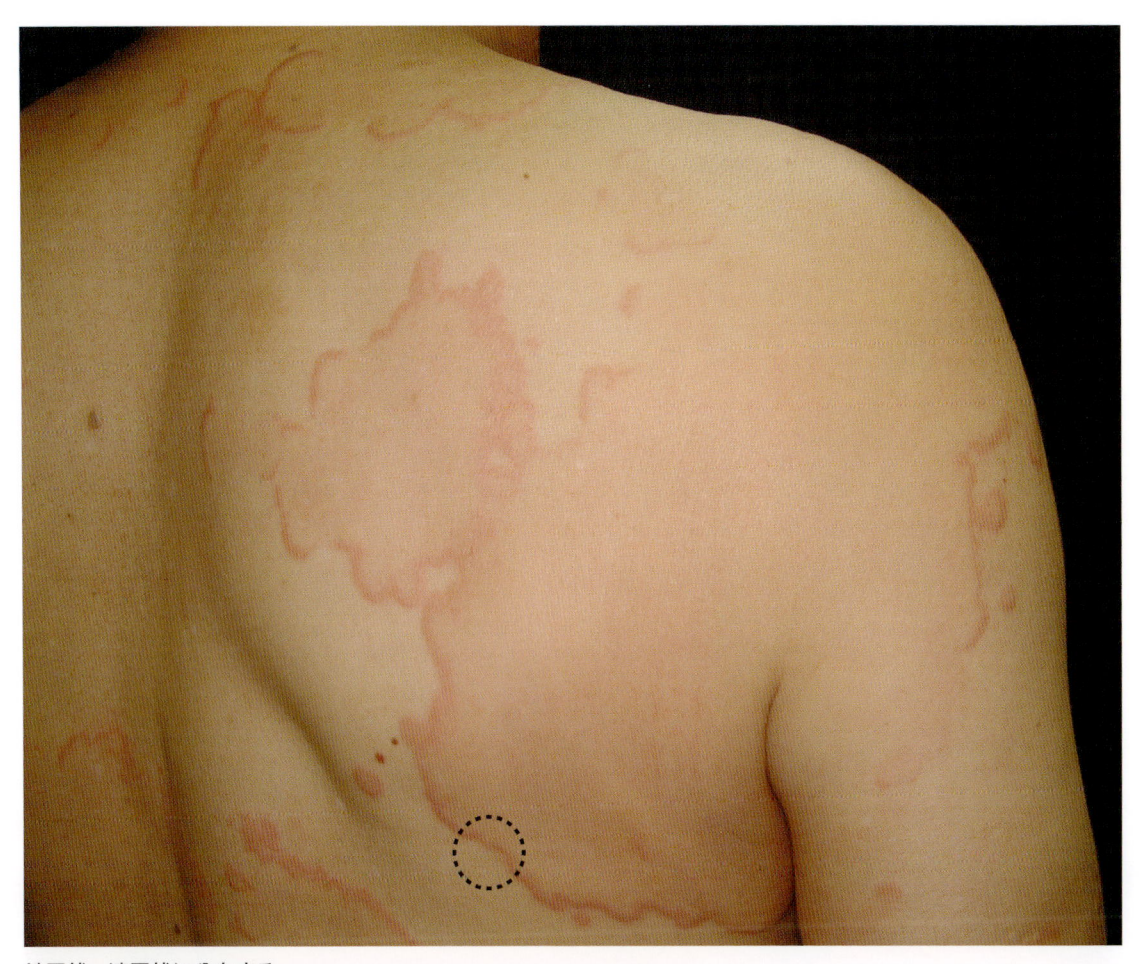

地図状，連圏状に分布する

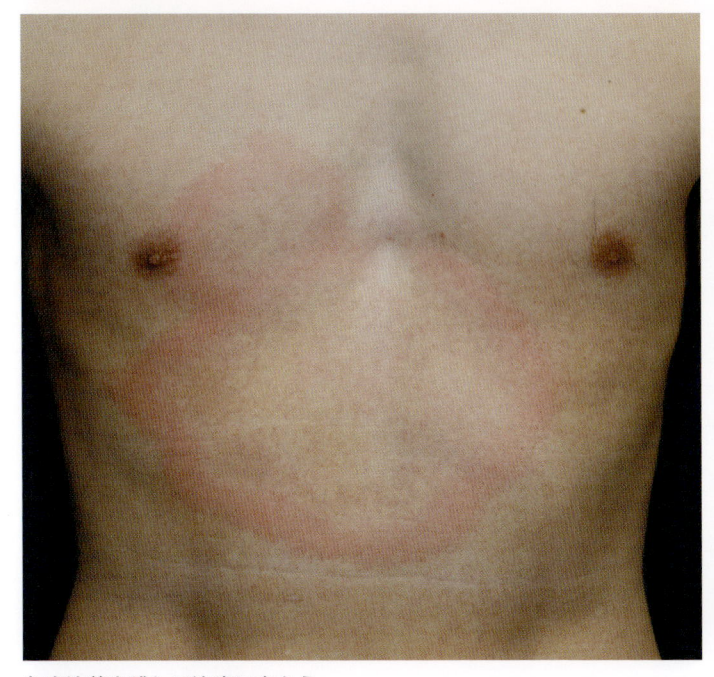

色素沈着を残して治癒に向かう

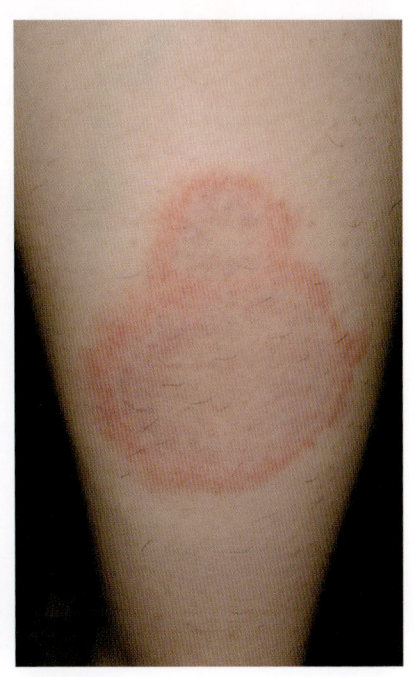

環状紅斑

03 紅斑・紅皮症

53

03 紅斑・紅皮症

紅皮症
erythroderma

紅皮症 同義語 剥脱性皮膚炎（exfoliative dermatitis）

- 全身皮膚の90％以上がびまん性に潮紅し，粃糠様，落葉状の落屑が持続する状態
- 紅皮症をきたす疾患は多岐にわたり，原疾患の同定が重要である

紅皮症は一つの病態をさす症候名で，何らかの原疾患が存在し，それが全身へ拡大したものである．原疾患の推測が可能な場合もあるが，判明しない場合も多い．

症状が持続すると頭髪や体毛が抜けるようになり，爪の変形脱落をきたす．慢性化すると皮膚の光沢や色素沈着を認める．皮膚発赤による血流量増加や乏汗，二次感染などが原因となって，悪寒発熱や脱水，頻脈，リンパ節腫脹などをきたすこともある．

原疾患が確定された症例では，原疾患に準じた治療が行われる．本症では皮膚バリア機能が低下しているために経皮吸収が促進しており，ステロイドやビタミンD_3外用薬などの副作用が現れやすい点に注意が必要である．

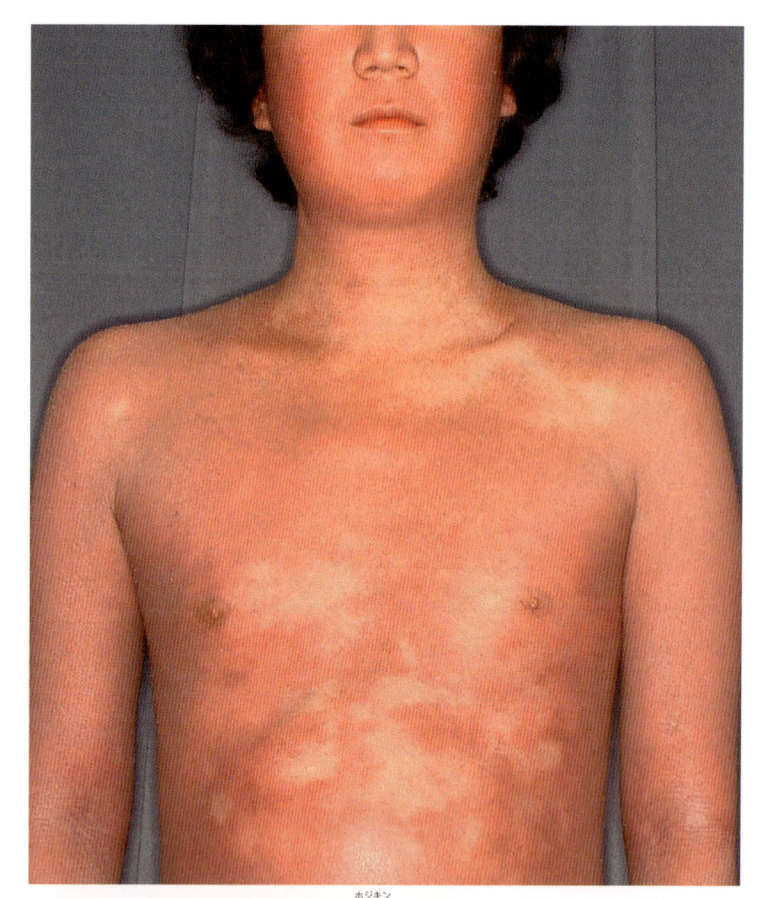

体表の90％以上に広がる紅斑（Hodgkin病）

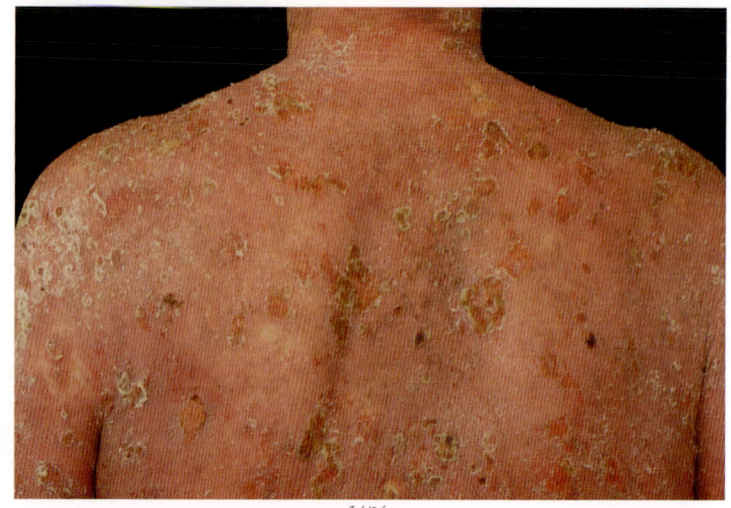

多量の鱗屑と痂皮を伴う症例（菌状息肉症）

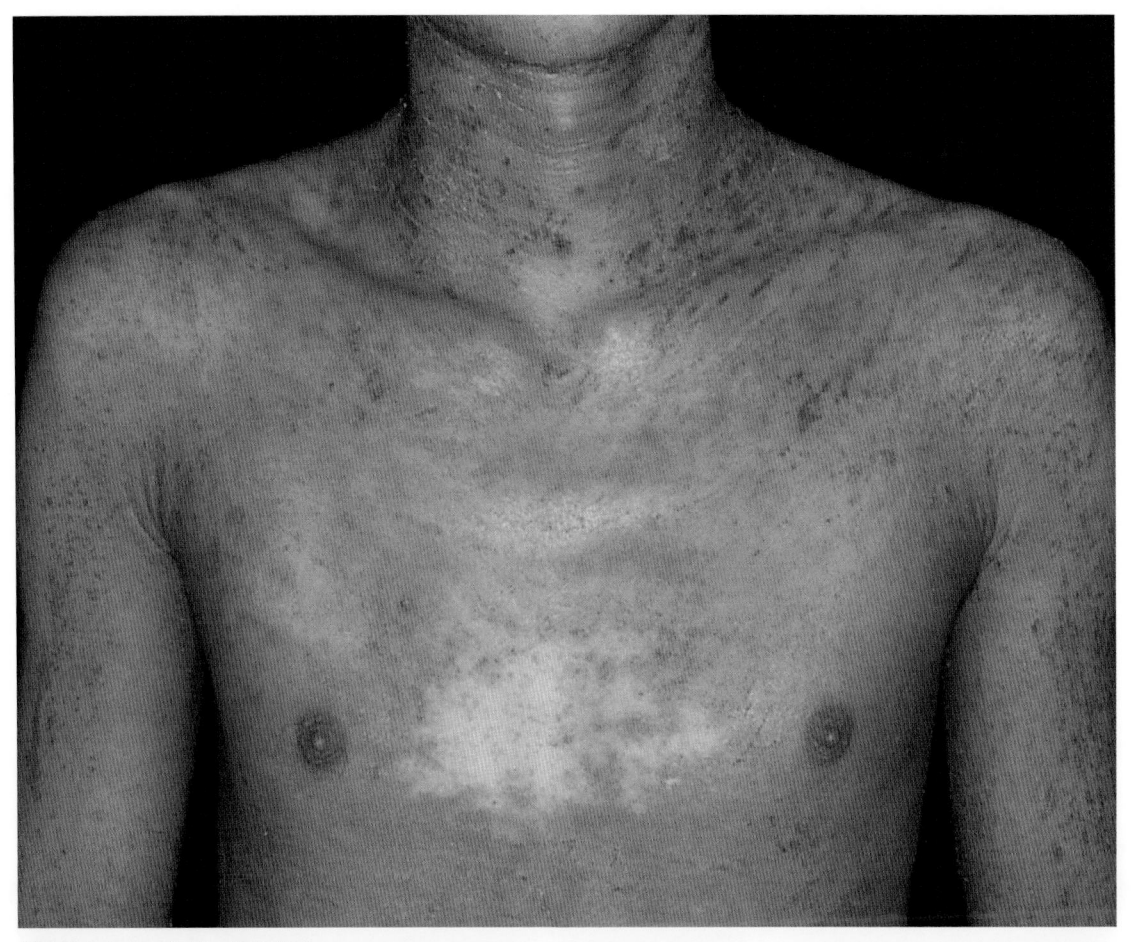

紅皮症化したアトピー性皮膚炎

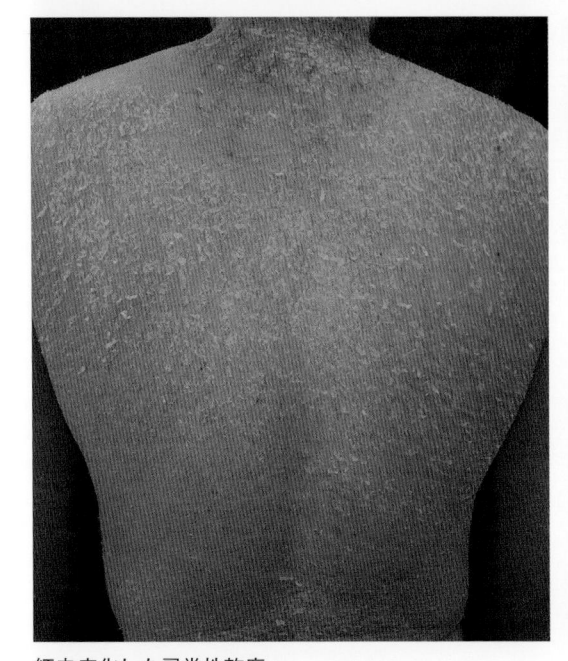

紅皮症化した尋常性乾癬

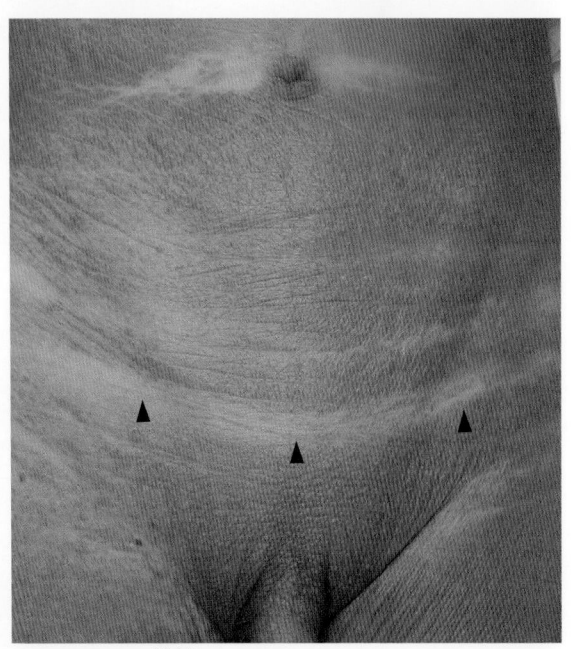

丘疹紅皮症（太藤）では皺に一致して正常皮膚をみる（deck-chair sign, ▶）

04 薬疹・GVHD

薬疹
drug-induced skin reaction

薬疹

- 薬剤やその代謝産物により誘発される皮膚，粘膜の発疹の総称
- ほぼあらゆる皮膚病変の形をとりうる
- 薬疹の重症例では死に至る場合もある

体内に摂取された薬剤，あるいはその代謝産物によって，皮膚や粘膜に発疹をきたすようになったものを薬疹と呼ぶ．薬疹はあらゆる皮膚病変の形をとりうるが，浮腫性紅斑や丘疹を主症状とする丘疹紅斑型のものが多い．薬剤摂取から発症までの時間が数分や数時間のもの，数日や数週間のものなどさまざまである．
薬疹の特殊型として，固定薬疹（p.58），中毒性表皮壊死症（TEN, p.60），薬剤性過敏症症候群（DIHS, p.62），手足症候群（HFS, p.65）などがある．
治療は原因となる薬剤を中止することが最も重要である．原因薬剤の同定に薬剤リンパ球刺激試験（DLST）とパッチテストが有用．

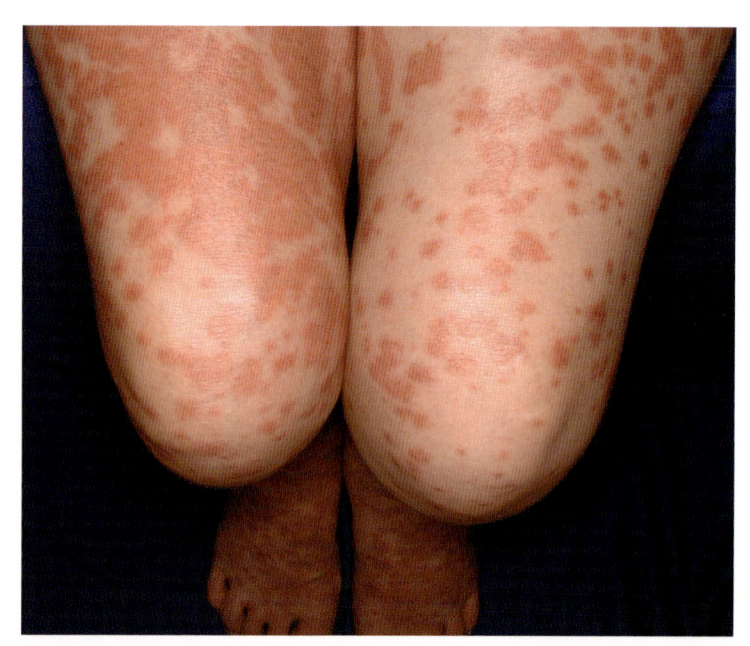

融合する両下肢の紅斑

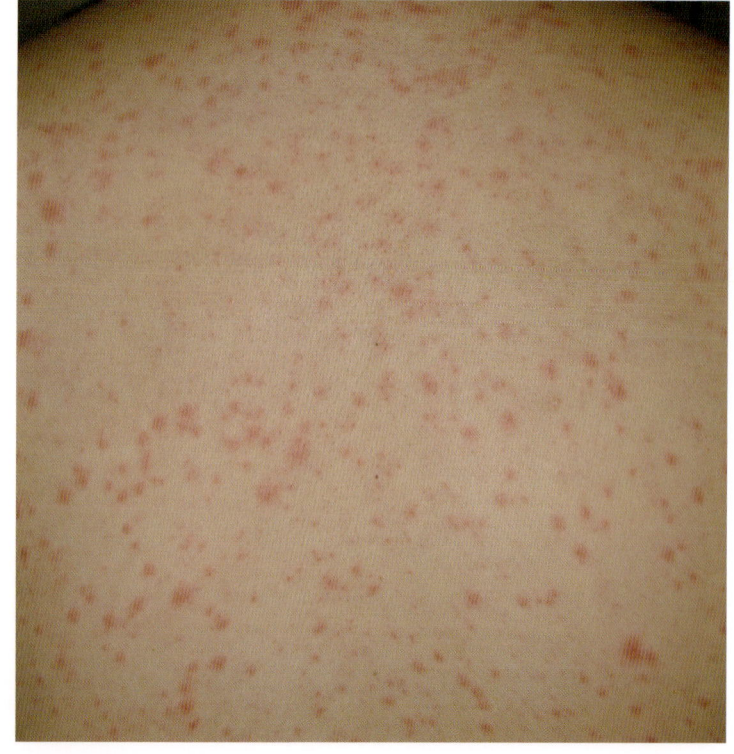

丘疹紅斑型

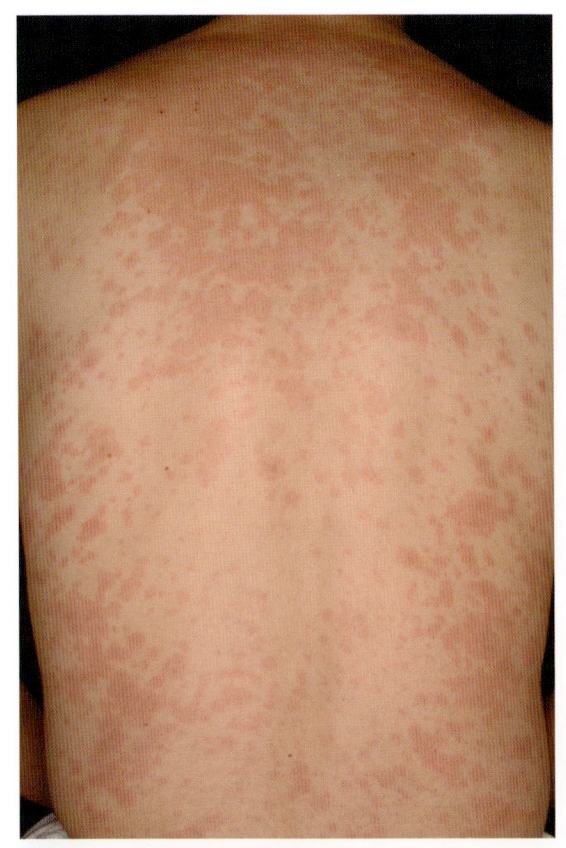

蕁麻疹型．膨疹が多発して融合する

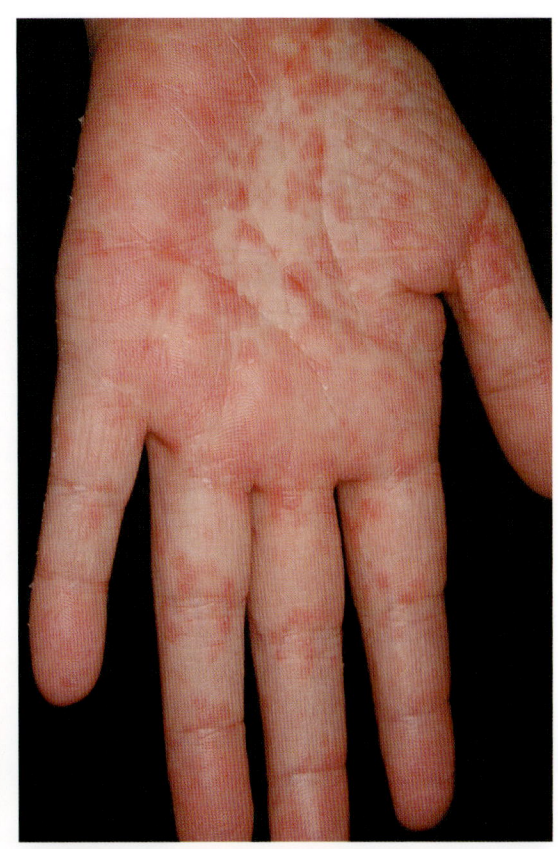

蕁麻疹型

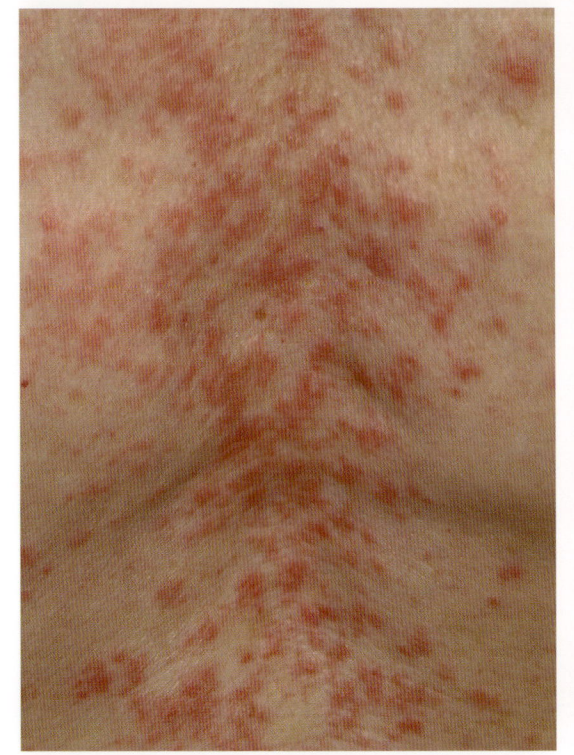

小型の丘疹性紅斑が多発して融合する

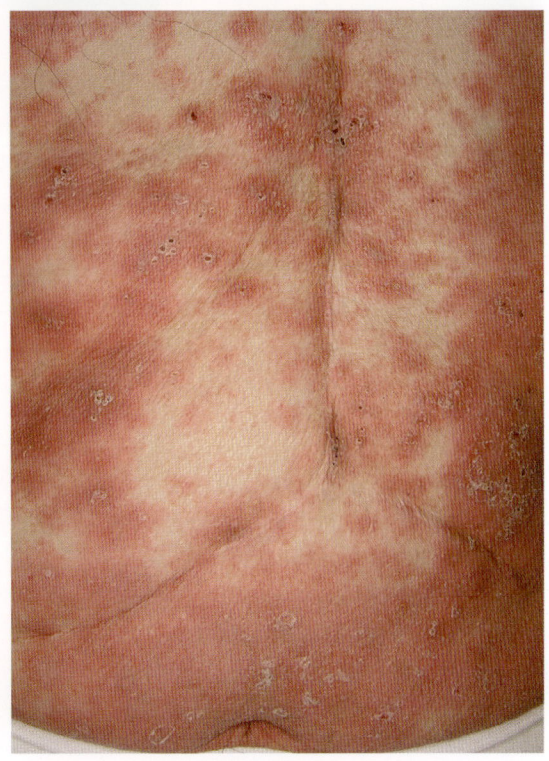

多形紅斑型．個々の発疹は多形紅斑（p.46）をとる

固定薬疹
fixed drug eruption

薬疹＞薬疹の特殊型

- 同一薬剤摂取のたびに同一部位に皮疹を繰り返す，特殊な薬疹
- 原因薬剤の摂取後，数分～数時間で出現することが特徴的である
- 口囲，口唇，外陰などの皮膚粘膜移行部や四肢に好発する
- 瘙痒や刺激感とともに，類円形で境界明瞭な直径1～10 cm大までの紅色～紫紅色斑を生じる
- 治療は原因薬剤の同定と使用中止

水疱，びらんを伴うこともある．色素沈着を残して治癒するが，再度の薬剤摂取により再発するたびに暗褐色色素沈着の度合いを増す．単発であることが多いが，多発することもある．メフェナム酸などのNSAIDs，アセトアミノフェン，市販の総合感冒薬に含まれる催眠鎮静薬（アリルイソプロピルアセチル尿素）などによるものが多い．皮疹出現部でパッチテストを施行すると陽性率が高く，診断価値がある．

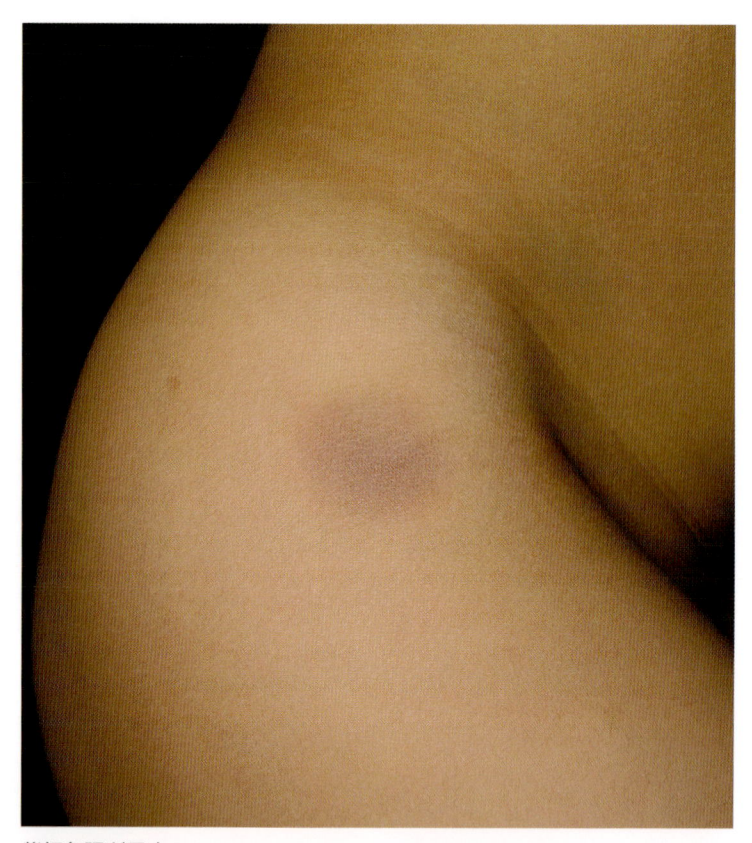

紫紅色調が目立つ

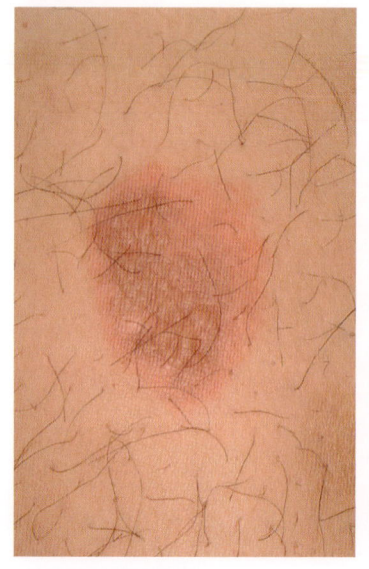

境界明瞭な紅褐色斑

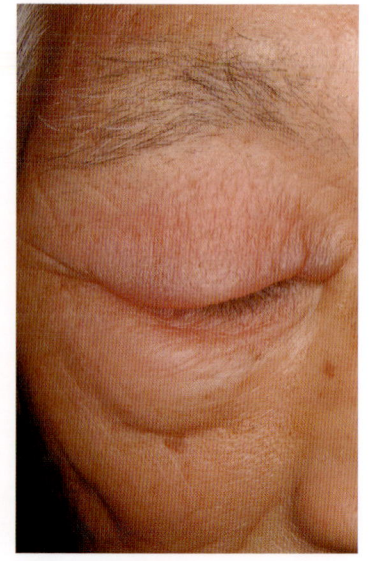

眼瞼の固定薬疹

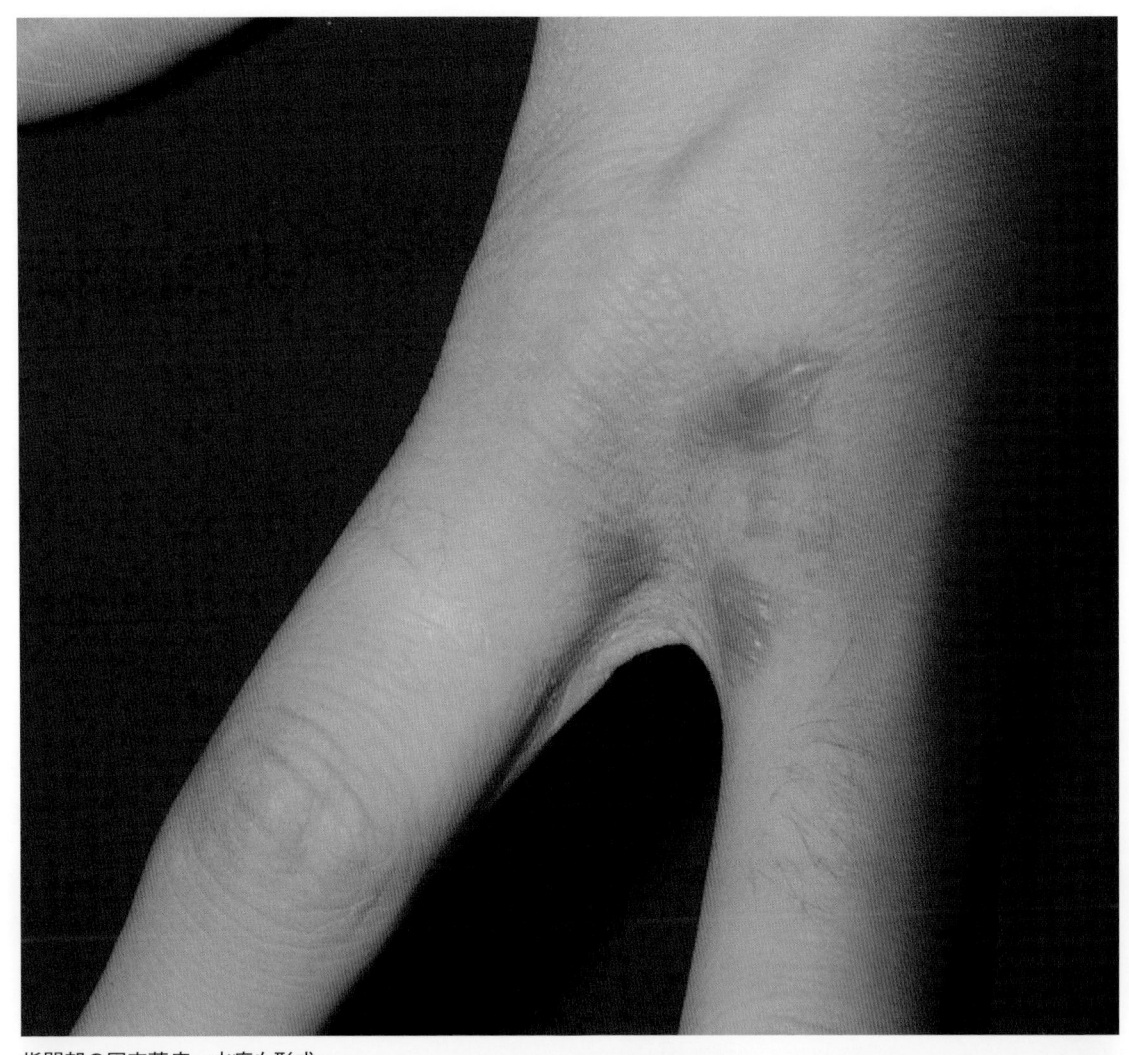

指間部の固定薬疹．水疱も形成

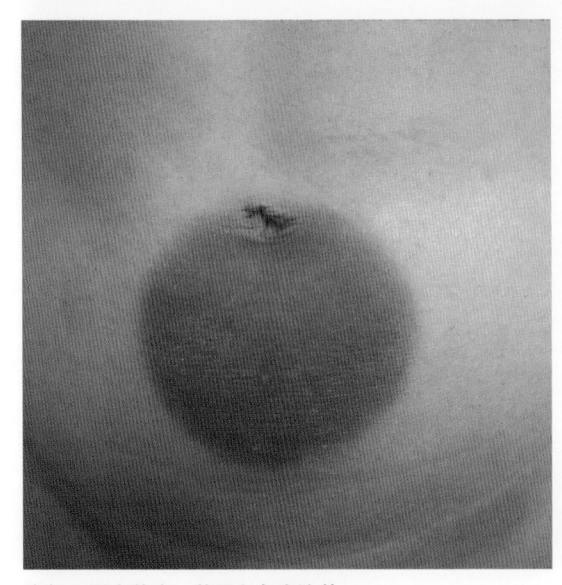

腹部の固定薬疹．著明な色素沈着

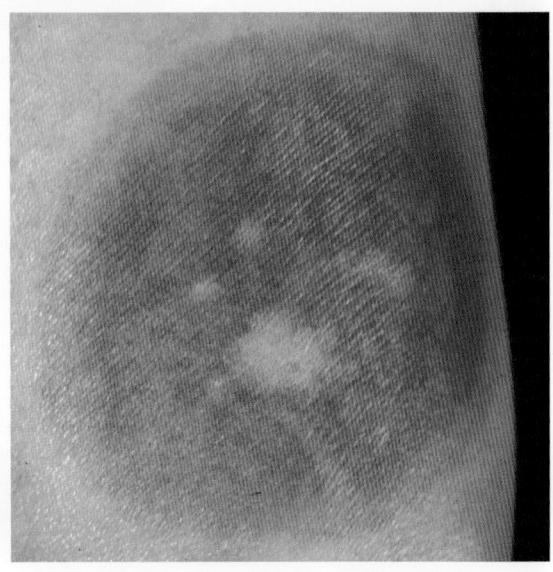

大腿部の固定薬疹．辺縁部は最近の薬剤摂取で新生した紅斑

中毒性表皮壊死症
toxic epidermal necrolysis; TEN

薬疹＞薬疹の特殊型　同義語 Lyell型薬疹

- 薬疹の最重症型
- 主に薬剤摂取により，発熱を伴って全身に紅斑や水疱を形成し，著明な表皮壊死や剥離を生じる
- Stevens-Johnson症候群（SJS）から多くは進展したものである
- 体表面積に占める表皮剥離の面積が10％未満のものをSJS，30％を越えるものをTEN，10〜30％のものを両者のオーバーラップと分類する
- Nikolsky現象陽性，予後不良

境界不鮮明な小型の暗紅色，浮腫性の多形紅斑（p.46）が全身にまばらに生じ，次第に多発し拡大する．口腔粘膜には高度のびらんが生じ，咽頭痛や全身倦怠感などの全身症状がみられる．紅斑はその後，水疱からびらんとなり，表皮が剥離する．紅斑が乏しい部位でも摩擦により表皮が剥離する（Nikolsky現象）．抗けいれん薬によるものが多い．発症した場合には直ちに薬剤を中止し，病初期は高用量ステロイド内服およびステロイドパルス療法，血漿交換療法や免疫グロブリン大量静注療法を行う．

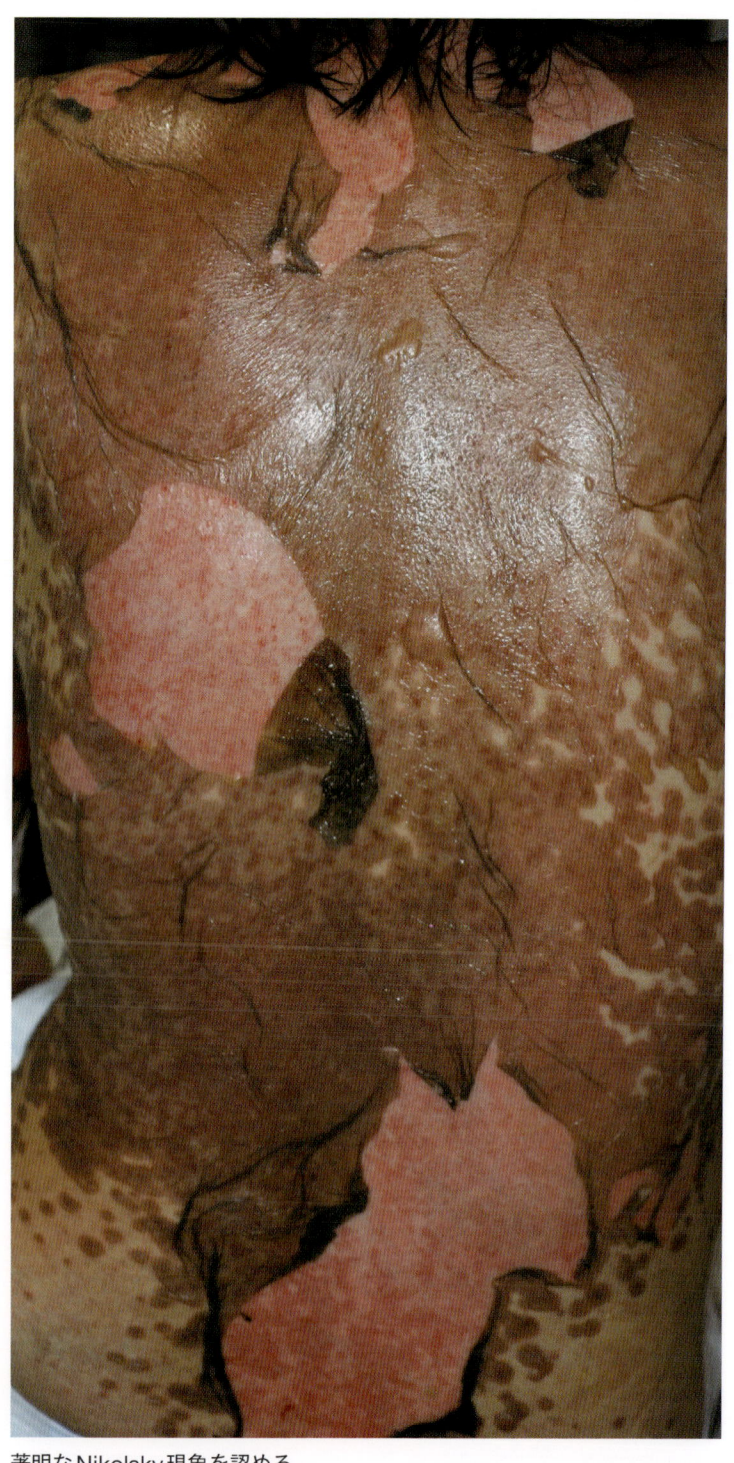

著明なNikolsky現象を認める

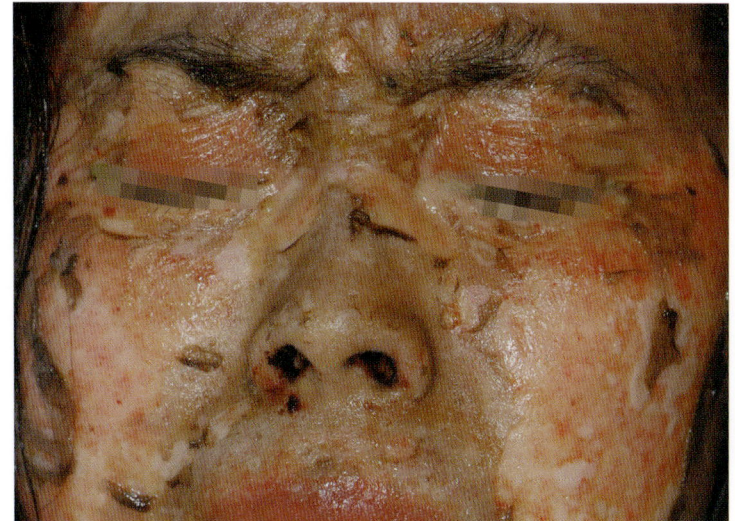

顔面の広範囲にわたるびらん，潰瘍

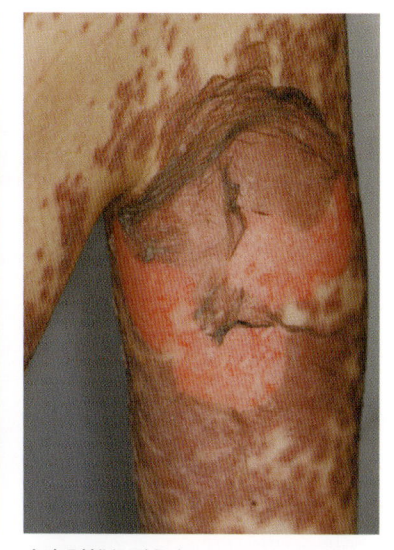

表皮剥離とびらん

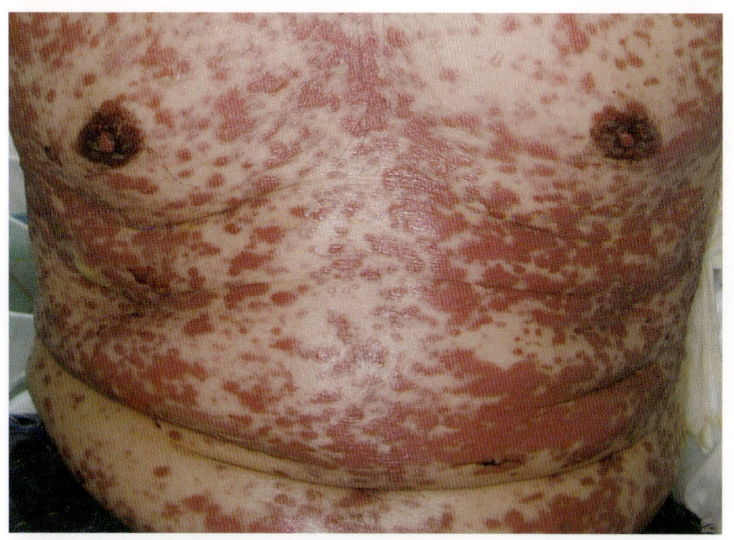

多発融合する暗紅色斑

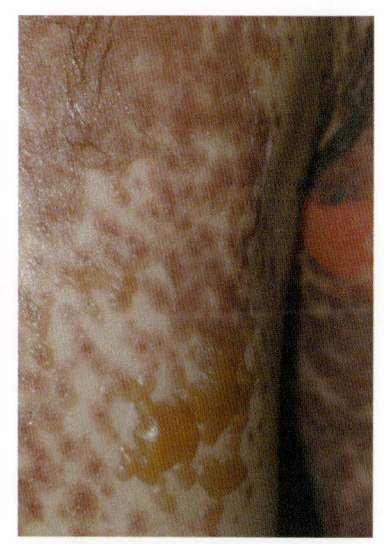

水疱の形成

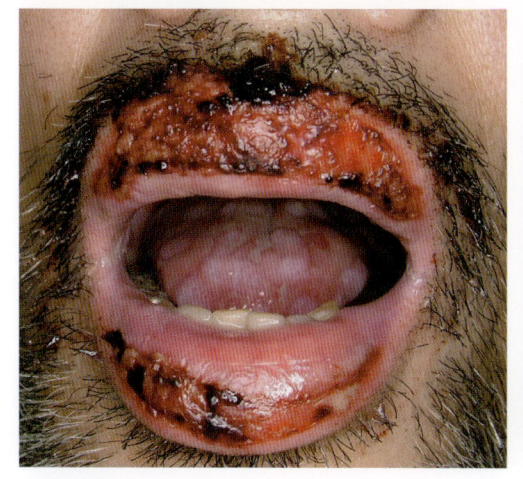

口腔粘膜疹

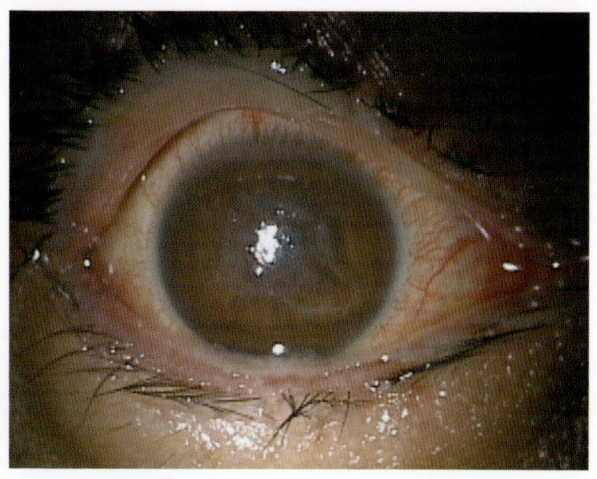

角膜びらんを認める

04 薬疹・GVHD

薬剤性過敏症症候群
drug-induced hypersensitivity syndrome; DIHS

薬疹＞薬疹の特殊型　同義語 drug rash with eosinophilia and systemic symptoms（DRESS）

- 抗てんかん薬などの限られた薬剤投与2～6週間後に遅発性に生じ，急速に拡大する紅斑．多くの場合，紅皮症に移行する
- リンパ節腫脹，肝機能障害，好酸球増多，末梢血異型リンパ球などをみる重症薬疹の一型
- 38℃以上の高熱と臓器障害を伴う薬疹で，薬剤中止後も遷延化する
- 薬剤へのアレルギー反応と，HHV-6など体内で潜伏感染していたウイルスの再活性化が複雑に関与
- 典型例では発症後2～3週間後にHHV-6の再活性化を生じる

抗てんかん薬，痛風治療薬，サルファ剤などでみられ，また総合感冒薬など市販の医薬品でもみられることがある．本症はStevens-Johnson症候群やTENと並ぶ重症型の薬疹である．ヒトヘルペスウイルス6型（HHV-6）以外に，サイトメガロウイルスやHHV-7，EBウイルスの再活性化も認められる．
治療は直ちに薬剤を中止し，病初期は高用量ステロイド内服およびステロイドパルス療法，血漿交換療法や免疫グロブリン大量静注療法を行う．

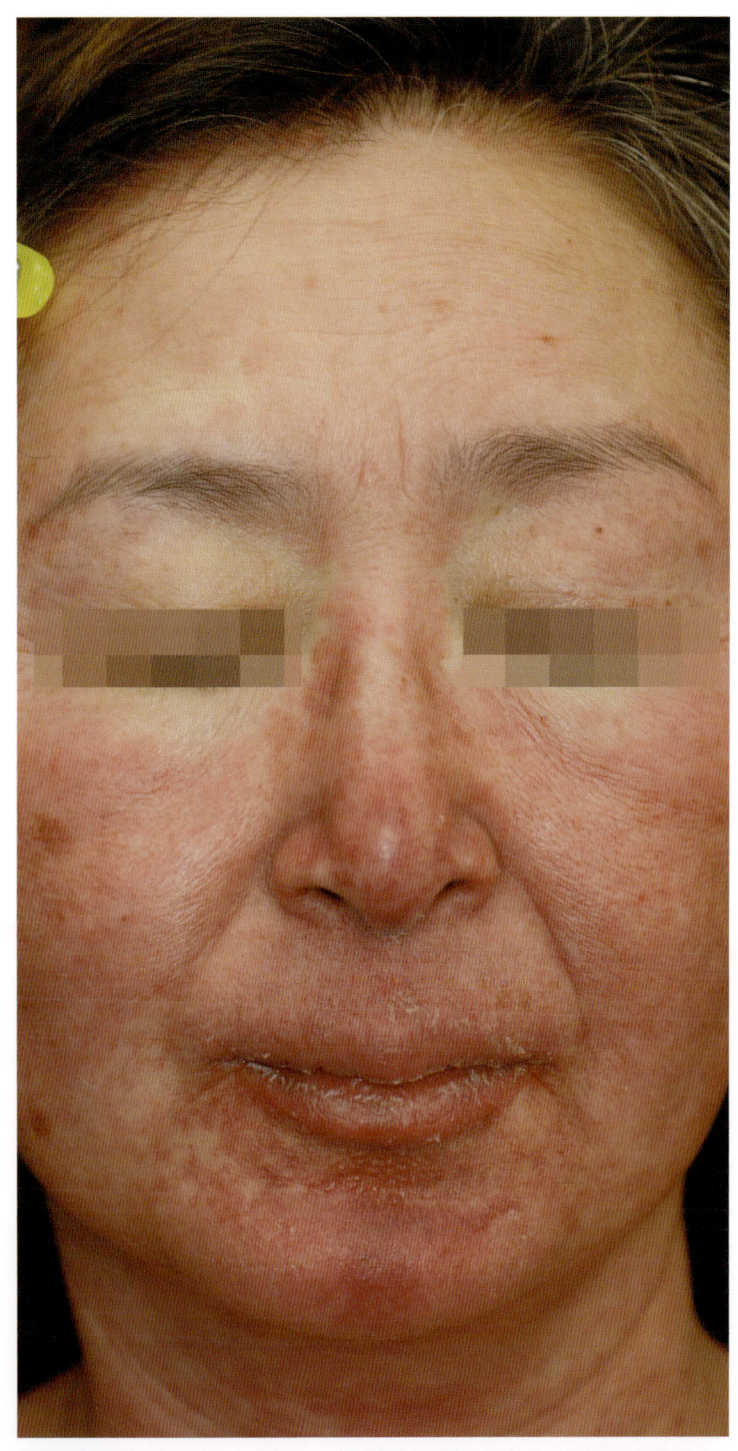

顔面の腫脹を伴うびまん性紅斑．脂漏性湿疹様を呈する．両眼囲を避ける

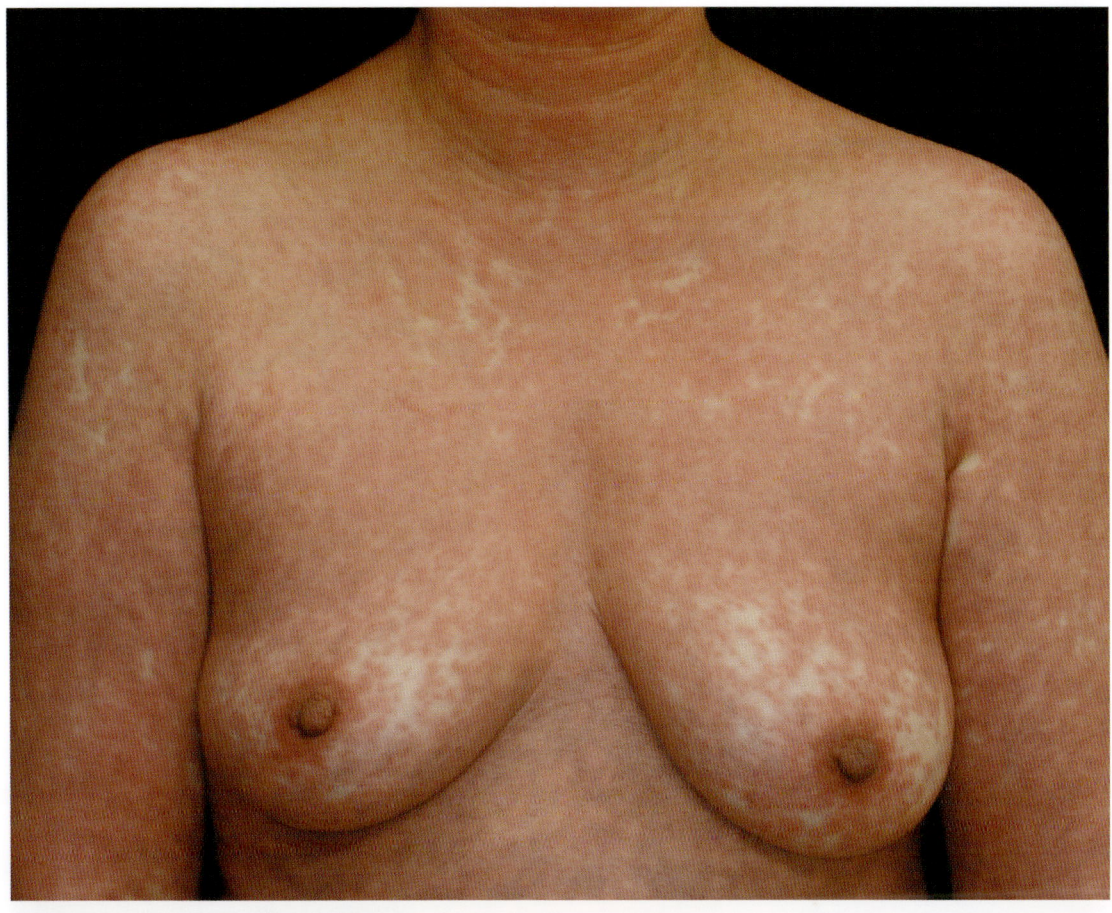

体幹のびまん性紅斑により紅皮症を呈する

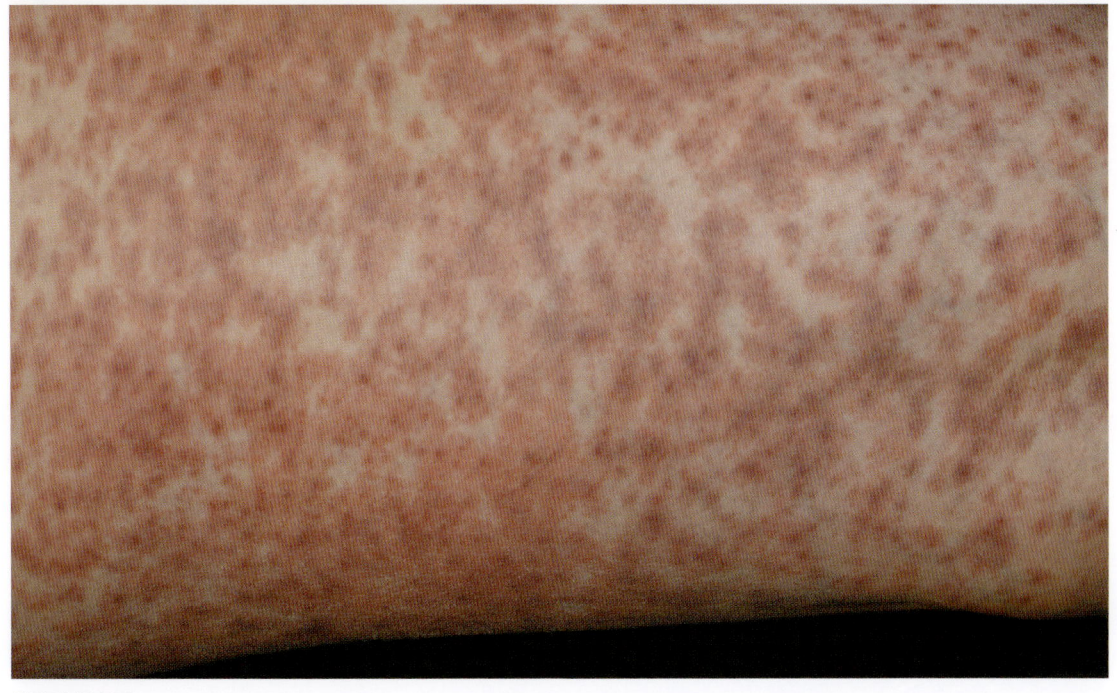

紫斑を混じる

04 薬疹・GVHD

04 | 薬疹・GVHD

急性汎発性発疹性膿疱症
acute generalized exanthematous pustulosis; AGEP

薬疹＞薬疹の特殊型

- 原因薬剤の摂取後，数日以内に急速な発熱とともに全身に無菌性小膿疱が多発する薬疹の一型
- 臨床像は汎発型膿疱性乾癬とほぼ同様

原因薬剤として抗菌薬，抗真菌薬，NSAIDs などが多い．原因薬剤の中止とステロイド内服，外用により，比較的速やかに改善する．

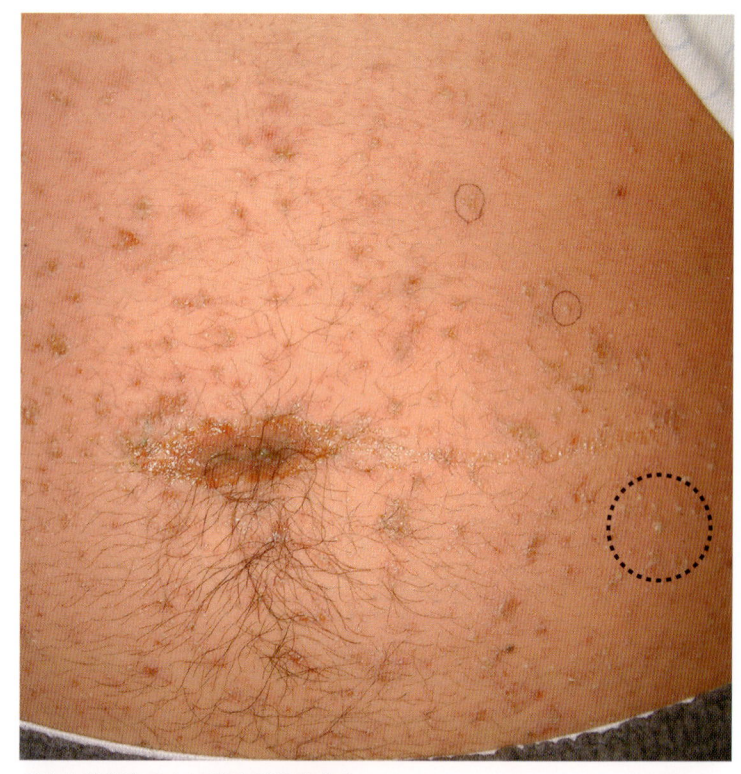

びまん性紅斑の上に膿疱が多発する

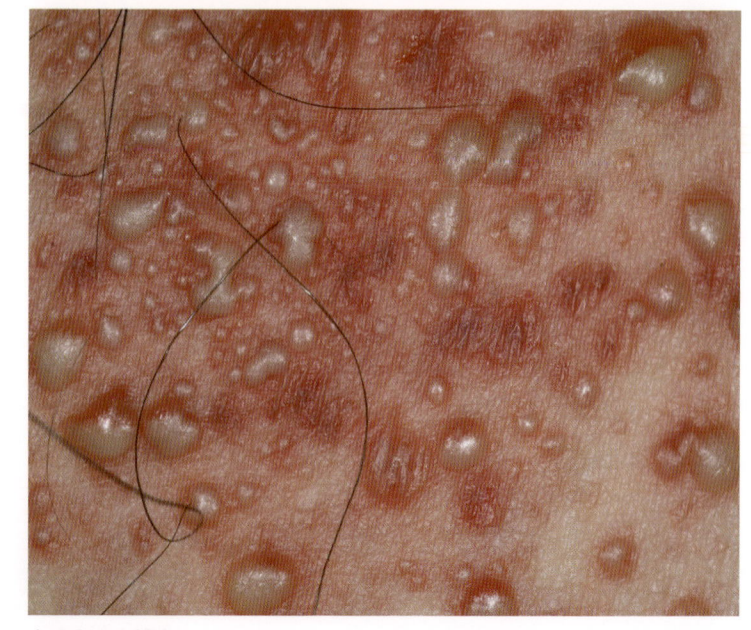

典型皮疹の拡大図

多発する小膿疱

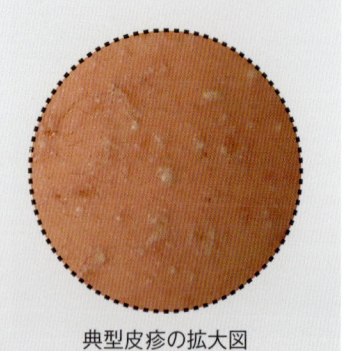

手足症候群
hand-foot syndrome; HFS

薬疹＞薬疹の特殊型　**同義語** palmoplantar erythrodysesthesia syndrome, chemotherapy-induced acral erythema

- 抗悪性腫瘍薬を使用する患者の手掌や足底に生じる有痛性の腫脹，紅斑や落屑（らくせつ）
- 重症例では潰瘍や爪の脱落をみる

原因薬剤として，カペシタビン，スニチニブ，フルオロウラシル，テガフール，シタラビン，ドキソルビシン塩酸塩，メトトレキサート，ドセタキセル水和物，エトポシドなどが報告されている．基底細胞や真皮上層の障害や汗腺からの薬剤の分泌が発症機序として推測されている．症状の程度により休薬や減量，NSAIDs内服，冷却などを行う．

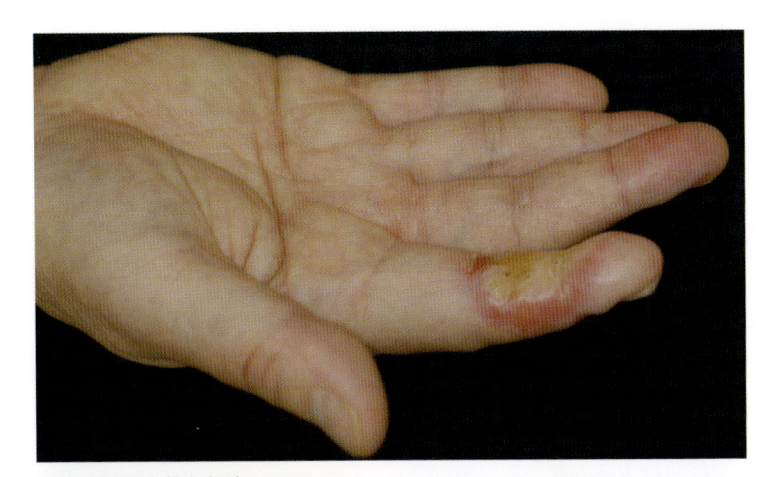

手指の鱗屑を伴う紅斑

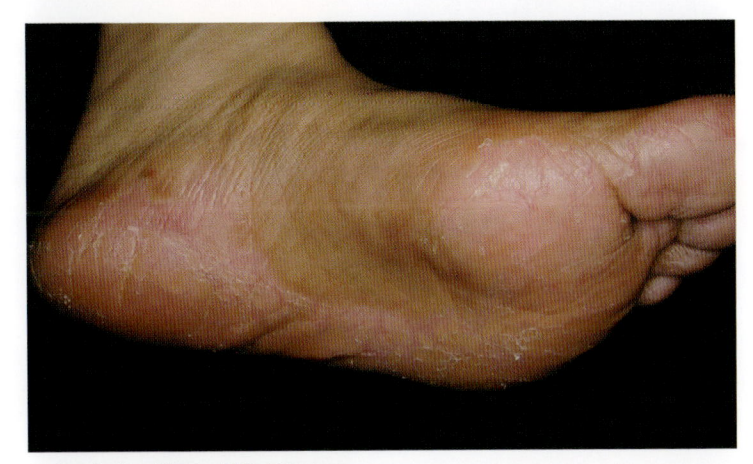

足底の紅斑．鱗屑の付着が目立つ

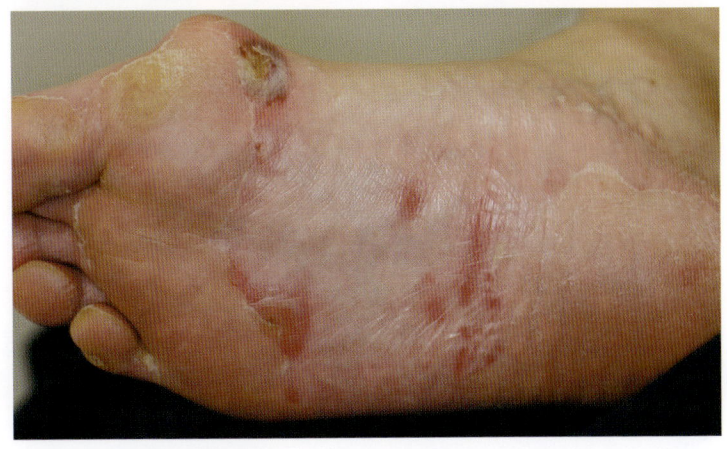

足底全体に鱗屑を付着する

04 薬疹・GVHD

移植片対宿主病
graft-versus-host disease; GVHD

GVHD

- 細胞や臓器の移植後に，ホストと移植細胞に含まれるリンパ球間の免疫反応で生じる
- 皮疹（皮膚），黄疸（肝臓），下痢（消化管）を3主徴とし，急性GVHDと慢性GVHDに大別
- 急性GVHDでは浮腫性紅斑や丘疹が主体．重症例では皮疹が融合し，紅皮症や水疱，びらんを呈しTENに類似することもある
- 慢性GVHDでは多形皮膚萎縮，扁平苔癬様病変，強皮症様病変，脱毛，爪変化など

造血幹細胞移植後や輸血後，臓器移植後にドナー細胞に含まれる免疫担当細胞（リンパ球）が，ホストの主要組織適合抗原（HLAなど）を異物として認識し，ホストの臓器を標的とする免疫反応を起こす．主に標的とされる臓器は皮膚，消化管および肝臓．
治療はステロイド全身投与が第一選択だが，シクロスポリンやタクロリムスなどの免疫抑制薬を投与することもある．

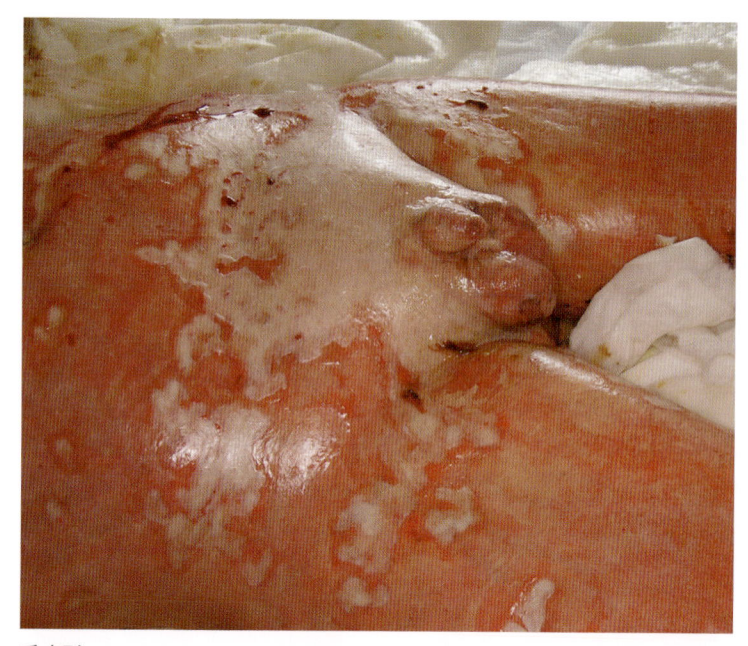

重症型

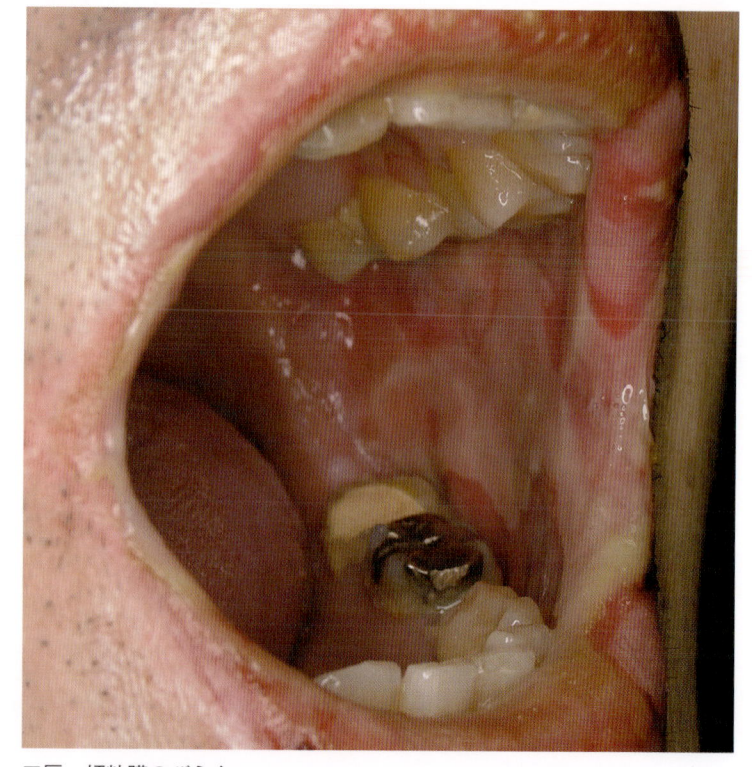

口唇，頬粘膜のびらん

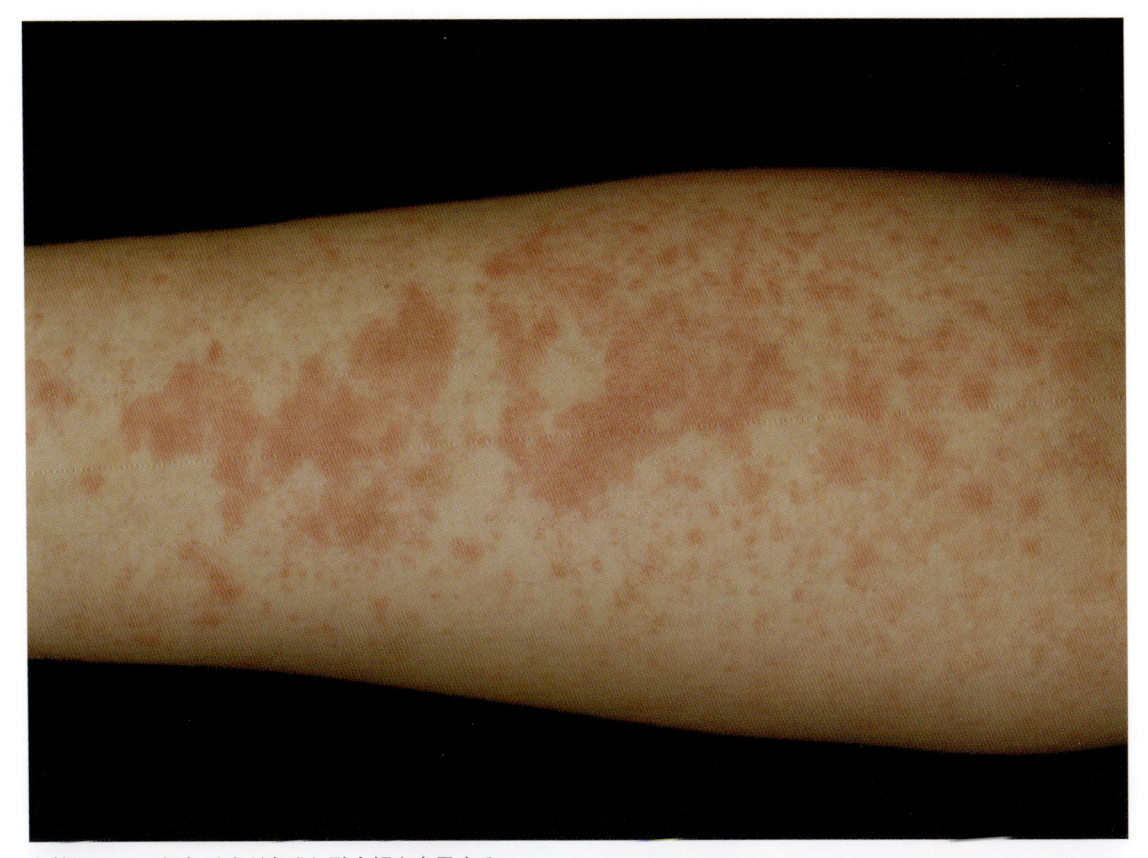

急性GVHD．紅色丘疹が多発し融合傾向を呈する

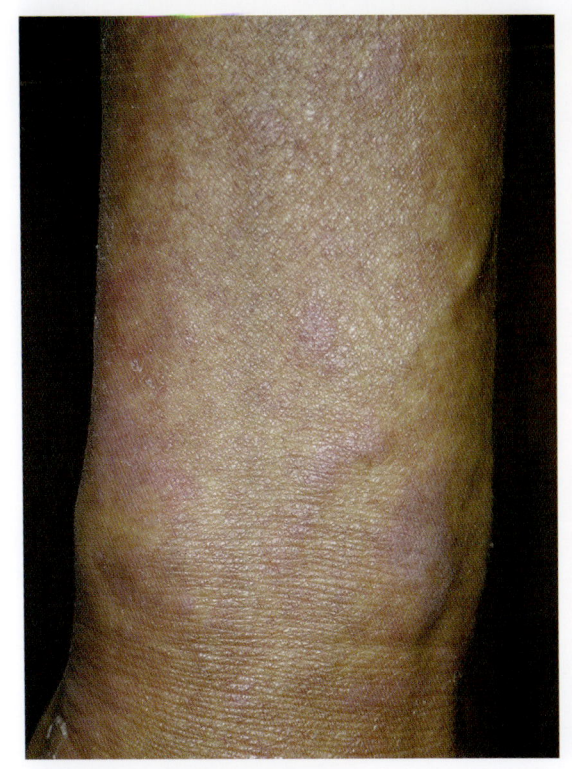

慢性GVHD．多発する紫紅色局面

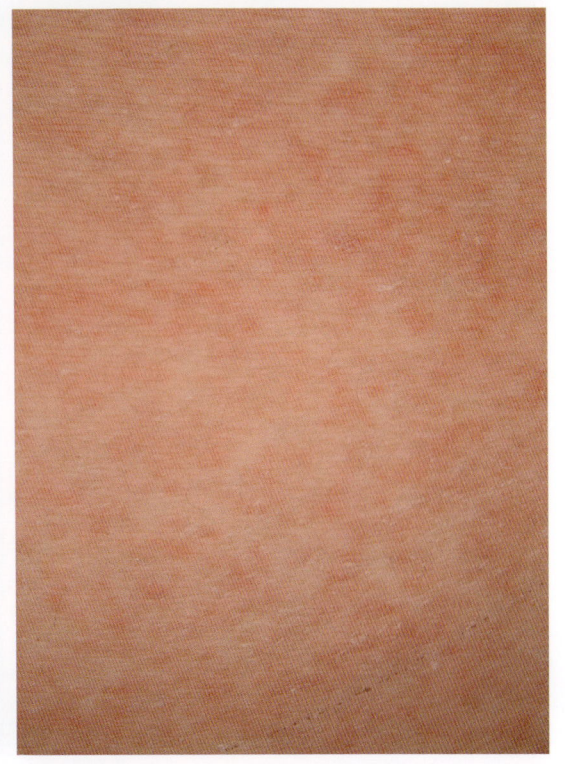

軽症の急性GVHD．2〜3mm大の紅斑がびまん性に多発

05 血管炎・紫斑・その他の脈管疾患

皮膚小血管性血管炎
cutaneous small vessel vasculitis; CSVV

血管炎＞小血管　[同義語] 皮膚白血球破砕性血管炎，皮膚アレルギー性血管炎

- 好中球の皮膚小血管周囲への浸潤を特徴とし，症状が皮膚に限局するもの
- 血管炎の生じる深さによって，紅斑や紫斑，丘疹，水疱，潰瘍などさまざまな臨床像を呈する

真皮の小血管に血管炎が生じたものであり，全身の血管炎症状はなく皮膚に限局しているものをさす．とくに両側下肢において，紫斑，蕁麻疹や多形紅斑に類似した紅斑性病変，丘疹，結節，膿疱，水疱，びらん，潰瘍などが生じる．瘙痒や疼痛を伴うことが多く，発熱，腹痛，関節痛などの全身症状を伴う場合は，全身性血管炎の可能性を考慮する．血管炎は細菌やウイルス，薬剤などとの免疫複合体が血管壁に沈着して生じる．
治療は薬剤，感染による場合は原因を除去する．ステロイド外用，NSAIDs 内服やDDS が有効である．症状が強い場合はステロイド内服．

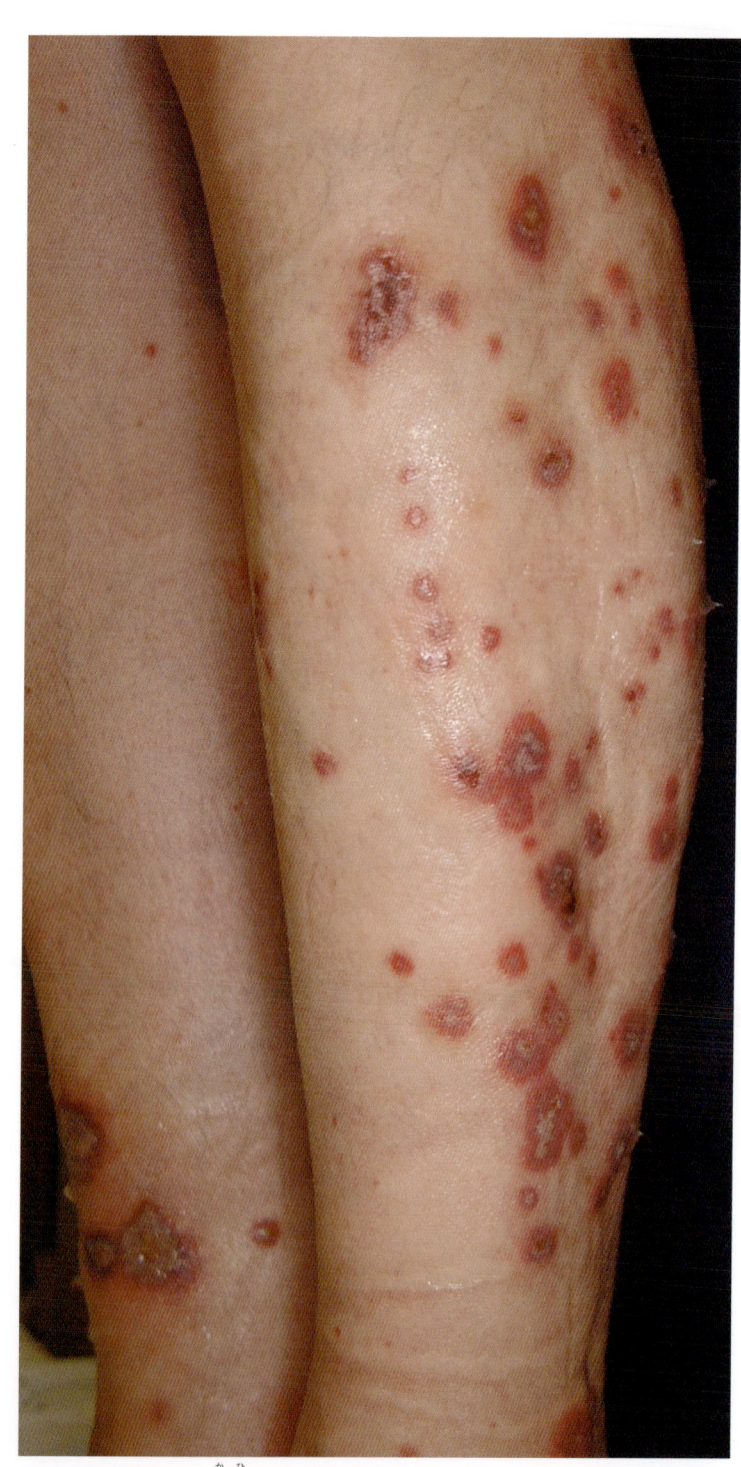

紫斑，丘疹，結節，痂皮，びらんが混在する

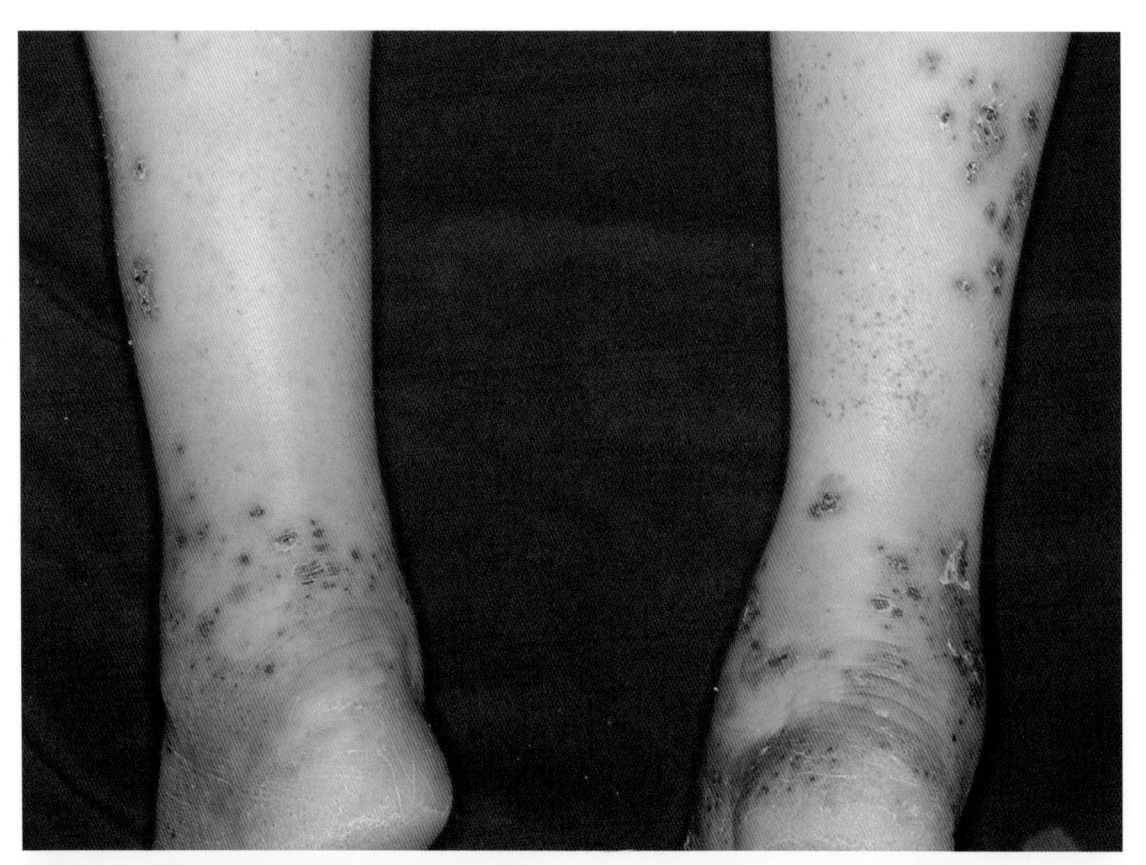

紫斑，紅斑，丘疹，痂皮，びらんなど多彩な皮疹が混在する

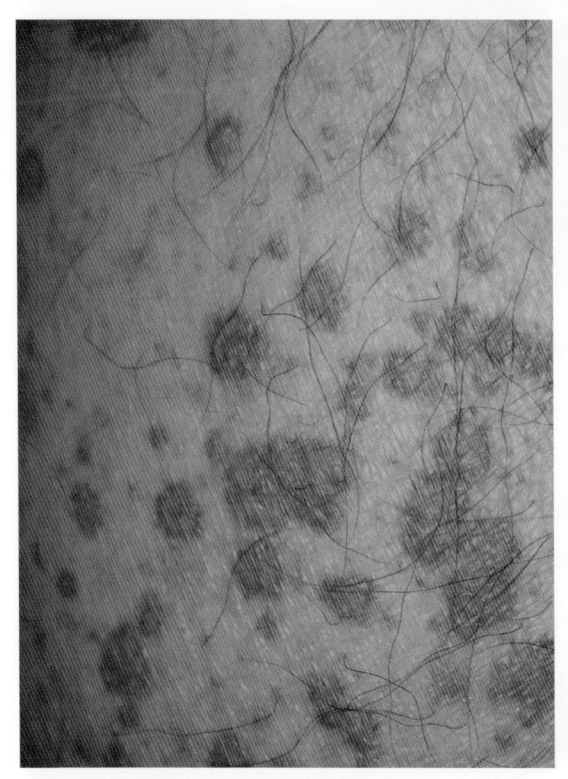

点状〜斑状の紫斑

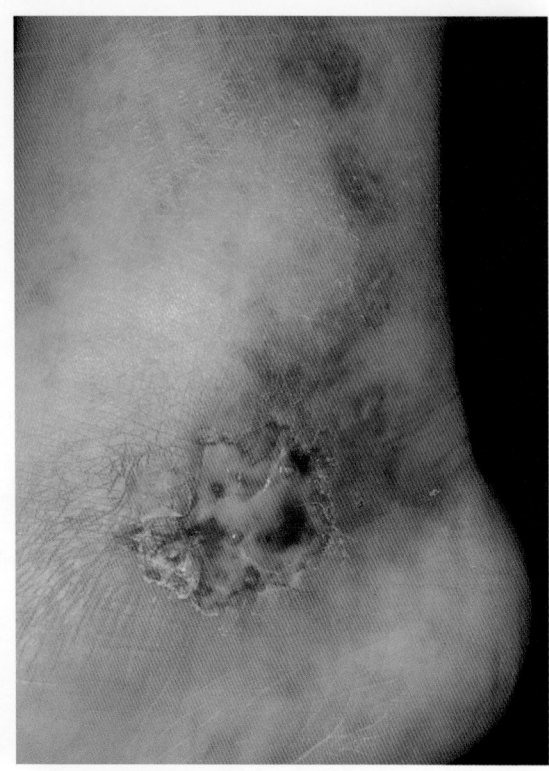

壊死組織を付着した潰瘍

05 血管炎・紫斑・その他の脈管疾患

Henoch-Schönlein 紫斑
ヘノッホ　　シェーンライン

Henoch-Schönlein purpura; HSP

血管炎＞小血管　**同義語** IgA血管炎（IgA vasculitis），アナフィラクトイド紫斑（anaphylactoid purpura）

- 浸潤を触れる紫斑が下肢に多発する
- 関節痛や腹痛，腎炎をきたす
- 成人では腎不全への進行に注意
- IgA 免疫複合体が真皮上層の血管壁に沈着して発症する

下腿中心に直径数mm〜1cm以内の浸潤を触れる紫斑（palpable purpura）が播種状に多発する．関節痛，腹痛や下血などの消化管症状，糸球体腎炎を認めうる．
病理組織学的には白血球破砕性血管炎であるが，そのなかでも真皮上層に限局し，血管壁への IgA 沈着を認めるものをいう．
小児に好発するが，成人例もみられる．頭痛，咽頭痛，感冒様症状が先行する．小児では上気道感染後に発症する例が多い．レンサ球菌感染による場合は，ASO および ASK 値が上昇する．
治療は安静，血管強化薬，止血薬，NSAIDs，症状が強い場合はステロイド内服．

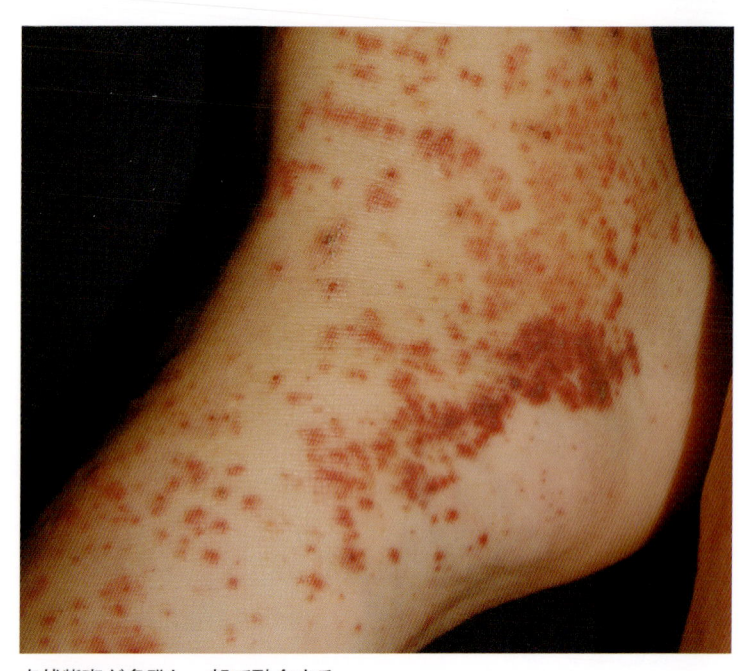

点状紫斑が多発し一部で融合する

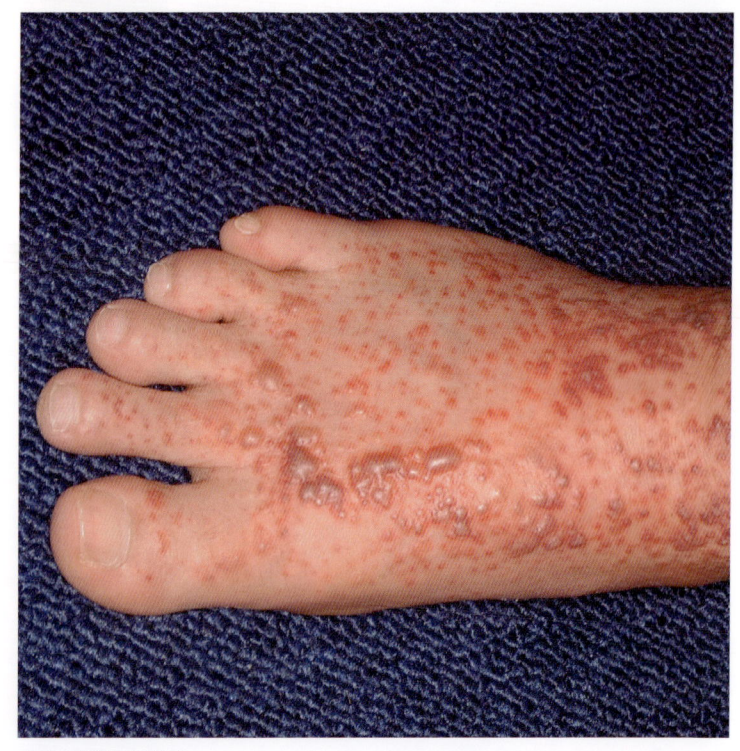

水疱，膿疱を伴う

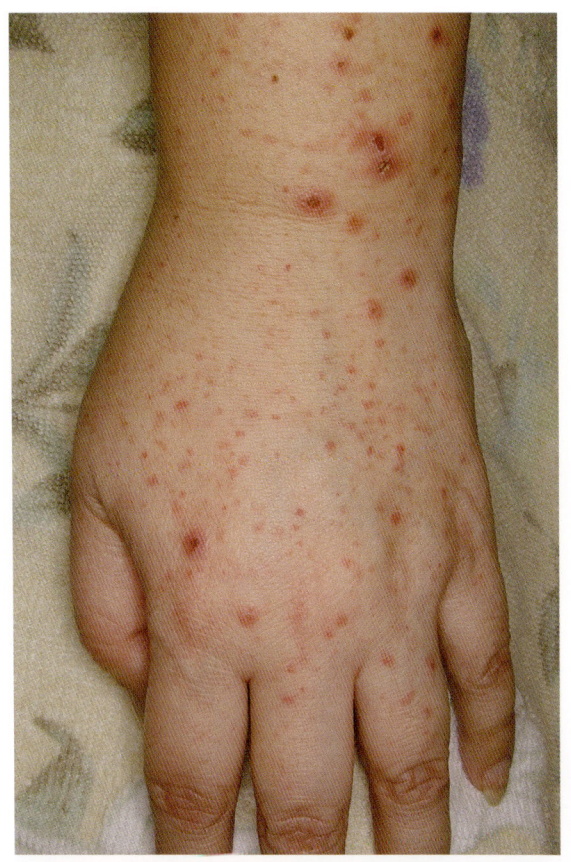

手に散在する紫斑

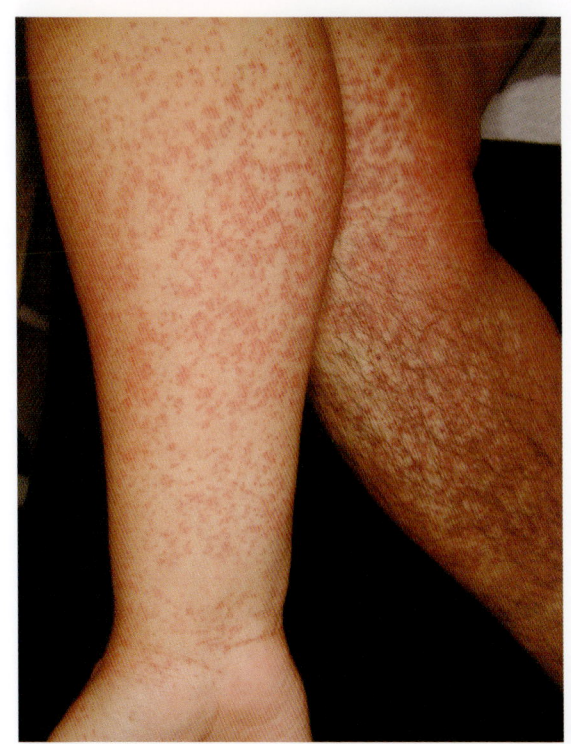

播種状に多発する紫斑

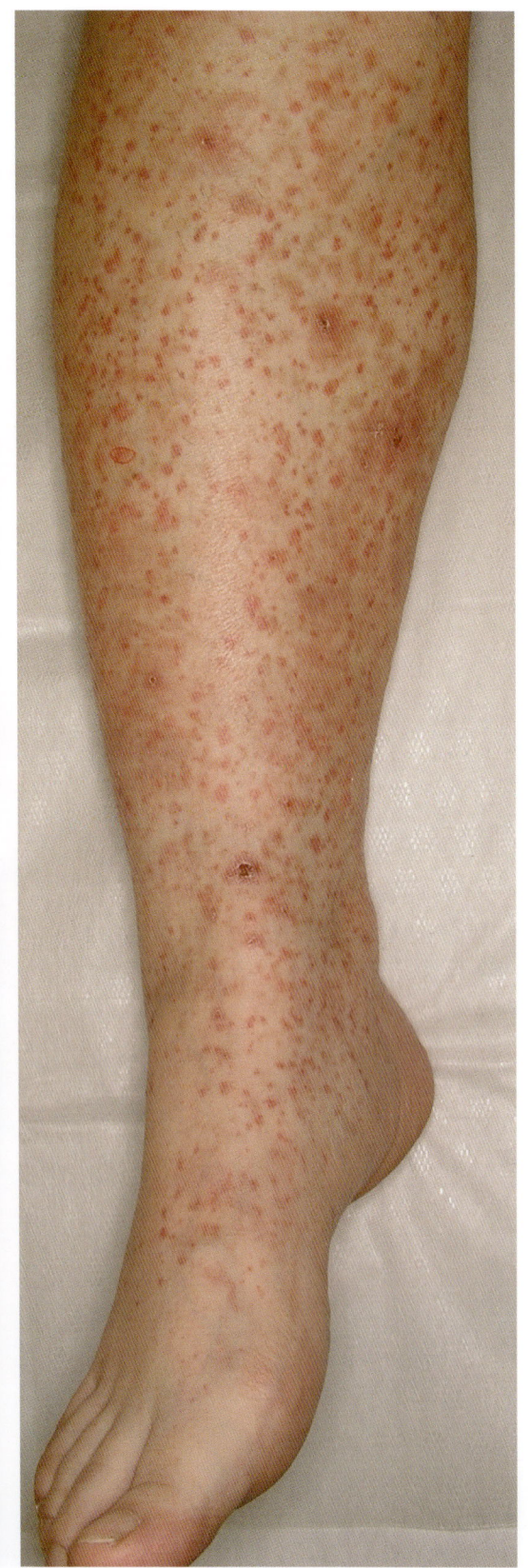

痂皮，びらんを少数混じる

05 | 血管炎・紫斑・その他の脈管疾患

結節性多発動脈炎
polyarteritis nodosa; PN, PAN

血管炎＞小～中動脈

- 発熱，関節症状，腎機能障害，末梢神経障害などを生じる全身性血管炎
- 皮下結節，リベド，紫斑，潰瘍など多彩な皮膚所見
- 皮膚のみに症状を呈するものを，皮膚型結節性多発動脈炎という
- 病理組織学的には小～中動脈の白血球破砕性血管炎を呈する

30～60歳代に好発．皮膚を含め，小～中動脈を侵す全身性血管炎である．皮膚症状は約30～60％でみられ，下肢を中心にリベドがみられることが多い．表在性動脈走行に一致して，直径1～2cm大の皮下結節や紫斑，潰瘍を生じる．全身血管炎の症状としては，発熱や倦怠感，体重減少，関節痛のほか，腎病変（高血圧など），多発性単神経炎，脳血管障害，消化器症状，心筋梗塞，肺線維症などを生じる．
治療はステロイドの大量投与およびシクロホスファミド投与が基本．皮膚型の場合は，NSAIDs，DDSなど．

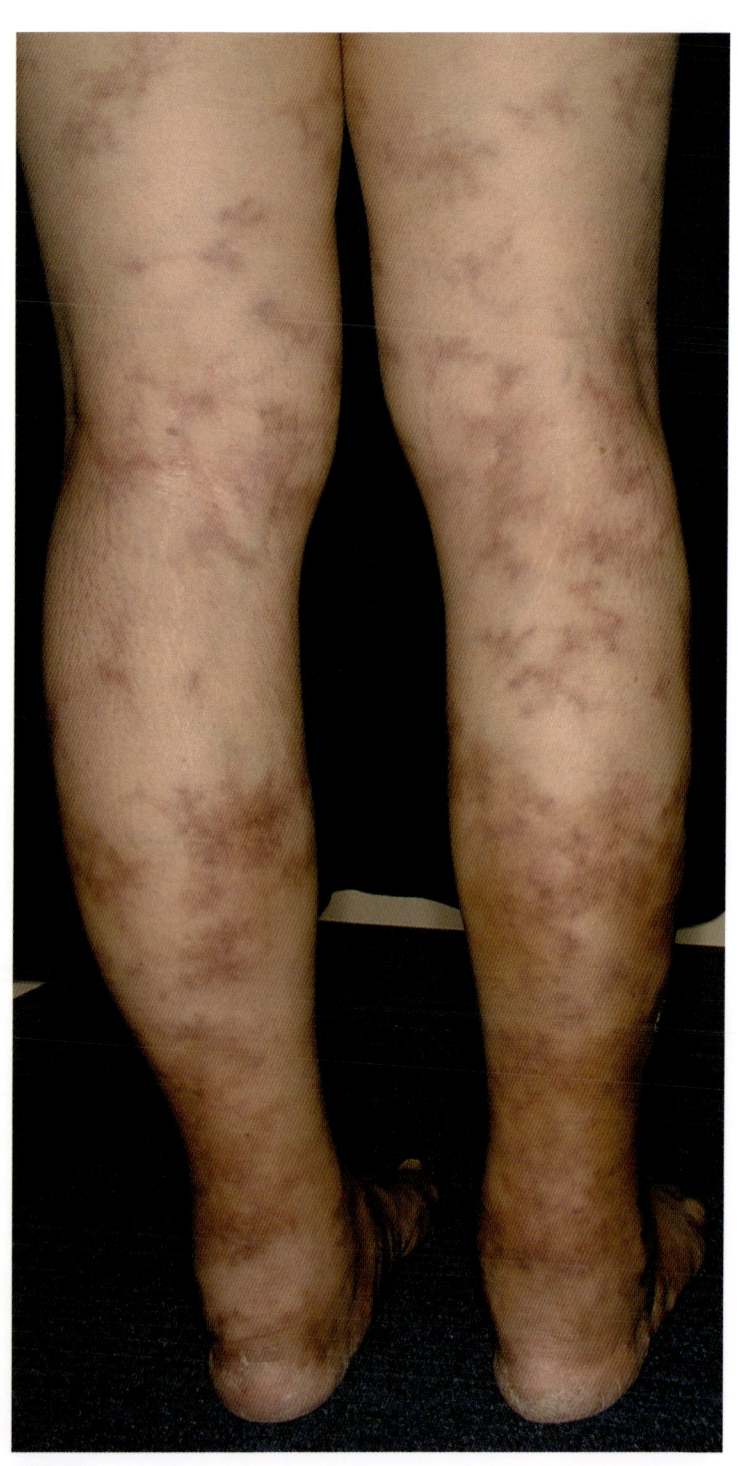

網状皮斑

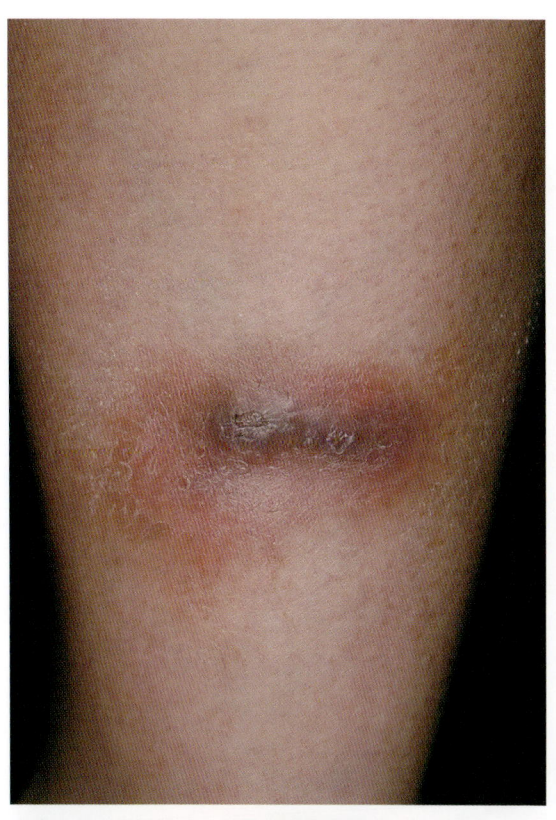

皮膚から皮下の結節．周囲に紅斑を伴う

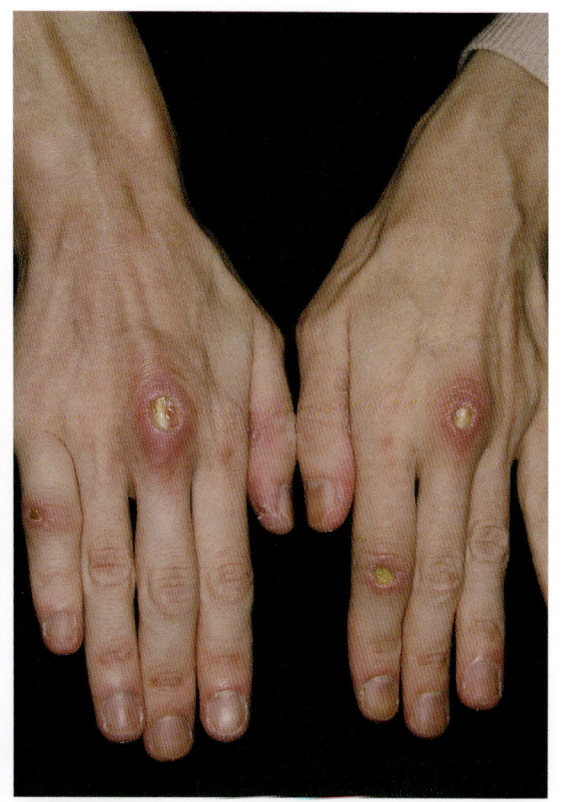

手背の潰瘍

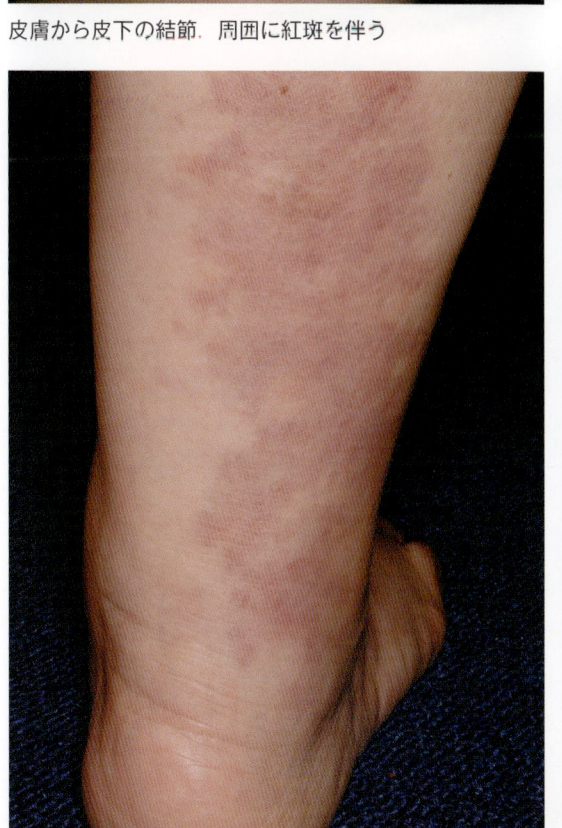

斑状紫斑

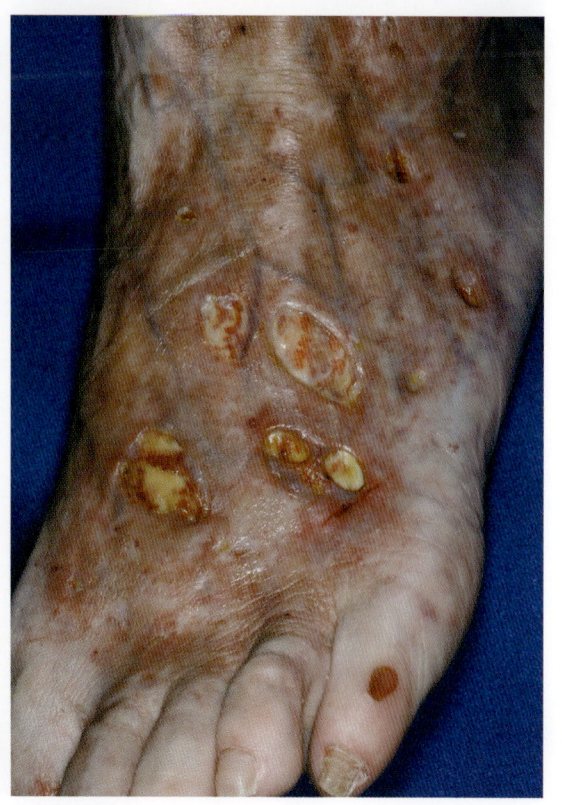

多発性潰瘍

05 血管炎・紫斑・その他の脈管疾患

05 血管炎・紫斑・その他の脈管疾患

Churg-Strauss症候群
Churg-Strauss syndrome

血管炎＞小〜中動脈　同義語 好酸球性多発血管炎性肉芽腫症，アレルギー性肉芽腫性血管炎

- 全身性血管炎の一種．気管支喘息やアレルギー性鼻炎，好酸球増多が先行する
- P-ANCA陽性のANCA関連血管炎
- 間質性肺炎および肺の肉芽腫形成をみる
- 紫斑，蕁麻疹，浮腫性紅斑，皮下結節，血疱など多彩な皮疹を呈する

気管支喘息やアレルギー性鼻炎が，数年間先行して発症する特徴的な全身性血管炎．種々の深さの血管炎を反映して生じる紫斑，蕁麻疹，浮腫性紅斑，皮下結節，血疱など多彩な皮疹は，約半数の症例でみられる．そのほか，多発性単神経炎，関節炎，肺病変，消化管病変などを生じる．細動静脈から中動脈を主体とする白血球破砕性血管炎と認識され，血管外に肉芽腫や組織への著明な好酸球浸潤を認める．
検査では著明な白血球増多，好酸球の増多および血清IgEの上昇を認める．P-ANCA（MPO-ANCA）は約50％で陽性．
治療はステロイドパルス療法など．難治例では免疫抑制薬を用いる．

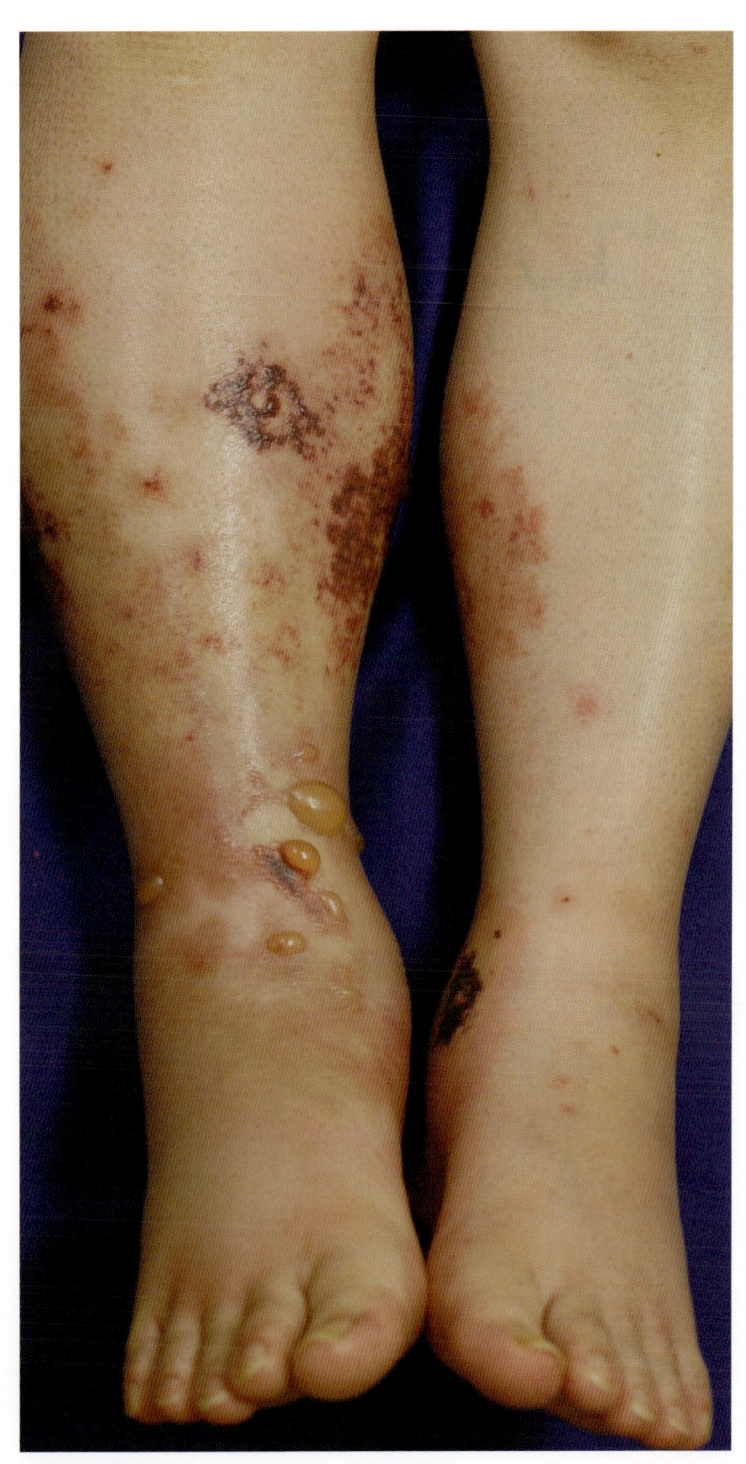

水疱，血疱を伴う

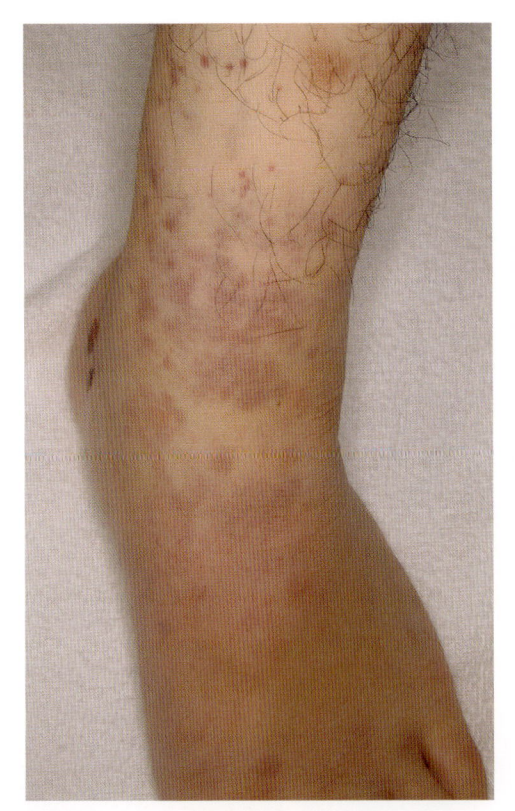

紫斑

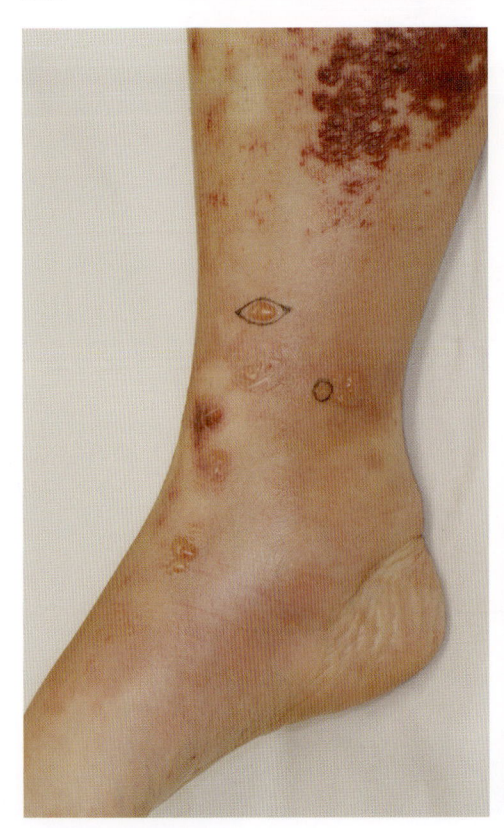

紫斑の上に生じた水疱

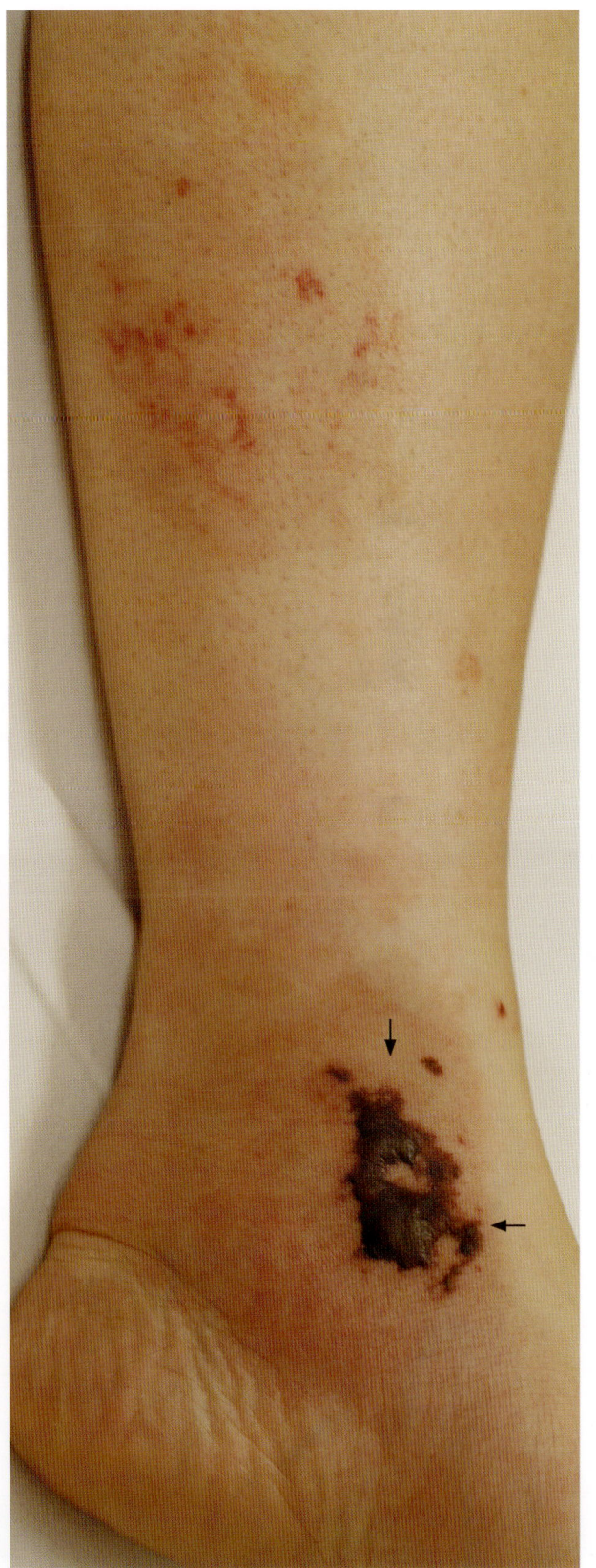

痂皮を付着したびらん(→)

05 血管炎・紫斑・その他の脈管疾患

75

05 血管炎・紫斑・その他の脈管疾患

Behçet病
ベーチェット
Behçet disease

血管炎＞その他の類縁疾患

- 再発性口腔内アフタ，皮膚病変，外陰部潰瘍，眼病変を4主徴とし，急性炎症を繰り返す難治性疾患
- 消化管，大血管，神経に重篤な症状をきたす特殊病型がある
- 治療はコルヒチンや免疫抑制薬

20～40歳代に初発し，症状の急性増悪と軽快を繰り返しながら長期の経過をとる．特徴的な皮膚・粘膜症状を以下に解説する．
①結節性紅斑様皮疹：直径1～2cm前後の圧痛を伴う紅斑で，下肢や前腕に好発する．
②血栓性静脈炎：四肢に有痛性の皮下索状硬結として触れ，しばしば遊走性である．
③毛包炎ないし痤瘡様皮疹．
④口腔内アフタ：紅暈（こううん）を伴う直径3～5mm前後の小潰瘍．疼痛を伴う．
⑤外陰部潰瘍：境界鮮明な深い潰瘍を形成し，治癒後に瘢痕を残す．
治療はステロイド外用やNSAIDs内服，コルヒチンなど．眼症状に対しては免疫抑制薬や抗TNF-α抗体製剤が有効．特殊型ではステロイド大量投与や抗凝固薬内服など．

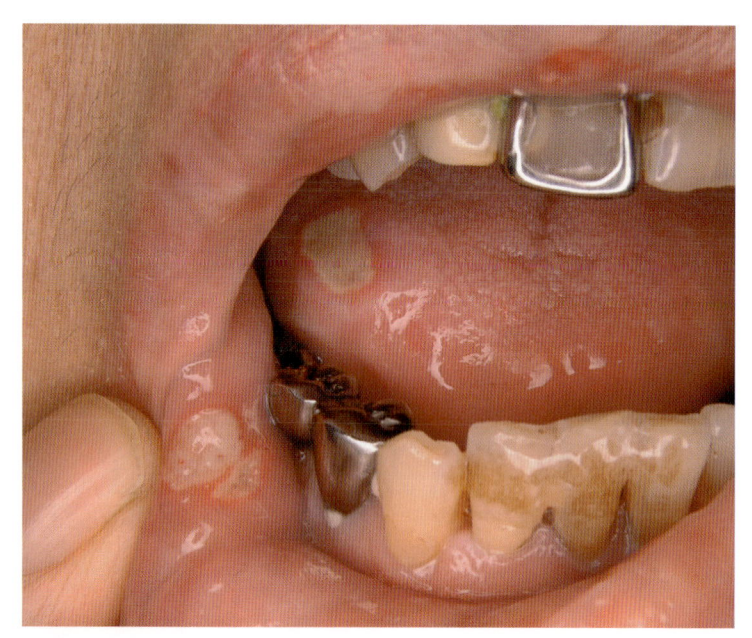

多発性アフタ

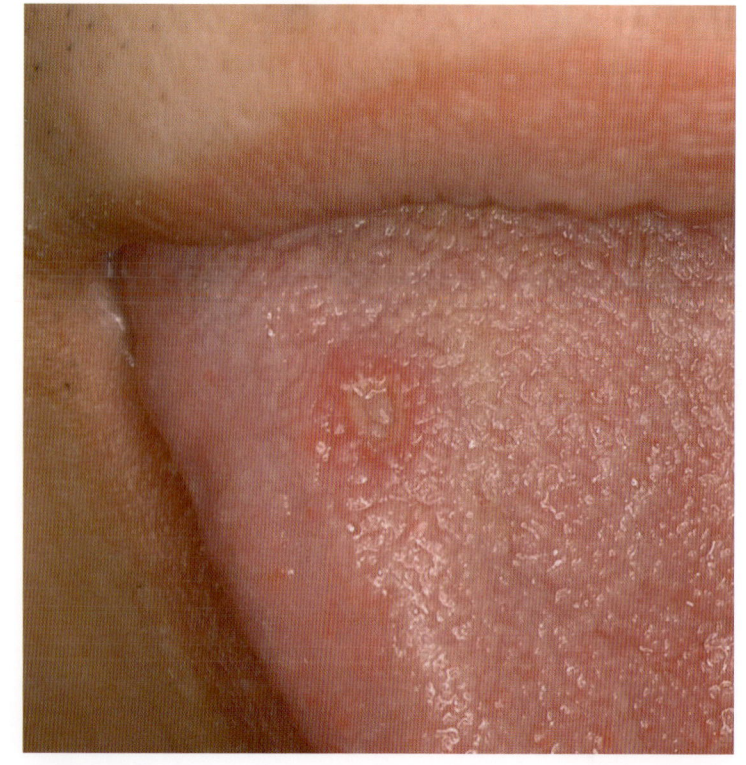

口腔内アフタ

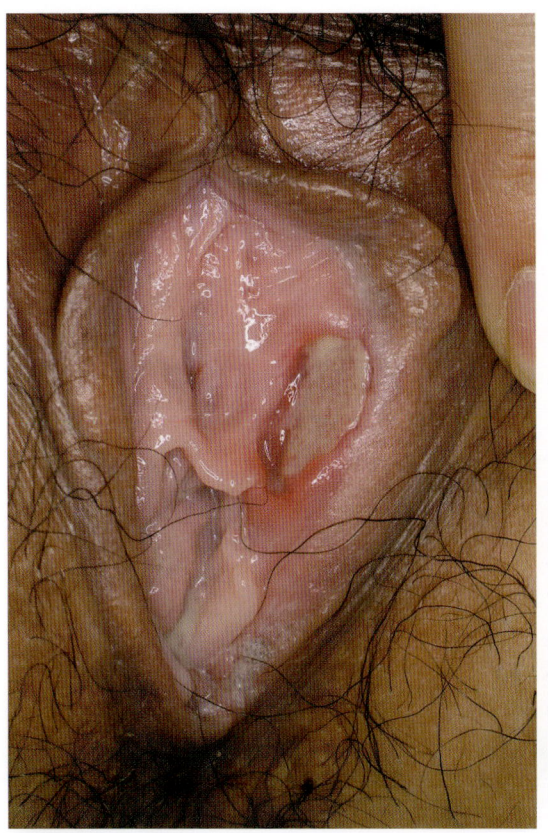

外陰部潰瘍（小陰唇）

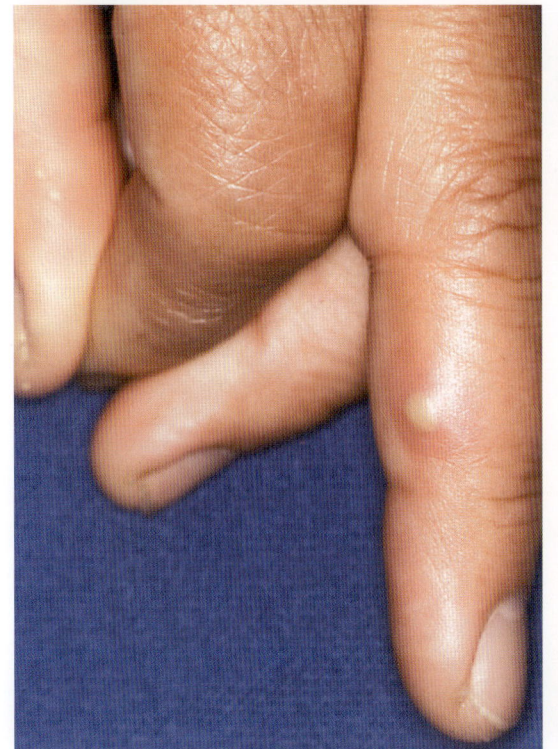

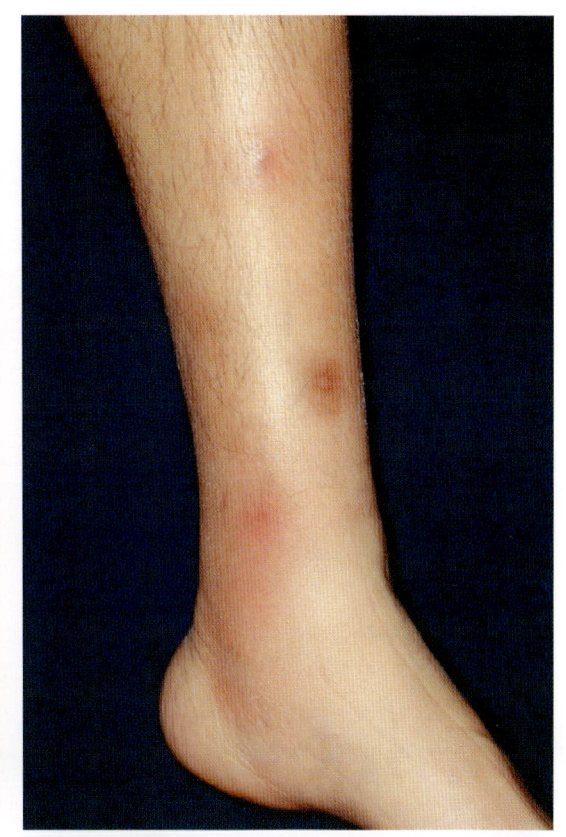

結節性紅斑様皮疹

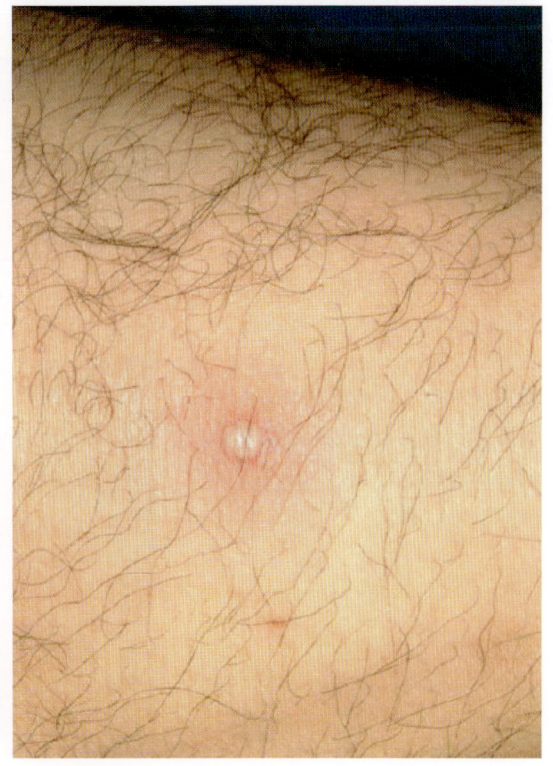

毛包炎様皮疹

毛包炎様皮疹

05　血管炎・紫斑・その他の脈管疾患

壊疽性膿皮症
pyoderma gangrenosum; PG

血管炎＞その他の類縁疾患

- 小膿疱と丘疹に始まり辺縁が隆起した潰瘍を急速に形成する．下半身に好発
- 炎症性腸疾患（潰瘍性大腸炎，Crohn（クローン）病），大動脈炎症候群，血液疾患（白血病や単クローン性IgA血症など），関節リウマチなどの基礎疾患に合併することが多い
- 治療はステロイド外用や内服，シクロスポリン内服など

10〜50歳代の女性に好発し，好発部位は下肢，殿部および腹部．水疱，膿疱，出血性小丘疹から始まる．次第に発疹が多発融合し，潰瘍を形成して遠心性に拡大する．辺縁部は暗赤紫色で堤防状に隆起し，穿掘性の潰瘍を形成する．その後，中心治癒傾向が出現して最終的には瘢痕性に治癒する．
病因は不明であるが，壊疽性膿皮症全体の50〜70％に基礎疾患を認めるため，全身検索が必須である．
治療の第一選択はステロイド内服で，無効例にはシクロスポリン内服やDDSなどを考慮する．局所にはステロイドやタクロリムスの外用が有効．

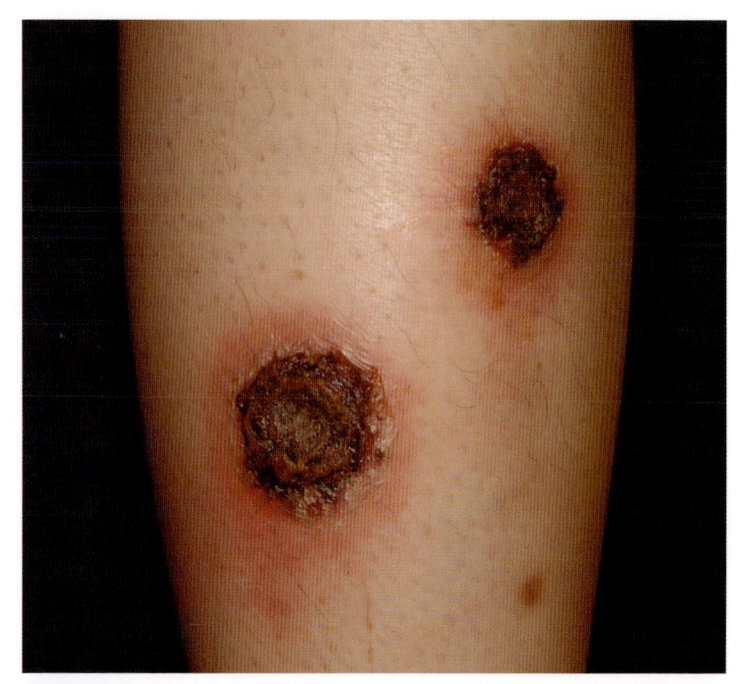

穿掘性潰瘍

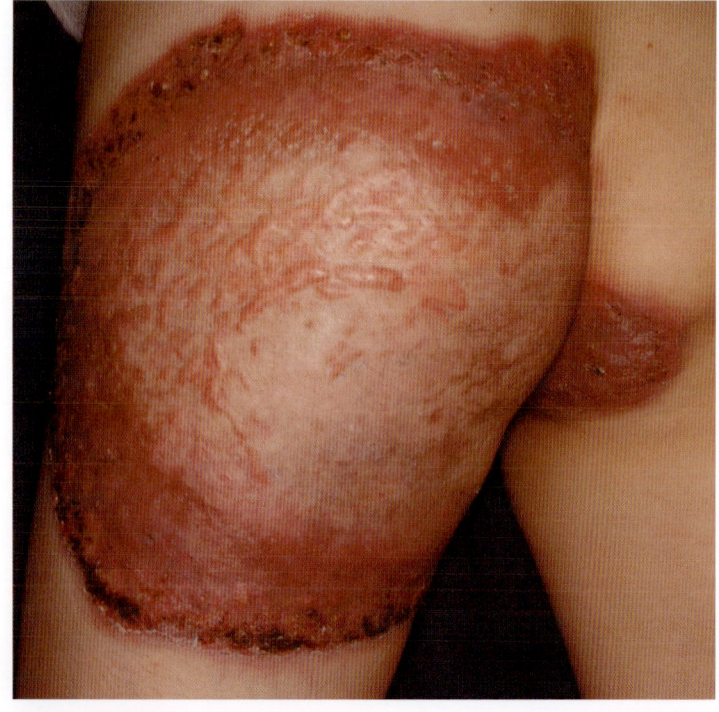

瘢痕性の治癒期

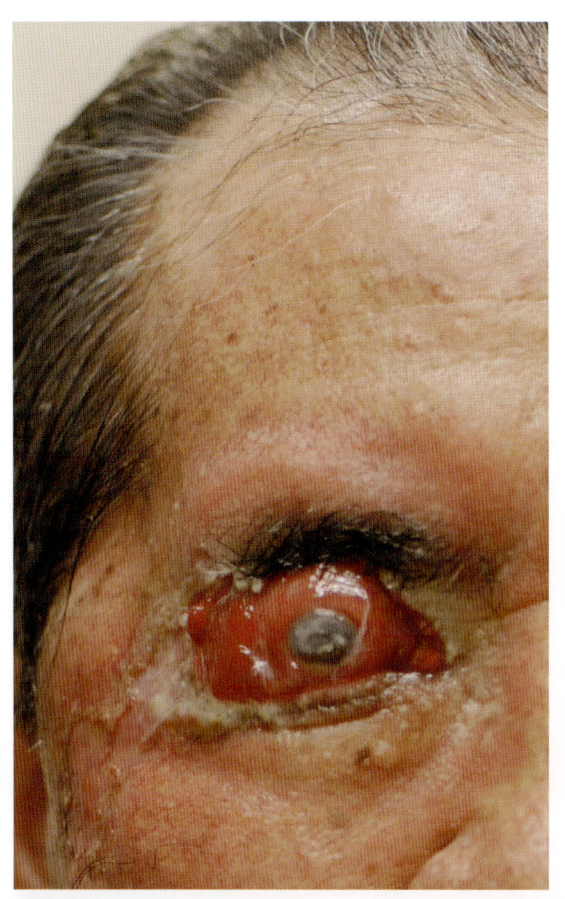

眼瞼が壊疽を起こし眼球が露呈している

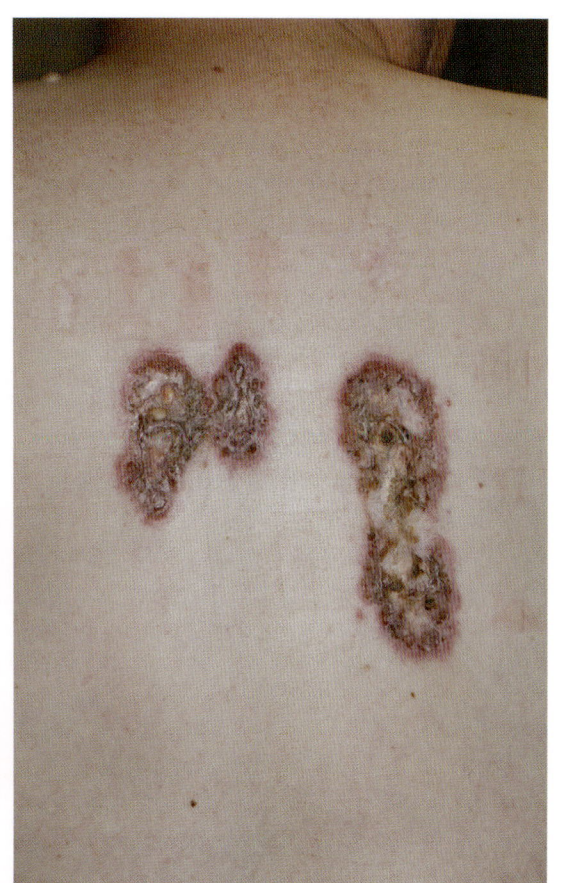

治癒傾向にある

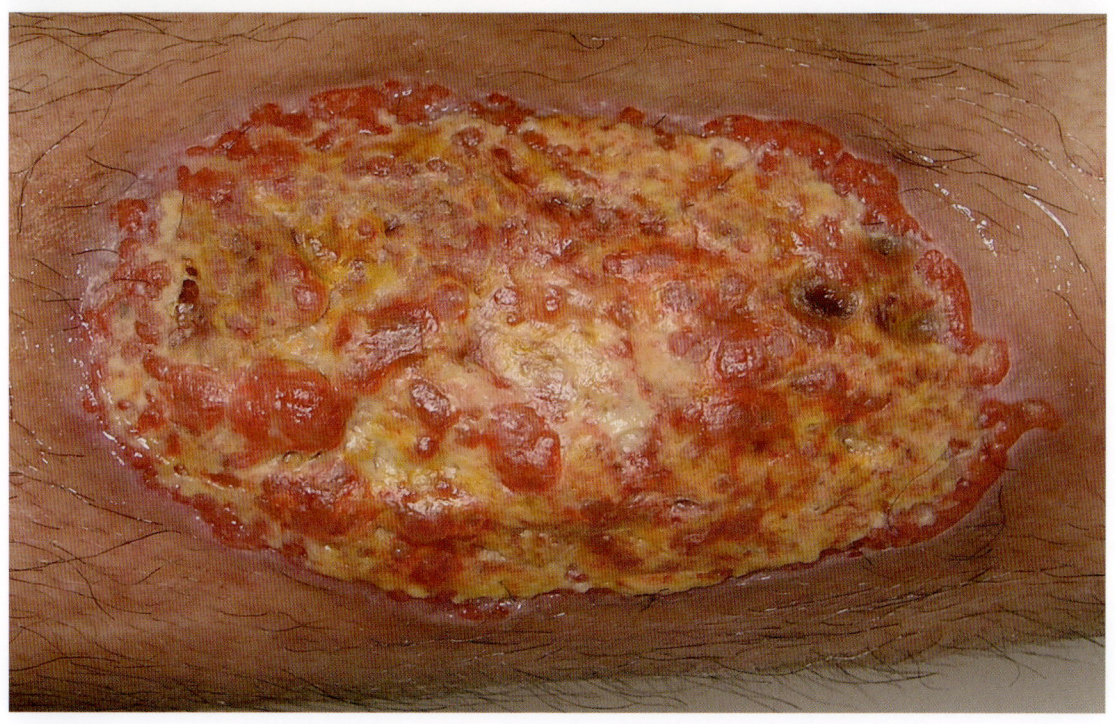

大型の潰瘍

05 血管炎・紫斑・その他の脈管疾患

05 血管炎・紫斑・その他の脈管疾患

川崎病
Kawasaki disease

血管炎＞その他の類縁疾患　**同義語**　急性熱性皮膚粘膜リンパ節症候群（acute febrile mucocutaneous lymphnode syndrome）

- 以下の6つの徴候をもつ原因不明の疾患．①5日以上続く発熱，②両側眼球結膜の充血，③口唇・口腔咽頭粘膜病変，④不定形発疹，⑤四肢末端の変化，⑥非化膿性頸部リンパ節腫脹
- 4歳以下の乳幼児に好発．冠動脈障害の合併が問題となる
- 発症早期の免疫グロブリン大量静注療法が第一選択

発症2〜3日から両側眼球結膜の充血と，口唇・口腔咽頭粘膜病変である舌のびまん性発赤（いわゆる"いちご舌"）がみられる．
全身の皮疹は紅斑であることが多いが，麻疹様，びまん性紅斑様，蕁麻疹様など，さまざまな発疹をとりうる．四肢末端の変化〔発病初期から指趾爪囲に境界明瞭な紅斑が生じて拡大し，手足の硬い浮腫（硬性浮腫）となり動作が制限される．回復期に末端側から膜様落屑を生じて治癒する〕も認める．
非化膿性頸部リンパ節腫脹は急性期に片側性に生じることが多いが，出現頻度は65％程度である．

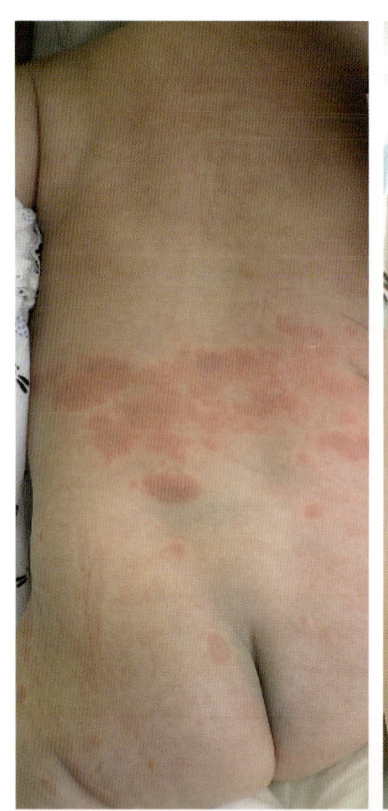

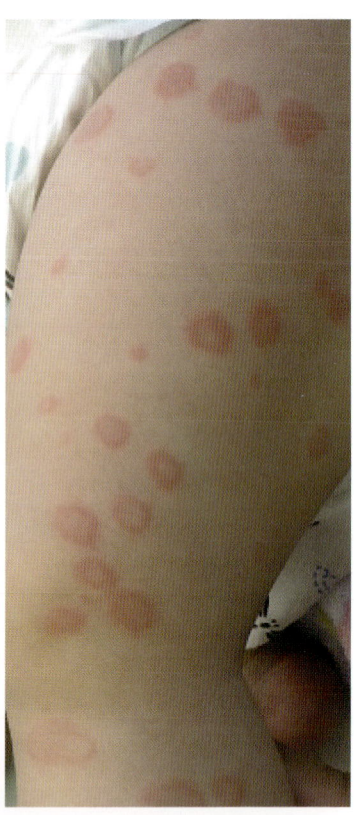

背部と大腿に生じた紅斑（不定形発疹）

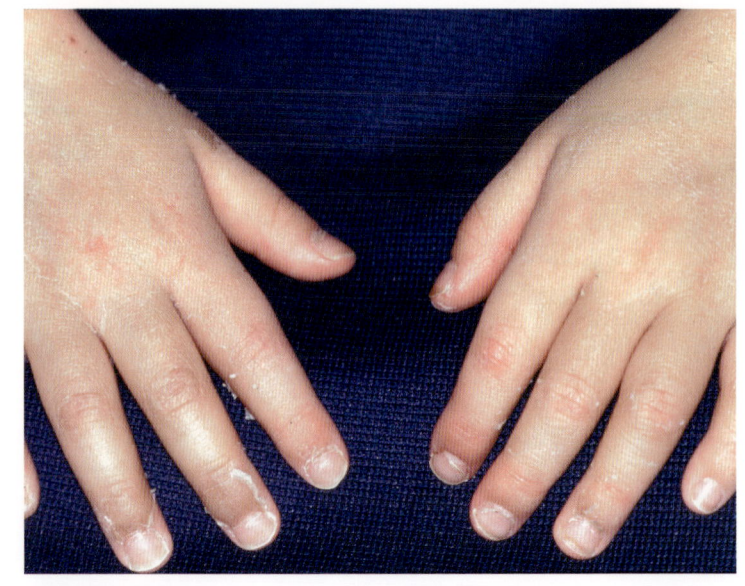

手指の膜様落屑

Buerger病
Buerger's disease

血管炎＞その他の類縁疾患　[同義語] 閉塞性血栓性血管炎（thromboangiitis obliterans; TAO）

- 四肢の小動脈の攣縮，虚血および動静脈閉塞を生じる原因不明の疾患
- 90％以上は喫煙者であり，タバコとの強い相関関係を認める．20～40歳代の男性に好発する
- Raynaud現象や指の冷感，間欠性跛行で初発し，やがて些細な外傷を契機として指趾端や爪囲に強い疼痛を伴う潰瘍を形成する

虚血を反映した爪の形状変化や，遊走性静脈炎（再発性，移動性の静脈炎）を生じることがある．
皮膚温の低下（サーモグラフィーで測定），皮膚血流量の低下（レーザードップラー血流計で測定）を認める．
治療は禁煙，保温および運動療法が第一である．血管拡張薬，抗凝固薬などを投与する．外科的治療法として，血行再建術や交感神経節切除などを行う．

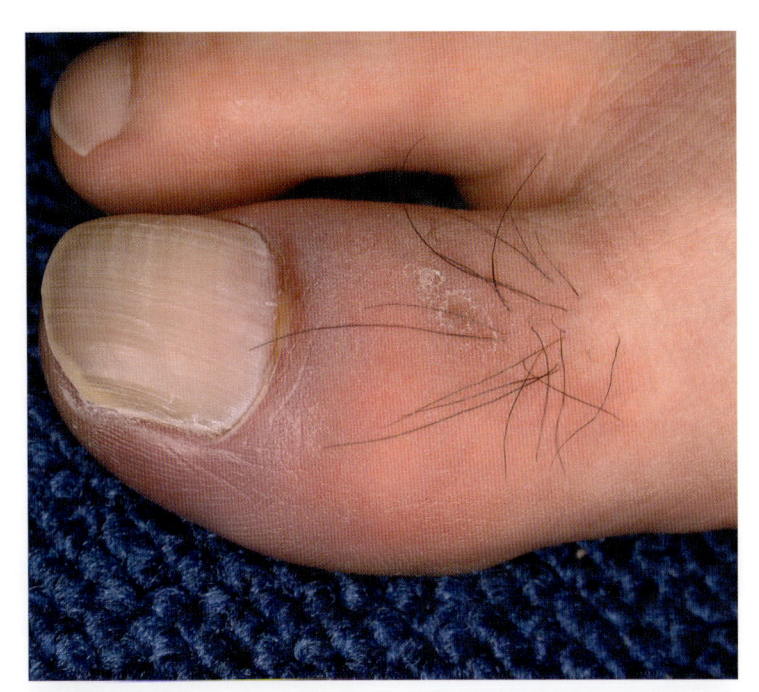

趾先の疼痛と虚血

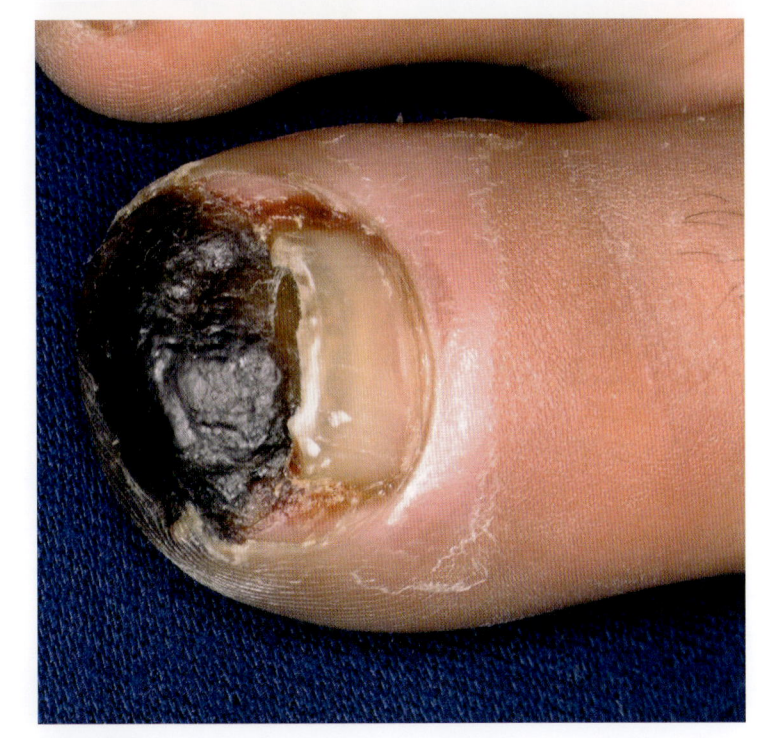

趾先の潰瘍

慢性静脈不全
chronic venous insufficiency; CVI

その他の脈管疾患　**同義語** 静脈不全症（venous insufficiency），うっ滞性症候群（venous stasis syndrome）

- 下肢静脈瘤を基礎として，さまざまな症状を呈するものをいう
- 中年女性や高齢男性に好発し，肥満や立ち仕事の多い者に生じやすい
- 下肢浅在静脈がホース状，結節状に拡張して蛇行する．側副血行路により網目状の静脈拡張をみることもある．進行すると下肢倦怠感，腫脹，疼痛，色素沈着，うっ滞性皮膚炎，皮膚硬化，難治性潰瘍を形成する

下肢静脈瘤（varicose veins）は，浅在静脈や穿通枝の弁不全，弁破壊などによる大伏在静脈や小伏在静脈の内圧上昇や還流障害に基づき生じる．治療は長時間の歩行や起立を避け，下肢の挙上や弾性ストッキング着用を行うことが基本．静脈不全症の皮膚症状に対しては対症的に抗ヒスタミン薬やステロイド外用薬などを用いる．レーザーやラジオ波を用いた血管内治療，硬化療法，静脈抜去術，静脈高位結紮術も考慮する．

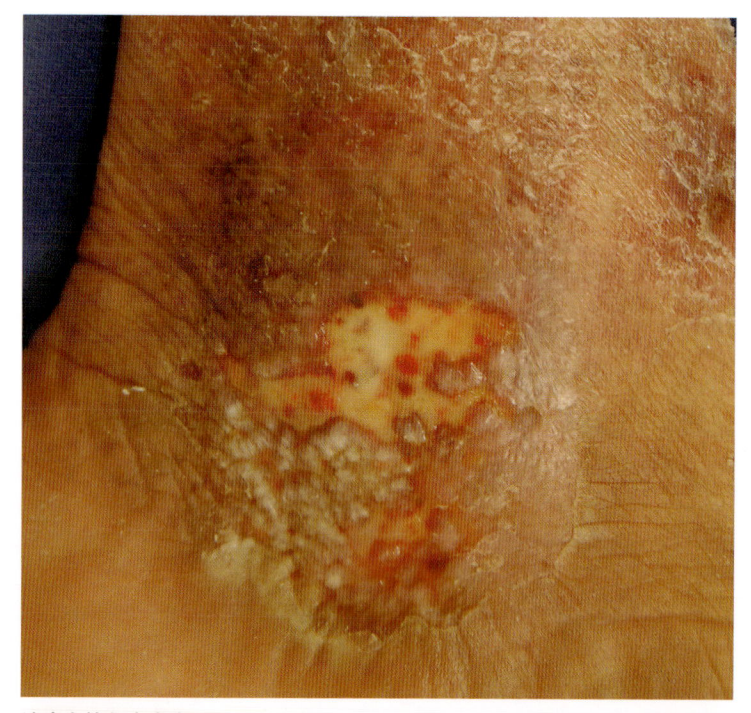

潰瘍を伴う皮膚炎

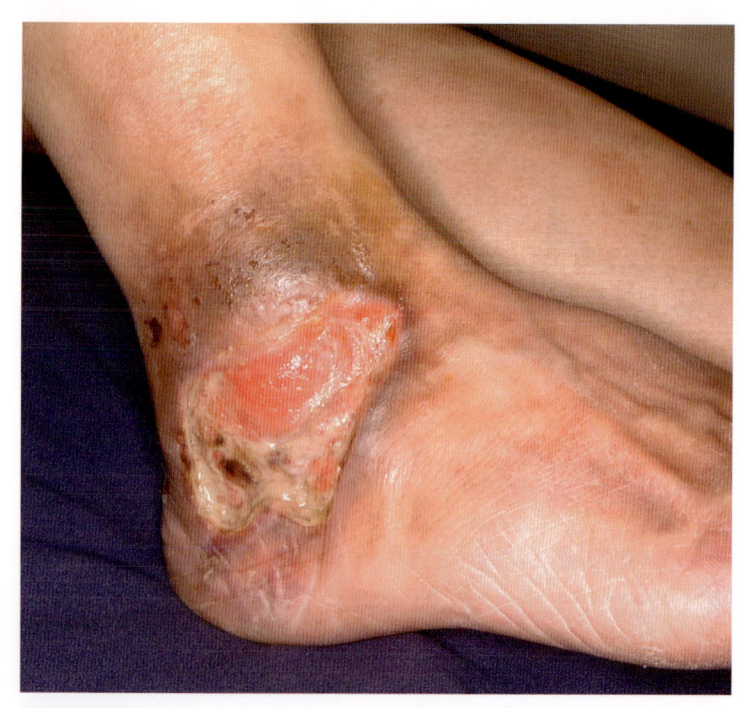

難治性潰瘍

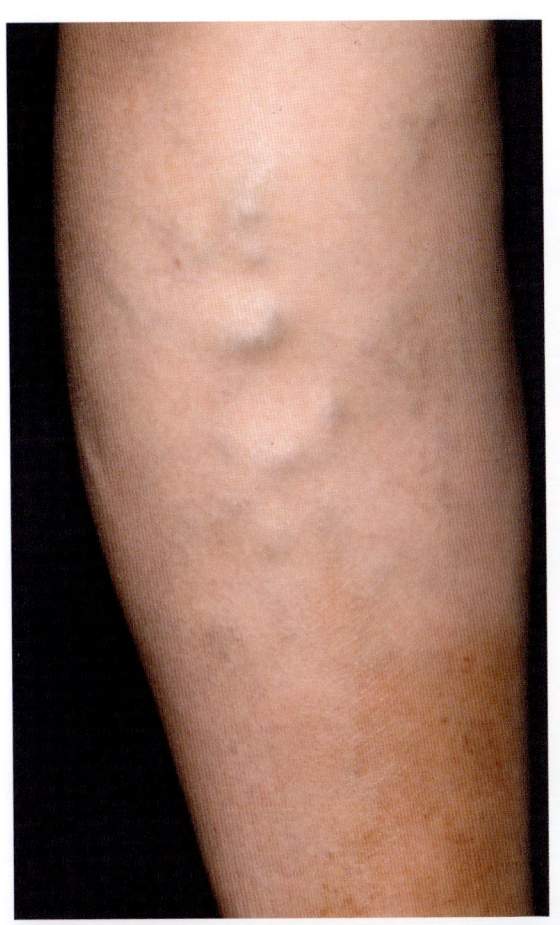

静脈怒張（varix）

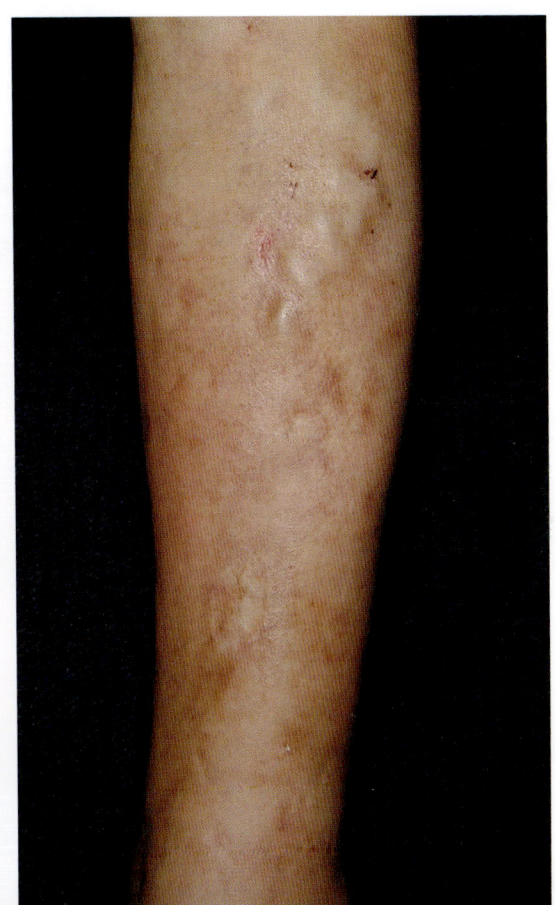

色素沈着を遠位部に伴う

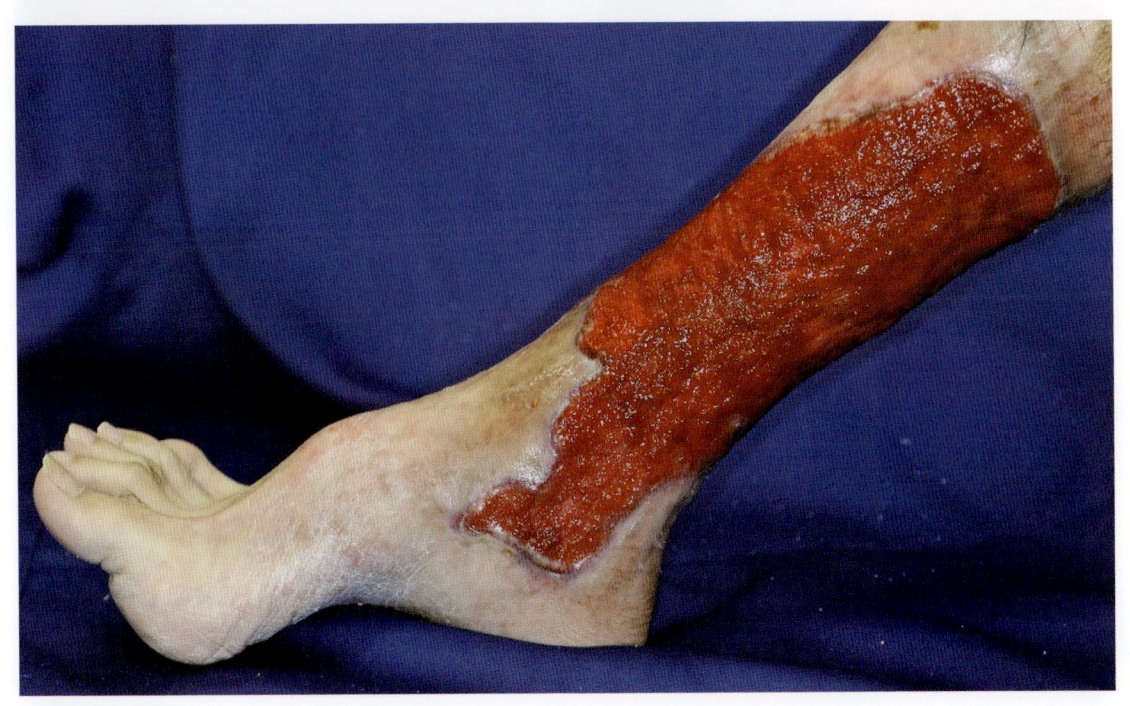

全周性の下腿潰瘍

リベド，皮斑／リベド血管症
livedo / livedo vasculopathy

その他の脈管疾患

- リベドは真皮および皮下脂肪組織境界部における，静脈網の緊張低下と動脈網の緊張亢進状態により生じる赤紫〜暗赤色の網状斑を認める状態の総称
- リベド血管症は，下肢を中心に疼痛を伴うリベドや紫斑を生じ，潰瘍を伴う原因不明の疾患．潰瘍の治癒後に白色の萎縮性瘢痕（atrophie blanche）を生じる

リベドは大きく3つに分類される．①大理石様皮膚（cutis marmorata）は基礎疾患のない小児や若年女性の下腿にみられる淡紅色で環の閉じた網目状の紅斑．②分枝状皮斑（livedo racemosa）は四肢に樹枝状で，環の閉じていない紫紅色持続性紅斑としてみられ，血管腔の閉塞や血流障害，血管壁の障害などの原因が考えられる．③先天性血管拡張性大理石様皮斑は生下時から出生後早期に下肢などに出現し，血管奇形などを伴う場合がある．
リベド血管症の治療として末梢血管拡張薬，ステロイド内服や外用などが行われるが抵抗性を示す．

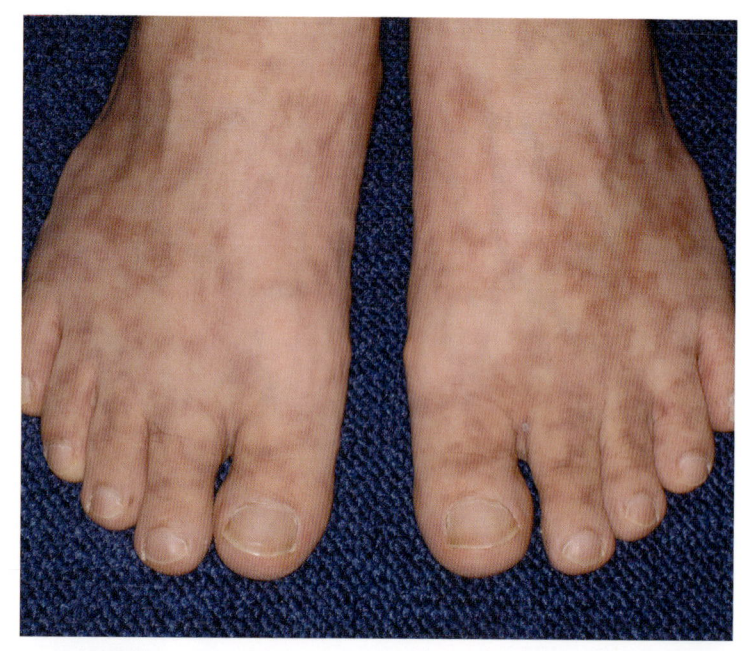

リベド血管症

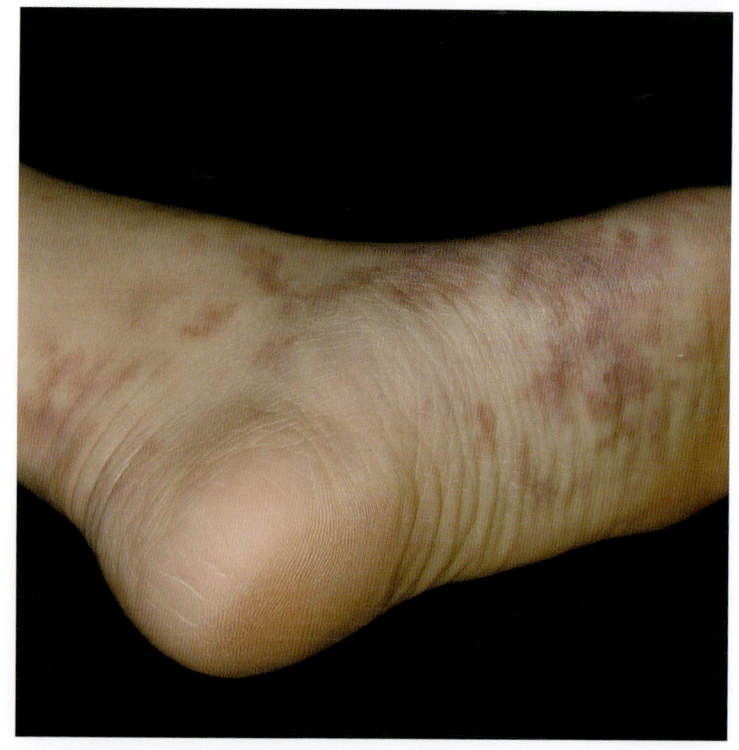

リベド血管症．樹枝状で環の閉じていない紅斑

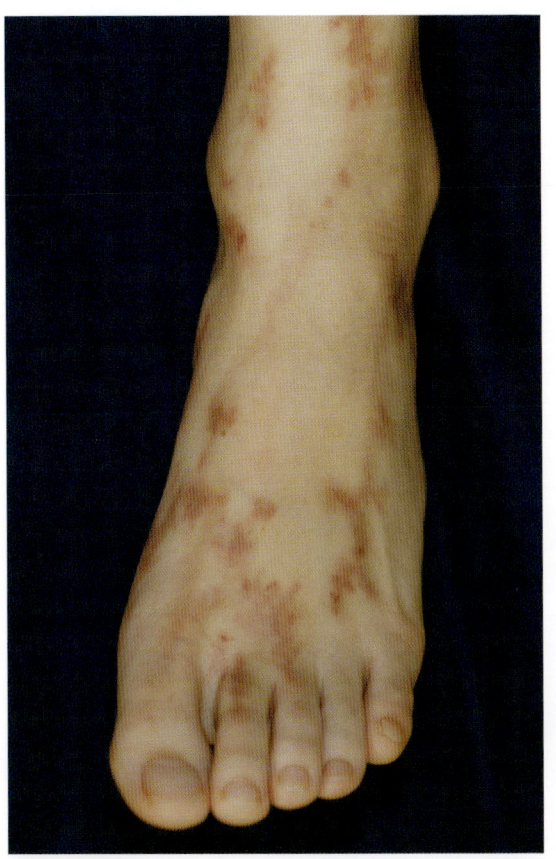

リベド血管症

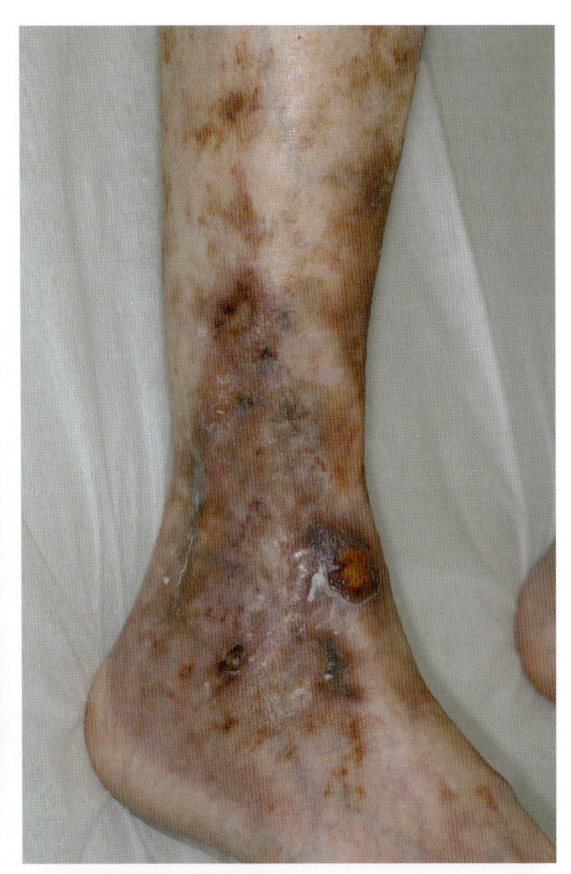

リベド血管症．潰瘍を伴う

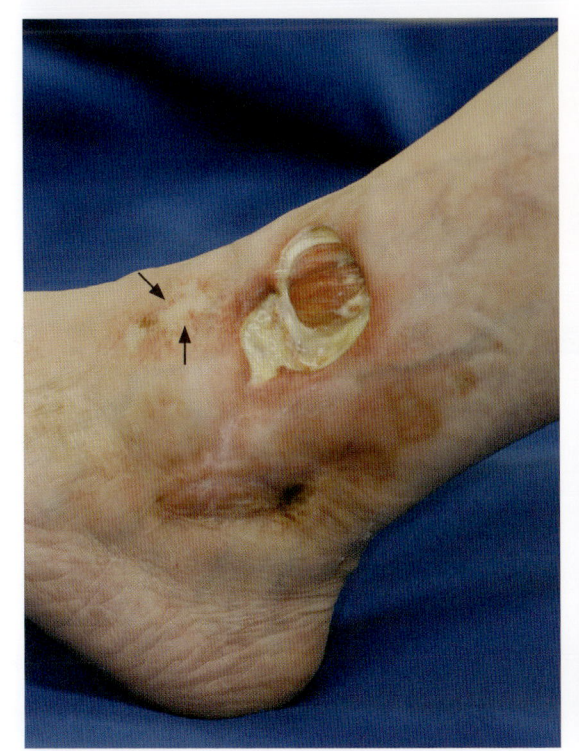

白色の萎縮性瘢痕（atrophie blanche，→）

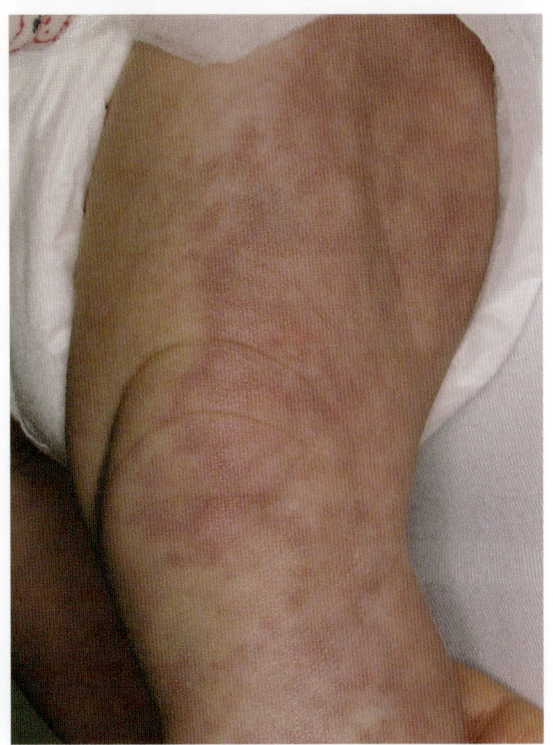

先天性血管拡張性大理石様皮斑

05 血管炎・紫斑・その他の脈管疾患

Raynaud現象, Raynaud病
Raynaud's phenomenon, Raynaud's disease

その他の脈管疾患

- 突然指趾が蒼白化し，数分後に紫藍色（チアノーゼ）となり，びまん性潮紅を経て正常皮膚色に戻るという一連の現象をいう
- 全経過は数分から数十分である．基礎疾患なく発症することもあるが，膠原病などの基礎疾患に伴って出現するものが多い

冷感，疼痛，しびれ感，浮腫感などの症状を伴い，指趾が蒼白となる．基礎疾患のない一次性 Raynaud 現象は若年女性にみられ，一般に軽症である．基礎疾患を有する二次性 Raynaud 現象では症状が強く，指端の潰瘍を形成することもある．膠原病，とくに全身性強皮症，混合性結合組織病では，高率に二次性 Raynaud 現象を生じうる．Raynaud 現象での指趾蒼白化は，動脈の攣縮による虚血状態を示し，チアノーゼはうっ血状態を，びまん性潮紅は反応性の充血状態を示す．治療としては発作の原因となる要素を除去し保温する．プロスタグランジン製剤などの投与を行う．禁煙も効果的である．

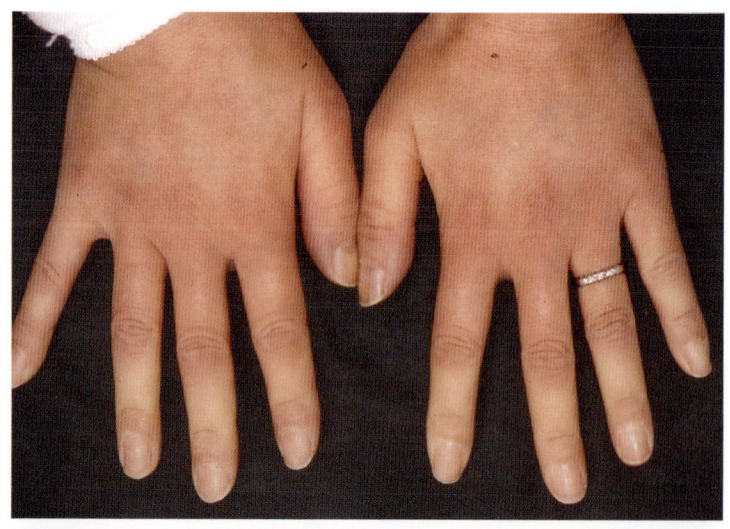

全指のチアノーゼ

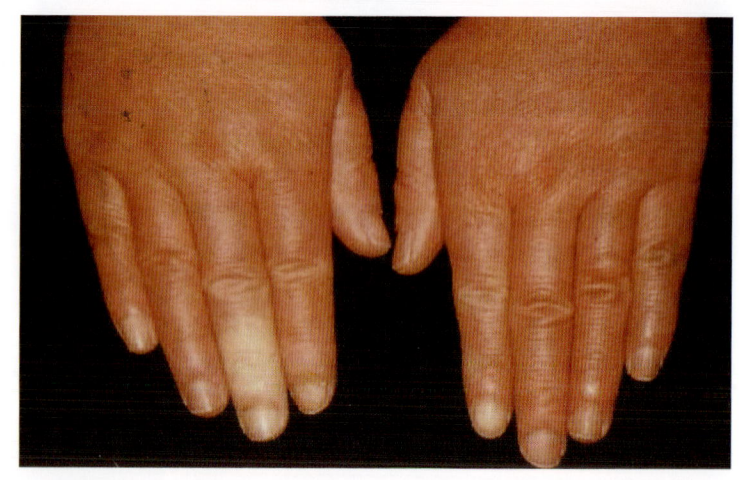

右中指のチアノーゼ

火だこ，温熱性紅斑
erythema ab igne

その他の脈管疾患

- ストーブなど，同じ部位が温熱に長時間繰り返し曝露されることにより生じる網状紅斑
- 臨床的にはリベドであるが，病理組織学的に血管炎の像を呈さない

特徴的な限局した皮疹の分布は診断に重要．病歴，生活環境の正確な聴取が必須である．治療は，問診によって原因を特定し，避けることにつきる．特別な内服薬や外用薬は不要である．

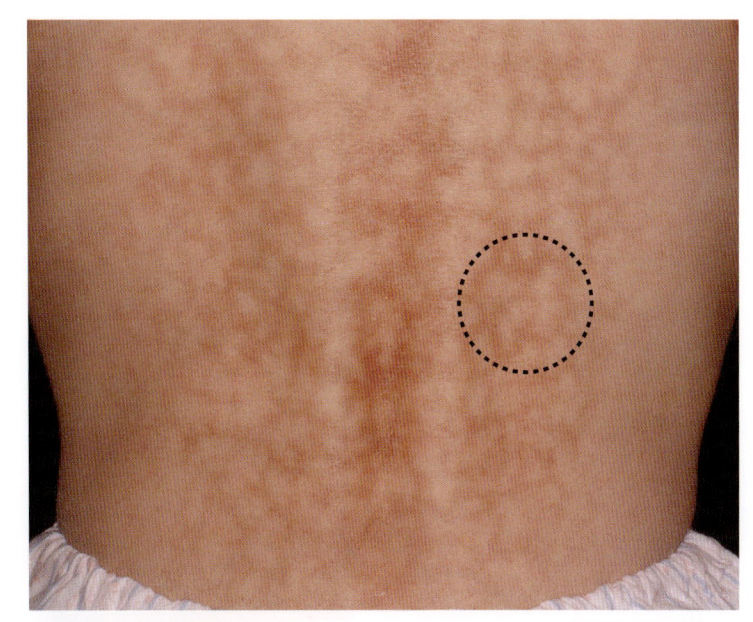

典型皮疹の拡大図

背部に広がる網状紅斑

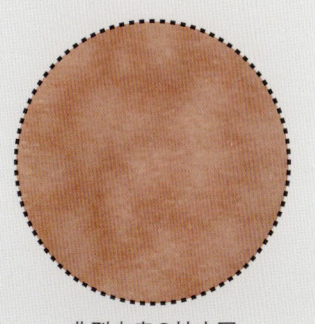

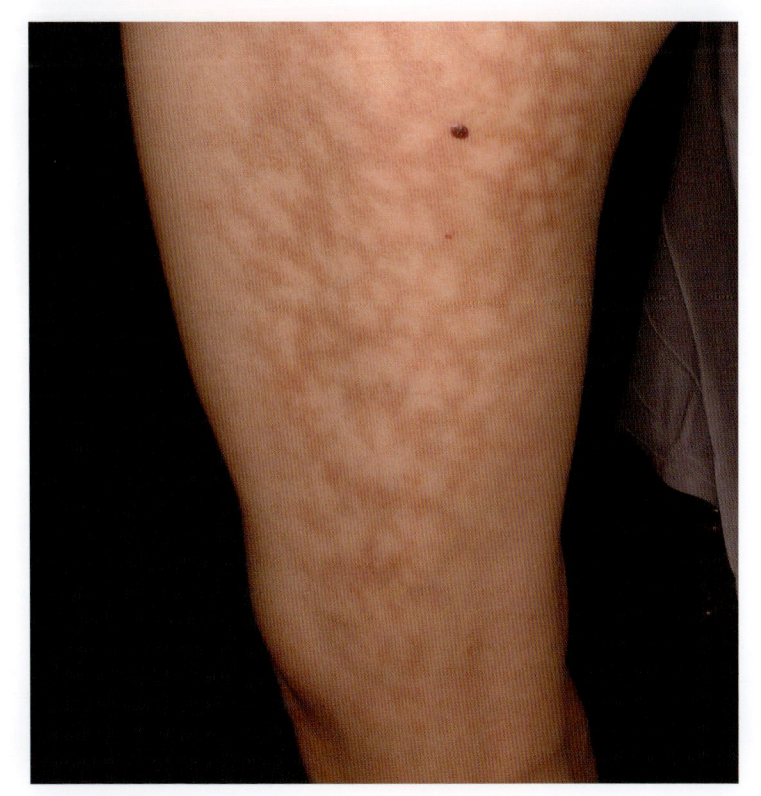

下肢の網状紅斑

05 血管炎・紫斑・その他の脈管疾患

06 膠原病および類縁疾患

全身性エリテマトーデス
systemic lupus erythematosus; SLE

エリテマトーデス

- 若年女性に好発する原因不明の自己免疫疾患で，関節，腎，心，中枢神経など，多臓器障害をきたす
- 頬部紅斑（蝶形紅斑），円板状皮疹，口腔潰瘍，光線過敏症，脱毛などを生じる
- 検査所見では，抗核抗体陽性，抗 dsDNA 抗体陽性，抗 Sm 抗体陽性などを示す
- 治療はステロイド内服が中心

全身症状として，関節炎，腎病変，心病変，神経精神症状，肺病変がみられる．
多彩な皮膚症状は 80 % 以上の症例で認められる．頬部紅斑（蝶形紅斑）のほか，患者の約 25 % で円板状エリテマトーデス（DLE，次項）を生じる．滲出性および角化性紅斑が全身，とくに手指，爪周囲に生じる．脱毛，粘膜疹，皮下硬結，丘疹紅斑，リベド，爪囲出血，潰瘍，Raynaud（レイノー）現象もみられる．
治療の第一選択はステロイド内服．皮膚病変に対してはステロイド外用．直射日光，過労などのストレスや寒冷刺激などを極力避ける．

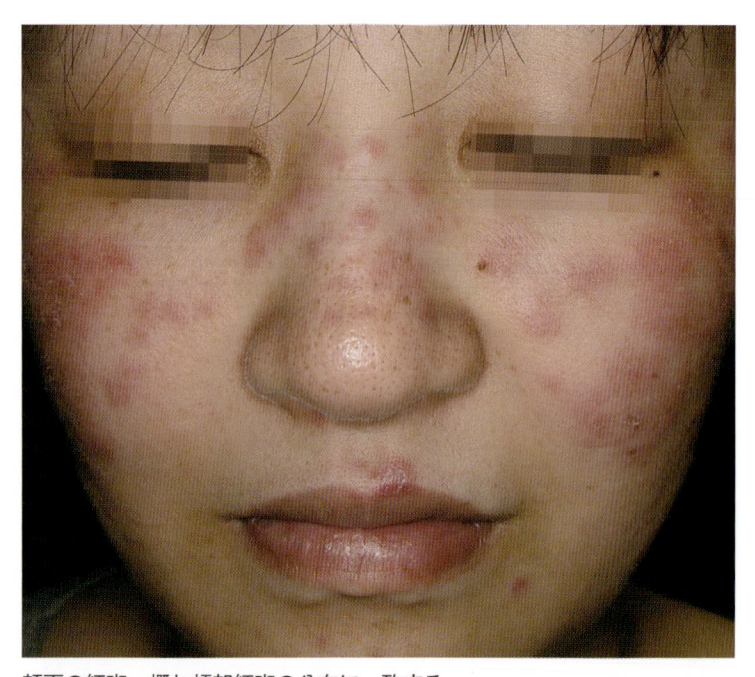

顔面の紅斑．概ね頬部紅斑の分布に一致する

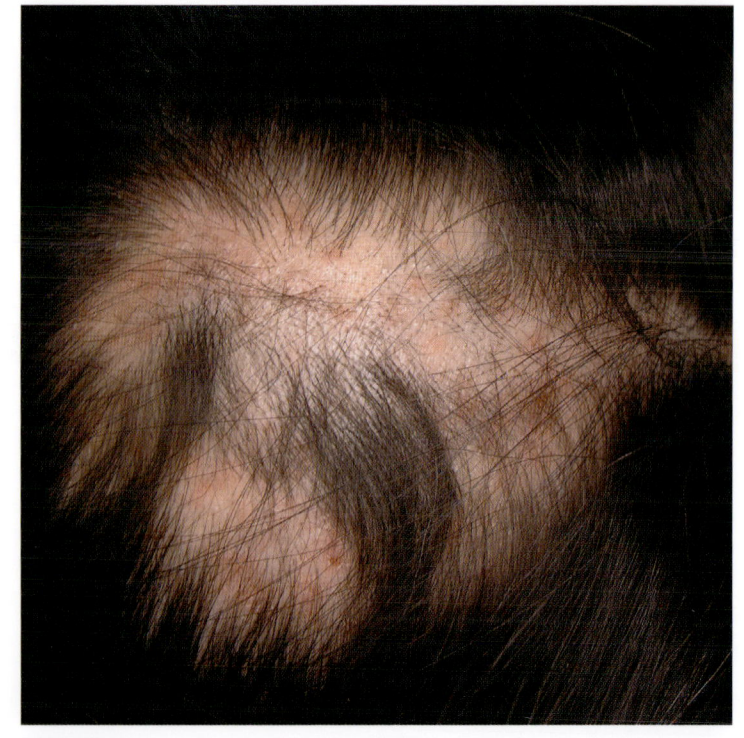

頭髪の脱毛

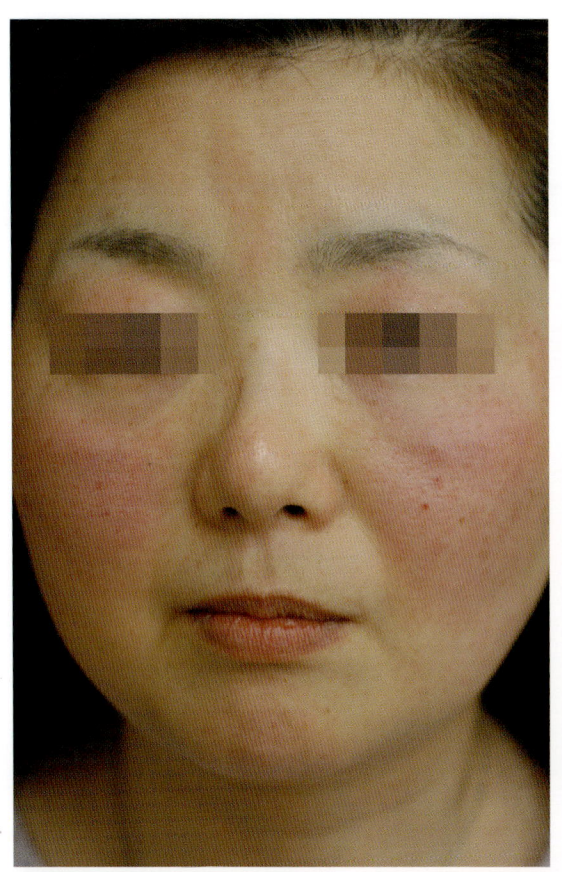

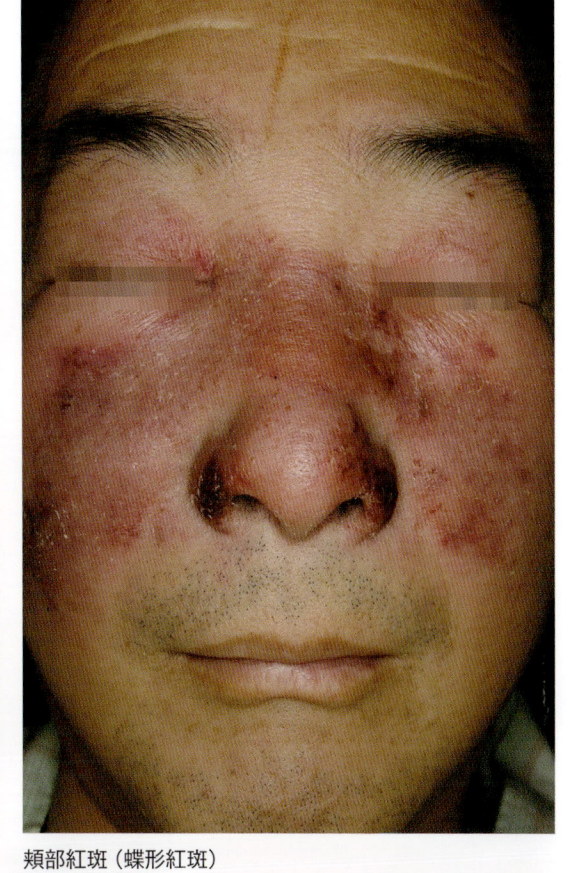

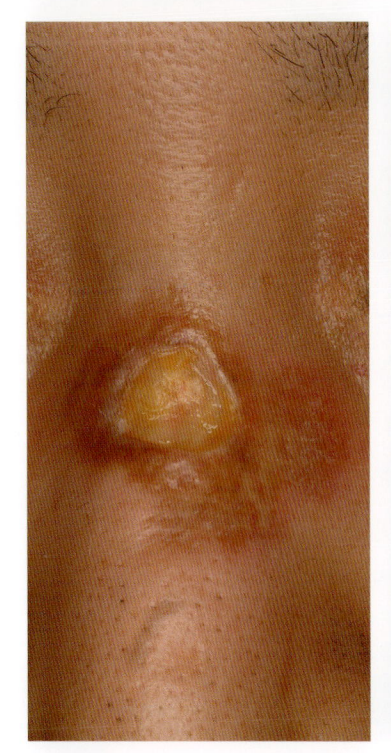

頬部紅斑（蝶形紅斑）　　　　　　　　　頬部紅斑（蝶形紅斑）

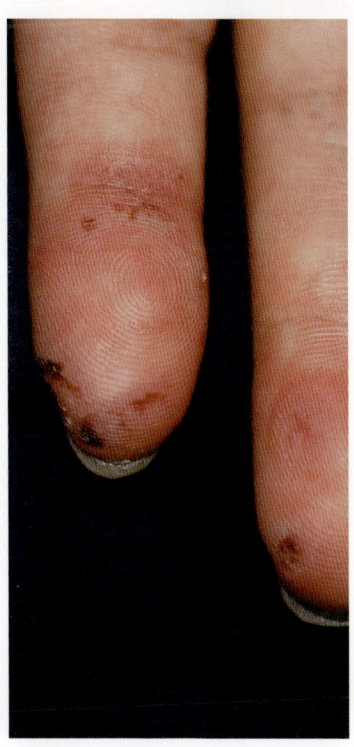

皮膚潰瘍　　　　凍瘡状エリテマトーデス　　口腔内潰瘍

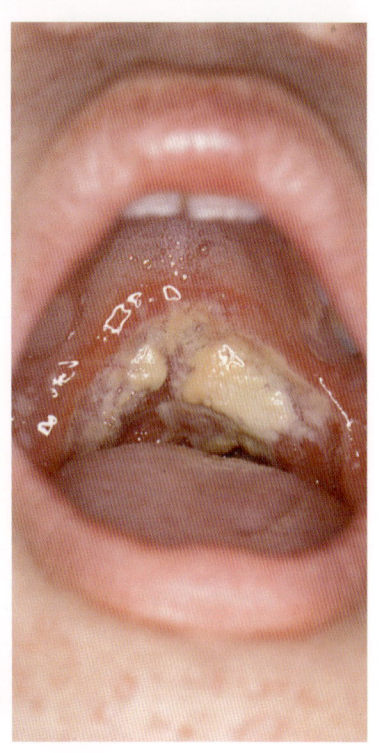

06 膠原病および類縁疾患

円板状エリテマトーデス
discoid lupus erythematosus; DLE

エリテマトーデス

- 境界明瞭で落屑（らくせつ）や毛孔開大を伴う類円形の紅色局面が，単発ないし多発する
- 頸部より下にDLEが多発するものを汎発型DLEという
- SLE患者の約25％にDLEの皮疹が生じる
- DLEの皮疹のみで他臓器病変を伴わない症例のほうがはるかに多い

潰瘍を形成することもあり，露光部や粘膜に好発する．頭部に生じると不可逆性の瘢痕性脱毛になる．
DLE患者の大部分は他臓器病変を伴わず，一般検査所見も正常であるが，一部の患者ではSLEに移行，合併する場合がある．
日光曝露により増悪するため遮光を指導する．
ステロイド外用，タクロリムス外用などを行うが難治性．DLEを慢性に繰り返すことで有棘（ゆうきょく）細胞癌を生じることがある．

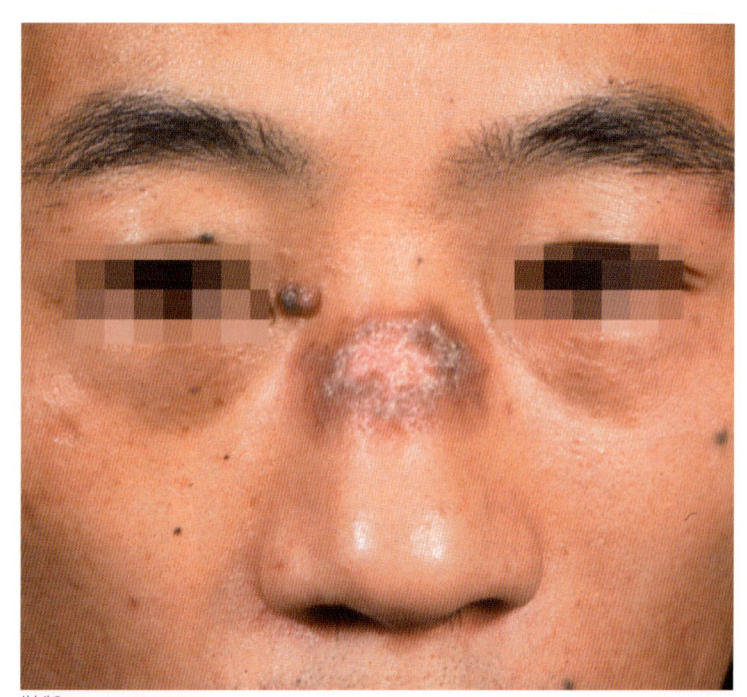

鱗屑（りんせつ）を伴う紅色局面

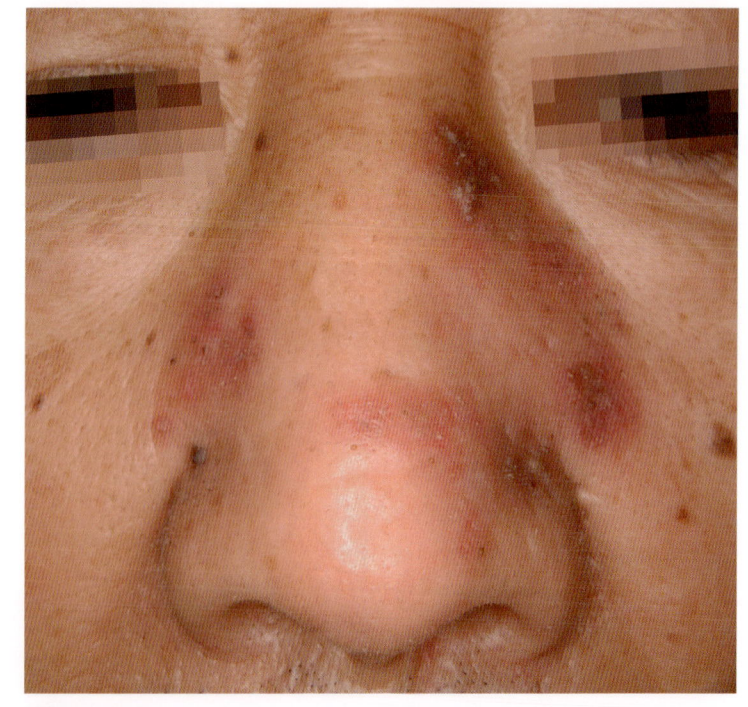

暗紅色の紅斑

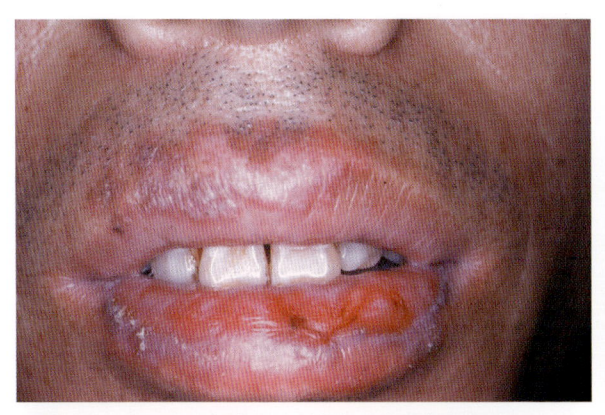

口唇に生じた DLE. 紅斑および紫色の皮疹を呈する

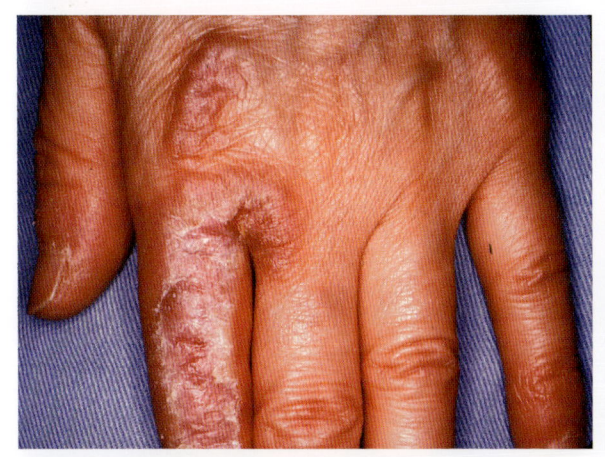

左手背および指背の DLE

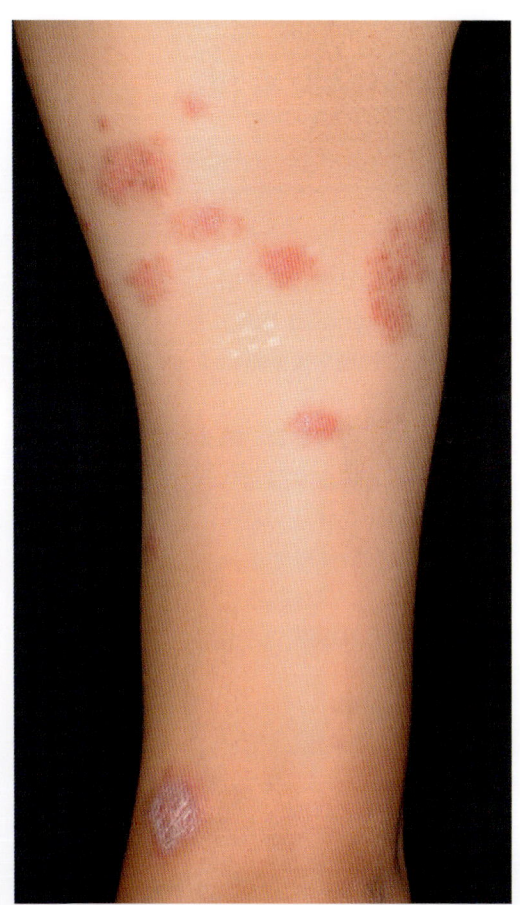

汎発型 DLE

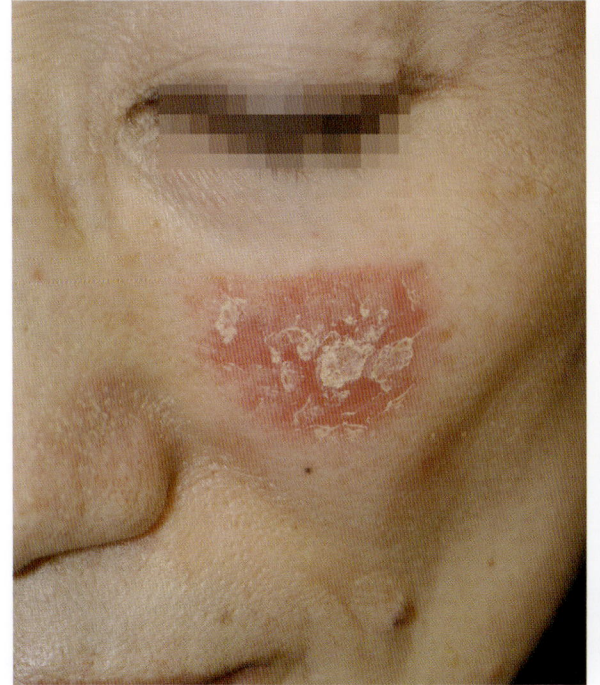

紅色局面. 粗大な鱗屑を付着する

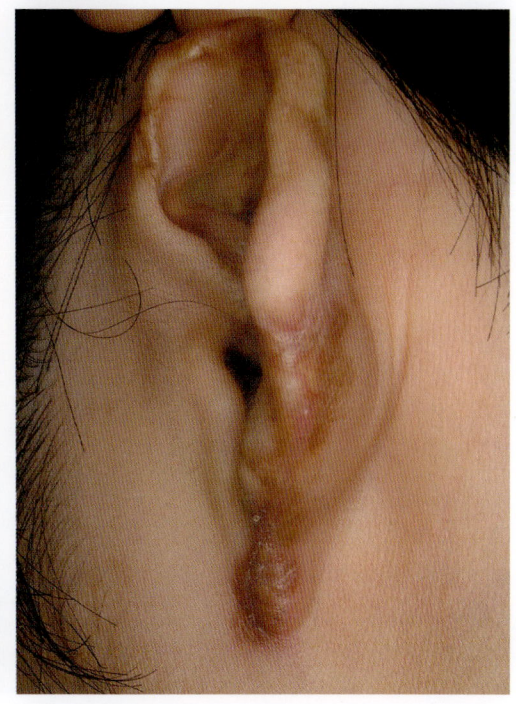

耳介の瘢痕性病変

全身性強皮症
systemic sclerosis; SSc

強皮症　同義語　進行性全身性強皮症（progressive systemic sclerosis; PSS）

- 四肢末端より生じる皮膚硬化とRaynaud現象，舌小帯の短縮や仮面様顔貌が特徴的
- 食道狭窄，強皮症腎，肺線維症などの全身臓器や血管の硬化を伴う
- 抗Scl-70抗体陽性，抗セントロメア抗体陽性
- 治療は血管拡張薬やステロイドなど

30〜50歳代に好発し，女性に多い．Raynaud現象および関節痛で初発し，冬季に増悪することを繰り返しながら次第に末端（指趾や顔面）から近位へ硬化していく．数年〜数十年をかけて浮腫期→硬化期→萎縮期の順に進行する．Raynaud現象をほぼ全例で認め，手指の皮膚硬化が進行すると伸展障害をきたす．指趾尖端は先細り循環不全により小潰瘍が形成され，治癒後には陥凹した瘢痕を残す．顔面は浮腫性硬化のため皺が消失し，開口障害のため口が小さくみえる．舌小帯短縮により舌が出しにくくなる．関節炎や食道蠕動運動低下，逆流性食道炎，肺線維症，肺高血圧症，心症状，腎症状なども併発する．

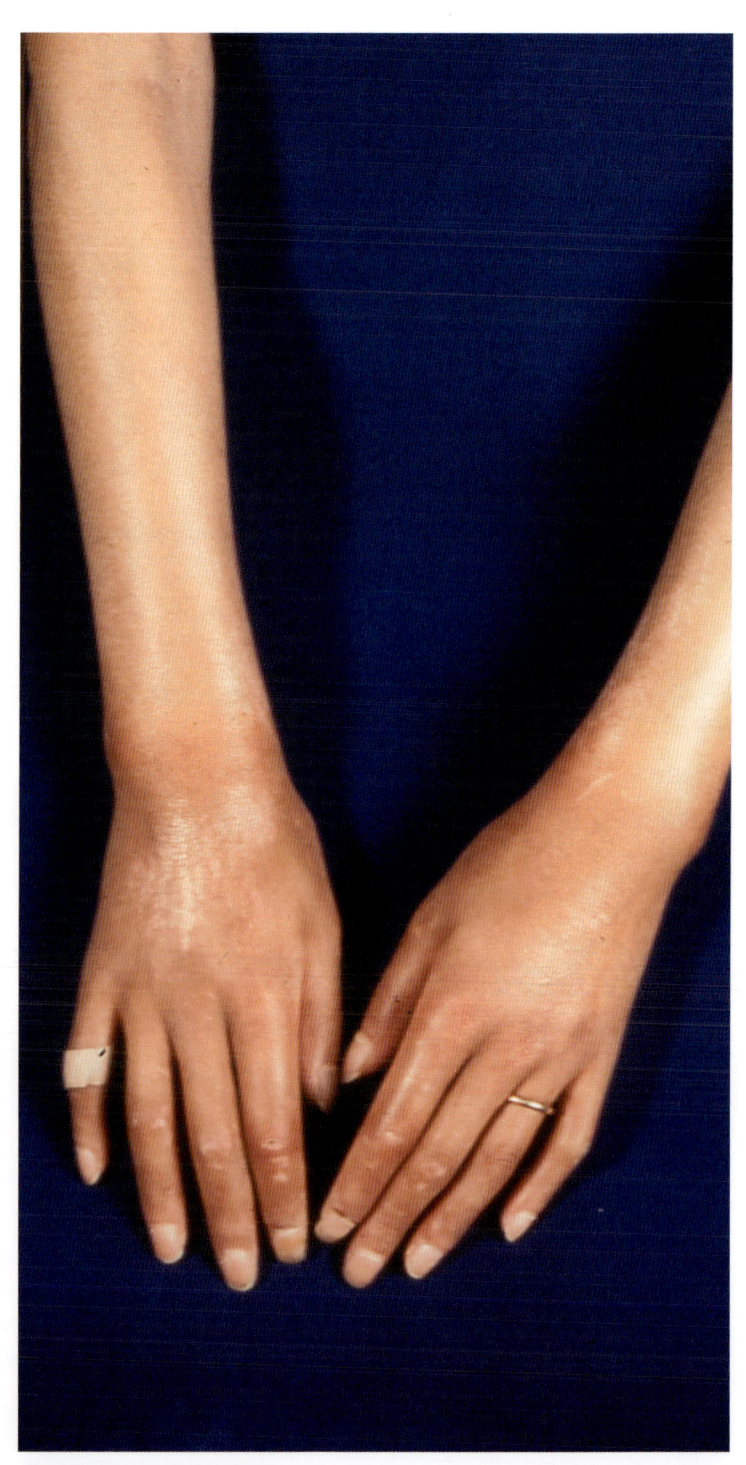

硬化期の光沢を帯びた皮膚

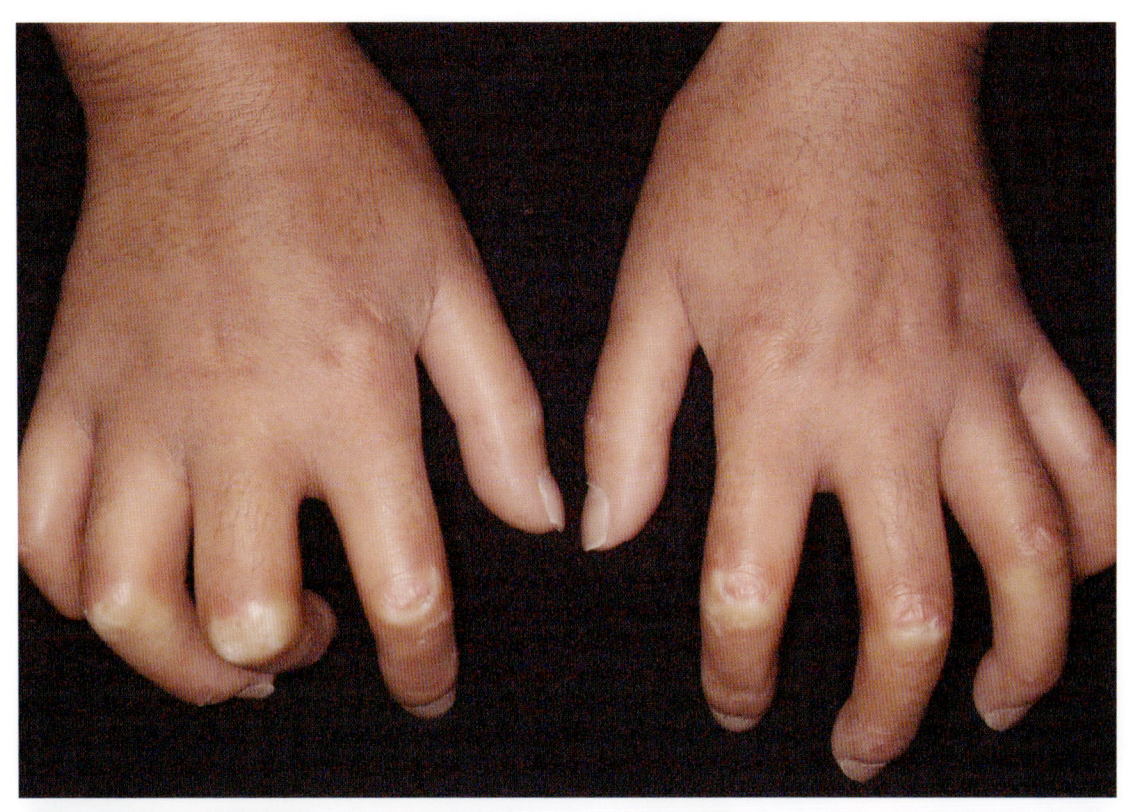

手指の皮膚硬化による伸展障害

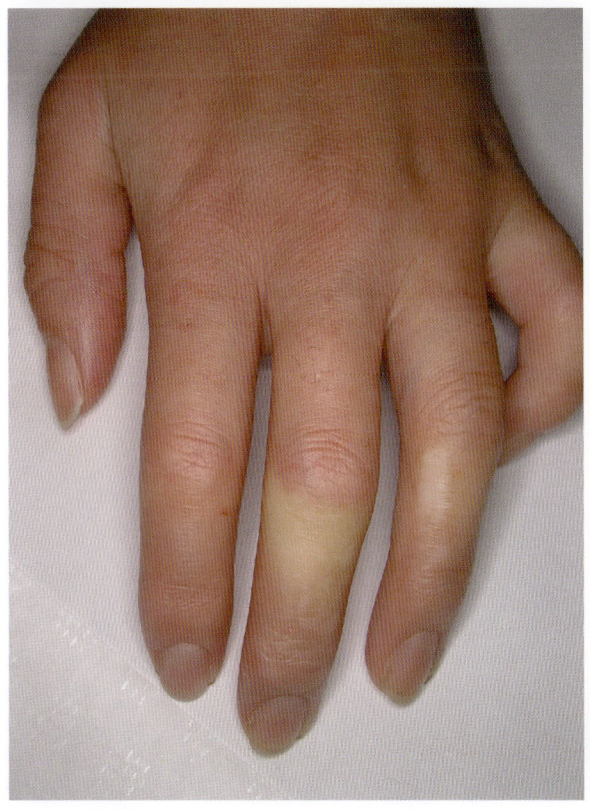

Raynaud現象

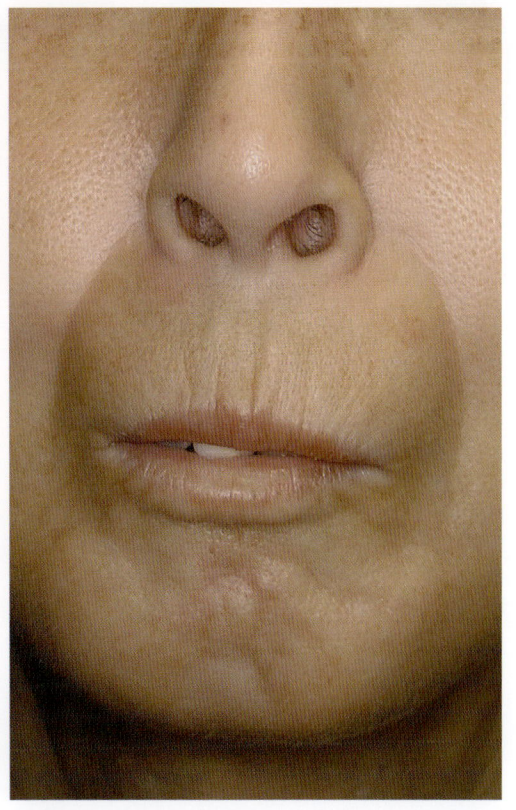

口囲の放射状の皺

06 膠原病および類縁疾患

限局性強皮症
localized scleroderma

強皮症　[同義語] モルフェア（morphea）

- 皮膚に限局して硬化をきたすものの総称．内臓病変を伴わない
- 原因不明であるが，外傷が誘因となる症例やボレリア感染が関与するという報告もある
- 初期病変や硬化局面にはステロイド局注および外用．重症例はステロイド内服を行うこともある

外観および経過から3病型に大別される．

モルフェア（斑状強皮症）：中年の体幹に好発する1〜30 cm前後の類円形の硬化病変．中心部は象牙色で光沢を有する．初期にはライラック輪と呼ばれる紫紅色の紅暈に取り囲まれる．皮下脂肪組織を中心とする深在性，水疱を伴う水疱性などの亜型がある．

多発性モルフェア：前述のモルフェアが出現，次第に拡大し，多発，融合する．関節痛やまれにRaynaud現象が発生．

線状強皮症（帯状強皮症）：小児に好発．モルフェアに類似した硬化病変が通常は片側に，線状ないし帯状に生じる．ライラック輪はほとんどみられない．前頭部に生じたものは剣創状強皮症と呼ばれ，頭皮部に及んで脱毛を生じ，ときに顔面片側萎縮症を伴う．

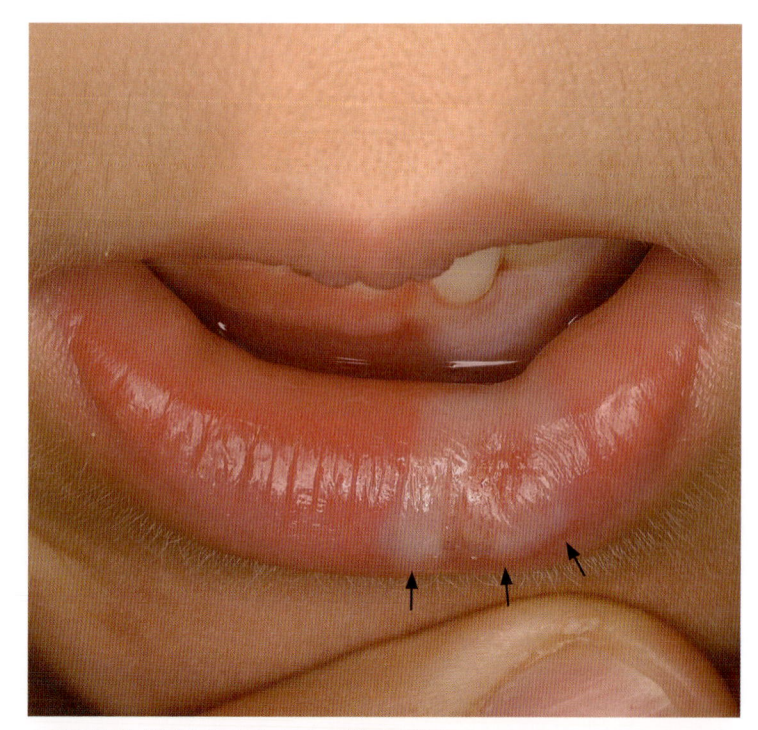

口唇の線状（帯状）強皮症（→）．紫紅色局面

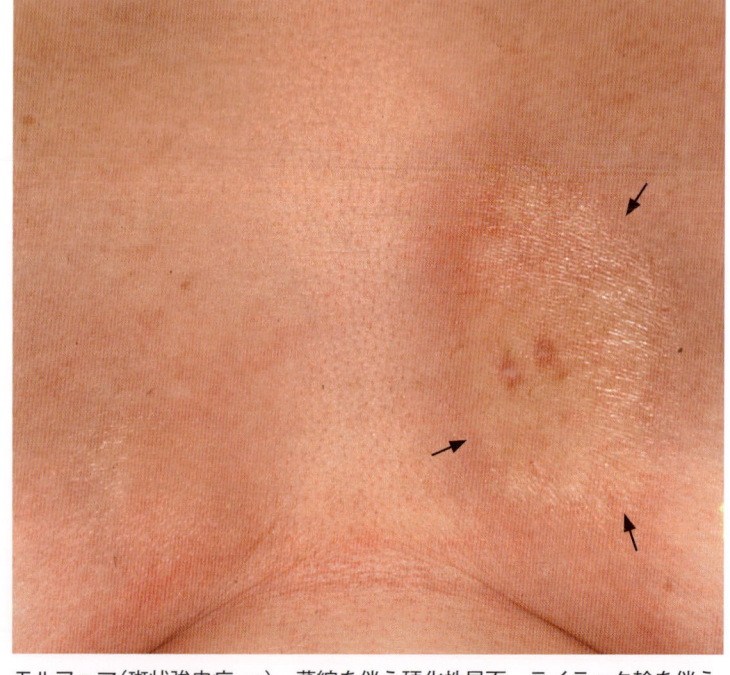

モルフェア（斑状強皮症，→）．萎縮を伴う硬化性局面．ライラック輪を伴う

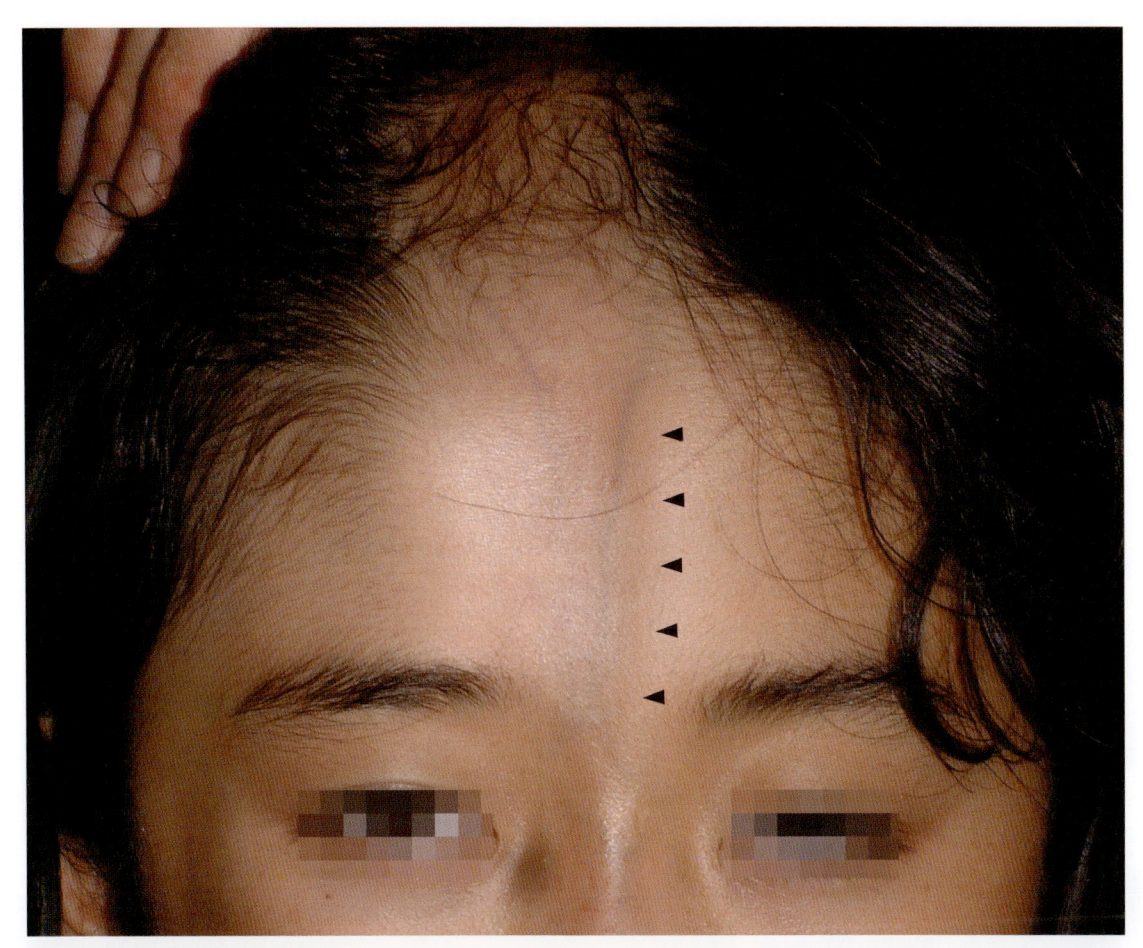

顔面片側萎縮症/剣創状強皮症（▶）

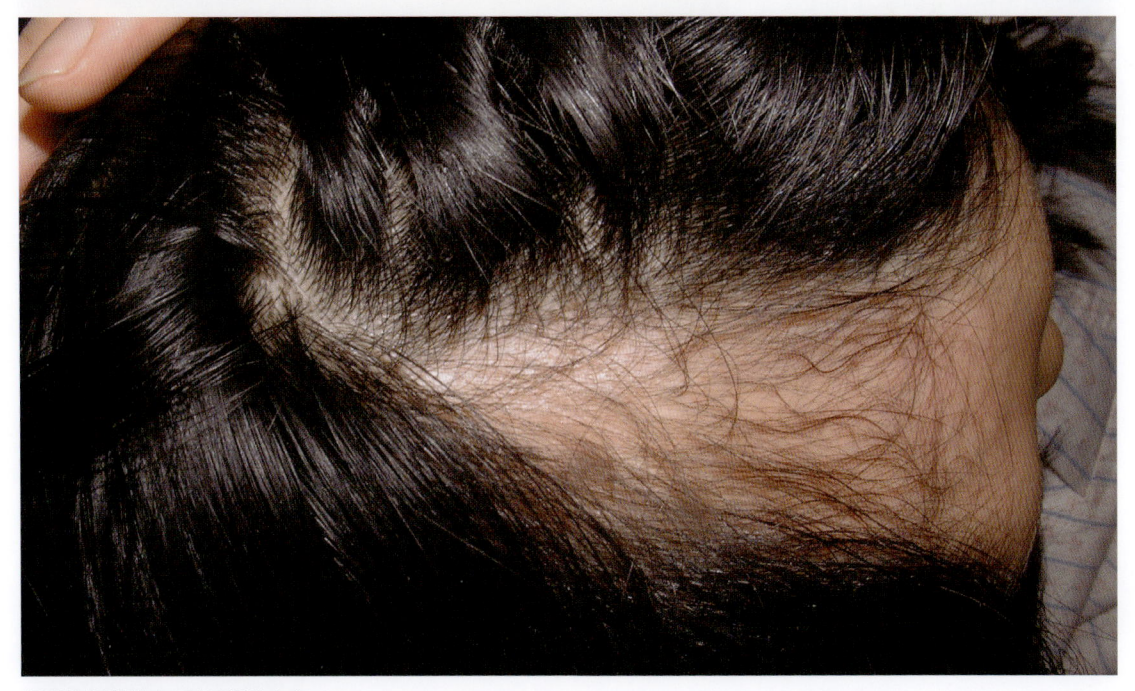

顔面片側萎縮症/剣創状強皮症

06 膠原病および類縁疾患

06 膠原病および類縁疾患

皮膚筋炎
dermatomyositis; DM

その他の膠原病

- ヘリオトロープ疹，多形皮膚萎縮，Gottron(ゴットロン)徴候，びまん性浮腫性紅斑，爪囲の毛細血管拡張などの特徴的な皮疹
- 近位筋から筋力低下が始まり，筋障害を反映してCPK高値，アルドラーゼ高値，尿中クレアチン高値となる．皮膚病変を認めないものは多発性筋炎という
- 内臓悪性腫瘍を高率に合併，間質性肺炎の急性増悪に注意
- 治療はステロイド内服

顔面とくに眼瞼，眼窩周囲の浮腫性紫紅色斑（ヘリオトロープ疹）と両指関節背面の落屑を伴う扁平隆起性丘疹（Gottron徴候）は診断的価値が大きい．
頬部や頭部では脂漏性皮膚炎様の紅斑が出現し，頸部から上胸部〜上背部に瘙痒(そうよう)の強いびまん性浮腫性紅斑が生じる．皮疹は経過とともに多形皮膚萎縮の状態を呈する．脂肪織炎や皮下石灰沈着を生じることもある．
小児では皮膚症状が筋症状に先行し，かつ皮膚症状が強い．頬部紅斑を呈し，臨床的にSLEに類似する．

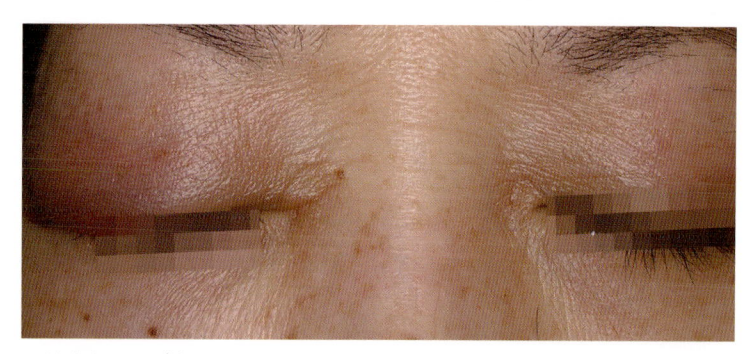

ヘリオトロープ疹

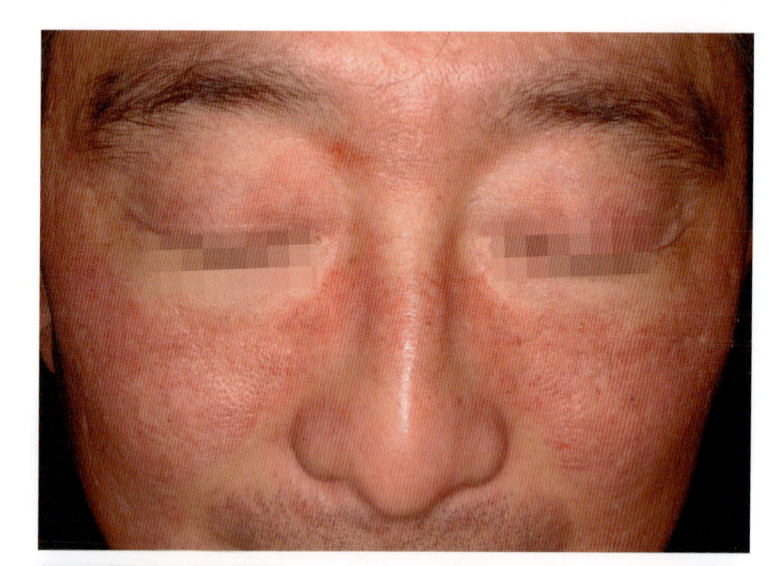

顔面の脂漏性皮膚炎様紅斑とヘリオトロープ疹

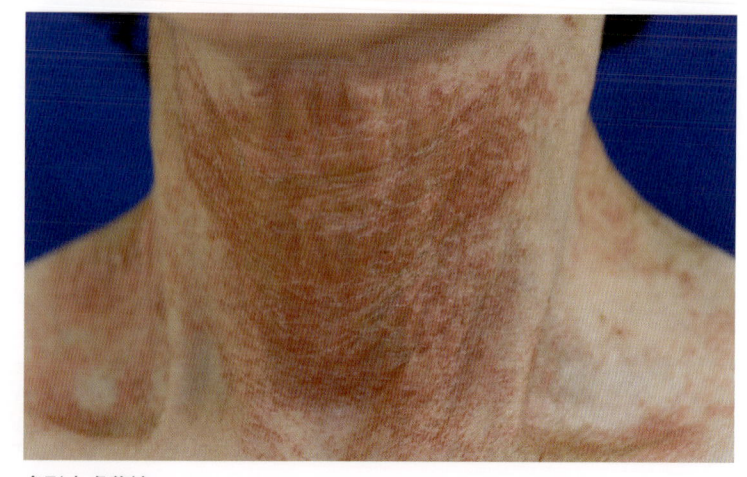

多形皮膚萎縮

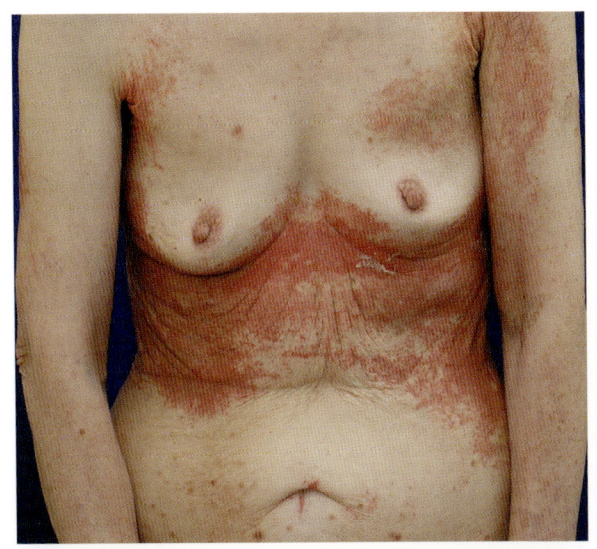

瘙痒を伴う紅斑

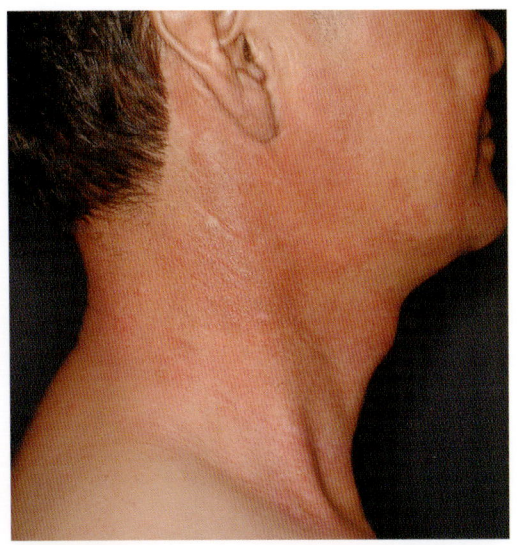

多形皮膚萎縮

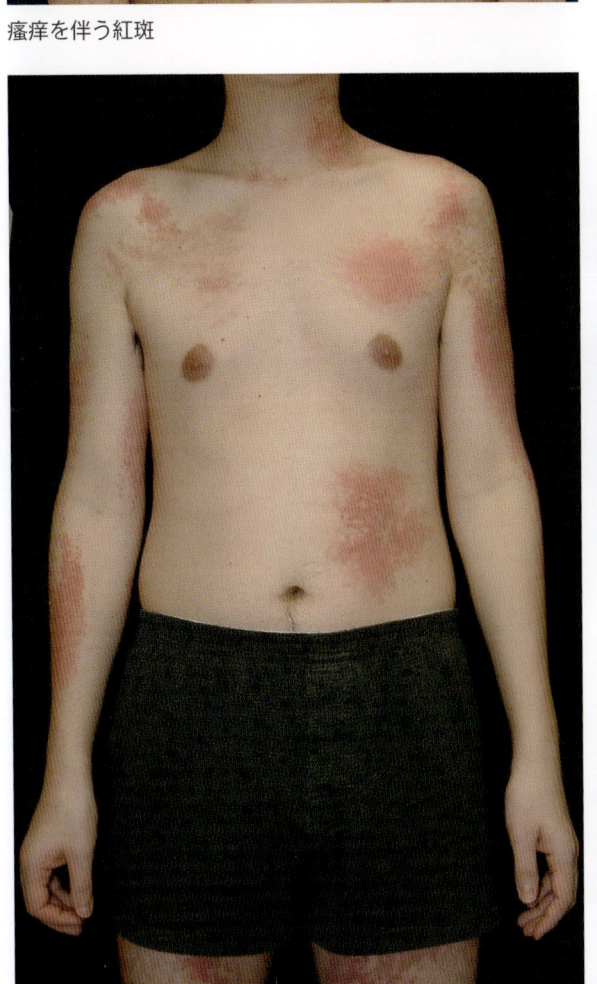

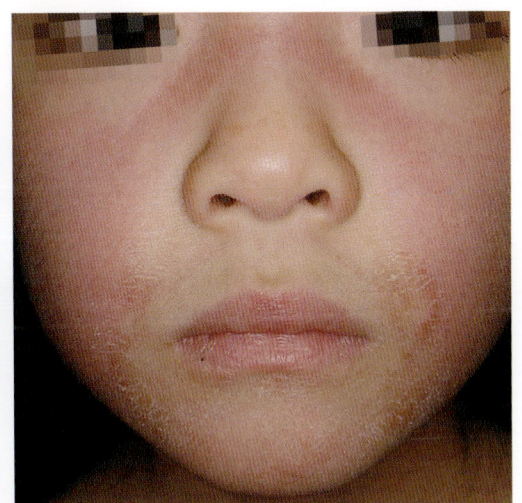

小児皮膚筋炎の頬部紅斑

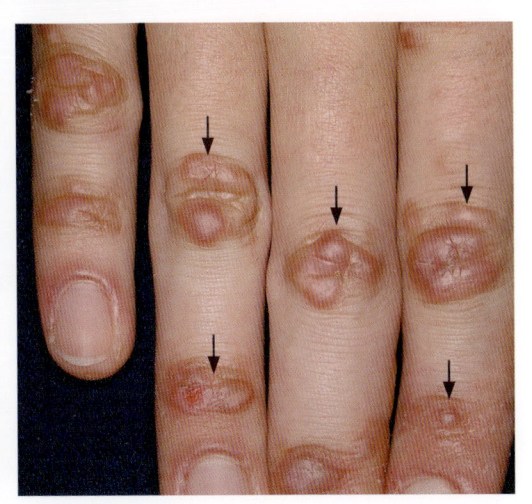

浮腫性紅斑

Gottron徴候（→）

06 膠原病および類縁疾患

抗リン脂質抗体症候群
antiphospholipid antibody syndrome; APS

その他の膠原病

- 下腿潰瘍，リベドなどの皮疹がみられる．習慣流産，虚血性心疾患，チアノーゼも特徴的で，SLEに合併しやすい
- 全身の動静脈に血栓塞栓症を生じ，その原因はリン脂質と血漿蛋白の複合体に対する自己抗体である
- 治療は，血栓症がある場合には，ヘパリン，ワルファリンなどの抗凝固療法．また，再発予防に関しては，流産の予防としてアスピリン少量療法，さらにステロイドの併用が有効

皮膚の動静脈に血栓塞栓症を生じる．静脈の変化によりリベドや血栓性静脈炎，下腿潰瘍が，動脈の障害により皮下結節や指尖潰瘍，壊疽などがみられる．
皮膚症状以外では，肺塞栓，一過性脳虚血発作，脳梗塞，Budd-Chiari（バッド キアリ）症候群，心筋梗塞などを生じうる．
検査ではAPTTは延長するがPTは正常である．"抗リン脂質抗体"は総称であり，具体的には抗カルジオリピン抗体やループスアンチコアグラントなどである．

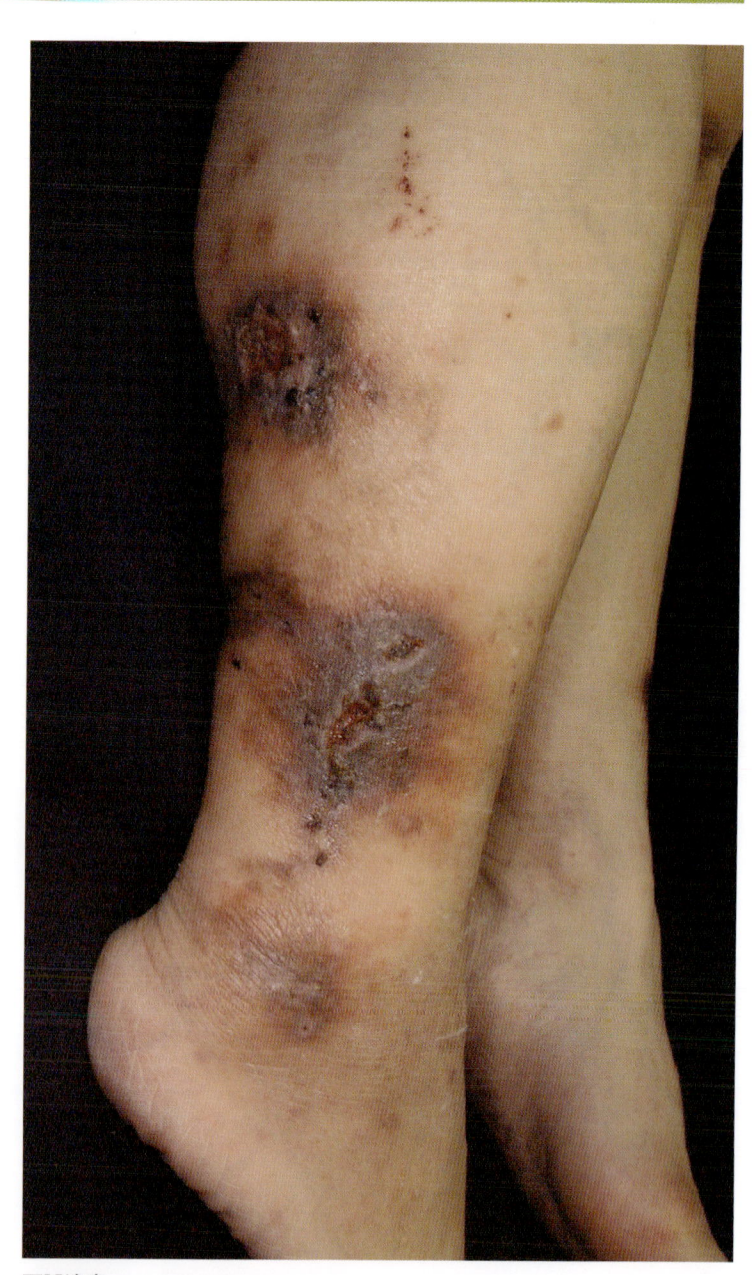

下腿潰瘍

Sjögren症候群
Sjögren syndrome

その他の膠原病　類義語　乾燥症候群（sicca syndrome）

- 環状紅斑と四肢の紫斑が特徴的
- 口腔内乾燥感，乾燥性角結膜炎，遠位尿細管性アシドーシスなど．齲歯の発生も多い
- 唾液腺，涙腺など外分泌腺への自己免疫疾患．原因不明．原発性と続発性がある
- 抗SS-A抗体陽性，抗SS-B抗体陽性
- 合併症としてSLEや関節リウマチなどの膠原病，橋本病やB細胞リンパ腫

30～50歳代で好発し，男女比は1：9．環状紅斑は顔面に多く1～5cm大で境界明瞭，淡紅色から紫紅色で辺縁が浮腫性に隆起した円形～弓形で単発ないし多発．下肢を中心に色素沈着を伴う点状出血，斑状出血，リベドが出現，年単位で繰り返す．血管炎症状として浸潤性紫斑，潰瘍などをみることもある．
唾液や涙液の分泌低下による結膜乾燥や口腔内乾燥感のほか，間質性肺炎，腎病変，関節痛，発熱，倦怠感，抑うつなどを伴う．
他の膠原病との合併がなければ原発性Sjögren症候群（乾燥症候群），合併すれば続発性Sjögren症候群として区別．

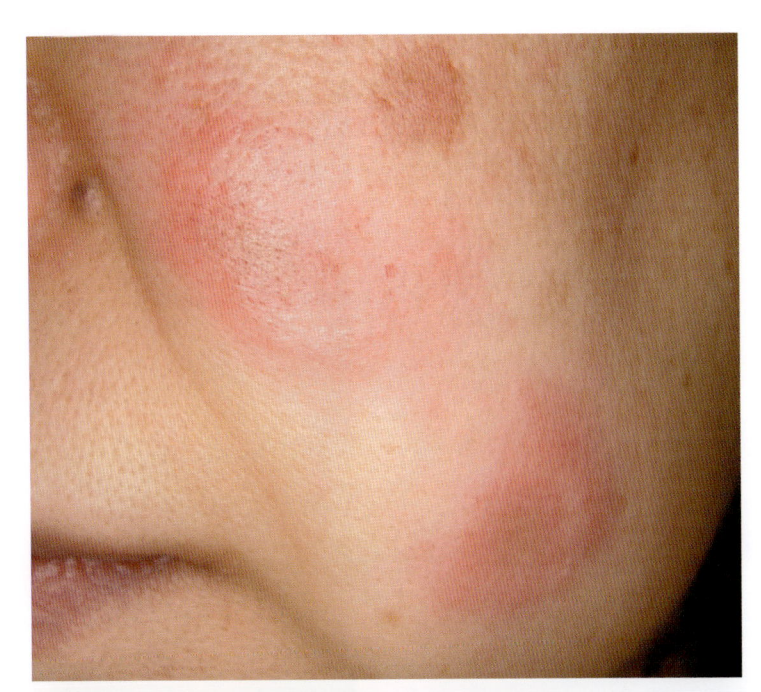

環状紅斑

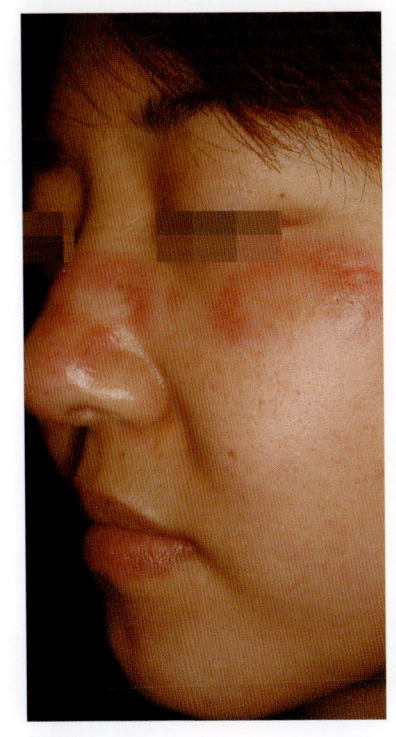

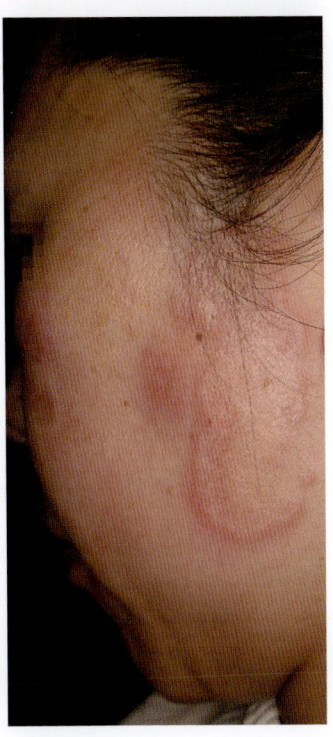

紅斑

弧状の紅斑

06 膠原病および類縁疾患

関節リウマチ
rheumatoid arthritis; RA

その他の膠原病

- 多関節の疼痛および腫脹をきたす膠原病の一つ
- リウマトイド結節と血管炎に伴う皮膚病変が特徴的
- 関節滑膜の慢性炎症と滑膜増殖による関節軟骨と骨の破壊

皮膚病変として，リウマトイド結節と血管炎（リウマチ性血管炎）に伴う下腿潰瘍などが特徴的である．

大きさ0.5～数cmの無痛性の硬い皮下結節であるリウマトイド結節は全患者の20～25％にみられ，圧迫を受けやすい部位（前腕伸側，後頭部，膝，殿部など）に好発し，1～2か月で自然消退する．また，リウマチ性血管炎に伴って，指尖部潰瘍，壊疽，紫斑，水疱，潰瘍，リベドなどがみられる．

関節炎（滑膜炎）は近位指節間関節などが対称性に侵される．最終的には関節の破壊，脱臼をきたし，手指では特徴的なスワンネック変形，ボタン穴変形，尺側偏位などを呈する．

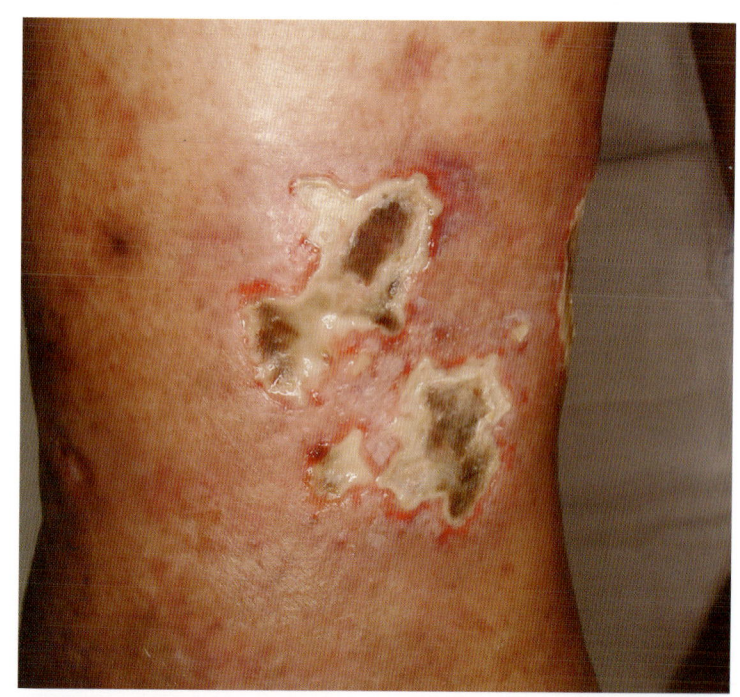

リウマチ性血管炎に伴う下腿潰瘍

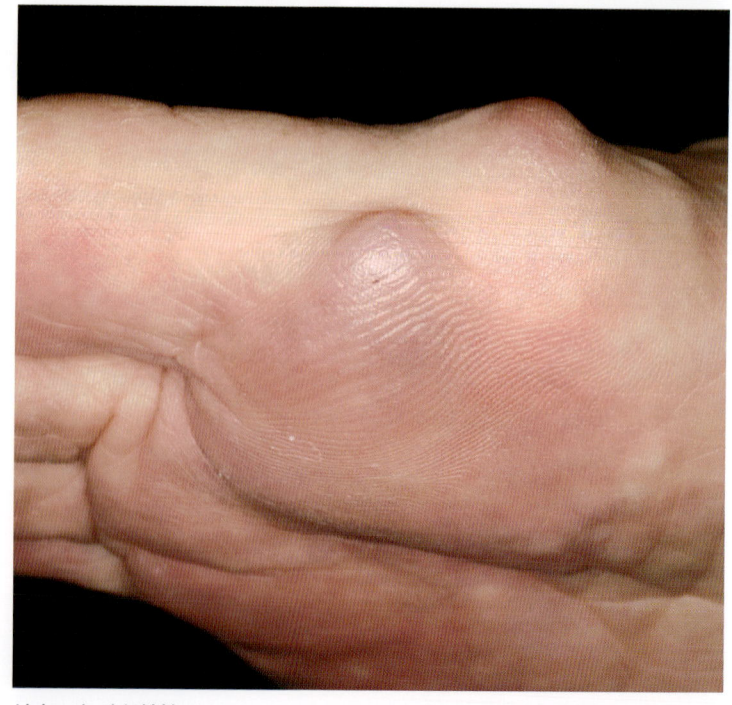

リウマトイド結節

07 物理化学的皮膚障害・光線性皮膚疾患

褥瘡（じょくそう）
pressure ulcer, decubitus

物理化学的皮膚障害

- 圧迫による血流障害のため，皮膚圧迫部に紅斑，浮腫，硬結，壊死が生じ，やがて潰瘍となる
- 仙骨部，坐骨結節，足関節部などに好発し，潰瘍は深いものでは骨に達する
- 潰瘍の辺縁は侵食性であり，病巣は外観よりも大きい場合が多い
- 潰瘍底は湿潤し，壊死組織や膿苔（のうたい）で覆われる．嫌気性菌などによる二次感染を起こすと敗血症に至る場合もある

褥瘡は活動性の低下（寝たきりや脊髄損傷など）や知覚障害，低栄養状態など種々の要因が重なって生じると考えられている．
看護ケア介入の際には，褥瘡のリスク因子を客観的に評価できるブレーデンスケールなどが用いられている．病変の重症度評価スケールとしてDESIGN-Rがある．
予防が重要であるが，発症後の治療は圧迫の除去，軽減が大原則となる．個々病変の状態に応じて創傷治癒に適した環境をつくることを意識し，局所洗浄のうえ，皮膚潰瘍治療薬や抗菌薬含有軟膏，創傷被覆材，デブリードマンを適宜使い分ける．

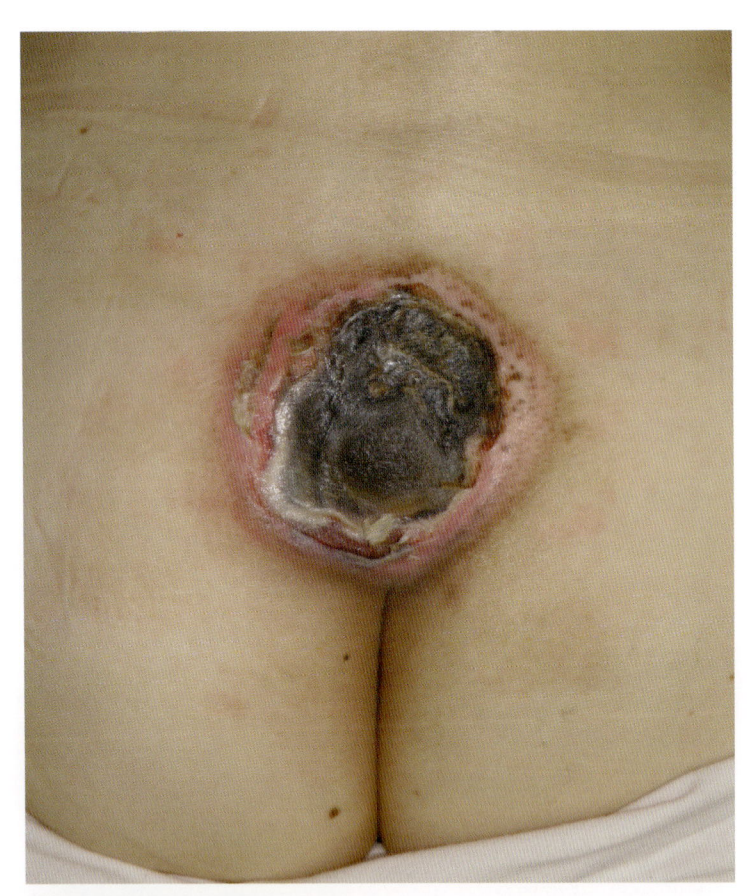

黒色壊死組織を伴う潰瘍

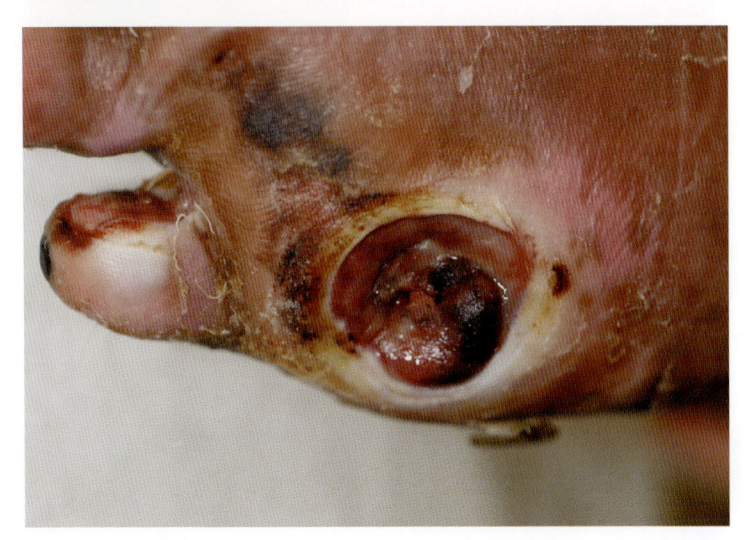

皮膚圧迫部の潰瘍

07 物理化学的皮膚障害・光線性皮膚疾患

熱傷
burn

物理化学的皮膚障害

- 高温による皮膚組織の障害．深度からⅠ度，Ⅱ度，Ⅲ度に分類
- 治療は冷却が基本．重症熱傷では全身管理や減張切開
- 熱傷時の初期輸液は乳酸加リンゲル液を用い，受傷面積に応じて輸液量を調節

Ⅰ度熱傷（表皮熱傷）：有痛性の紅斑および浮腫のみで，3～4日で瘢痕を残さず治癒する．ステロイド外用薬を使用．

Ⅱ度熱傷（真皮熱傷）：最初は灼熱感の強い紅斑であるが，数時間以内にびらんや緊満性の水疱を形成する．深度から浅達性と深達性に分類され，浅達性は2～3週間で瘢痕を残さず治癒，深達性は3～4週間を要し瘢痕を残して治癒する．感染の予防が重要．

Ⅲ度熱傷（皮下熱傷）：皮膚全層，あるいはそれ以上の深度で損傷をきたしたもの．植皮術が必要となる．

熱傷範囲が小児でⅡ度10％，成人でⅡ度15％を越えた場合には，輸液など全身管理の適応となる．

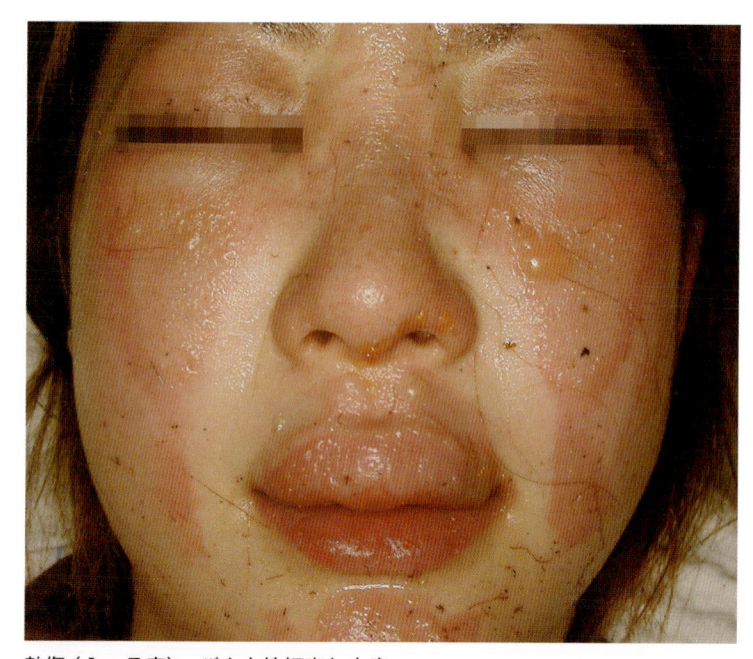

熱傷（Ⅰ～Ⅱ度）．びまん性紅斑と水疱

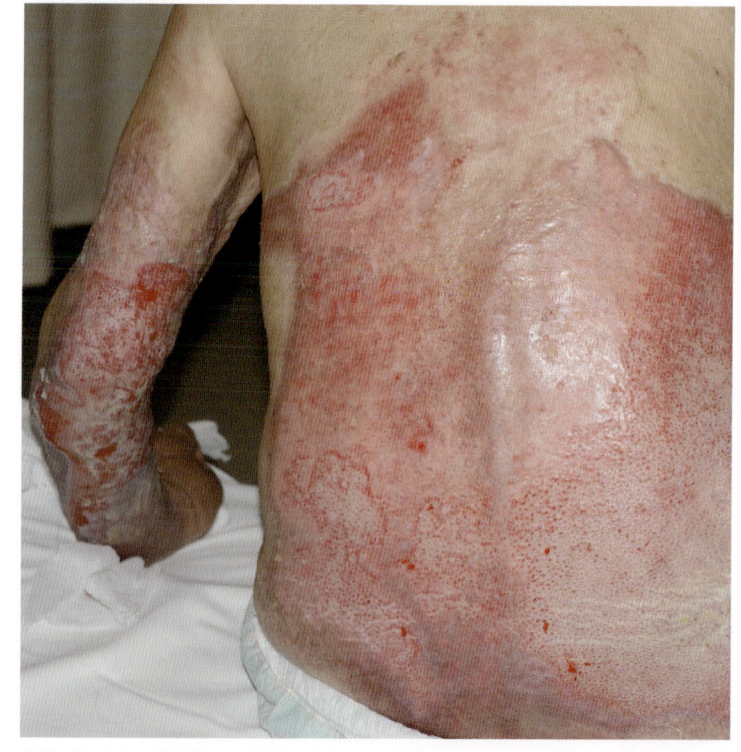

熱傷（Ⅱ度）．鮮紅色の紅斑とびらん

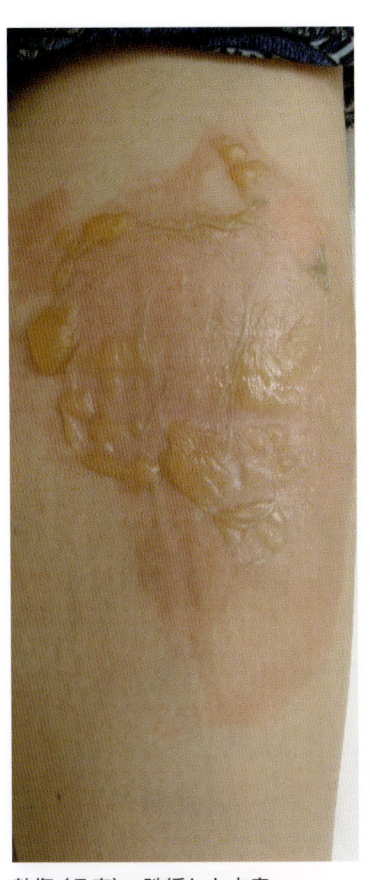

熱傷（Ⅱ度）．弛緩した水疱

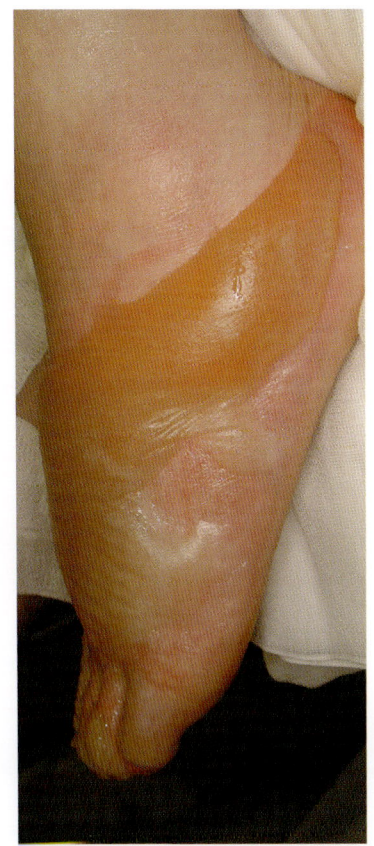

熱傷（Ⅱ度）．巨大な水疱

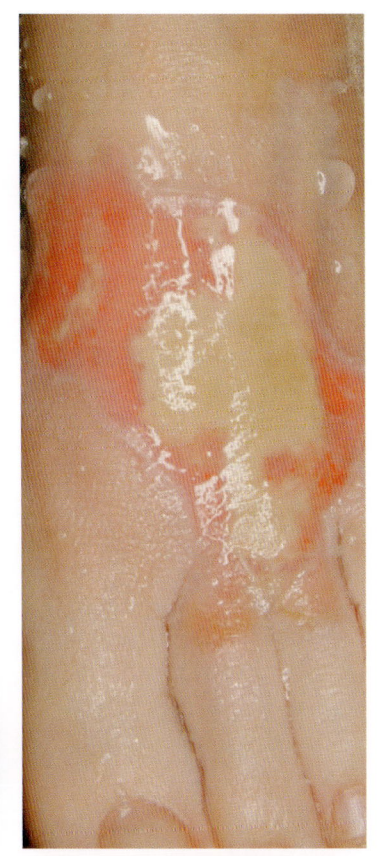

熱傷（Ⅲ度）．白色調の壊死

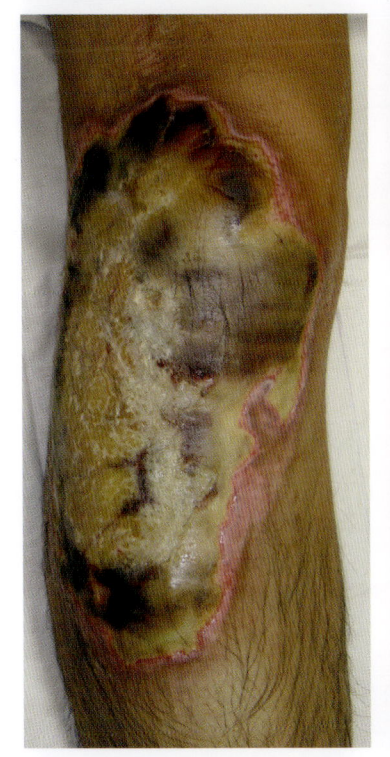

熱傷（Ⅲ度）．壊死組織が厚く付着

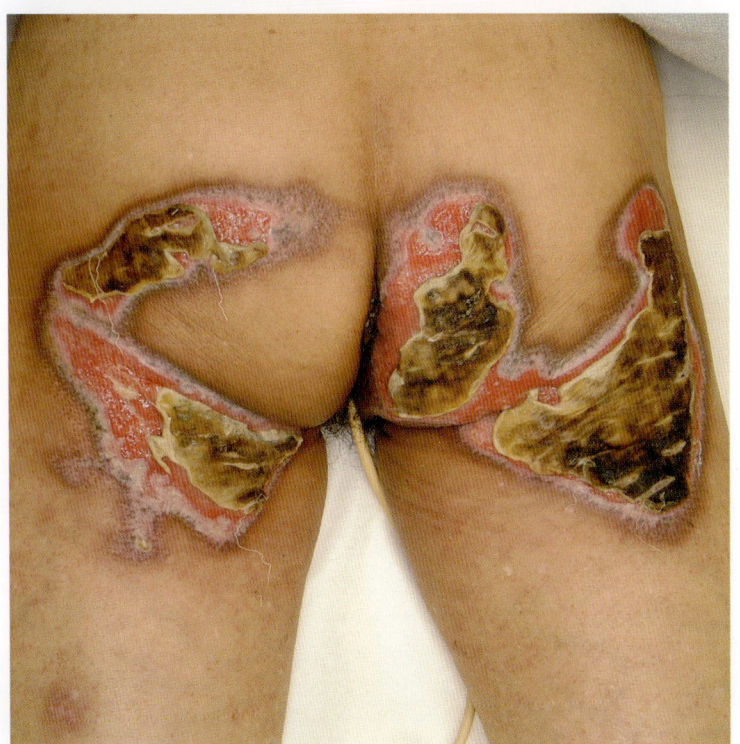

熱傷（Ⅲ度）．黒色壊死組織を伴う

07 物理化学的皮膚障害・光線性皮膚疾患

凍瘡／凍傷
chilblains, pernio／frostbite

物理化学的皮膚障害

- 寒冷に曝露することで発生する皮膚障害
- 凍瘡は局所の血管収縮で生じる浮腫，多形紅斑様の皮疹で，疼痛や瘙痒を伴う
- 凍傷は組織が凍結することで生じる病態．軽症では知覚鈍麻を伴い，蒼白から紫紅色を呈する
- 寒冷の回避が基本である．凍傷では急に温めず，徐々に温めることが重要

凍瘡はいわゆる"しもやけ"で，学童に好発し，寒冷曝露により発症する．好発部位は四肢末端，ついで耳介，頬．限局性の疼痛や瘙痒を伴う鮮紅色から紫紅色の浮腫性紅斑で，ときに水疱，潰瘍を伴う．治療はビタミンEの外用および内服，ステロイド外用，血管拡張薬内服など．
凍傷は，わずか数秒の寒冷曝露によって発生することがあり，指趾や耳，鼻に好発する．皮膚は蒼白から紫紅色になり，知覚鈍麻を伴う．高度になると水疱形成，壊死潰瘍，ミイラ化をきたす．重症度の評価には熱傷に準じた深度分類を用いる．

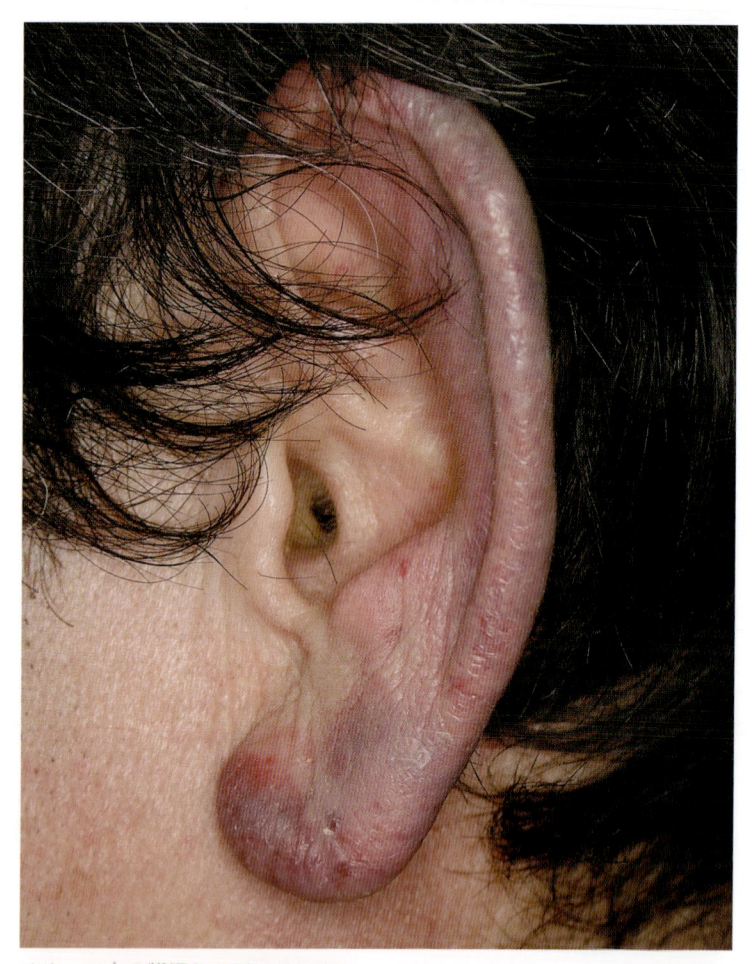

凍瘡．耳介の紫紅色の浮腫性紅斑

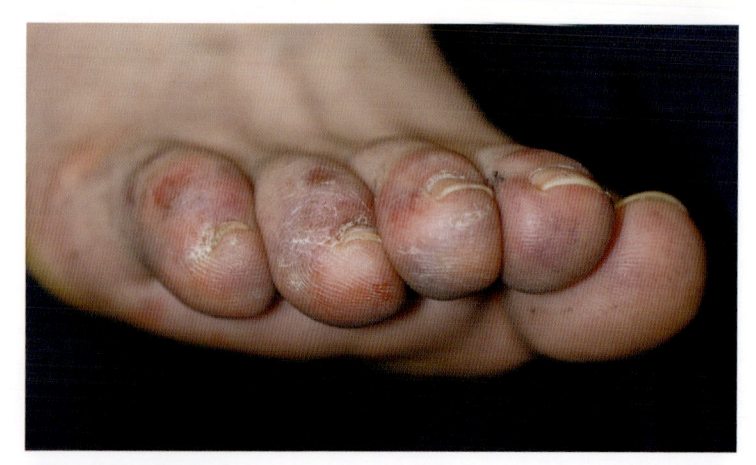

凍瘡．足趾の紫紅色斑

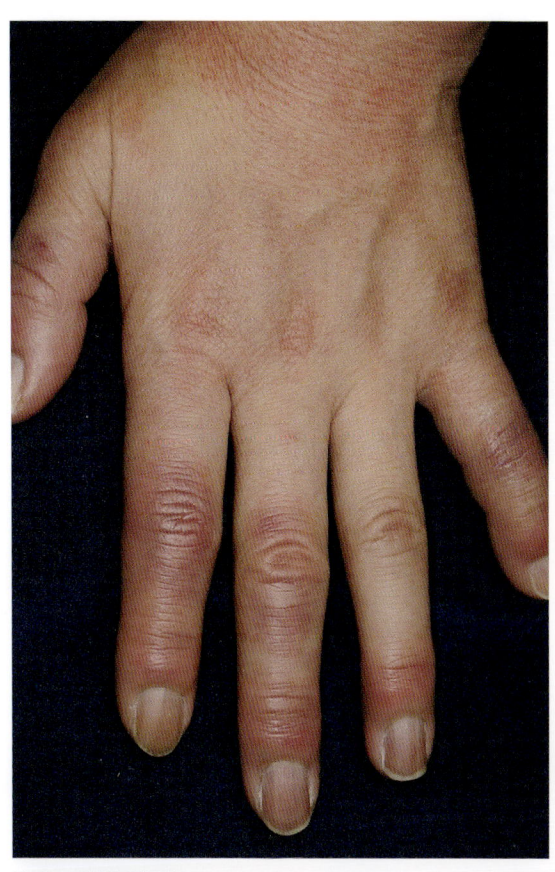

凍瘡．手指の紅斑

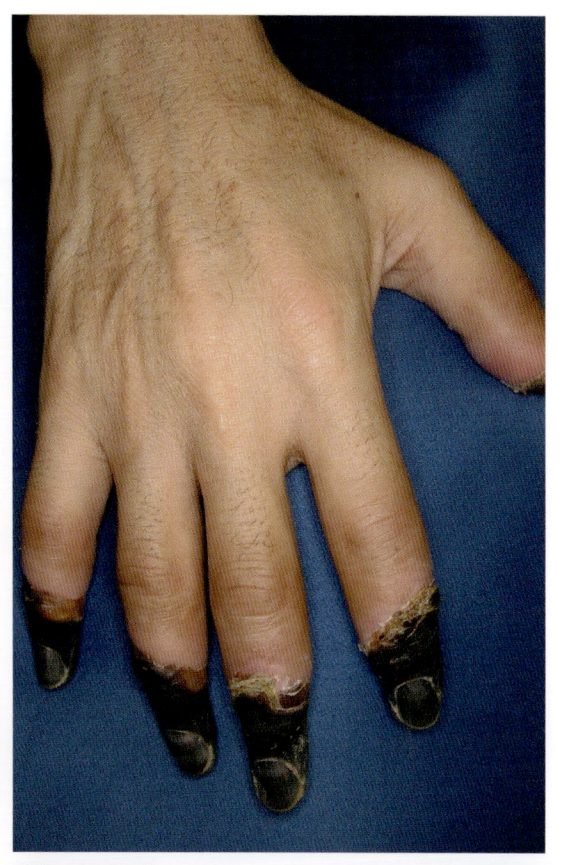

凍傷．ミイラ化

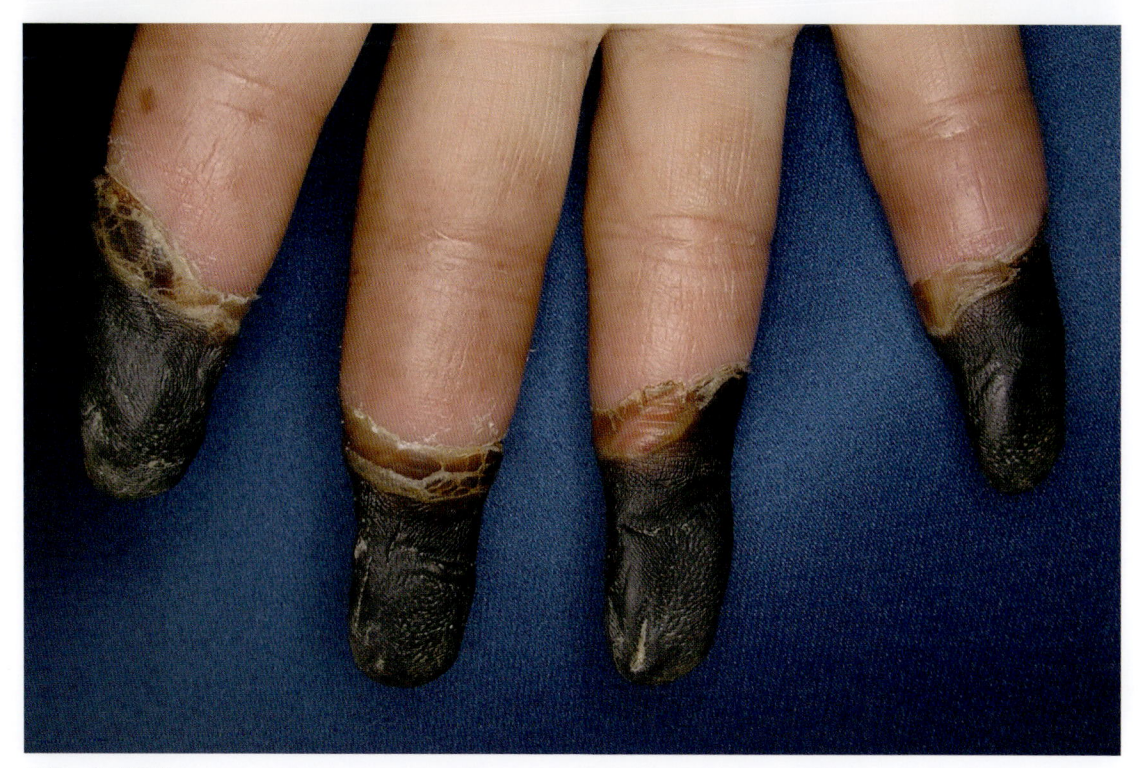

凍傷．ミイラ化

07 物理化学的皮膚障害・光線性皮膚疾患

07 物理化学的皮膚障害・光線性皮膚疾患

日光皮膚炎
solar dermatitis

光線性皮膚疾患　**同義語** 日焼け (sunburn)

- 日光曝露の数時間後に紅斑が生じ，次第に浮腫状となる
- 過度の日光曝露（主としてUVB）が原因であり，水疱を形成することもある
- 発症後12～24時間をピークとして軽快し，数日で落屑（らくせつ）や色素沈着，ときには色素脱失を残して治癒する
- 治療には冷湿布やステロイド外用薬を用い，水疱を生じた際は第Ⅱ度熱傷治療に準じる

予防にはサンスクリーンの塗布を行う．
病理所見では，sunburn cell（角化細胞のアポトーシスによる）の出現，真皮血管周囲の浮腫，炎症細胞浸潤，壊死，表皮下水疱などをみる．

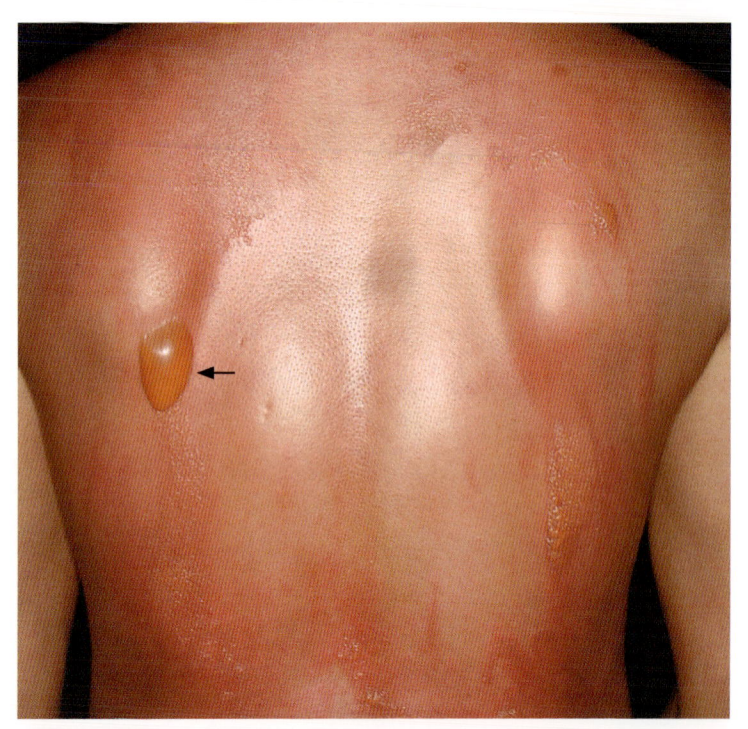

びまん性紅斑，水疱（→）

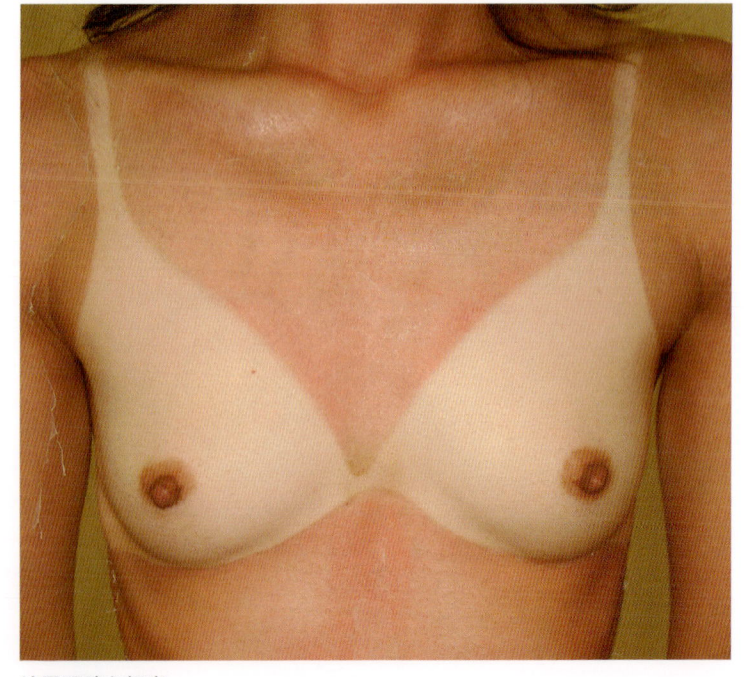

境界明瞭な紅斑

光線過敏症
photosensitivity

光線性皮膚疾患　　同義語　光線過敏性皮膚症（photosensitive dermatosis）

- 日光（紫外線）曝露によって発生あるいは悪化する皮膚疾患の総称で，紅斑や漿液性丘疹などの日焼け様症状がみられる
- 外因性（薬剤など）と内因性（遺伝疾患である色素性乾皮症など）がある
- 外因性で発症する機序は，免疫学的機序を介するもの（光アレルギー性皮膚炎）と薬剤の直接作用によるもの（光毒性皮膚炎）とに大別される

光アレルギー性皮膚炎は，薬物摂取後，日光曝露によるアレルギー反応で生じる．日光曝露部位に紅斑や漿液性丘疹，浮腫，水疱，びらんを形成．原因薬剤はクロルプロマジン，サイアザイド薬，経口血糖降下薬など．診断には光パッチテスト，光内服試験が有用．光毒性皮膚炎は，一定量の薬剤と日光により，誰にでも生じうる．日焼け様症状が主．初回曝露（主にUVA）にて潜伏期なしで発症することが特徴的．原因薬剤はソラレン，コールタール，スパルフロキサシンなど．
外因性の光線過敏症の治療は接触皮膚炎に準じ，原因薬剤の摂取を避けて遮光を行う．

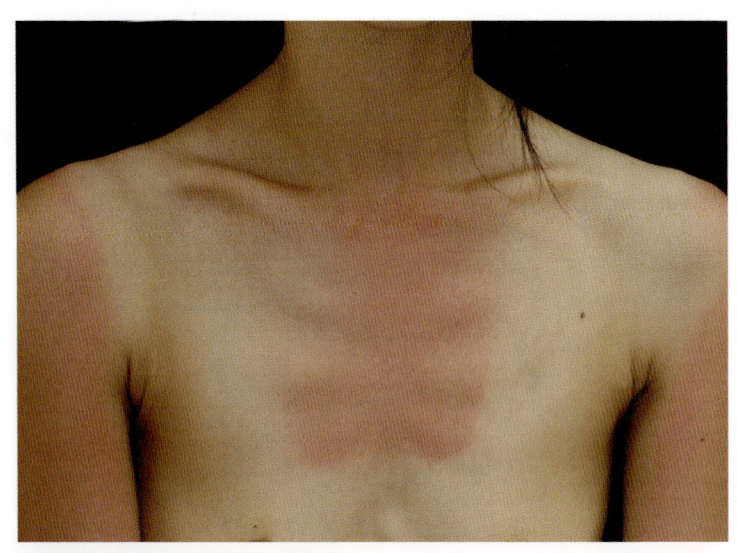

露光部の紅斑

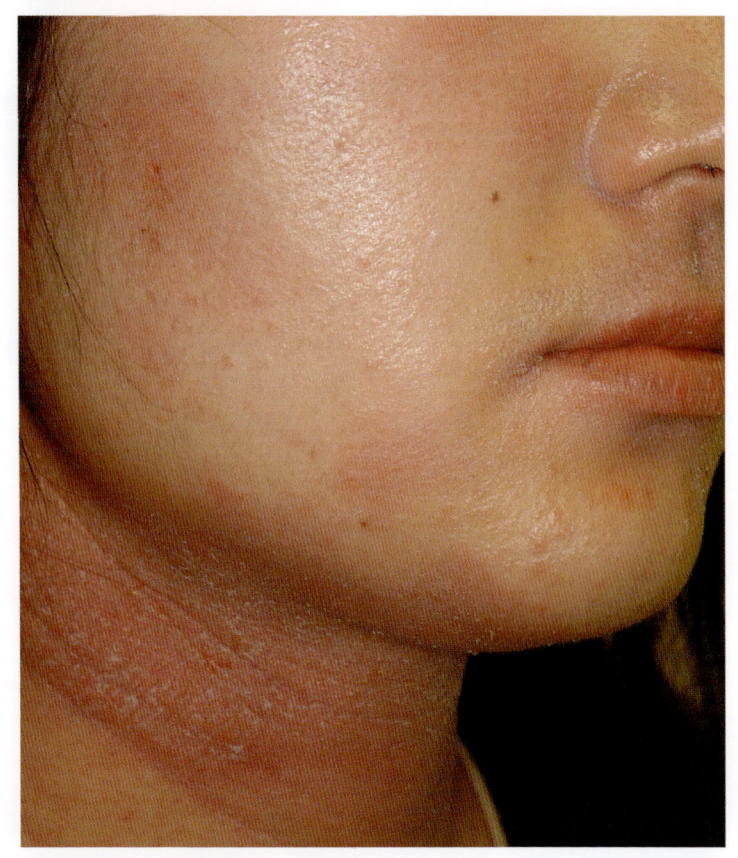

薬剤内服後，日光曝露によって生じた

慢性光線性皮膚炎
chronic actinic dermatitis; CAD

光線性皮膚疾患

- 顔面や項部，手背などの露出部に，慢性に経過する苔癬化局面を主体とした難治性の湿疹性病変が生じる．中年以上の男性に好発
- 紅皮症へ移行し，皮膚リンパ腫様の皮下結節や皮膚肥厚，獅子様顔貌にまで至る症例もある

UVB を照射して紅斑を生じる最少量を示す値である MED（minimal erythema dose；最少紅斑量）が著明に低下する．
UVB 反復照射によって湿疹様病変が出現する．
治療はタクロリムス外用が有効であり，徹底的な遮光が重要である．ステロイド外用も行われる．重症例ではステロイドや免疫抑制薬の内服が有効である．

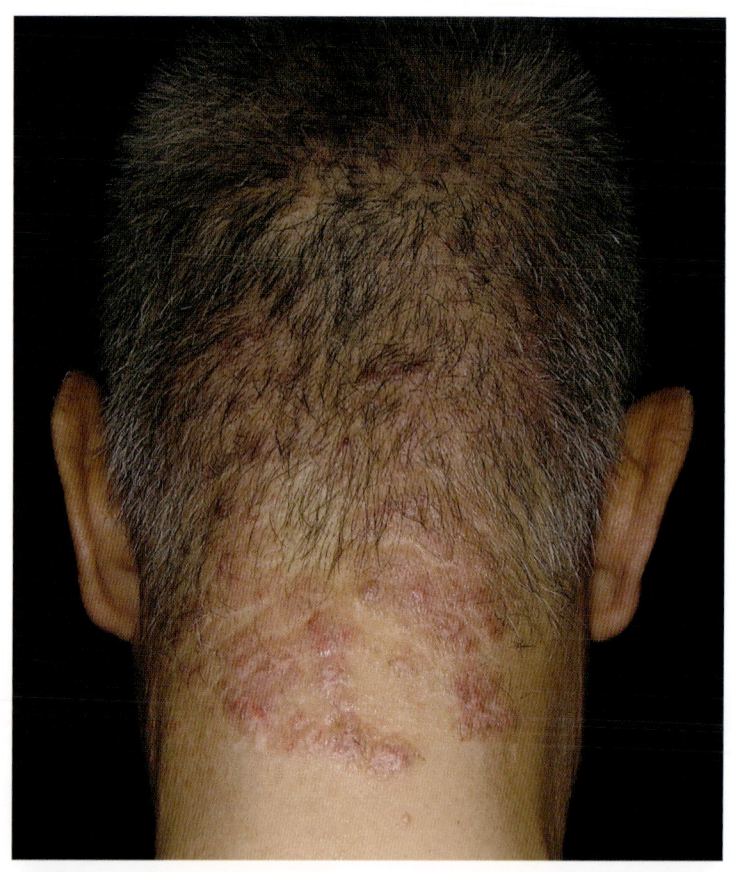

湿疹局面

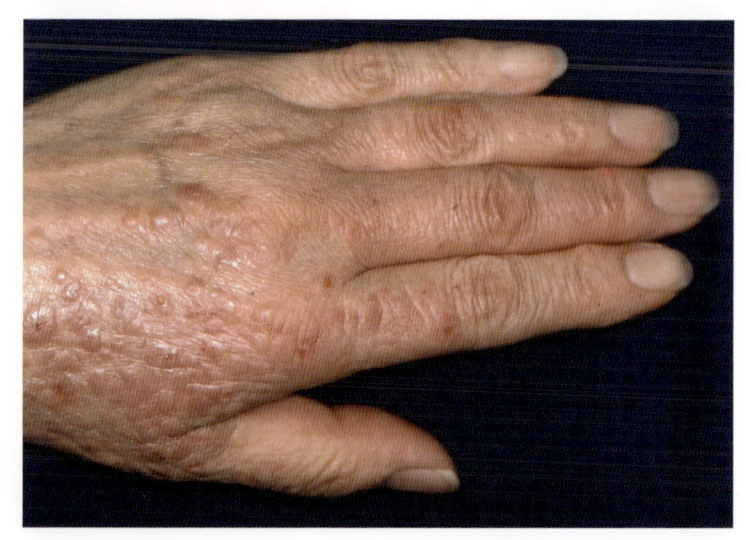

紅色丘疹〜結節

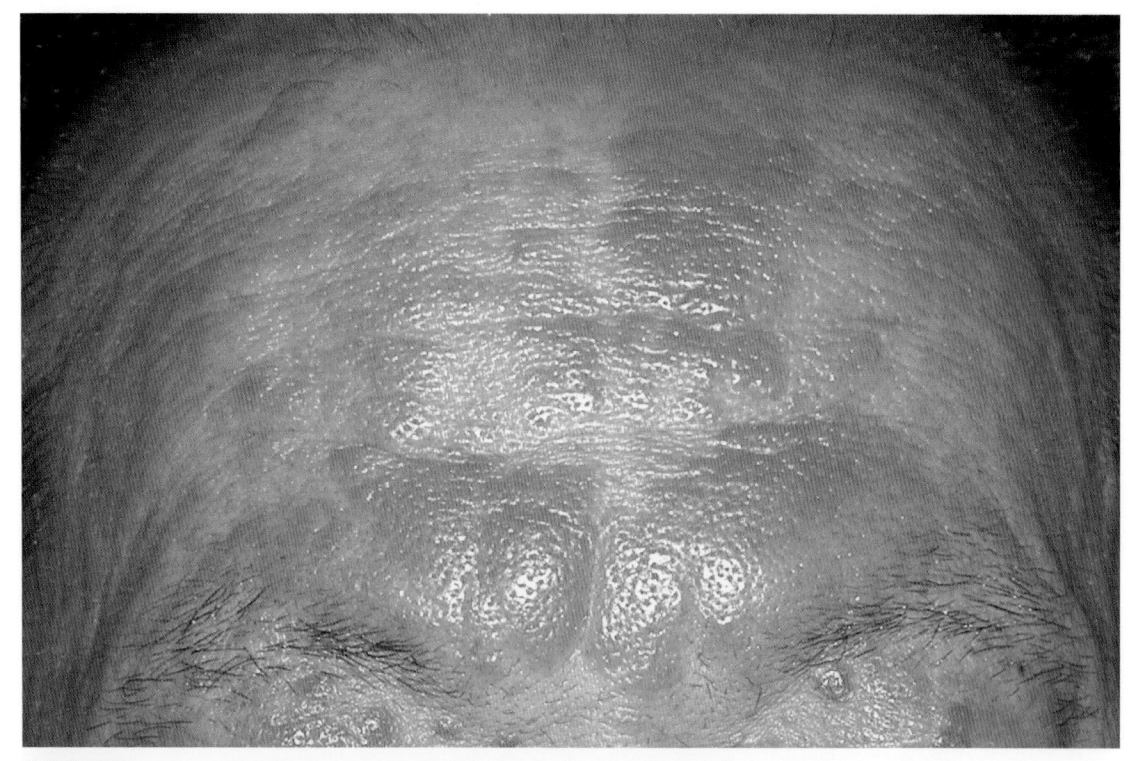

苔癬化局面

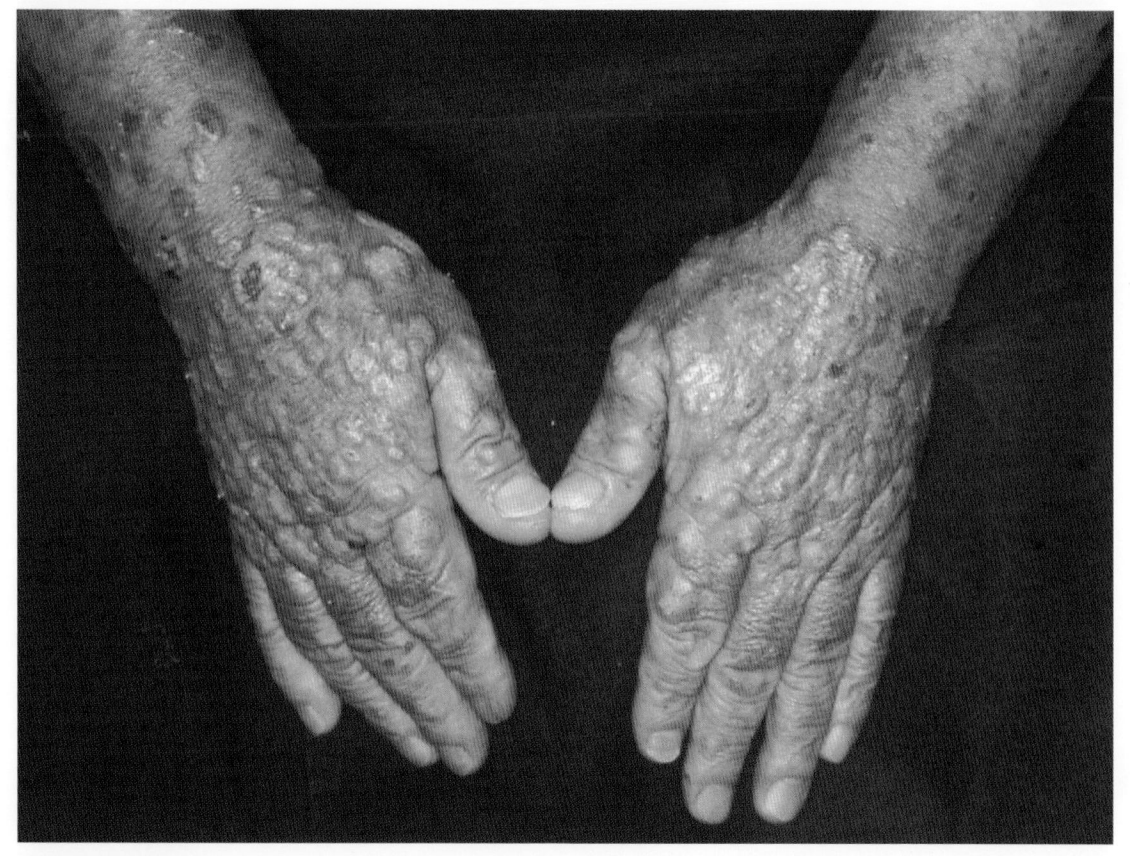

難治性の湿疹局面

07　物理化学的皮膚障害・光線性皮膚疾患

色素性乾皮症
xeroderma pigmentosum; XP

光線性皮膚疾患

- 顔面，項部などの露出部に，雀卵斑様色素斑，脱色素斑，落屑などを認める
- DNA修復過程に先天的障害があり，光線過敏症と神経症状をきたす
- 常染色体劣性遺伝で，成長とともに悪性腫瘍を合併しやすい
- 治療は徹底的な遮光．皮膚悪性腫瘍の早期発見，早期治療に努める

責任遺伝子および不定期DNA合成値から，A群～G群とV（variant）群の合計8型に分類される．日本では最も重症なA群と最も軽症なV群が多い．

生下時は正常であるが，生後1～2か月で日光浴後に高度かつ遅延性の日焼けを起こす．露出部の日焼けを反復するうちに皮膚は乾燥，粗造化し，雀卵斑様色素斑，脱色素斑，落屑，毛細血管拡張が混合し，多形皮膚萎縮を呈する．小児期から次々と脂漏性角化症や小潰瘍，さらには基底細胞癌，有棘細胞癌，ケラトアカントーマ，悪性黒色腫などを生じる．眼の光線過敏症として，生後まもなくから眼瞼炎，羞明，流涙，結膜炎を生じる．

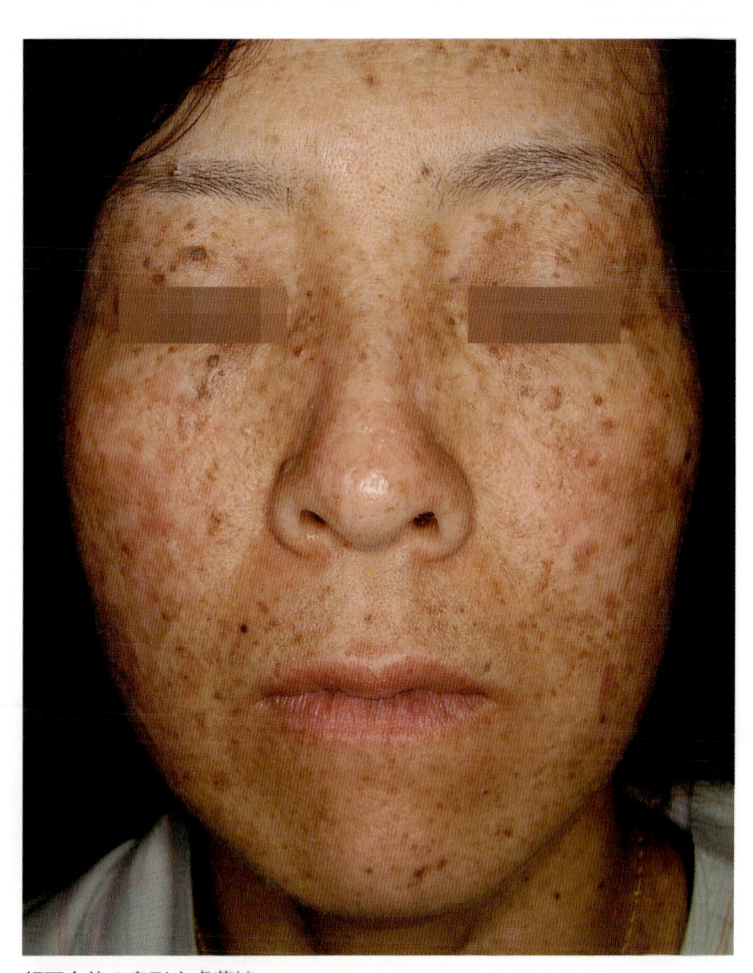

顔面全体の多形皮膚萎縮

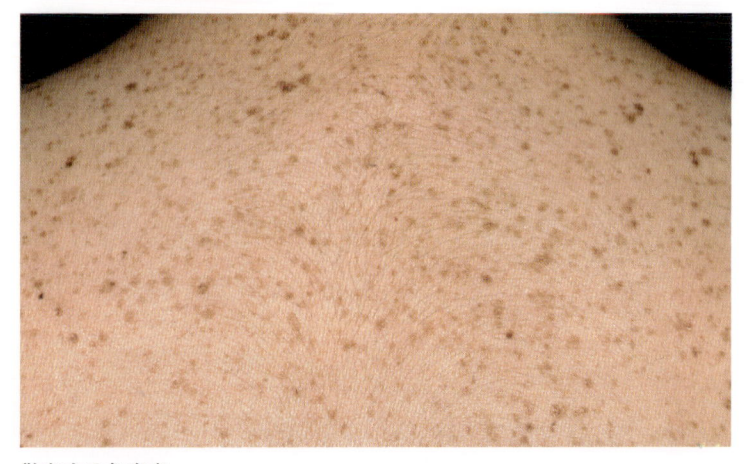

散在する色素斑

08 水疱症・膿疱症

単純型表皮水疱症
epidermolysis bullosa simplex; EBS

水疱症＞遺伝性水疱症（先天性水疱症）＞表皮水疱症

- 生後～乳幼児期から，物理的刺激を受けやすい手足などに水疱を形成する
- ほとんどが常染色体優性遺伝形式をとる
- 基底細胞の細胞骨格を形成するケラチン5/14遺伝子の変異で発症する
- 予後は一般的に良好で，成長とともに軽快

生後まもなく，手，足，肘，膝などの機械的刺激を受けやすい部位，あるいは衣類の擦れるような部位に大小の水疱を形成する．表皮内水疱であるため，瘢痕を形成せずに治癒する．夏季，温熱により増悪傾向にある．

水疱の発現部位，臨床的重症度により以下のように分類される．

限局型：水疱が手足に限局する軽症型．

中等症汎発型：手足以外にも水疱を形成する中等症の病型．

重症汎発型（Dowling-Meara型）：水疱が環状に配列し全身に生じる．粘膜びらんも生じ，とくに新生児期には全身に水疱が生じ，死亡する症例もある．

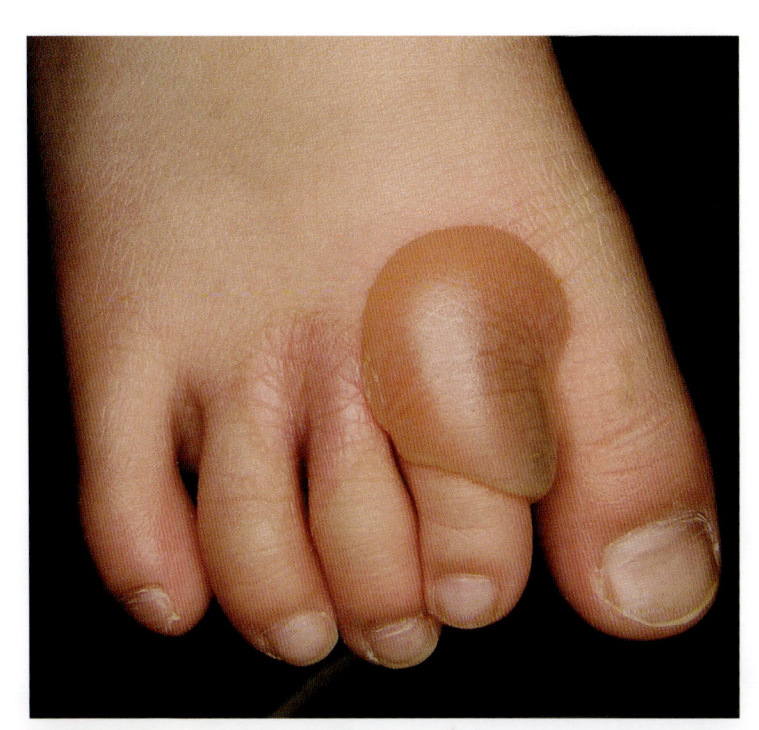

限局型．水疱

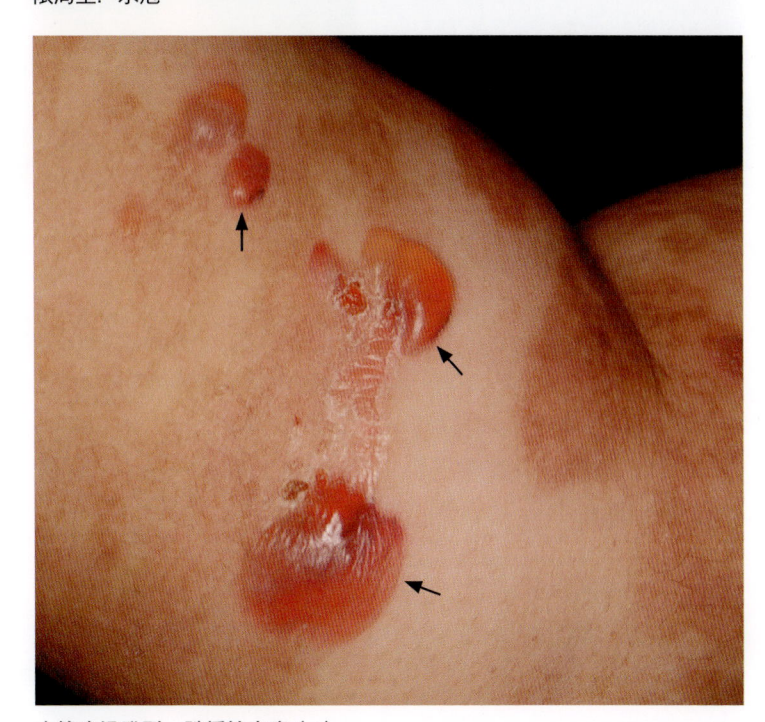

中等症汎発型．弛緩性水疱（→）

08 水疱症・膿疱症

接合部型表皮水疱症
junctional epidermolysis bullosa; JEB

水疱症＞遺伝性水疱症（先天性水疱症）＞表皮水疱症

- 全身に水疱を形成する．水疱は表皮基底膜透明帯で生じる．ヘミデスモソームを構成する分子（ラミニン332または17型コラーゲン）をコードする遺伝子変異により発症する
- 常染色体劣性遺伝．重症のHerlitz（ヘルリッツ）型と非Herlitz型に大別される
- Herlitz型は生後1年以内にほぼ全例死亡．非Herlitz型は生命予後良好
- 対症療法が主．遺伝相談，出生前診断も行われる

Herlitz型は生下時から全身に水疱やびらん，潰瘍を形成し，治癒せずに次々と新生，拡大する．ほぼ全例が感染症などで生後1年以内に死亡する．非Herlitz型は生命予後が良い．
頭部脱毛，掌蹠（しょうせき）角化，爪の変形，歯エナメル質形成不全を伴う．
特殊型として，予後不良な幽門閉鎖合併型がある．全身の水疱に加え，先天性幽門閉鎖を合併する．

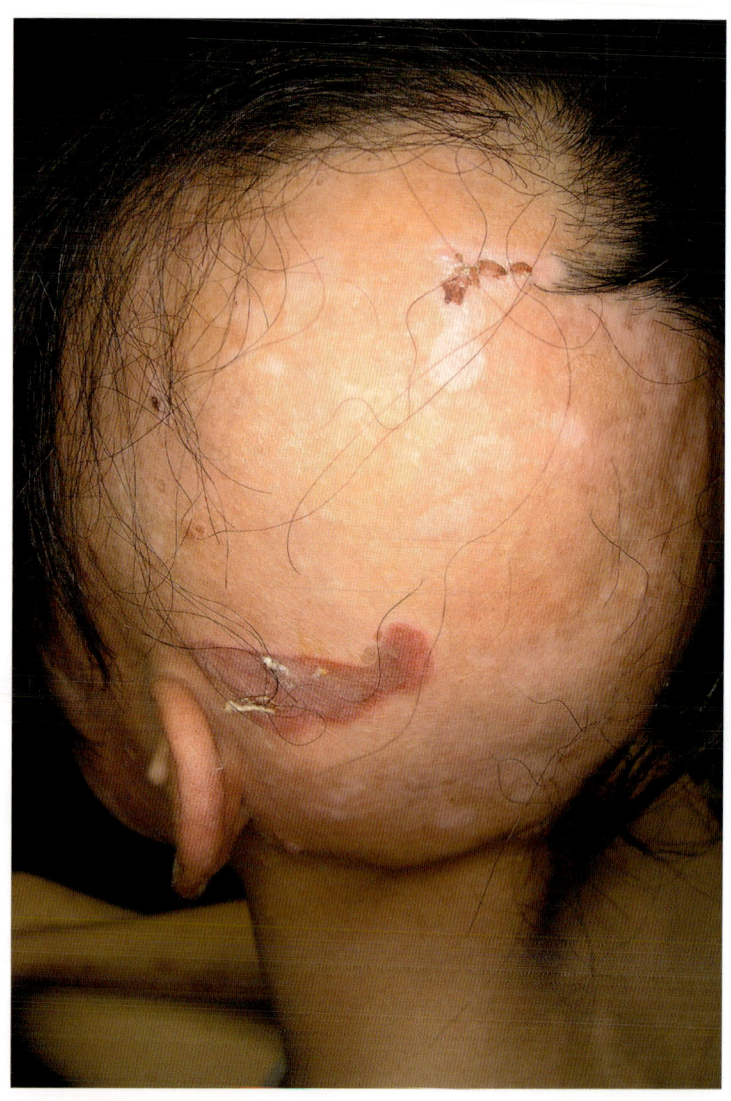

非Herlitz型（中等症汎発型）．頭部脱毛

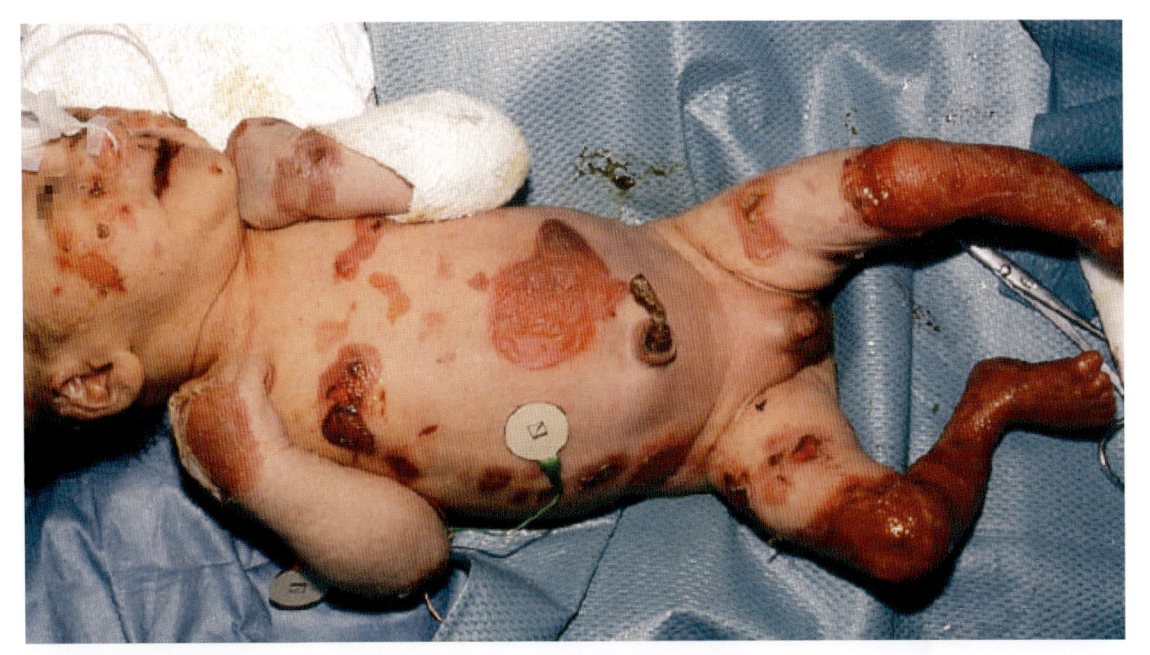

Herlitz型(重症汎発型)

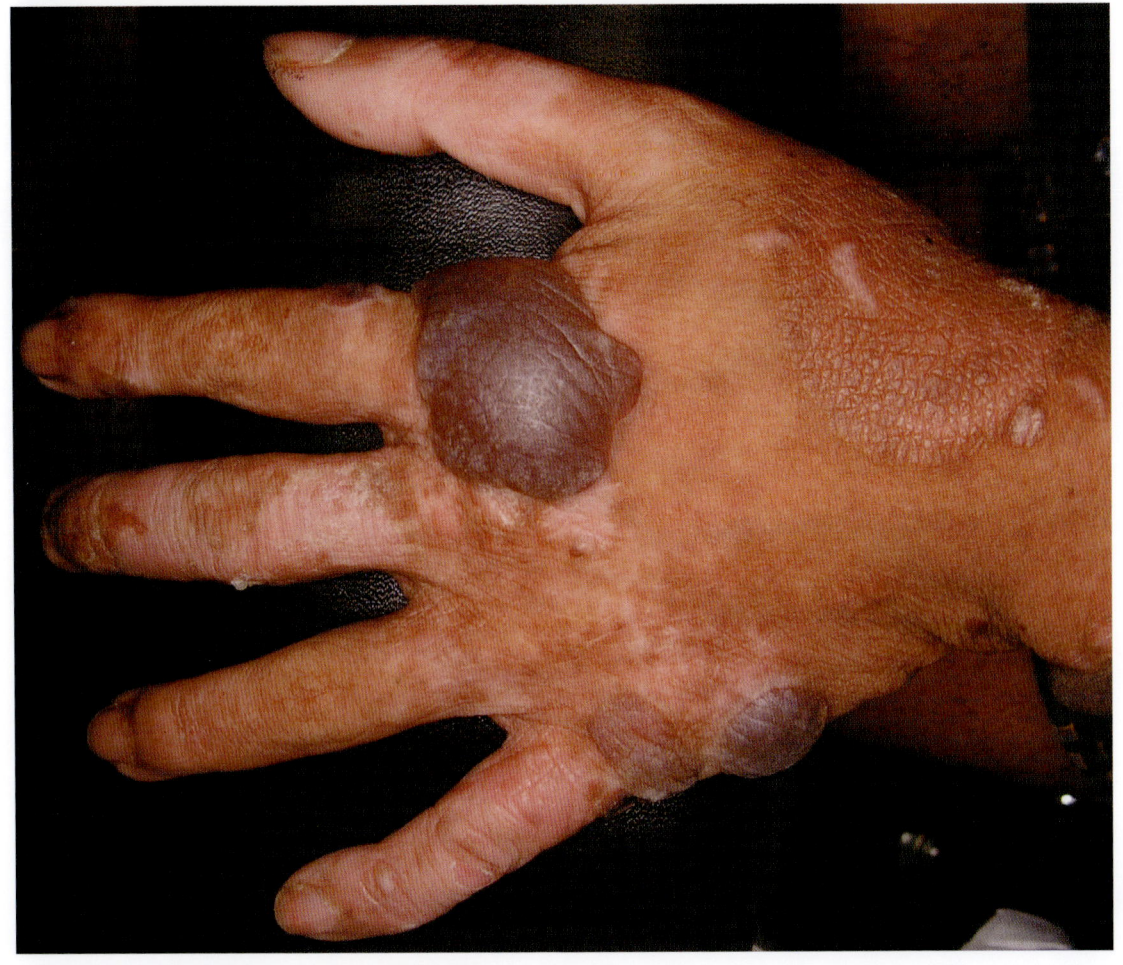

非Herlitz型(中等症汎発型).水疱,血疱を認める

栄養障害型表皮水疱症
dystrophic epidermolysis bullosa; DEB

水疱症＞遺伝性水疱症（先天性水疱症）＞表皮水疱症

- 全身に表皮下水疱を形成し，治癒後に稗粒腫や瘢痕を残す．Nikolsky現象陽性
- 常染色体優性遺伝型と劣性遺伝型があり，劣性遺伝型の臨床症状がより重症
- 基底板と真皮を結合する係留線維を構成するⅦ型コラーゲン遺伝子変異によって発症する
- 治療は対症療法が主体

優性型：臨床的重症度は多彩．四肢伸側に多くの水疱を形成し，食道閉塞などをきたすものがある．爪変形がある．加齢とともに改善する症例もある．

劣性中等症汎発型：Ⅶ型コラーゲンの減少を認めるが，完全欠損をきたす遺伝子変異ではないため，臨床的重症度は多様である．

劣性重症汎発型：Ⅶ型コラーゲンの発現がほぼ完全に欠損している最重症型．水疱やびらんが四肢，体幹に繰り返し出現．指趾は融合して棍棒状となる．青年期以降には瘢痕部に悪性腫瘍（主に有棘細胞癌）が頻発する．重篤で若年期に死に至ることもある．

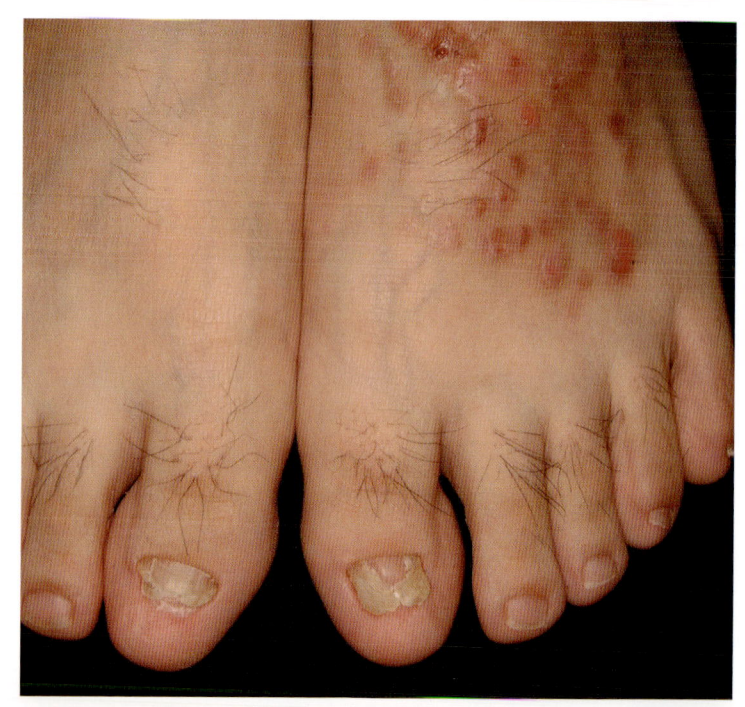

優性型．爪の変形

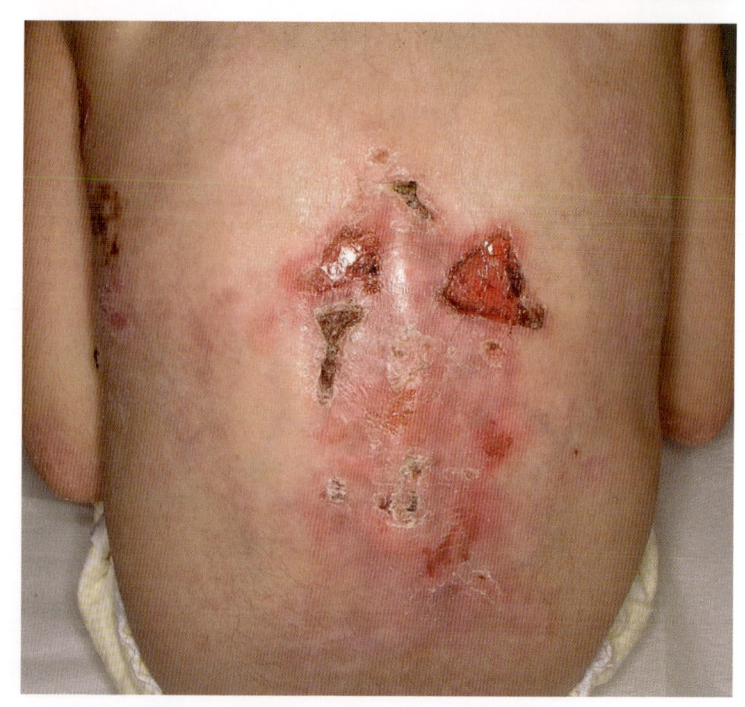

劣性中等症汎発型．劣性重症汎発型と比べて軽度である

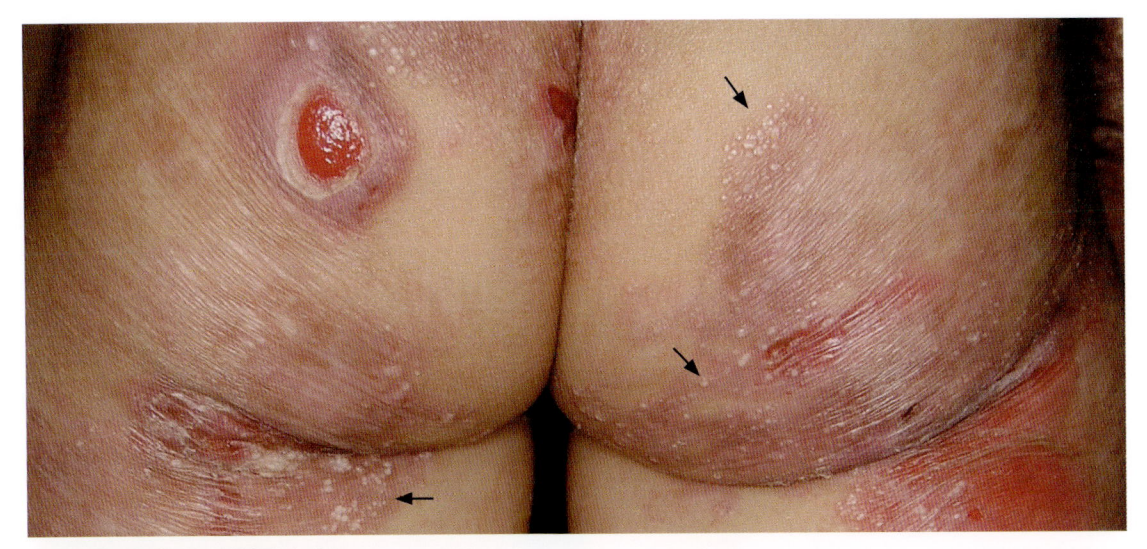

劣性中等症汎発型．稗粒腫（→）

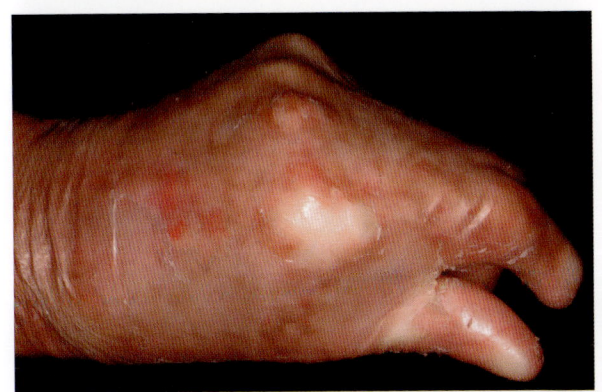

劣性重症汎発型．手指の融合

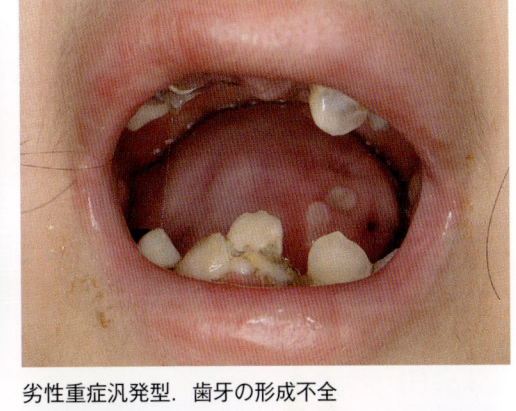

劣性重症汎発型．歯牙の形成不全

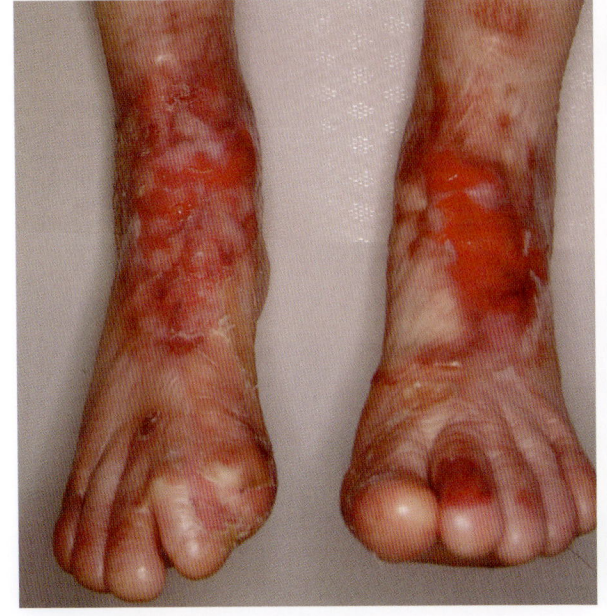

劣性重症汎発型．びらん，足趾の融合

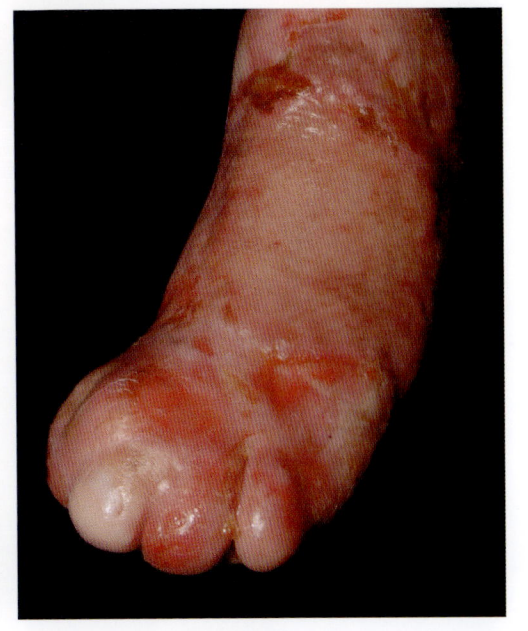

劣性重症汎発型．足趾の融合

08 | 水疱症・膿疱症

尋常性天疱瘡
pemphigus vulgaris; PV

水疱症＞自己免疫性水疱症（後天性水疱症）＞表皮内水疱症（天疱瘡群）

- 口腔粘膜の有痛性びらんで初発し，皮膚に弛緩性水疱やびらんを形成する．中高年に好発
- 角化細胞同士を接着するデスモグレインに対する自己抗体が原因となる自己免疫性水疱症
- デスモグレイン3の抗体のみでは主に粘膜に症状が出る粘膜優位型，デスモグレイン1と3の両方の抗体が存在する場合は全身に水疱が多発する粘膜皮膚型となる
- Nikolsky現象陽性
- 治療はステロイド内服（プレドニゾロン1mg/kg/日）や免疫グロブリン大量静注療法など

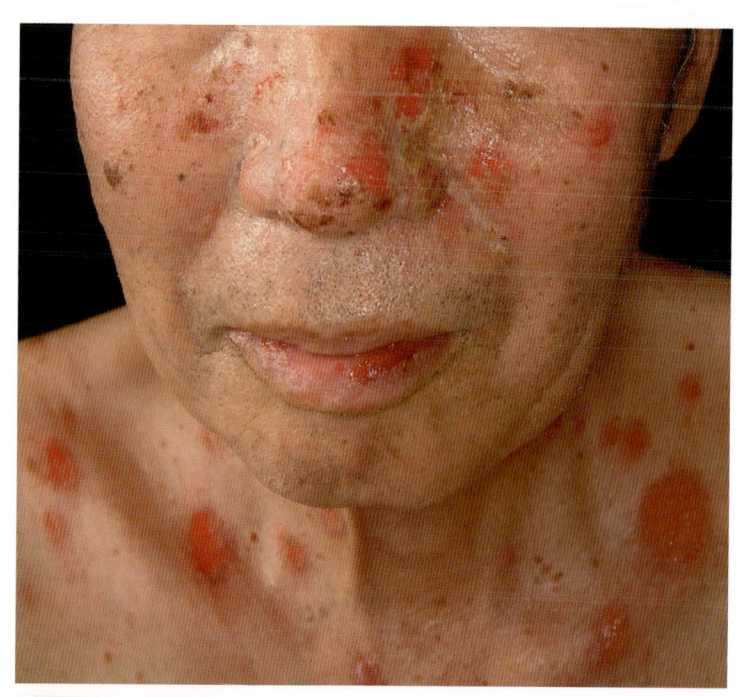

紅斑とびらん

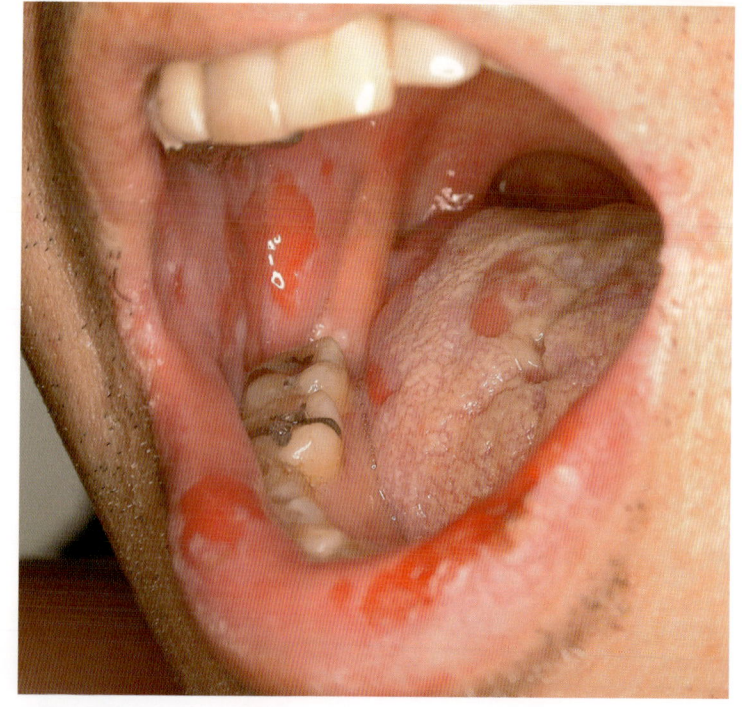

口腔内粘膜のびらん，潰瘍

70～80％の症例では突然発生する有痛性の口腔粘膜のびらん，潰瘍が初発症状となる．摂食困難をみる．やがて健常皮膚に大小さまざまの水疱が発生する．病理所見では，基底層直上での棘融解による水疱形成がみられる．診断には蛍光抗体法やELISAによる抗デスモグレイン抗体の証明が必須である．

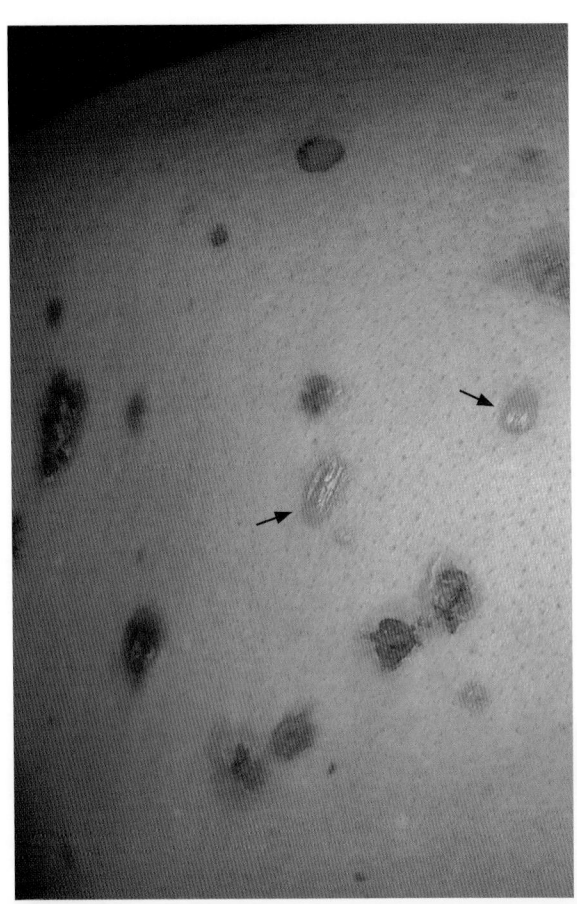

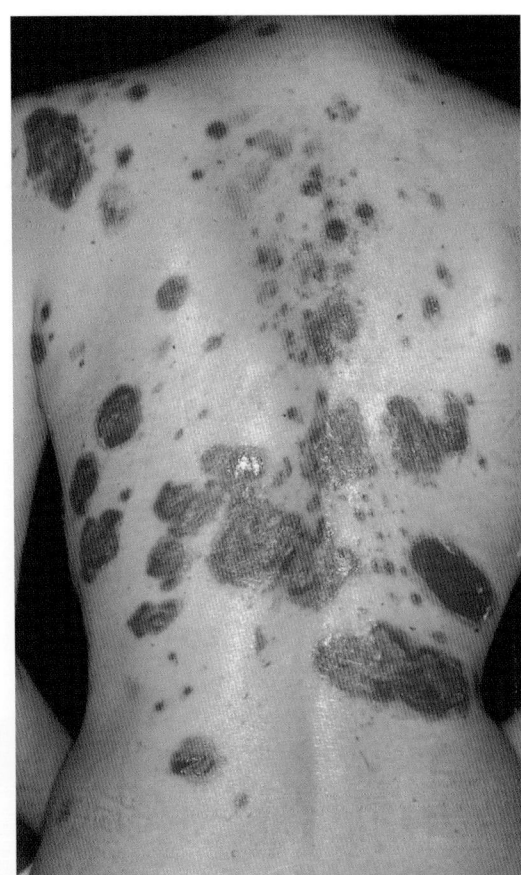

弛緩性水疱（→），びらん　　　　　　　　びらんの多発

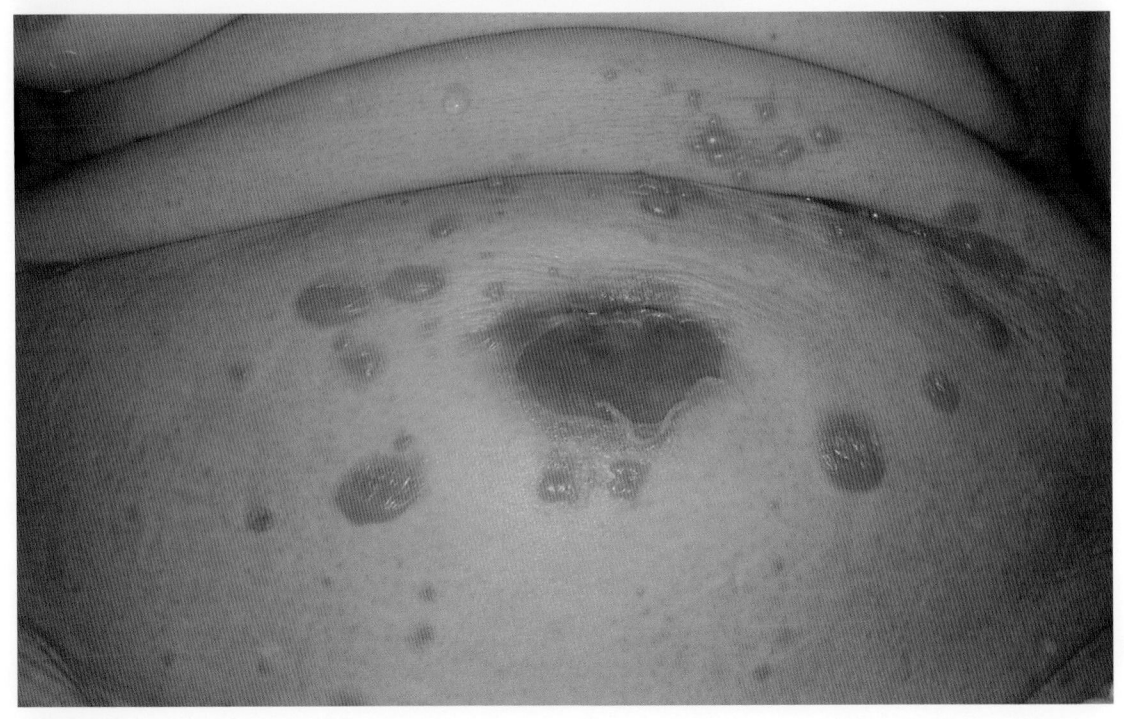

弛緩性水疱

08 水疱症・膿疱症

落葉状天疱瘡
pemphigus foliaceus; PF

水疱症＞自己免疫性水疱症（後天性水疱症）＞表皮内水疱症（天疱瘡群）

- 脆弱な水疱および落屑，痂皮を伴うびらんが全身に生じる．粘膜病変はない．中高年に好発する
- デスモグレイン1に対する自己抗体が原因となる自己免疫性水疱症
- 検査および治療は尋常性天疱瘡に準じるが，ステロイドは比較的少量（プレドニゾロン0.5mg/kg/日）で有効．ステロイド外用薬のみで有効な場合もある

弛緩性の小水疱を生じるが非常に破れやすく，これが乾燥して葉状の鱗屑となって次々と剥離する．病理所見では，表皮浅層（顆粒層）での棘融解による水疱形成がみられる．顔面，頭部，背部，胸部などの脂漏部位に好発する．進行して汎発化し，紅皮症になることもある．尋常性天疱瘡とは異なり，粘膜病変はみられない．

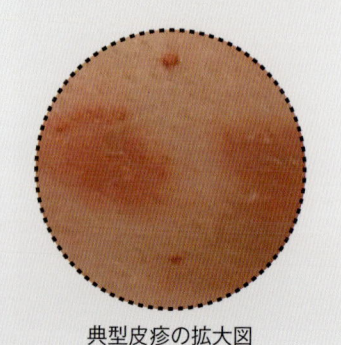

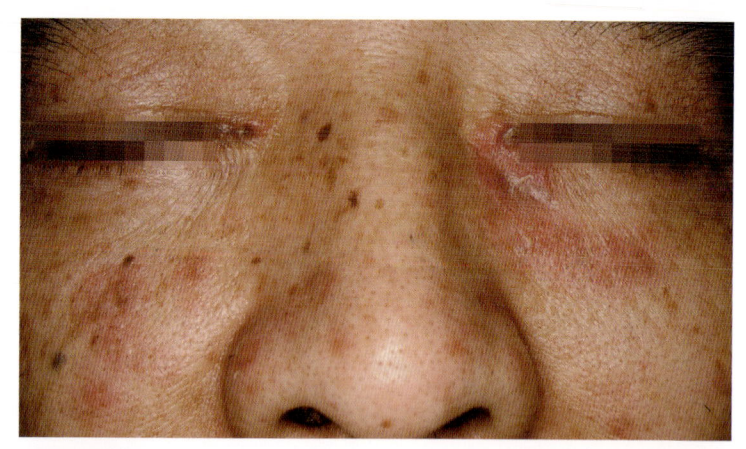

顔面の紅斑

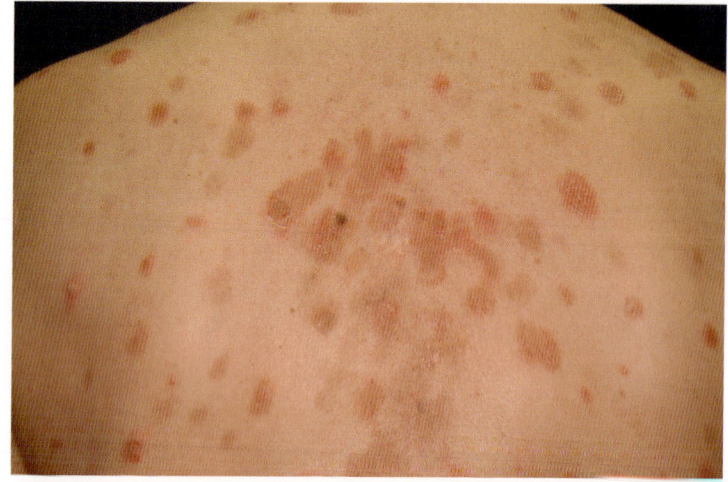

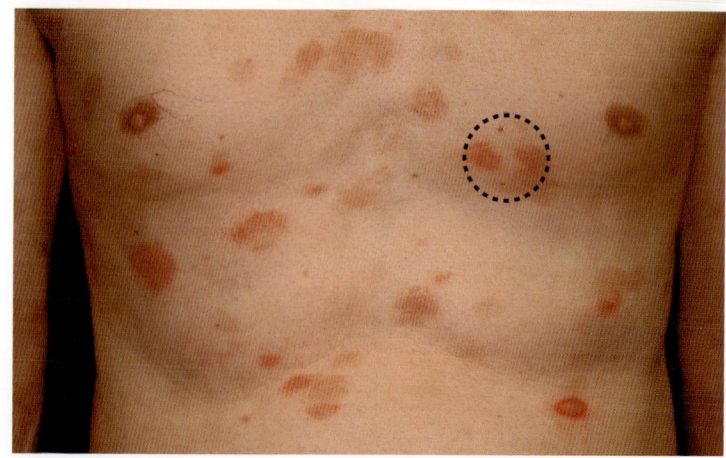

典型皮疹の拡大図

体幹の紅斑，びらん

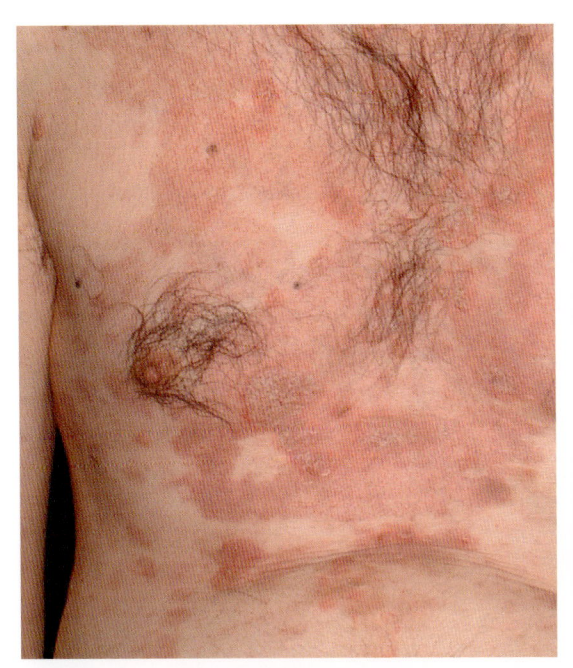

胸部のびらん，紅斑，色素沈着

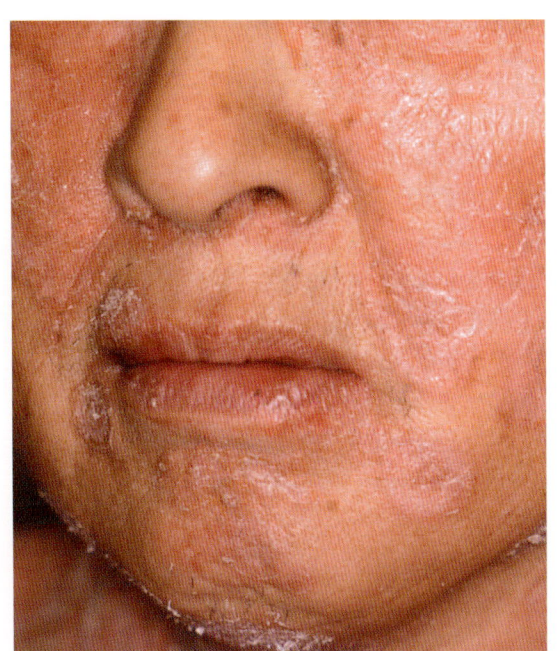

顔面の落屑，紅斑

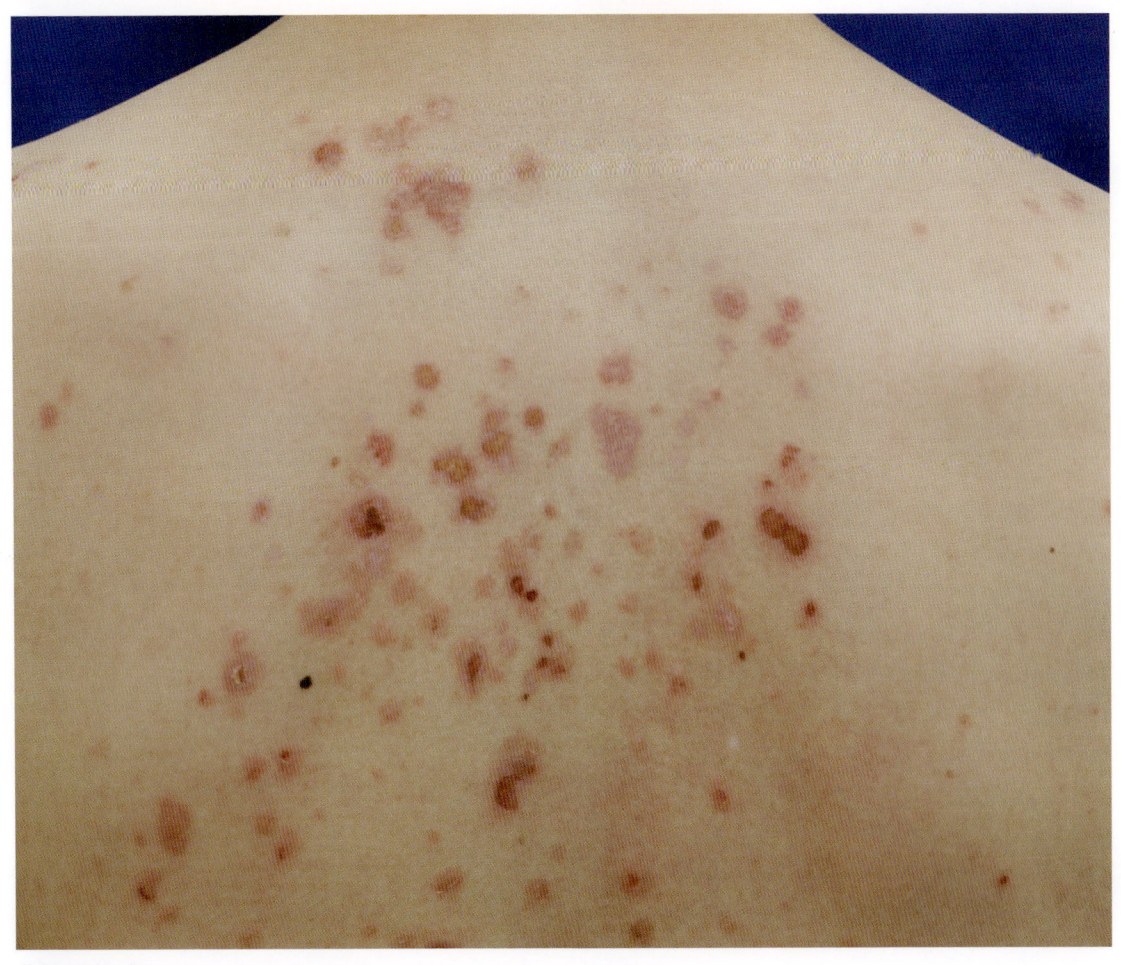

背部のびらん

水疱性類天疱瘡
bullous pemphigoid; BP

水疱症＞自己免疫性水疱症（後天性水疱症）＞表皮下水疱症（類天疱瘡群）

- 緊満性水疱をきたす最も発症頻度の高い自己免疫性水疱症．高齢者に好発
- 瘙痒（そうよう）を伴うことが多い．粘膜病変の頻度は高くない
- ヘミデスモソームを構成する17型コラーゲンに対する自己抗体によって生じる．ELISAや蛍光抗体法が診断に有用
- 治療はステロイド内服（0.5 mg/kg/日）など．ステロイド外用薬のみでコントロールできる軽症例も存在する．重症例では免疫グロブリン大量静注療法や血漿交換療法を併用することがある

比較的大型で疱膜の丈夫な緊満性水疱が多発し，瘙痒のある浮腫性紅斑を伴うことが多い．
尋常性天疱瘡と比較して粘膜病変の頻度は少なく（20％程度），多くが軽度である．全身状態は概して良好．
病理所見では，表皮下水疱を特徴とし，好酸球浸潤が強い．また，皮膚基底膜部へのIgGの線状沈着はすべての患者で認められ，診断上最も重要である．

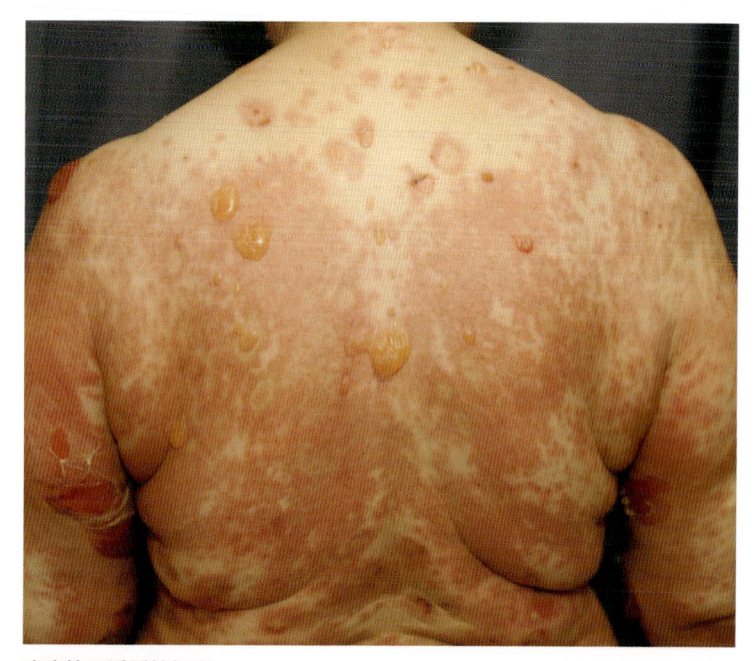

瘙痒性の浮腫性紅斑

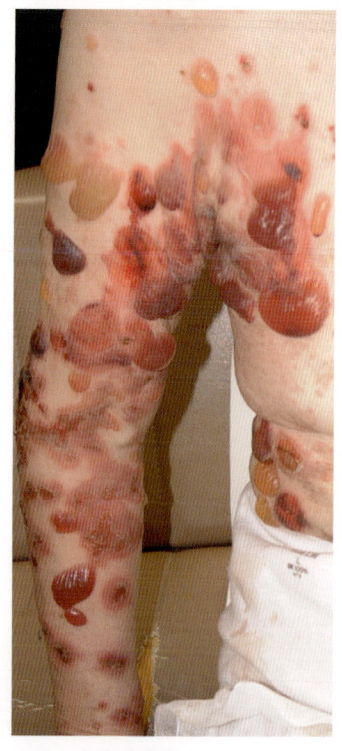

水疱，血疱の多発

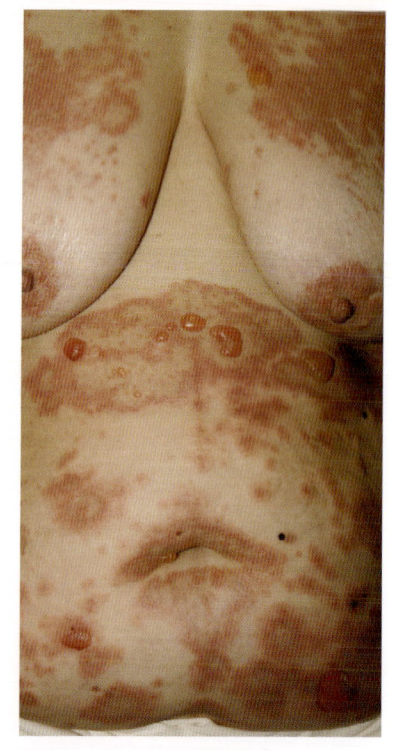

緊満性水疱を伴う環状紅斑

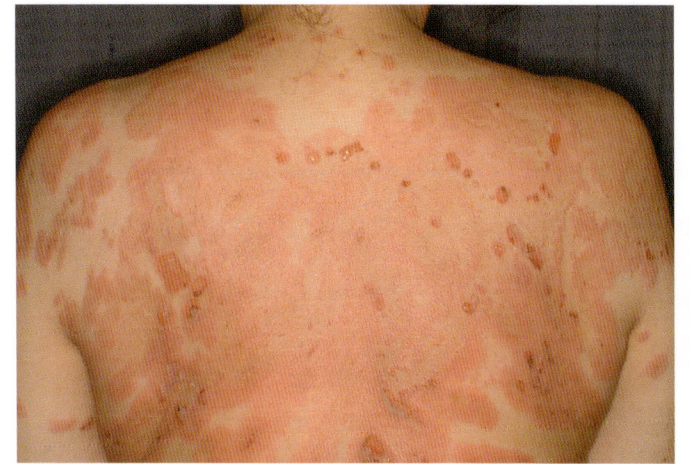

浮腫性紅斑

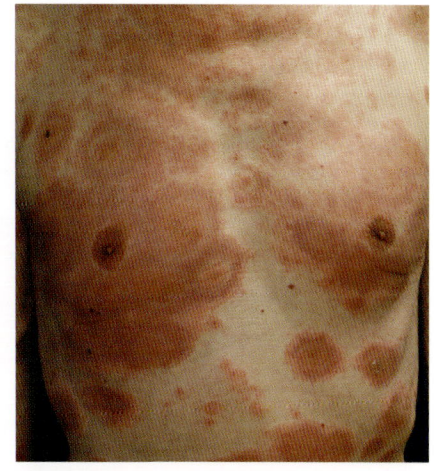

浮腫性紅斑

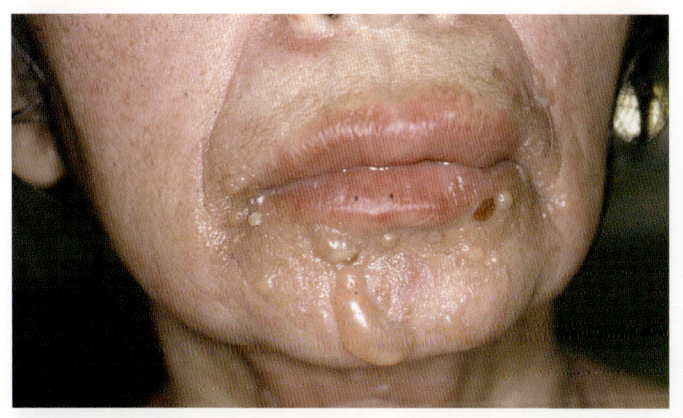

顔面の緊満性水疱

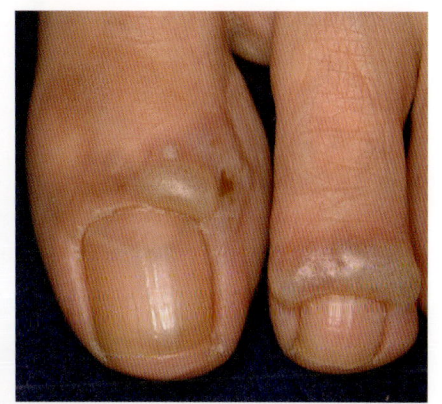

足趾の水疱

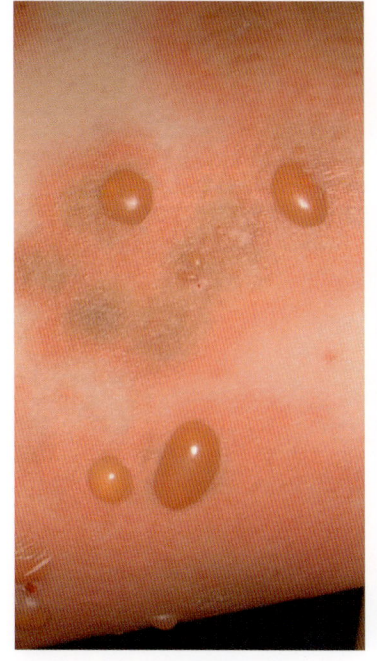

紅斑の上に生じた緊満性水疱

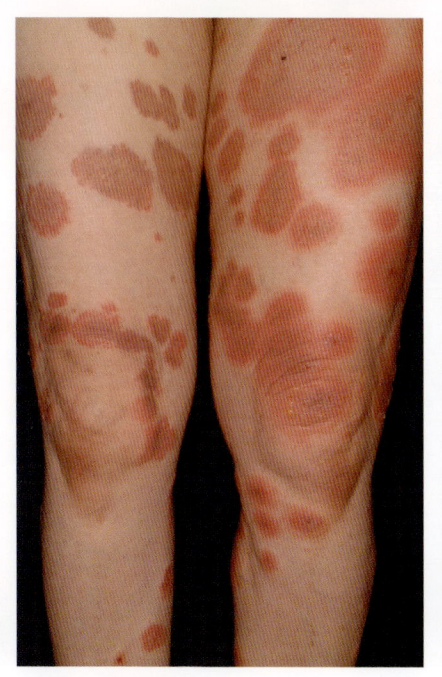

下肢の浮腫性紅斑

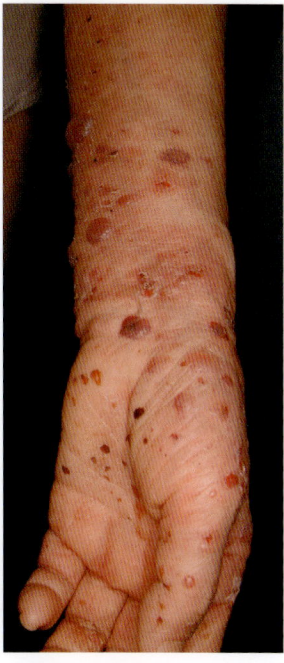

小水疱，小血疱

121

掌蹠膿疱症
palmoplantar pustulosis

膿疱症　同義語 pustulosis palmaris et plantaris；PPP

- 手掌足底に対称性に無菌性膿疱を形成し，慢性に経過する．中年に多い
- 喫煙，細菌感染（扁桃炎），齲歯，歯科金属アレルギーなどが発症に関与する症例がある
- 胸肋鎖骨間骨化症を合併して胸痛をきたす場合がある
- 治療として，禁煙，ステロイド外用，扁桃摘出など

　手掌の母指球部や小指球部，足底の土踏まず部に小水疱が多発し，膿疱化して周囲は紅斑となり，融合して局面を形成する．ときに瘙痒がある．爪の点状陥凹や肥厚が高頻度にみられる．膿疱は慢性に経過し，膝や下肢，頭部などに拡大することもある．約10％の症例で胸肋鎖骨間骨化症を合併し胸痛を伴う．
　病因は不明である．長期喫煙者に多い．病巣感染（扁桃炎，齲歯など）がみられる例では，その治療により本症の治癒軽快を認めることがある．

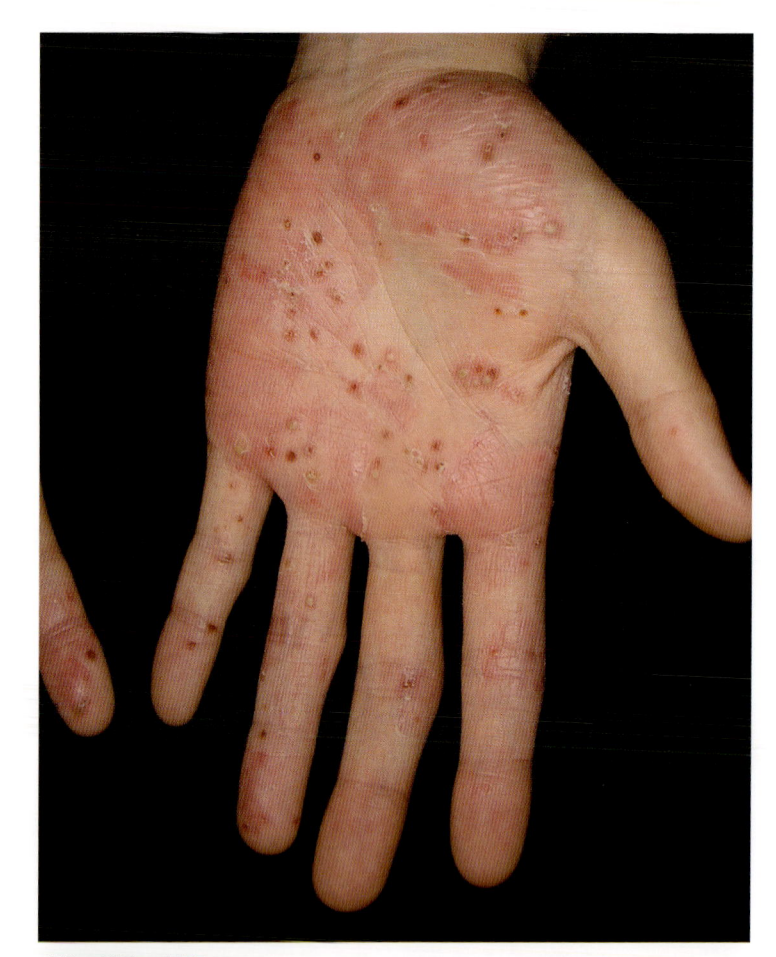

手掌の膿疱，紅斑

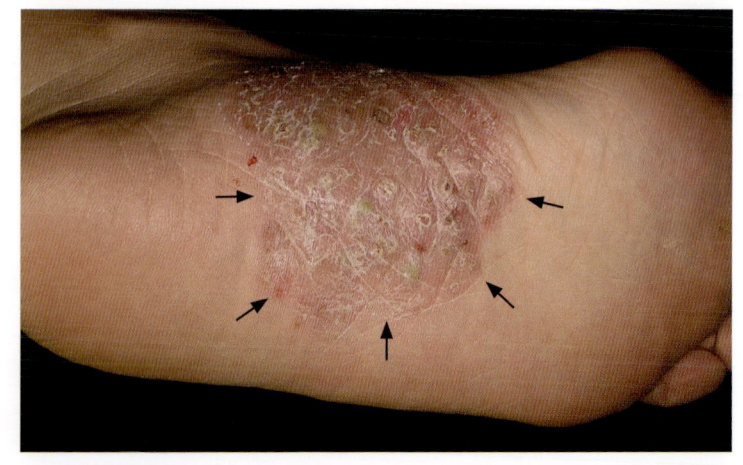

足底の紅色局面（→）

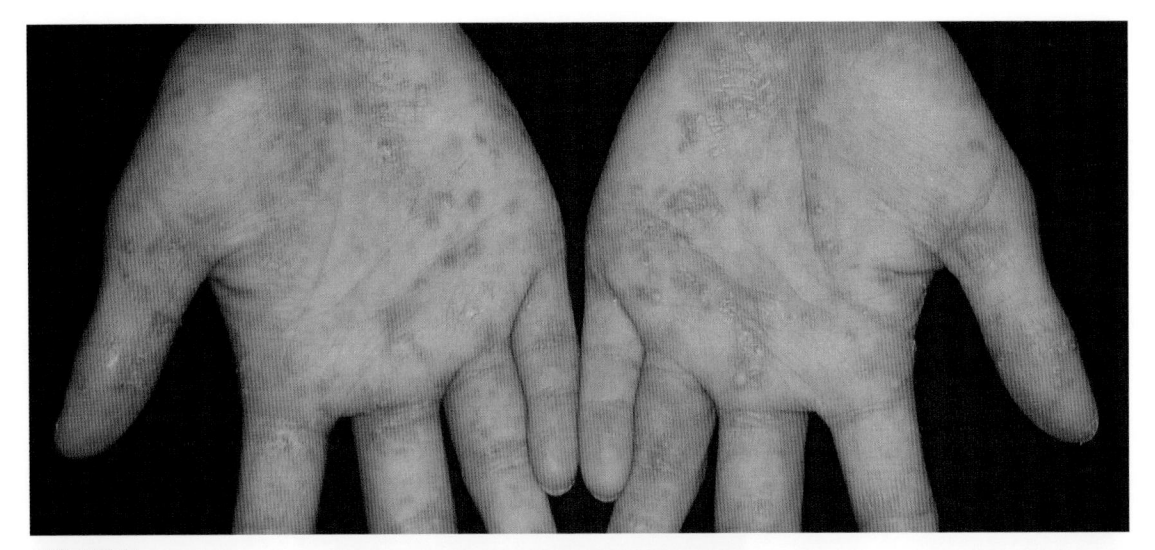

手掌の膿疱

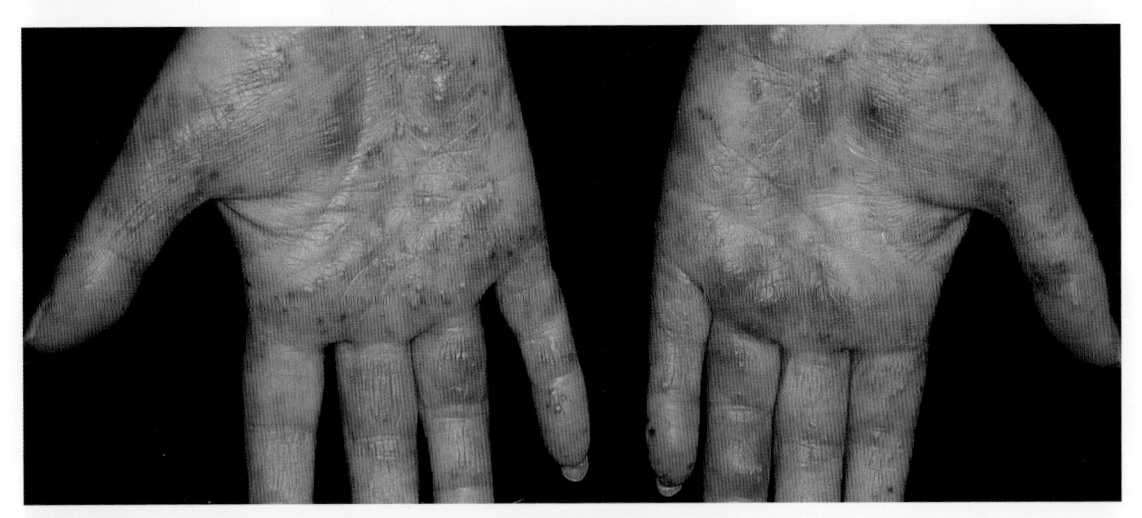

膿疱，紅斑

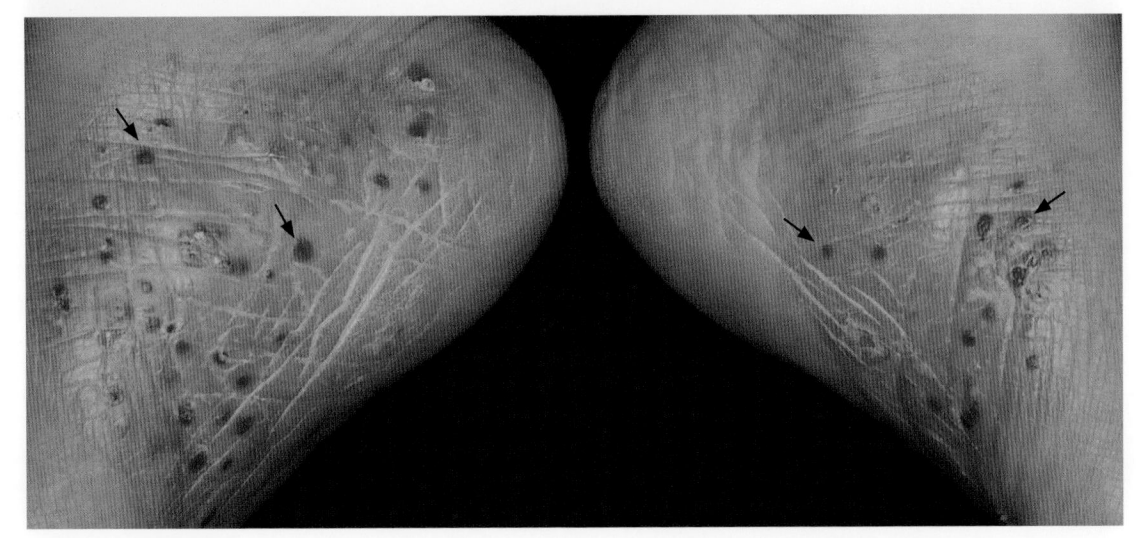

痂皮（→）を伴う局面

09 角化症

尋常性魚鱗癬 (ぎょりんせん)
ichthyosis vulgaris

遺伝性角化症

- 皮膚の乾燥と落屑(らくせつ)が特徴．魚鱗癬のなかでは最も軽症
- 乳幼児期に発症し，主に四肢伸側に魚鱗様外観を呈する．夏季に軽快
- 常染色体半優性遺伝で，フィラグリン遺伝子変異による
- 罹患率2〜10％くらいのきわめて頻度の高い疾患
- 保湿剤外用などの対症療法

出生時は無症状であるが，乳幼児期に発症し10歳頃まで進行性である．青年期以降軽快することが多い．下腿伸側や背部に好発し，関節屈側や腋窩，外陰は侵されない．自覚症状はなく，まれに瘙痒(そうよう)がある程度．掌紋の増強や毛孔性角化症を伴うことが多い．角層間に存在し，保湿などにかかわるフィラグリンの遺伝子変異により，角質脱落の障害，皮膚の乾燥や落屑を生じる．
アトピー性皮膚炎患者の20〜50％はフィラグリン遺伝子変異を有している．すなわちアトピー性皮膚炎患者でみられるドライスキンの多くは本症である．

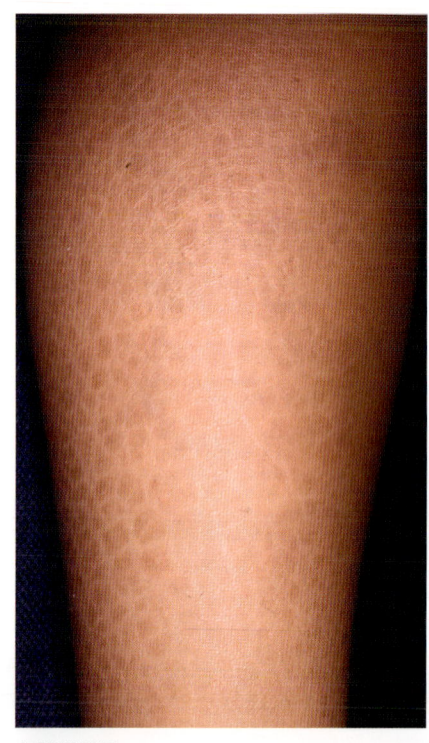

魚鱗様外観

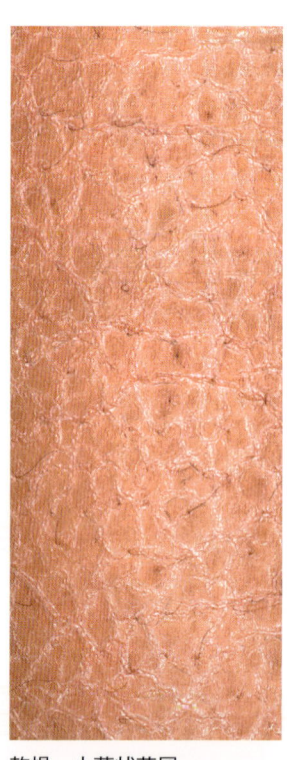

乾燥，小葉状落屑

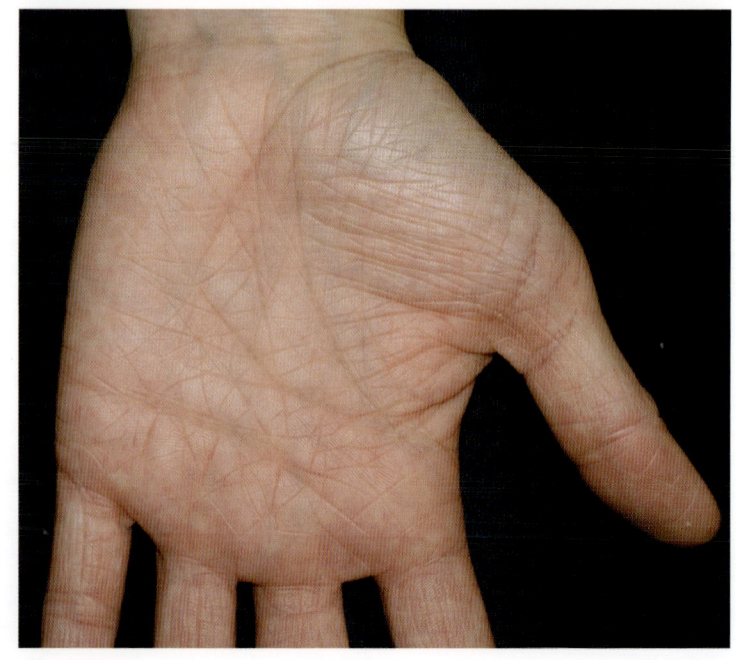

掌紋の増強

X連鎖性劣性魚鱗癬
X-linked ichthyosis

遺伝性角化症

- 症状は尋常性魚鱗癬よりも重症
- 皮疹は関節伸側だけでなく屈側にも生じる
- X染色体上にあるステロイドスルファターゼ遺伝子の変異により，角質の脱落遅延が生じる
- X連鎖劣性遺伝であるため，基本的に男性のみに発症する

生後まもなく発症し，加齢による皮疹の軽快はない．皮膚症状は尋常性魚鱗癬よりも高度で，鱗屑(りんせつ)は大きく暗褐色を呈する．体幹では背部のみならず腹部も侵される．角膜に点状混濁を伴うことがある．尋常性魚鱗癬と同じく，冬季に悪化し夏季に軽快する．角層，白血球，線維芽細胞中のステロイドスルファターゼの欠損あるいは著減をみる．治療は尋常性魚鱗癬と同様に保湿剤外用などの対症療法．

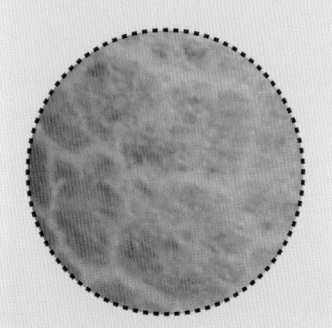

典型皮疹の拡大図

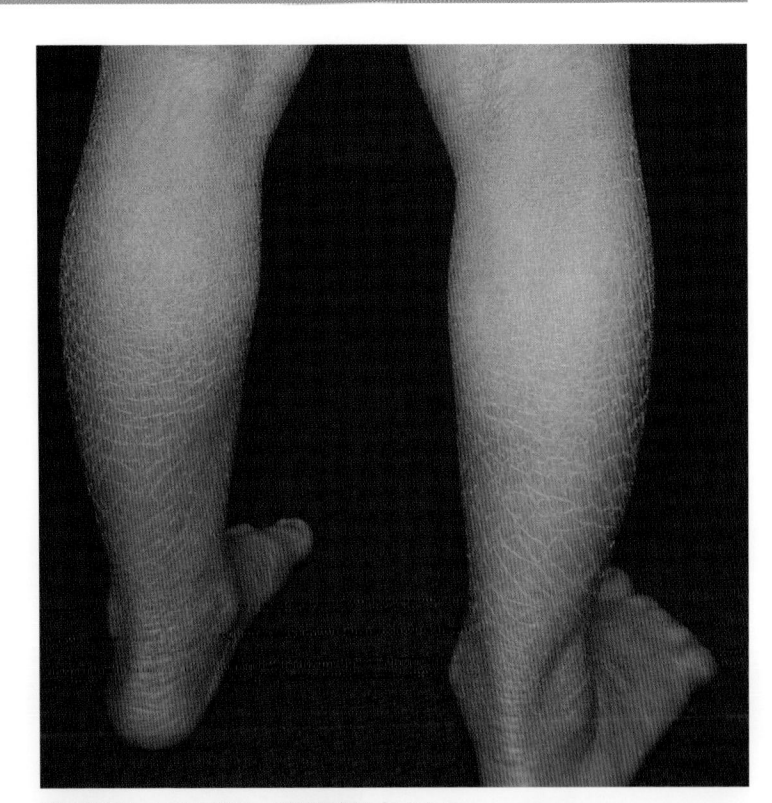

強い乾燥と大型の鱗屑．関節屈側も侵される

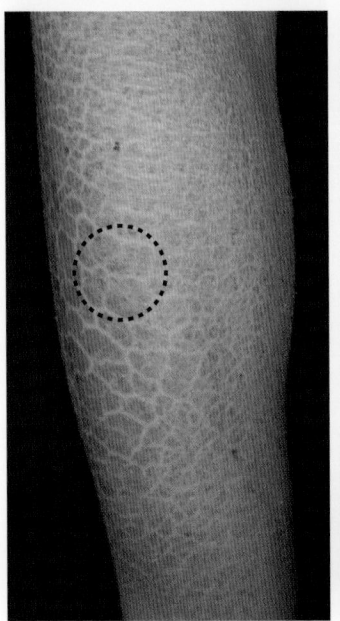

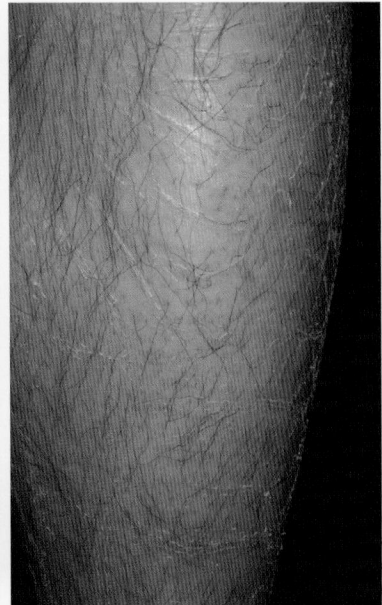

大型の鱗屑を認める

09 角化症

掌蹠角化症
palmoplantar keratoderma; PPK

遺伝性角化症

- 遺伝性に手掌や足底に高度な過角化をきたす疾患の総称
- 掌蹠の発汗過多，潮紅，指端断節を伴うこともある
- 臨床型や遺伝形式によりいくつかの病型に分類されるが，日本人や中国人では長島型が多い
- 遺伝子変異は一部の病型でしか同定されないものが多く，分類の正当性についても今後の検討を要する

ケラチン1，ケラチン9，SERPINB7，デスモグレイン1，デスモプラキン，ロリクリン遺伝子などが原因遺伝子となりうる．
長島型，Unna-Thost（ウンナ トースト）型，メレダ型などに分類されるが，いずれの型も根本的な治療法はない．対症療法としてはレチノイド内服やサリチル酸ワセリン，保湿剤の外用．

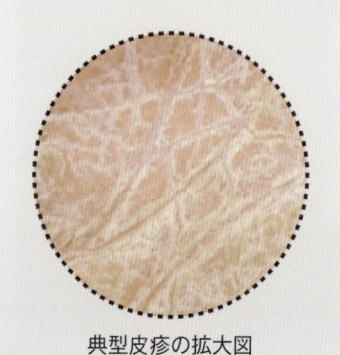

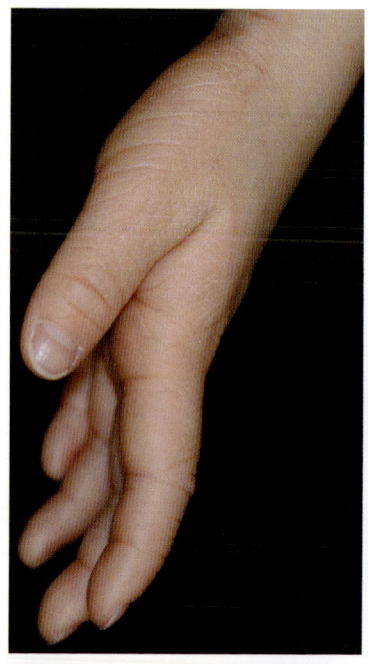

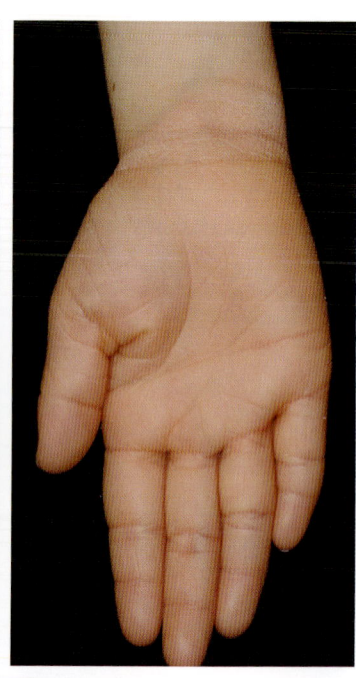

典型皮疹の拡大図

長島型．紅斑と過角化は手掌を越えて手背に及ぶ

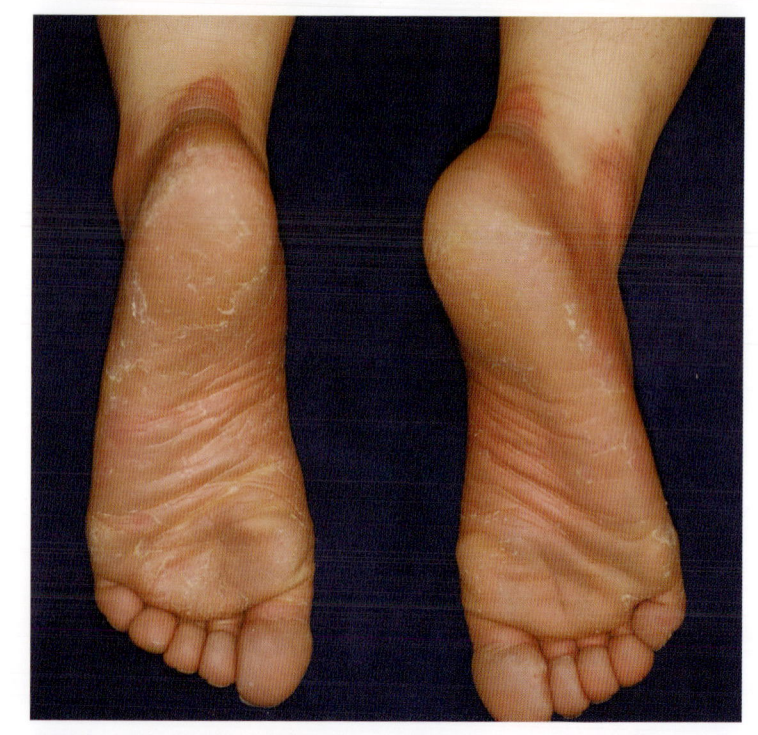

長島型．紅斑と過角化は足底を越えて足背に及ぶ

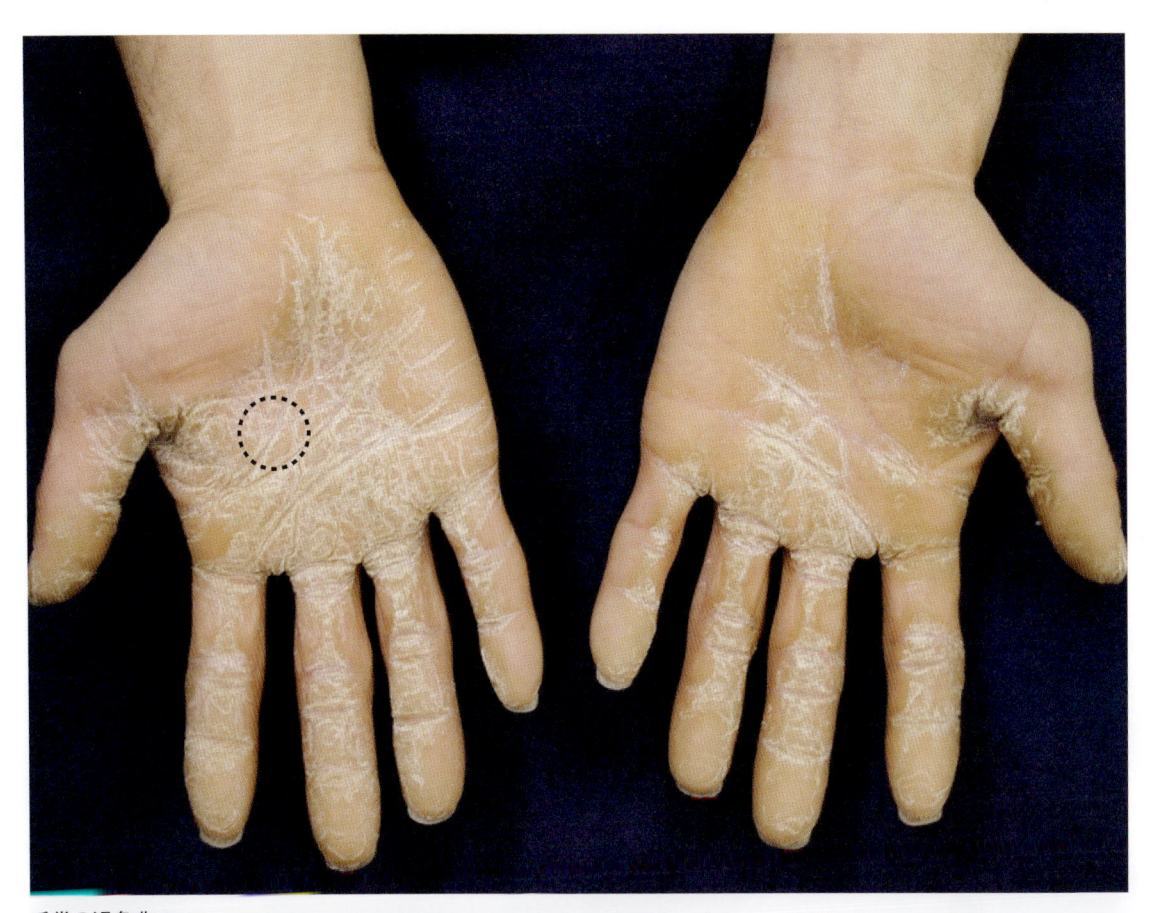

手掌の過角化

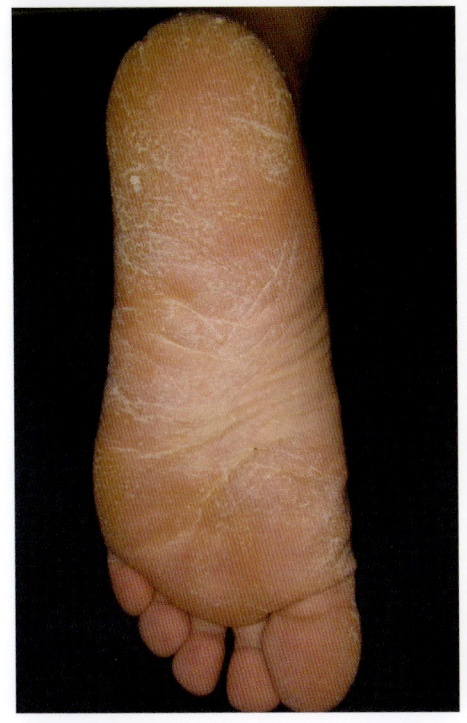

足底の過角化

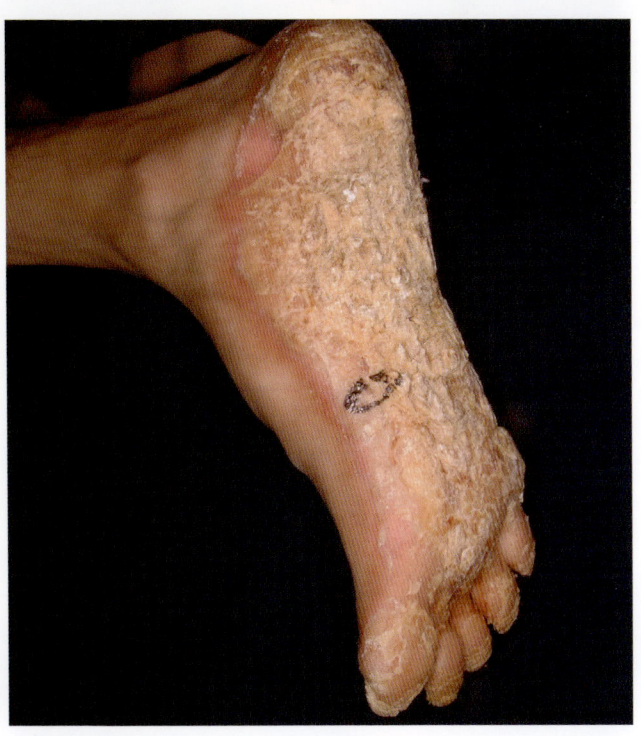

著明な過角化

09 角化症

表皮融解性魚鱗癬
epidermolytic ichthyosis

遺伝性角化症　**類義語** 水疱型先天性魚鱗癬様紅皮症（bullous congenital ichthyosiform erythroderma）

- びまん性の潮紅と厚い角化を伴う皮膚病変を全身に認める．乳幼児期は水疱形成を繰り返す
- 成長とともに水疱形成は減少し，過角化が目立つようになる
- 潮紅を伴う皮膚面上の厚い角化性局面は特徴的な臭気を伴う
- 四肢関節屈側を含めて全身が侵され，暗紅色調の紅皮症を呈する
- 常染色体優性遺伝．ケラチン1または10の遺伝子変異によって発症
- レチノイド内服や各種外用療法を行う

有棘(ゆうきょく)細胞の細胞骨格（中間径線維）であるケラチン1またはケラチン10の遺伝子が変異すると，ケラチン線維の形成に障害が生じて細胞骨格が乱れ，表皮内水疱をきたして続発性の過角化を生じる．ケラチン1の遺伝子変異では手掌足底にも過角化をきたすが，ケラチン10の遺伝子変異では手掌足底は正常である．コロジオン児として出生することがある．
とくに新生児期には水疱形成が著明であり，表皮水疱症や色素失調症，伝染性膿痂疹との鑑別が必要となる．

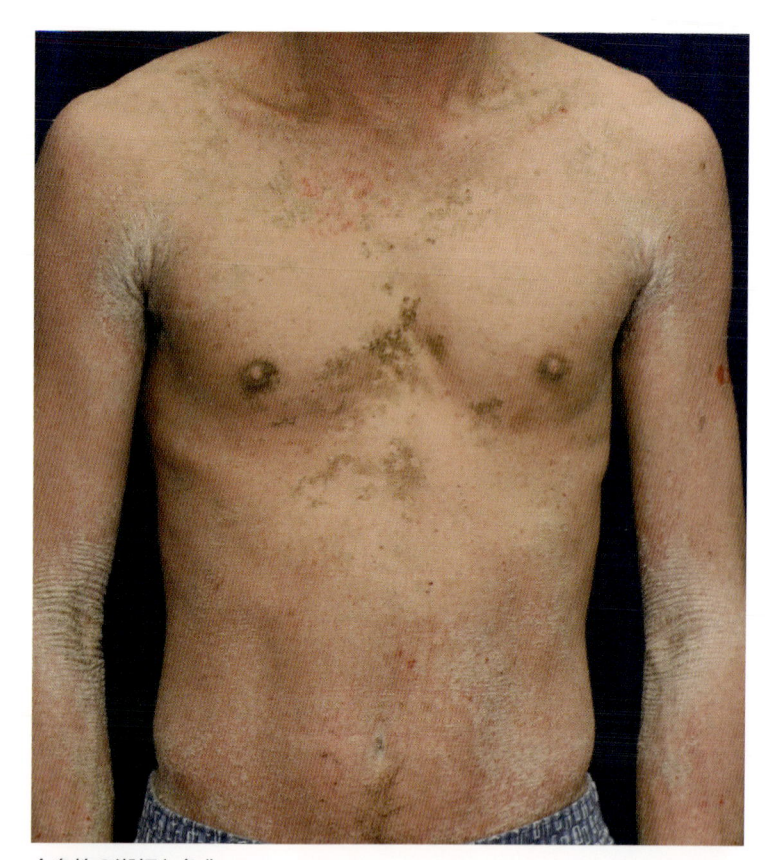

全身性の潮紅と角化

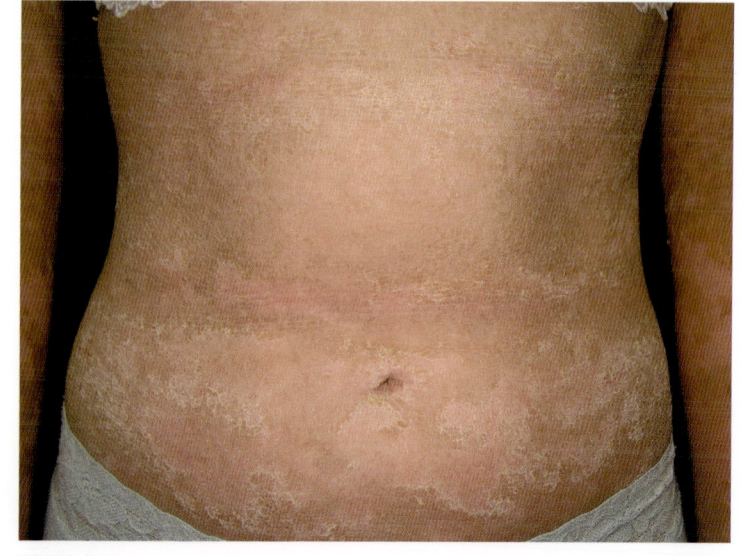

鱗屑を伴う

Darier病
ダリエー
Darier's disease

遺伝性角化症　**同義語** 毛包性角化症（keratosis follicularis）

- 2～5 mm大の角化性丘疹が脂漏部や間擦部を中心に多発し，融合して局面を形成する
- 掌蹠に角化性丘疹や点状陥凹を呈する
- 夏季は発汗により増悪
- 角化細胞に発現するカルシウムポンプ（SERCA2）の遺伝子変異による．常染色体優性遺伝
- 治療はレチノイド内服，保湿剤の外用など

通常10～20歳頃に発症する．頸部や腋窩，胸骨部，乳房下，腹部，鼠径などの脂漏部や間擦部を中心に，直径2～5 mm大の暗褐色の角化性丘疹が多発し，融合して局面を形成する．
瘙痒を伴う．発汗の多い間擦部では丘疹が融合して乳頭状からコンジローム様の増殖をきたし，しばしば湿潤して悪臭を伴う．掌蹠に生じる角化性丘疹や点状陥凹は本症に特徴的である．口腔粘膜の小丘疹，爪甲の脆弱化，ときに神経症状（精神遅滞など）を伴う．

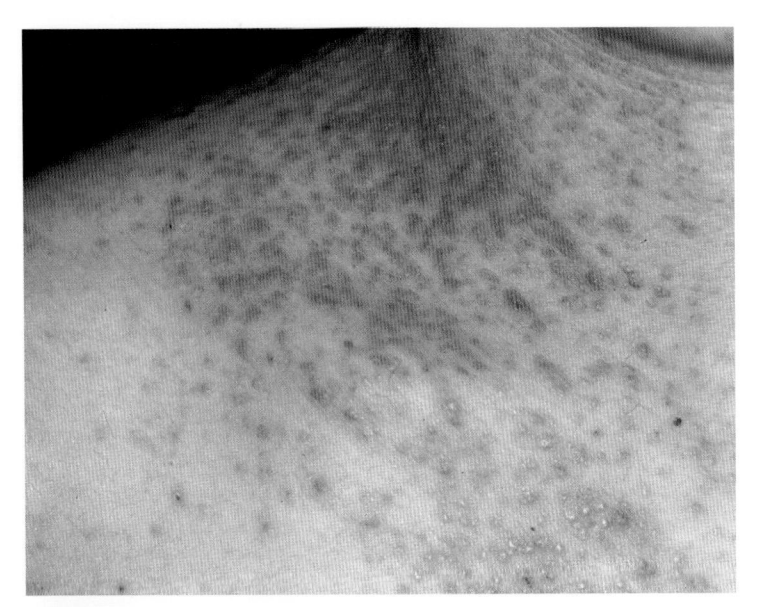

角化性丘疹

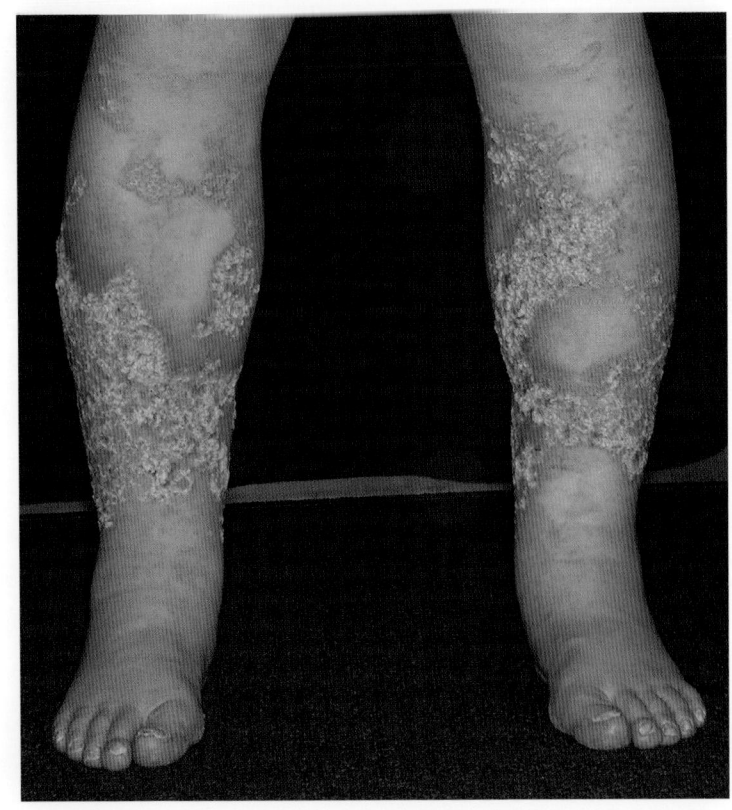

角化性局面

09 角化症

乾癬
psoriasis

後天性角化症

- 青年〜中年に好発．厚い銀白色の鱗屑を伴った紅斑，丘疹が出没
- 代表的な炎症性角化症の一つで原因は不明
- 表皮の炎症と角化細胞のターンオーバーの亢進を認める
- 特徴的所見としてAuspitz（アウスピッツ）現象やKöbner（ケブネル）現象
- 治療は活性型ビタミンD₃外用，ステロイド外用，紫外線療法．重症例ではシクロスポリンやレチノイドの内服，モノクローナル抗体などの生物製剤の投与

白人は約2％，日本人は0.03％程度に発症．男女比は2:1で，20歳代と40歳代に好発する．
5つの病型に分類：尋常性乾癬（鱗屑を伴う角化性紅斑が主体），滴状乾癬（直径1cm以下の小病変が全身に多発），膿疱性乾癬（無菌性膿疱が主体），乾癬性紅皮症，乾癬性関節炎（関節症性乾癬）．
重症度の指標としてPASIスコア（72点満点）が用いられる．
慢性に経過し，増悪と寛解を繰り返す．

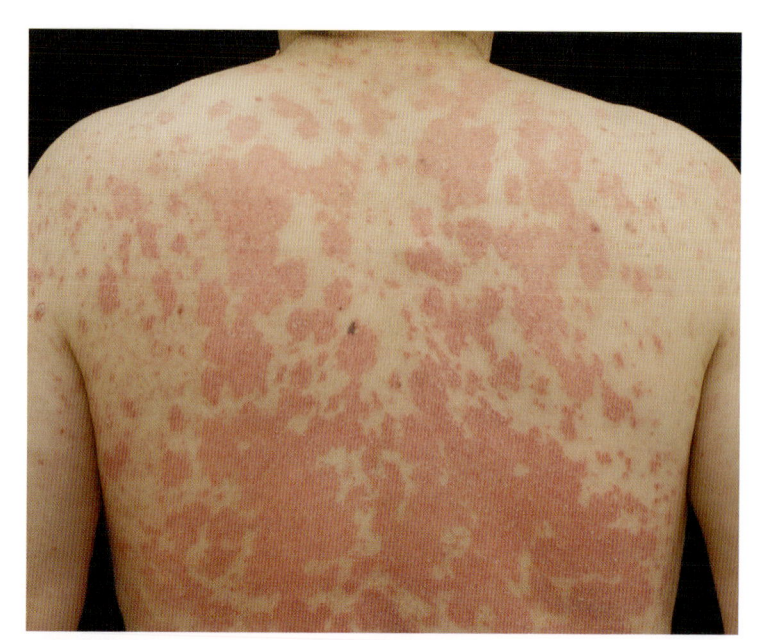

個疹の丘疹は拡大して紅斑となり融合傾向を示す

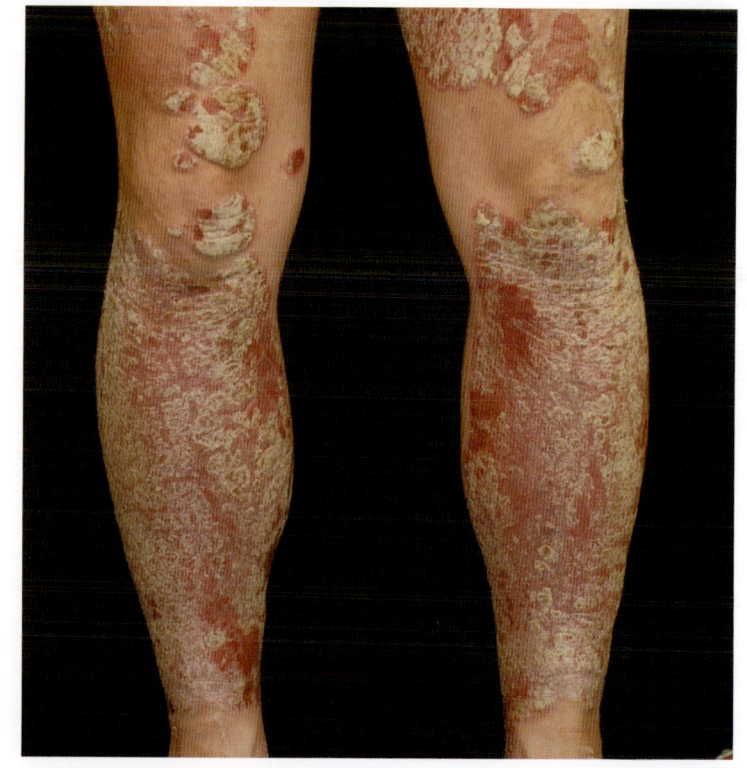

鱗屑を伴う紅色局面

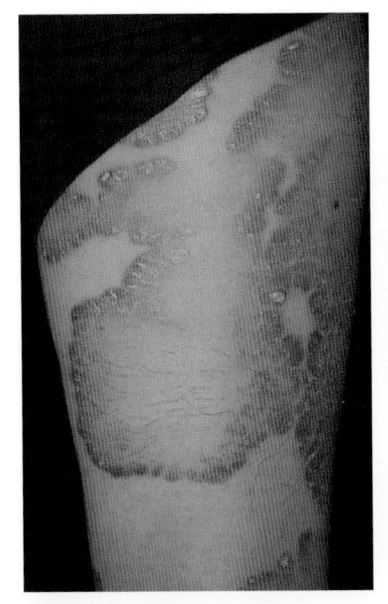

境界明瞭な連圏状の紅色局面 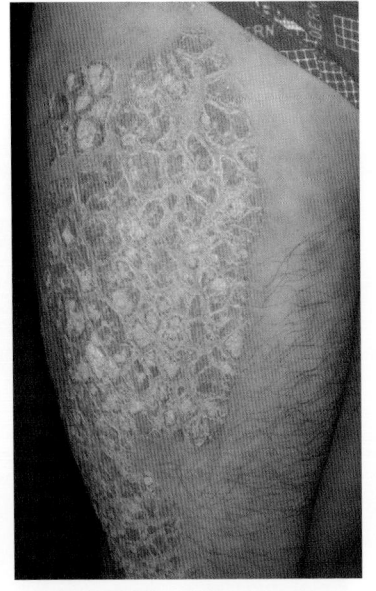　厚い銀白色鱗屑を伴う 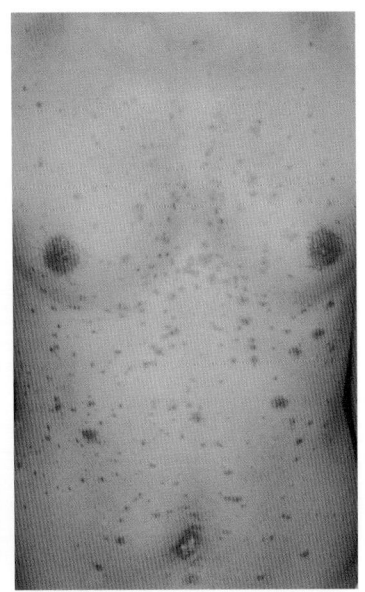　滴状乾癬

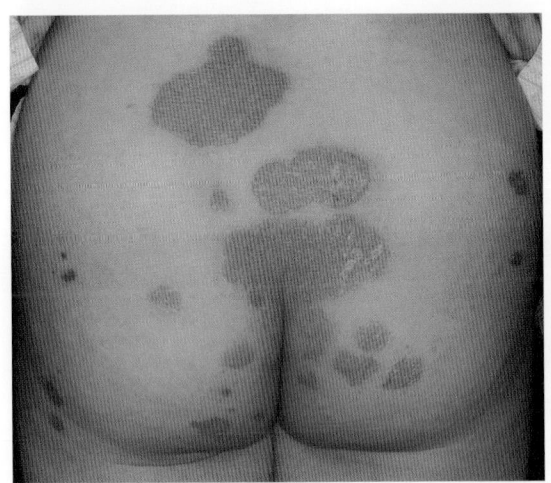

腰殿部の紅色局面 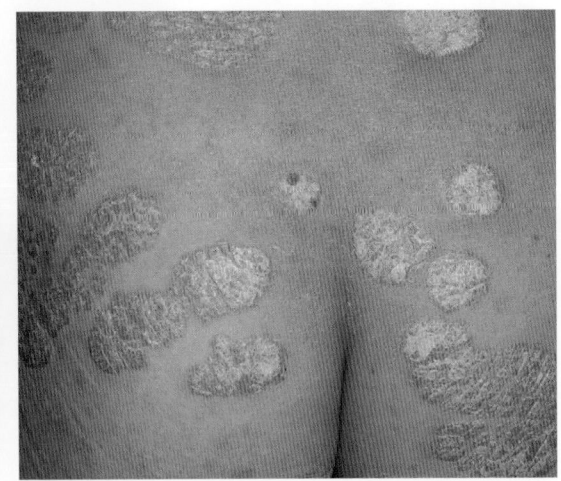　局面．鱗屑が付着する

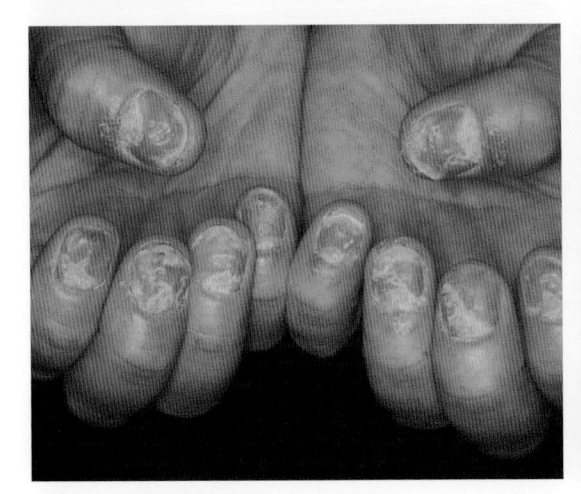

爪乾癬．爪甲表面の鱗屑 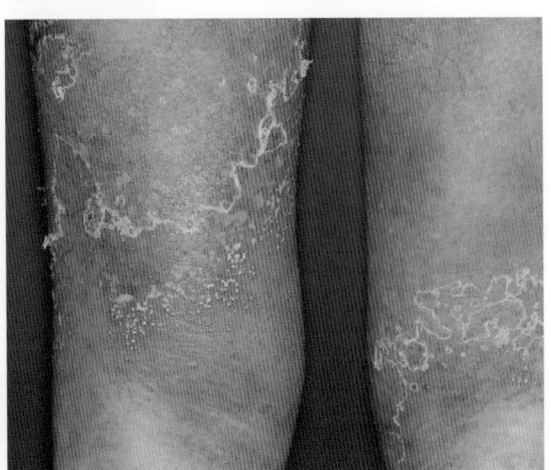　膿疱性乾癬

09 角化症

乾癬性関節炎
psoriatic arthritis

後天性角化症

- 乾癬に伴って関節炎症状をきたしたもの
- 乾癬患者の30〜40％にみられ，皮疹の病勢に一致することが多い
- 大部分は非対称性関節炎型（単一〜複数の指趾関節を侵す）
- 治療はモノクローナル抗体などの生物製剤の投与が有効
- リウマトイド因子は陰性

関節炎が先行し，皮疹が認められない場合もある．大部分は非対称性関節炎型だが，関節リウマチ型や強直性脊椎炎型なども存在する．関節変形は非可逆性であり，早期の治療介入が望ましい．モノクローナル抗体などの生物製剤が著効することが多い．

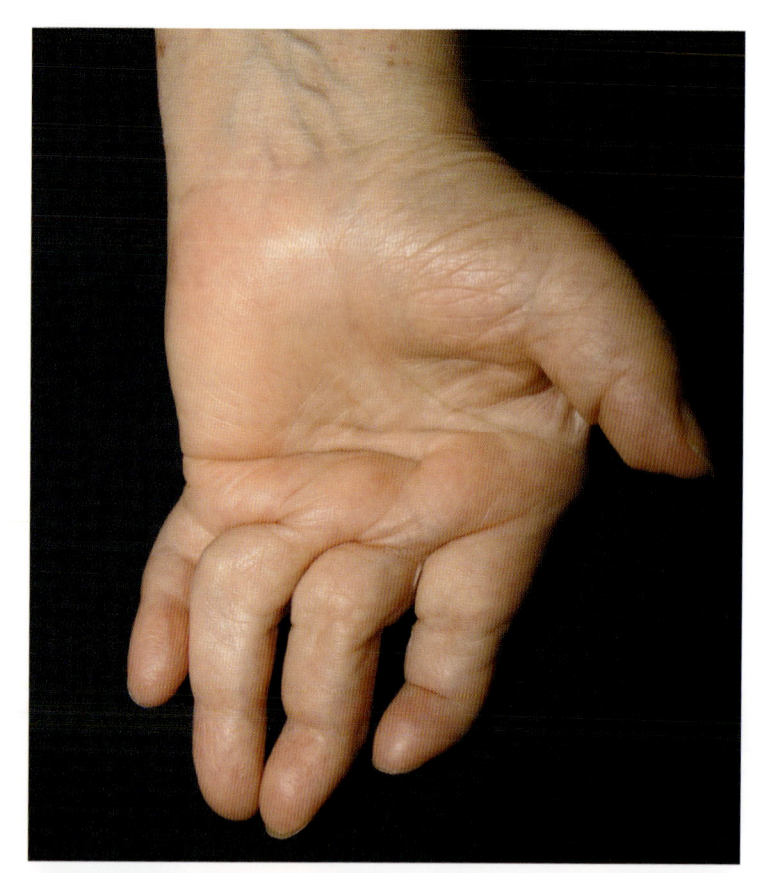

手指の関節変形

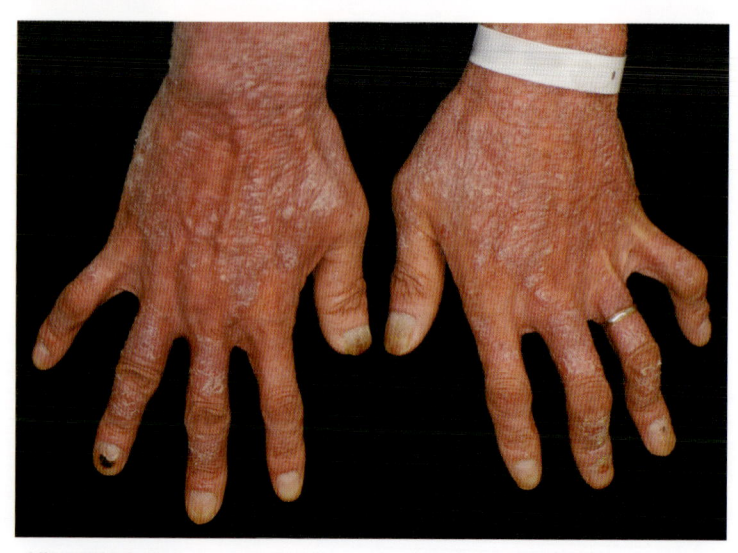

手指の関節炎症状

毛孔性紅色粃糠疹
pityriasis rubra pilaris

後天性角化症

- 1〜2 mm 大で毛孔一致性の角化性丘疹から始まり，融合して境界鮮明かつ不規則形のオレンジ色〜紅色局面を呈する
- その上に鱗屑が付着し，白色の角化性丘疹も多数出現する（おろし金様）
- 掌蹠，四肢伸側，胸腹部に好発する
- 掌蹠ではびまん性の角化を呈する
- 紅皮症化することがあり，一部に円形の正常皮膚を残す
- 通常，若年型は1年以内，成人型は2〜3年で自然治癒する

小児期と40〜50歳代に発症のピークがあり，若年型と成人型に分類される．ビタミンA代謝異常説があるが病因は不明．
対症療法としてサリチル酸ワセリンやステロイド，活性型ビタミン D_3 の外用など．レチノイド内服も用いられる．

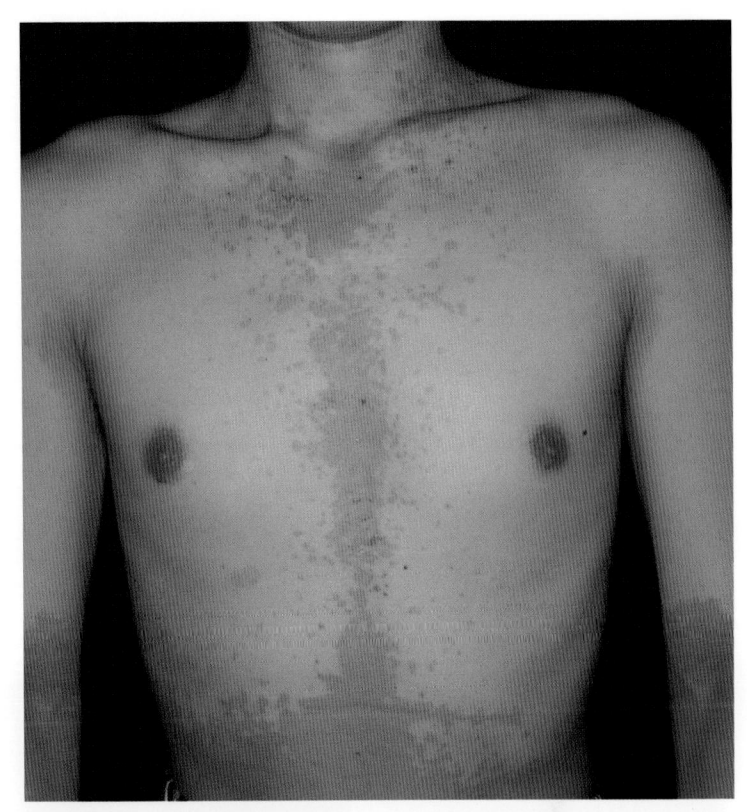

丘疹が融合して紅色局面をつくる

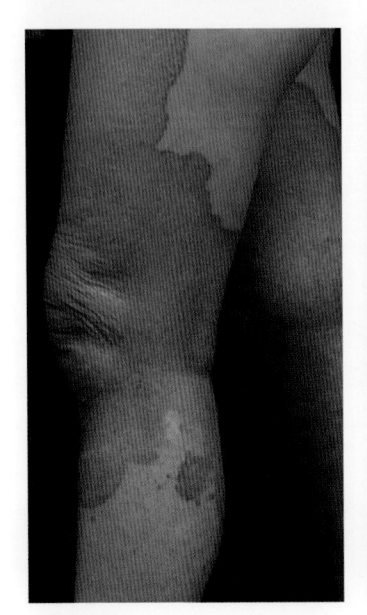

乾癬様局面

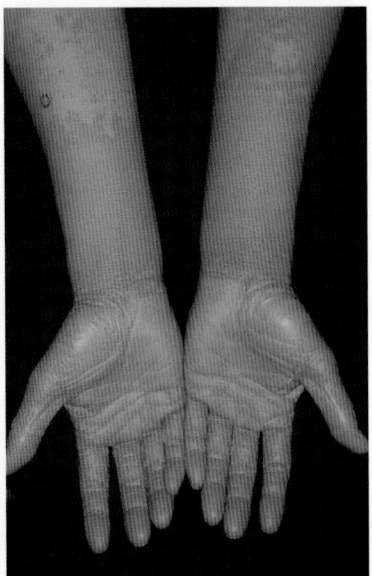

両手掌のびまん性角化性紅斑

09 角化症

09 角化症

類乾癬
parapsoriasis

後天性角化症

- 乾癬に類似した角化性紅斑が多発する疾患の総称
- 局面状類乾癬，苔癬状粃糠疹の2つに大別される
- 自覚症状のない紅斑や落屑が出現し，慢性に経過
- 治療はステロイド外用や紫外線療法など

局面状類乾癬（parapsoriasis en plaque）：中年以降に好発する．体幹や四肢に比較的境界明瞭な淡い紅斑を認め，わずかに鱗屑をつける．浸潤は触れず，自覚症状はない．皮疹の直径が5cmより大きいか否かで大局面型と小局面型に分類する．大局面型は軽度の萎縮を伴い，経過中に10～30％の割合で菌状息肉症へ移行しうる．

苔癬状粃糠疹（pityriasis lichenoides; PL）：慢性型と急性型〔急性痘瘡状苔癬状粃糠疹（PLEVA）と呼ばれる〕の2型に区別されるが，混在例も多い．若年者に好発し，体幹や大腿部，上腕を中心に生じる．顔面や掌蹠にはみられない．直径1cm程度までの小型の角化性丘疹が次々に発生し，新旧の皮疹が混在する．治癒後に色素沈着や色素脱失，瘢痕を残す．

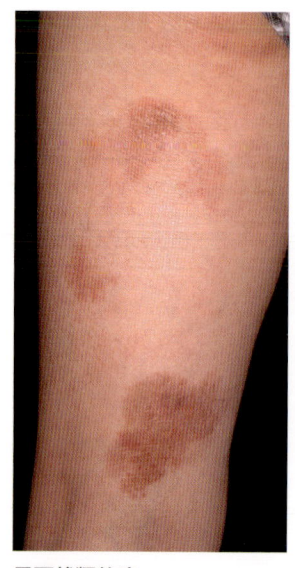

局面状類乾癬
紅斑

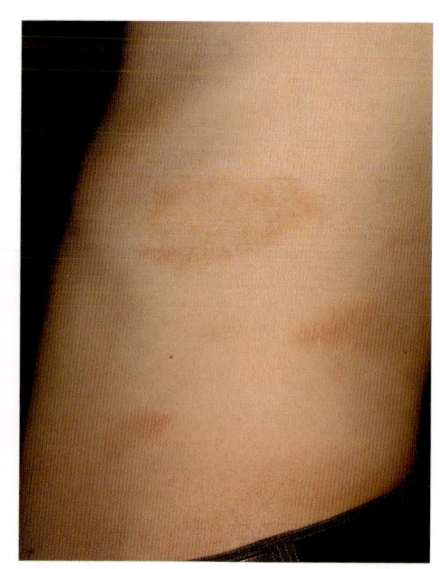

局面状類乾癬
淡褐色斑

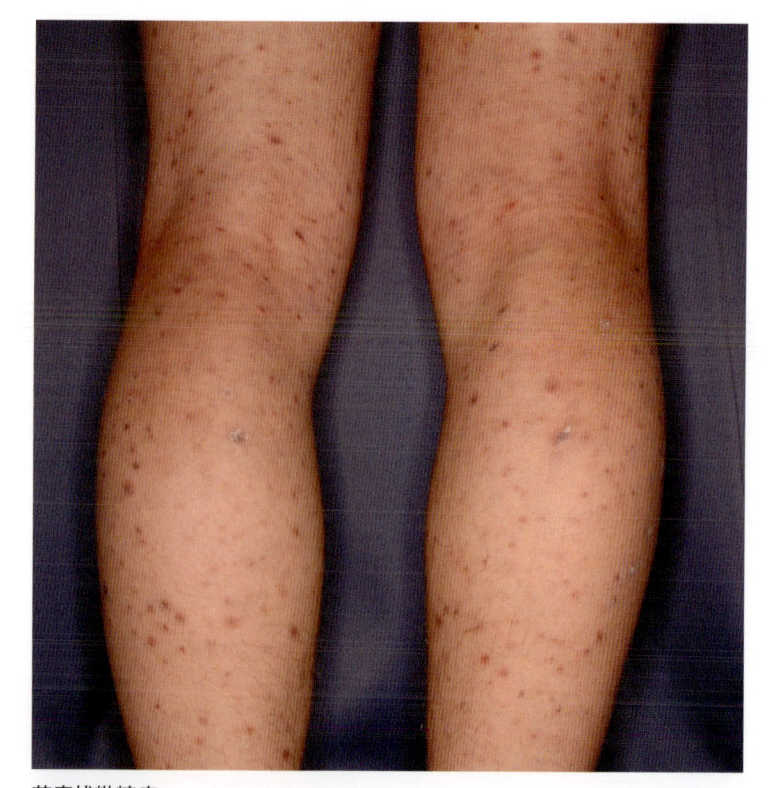

苔癬状粃糠疹
下肢の丘疹

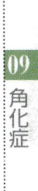

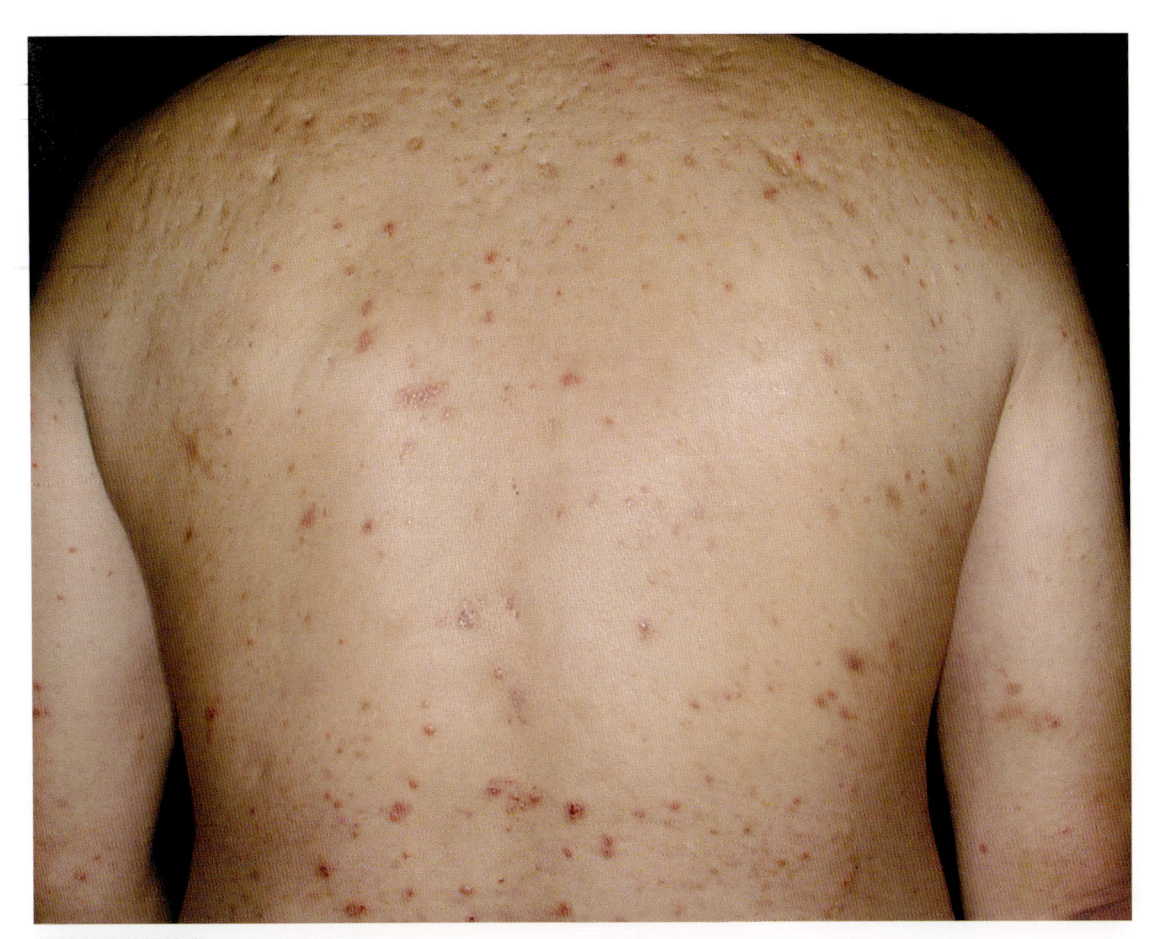

慢性苔癬状粃糠疹
体幹に散在する角化性丘疹

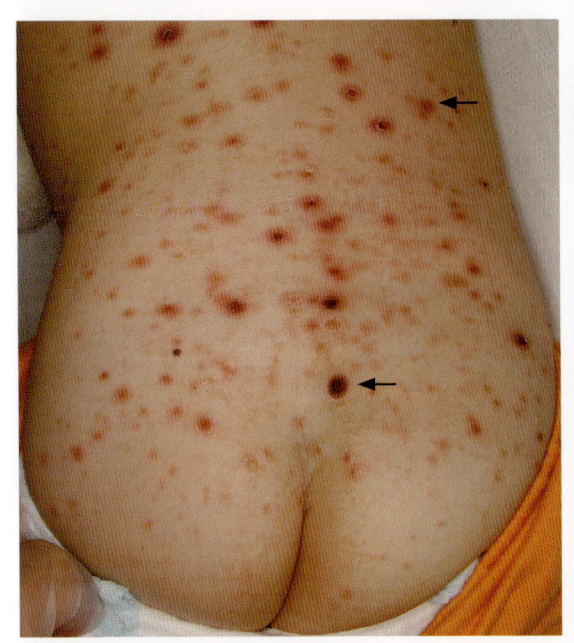

急性痘瘡状苔癬状粃糠疹（PLEVA）
痂皮を混じる（→）

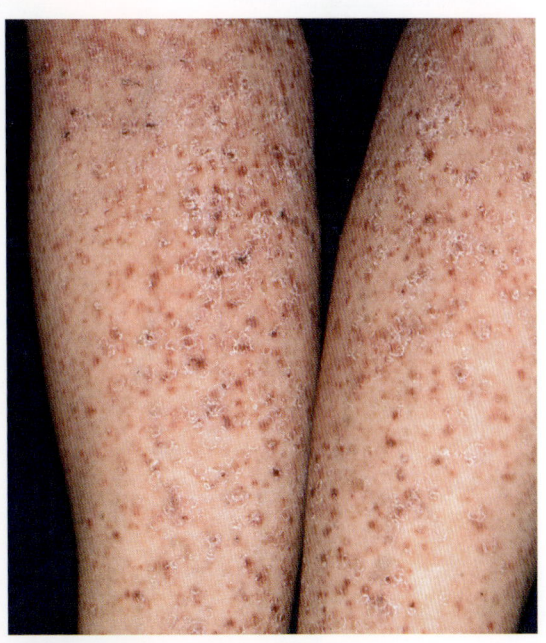

急性痘瘡状苔癬状粃糠疹（PLEVA）
新旧の皮疹が混在

09 角化症

扁平苔癬
lichen planus

後天性角化症

- 扁平に隆起した灰青色～紫紅色の局面が手背，四肢や口腔粘膜に好発．慢性に経過
- 原因不明であるが，薬剤，C型肝炎，歯科金属が誘因となることがある
- Köbner現象陽性．白色線条（Wickham線条）
- 治療は原因の除去，タクロリムス外用，ステロイド外用など

成人の手背や四肢，口腔，爪に好発する．直径5mm～2cm程度の多角形および地図状の灰青色～紫紅色の丘疹，ないし扁平隆起した紫紅色斑のしばしば中央が陥凹する局面を形成する．表面は特有の光沢を有するか，白色調の鱗屑をわずかに付着する．皮疹が融合することもある．

口腔粘膜では浸潤性白斑，白色線条，びらん局面を呈し，口腔や口唇のびらんから有棘細胞癌を生じることがある．爪病変として，爪甲縦溝や菲薄化，翼状片などをみる．

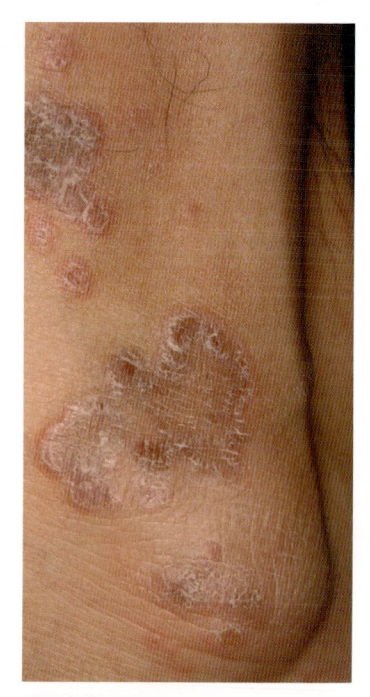

紫紅色調の局面

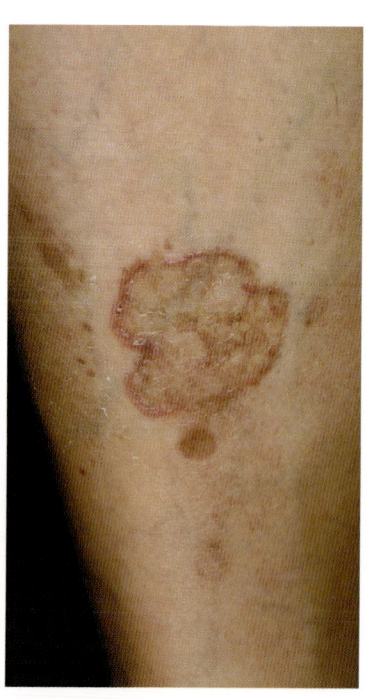

不整形の局面

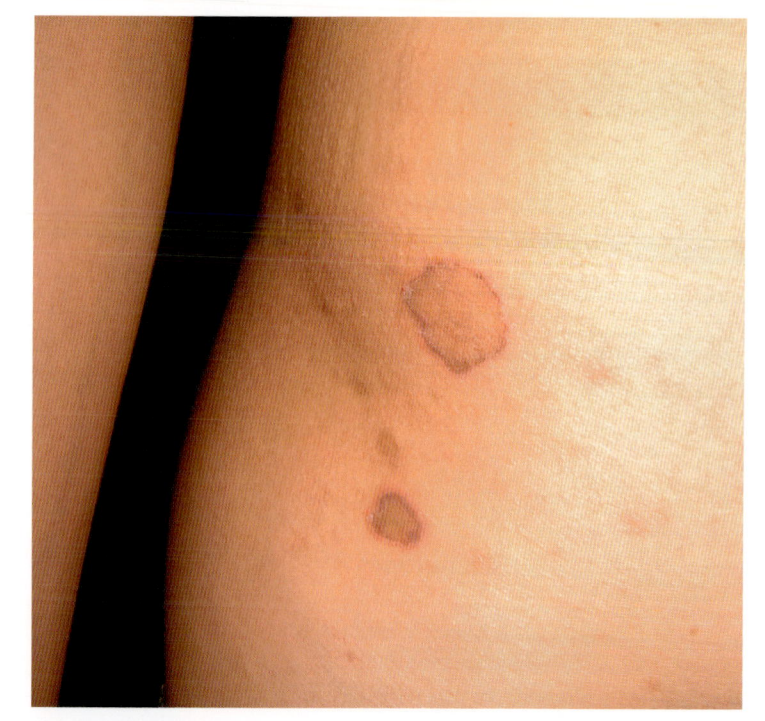

多角形の紫紅色斑

136

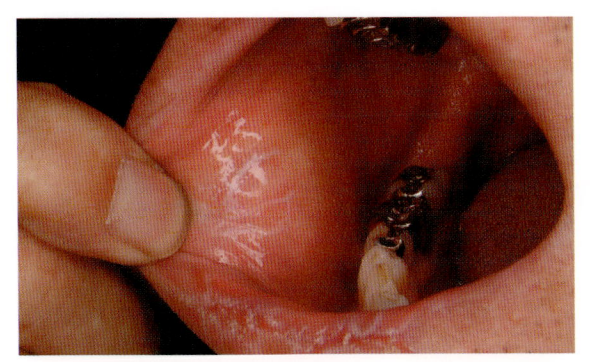

頬粘膜の白色線条（Wickham線条）

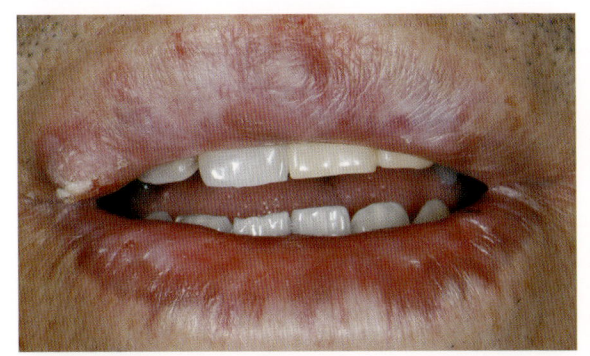

口唇扁平苔癬

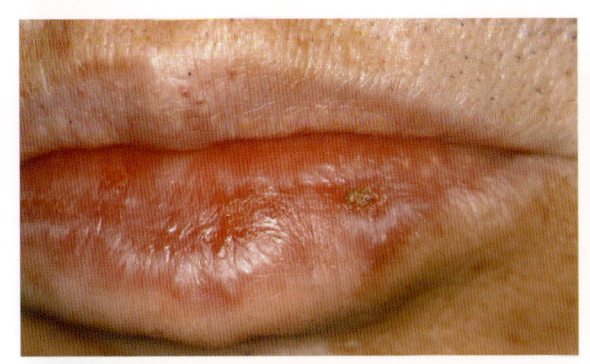

口唇扁平苔癬

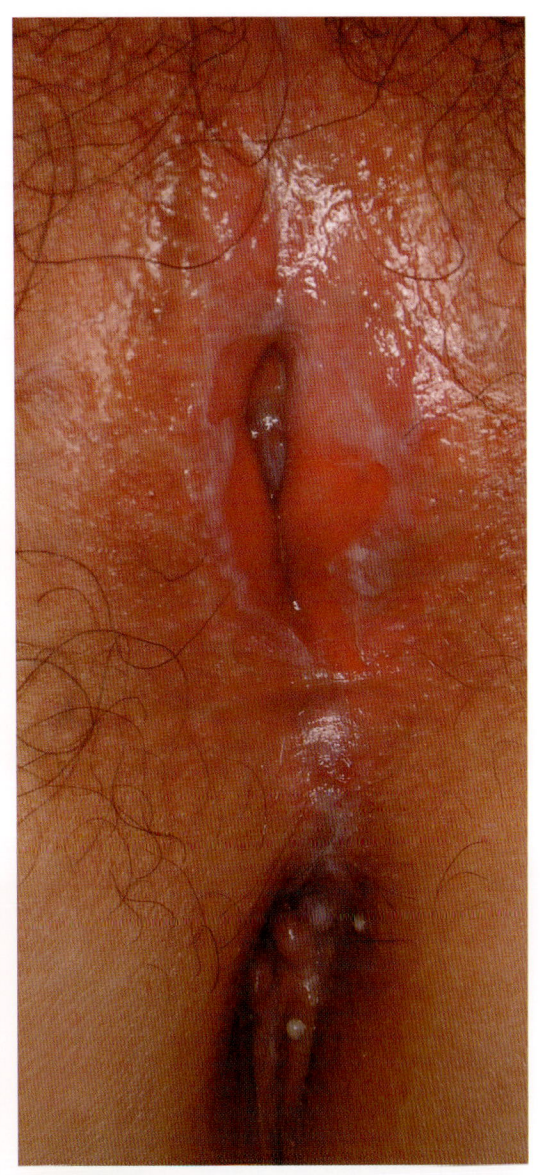

外陰部肛囲のびらん

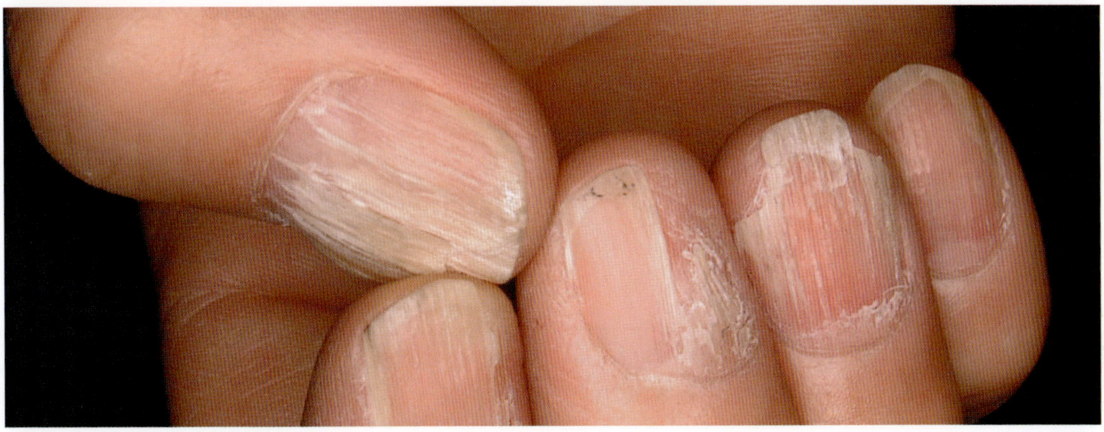

爪扁平苔癬．爪甲縦溝，菲薄化

09 角化症

Gibert ばら色粃糠疹
pityriasis rosea (Gibert)

後天性角化症

- 楕円形の環状紅色皮疹が体幹を中心に散発し，辺縁に襟飾り状の鱗屑を有する．長軸が皮膚の割線方向に一致する
- ヘラルドパッチと呼ばれる初発疹が50〜90％でみられる
- 一過性の原因不明の炎症性角化症．青年に多い
- 1〜3か月にて自然治癒．再発はほとんどない
- 治療はステロイド外用など

10〜30歳代に好発．感冒様症状が先行する例がある．主に体幹と近位四肢に直径2〜5cmで比較的大きな類円形の淡紅色局面が初発疹（ヘラルドパッチ）として1個発生する．初発疹から2〜14日後に，急激に体幹や四肢中枢側にかけて卵円形，大小不同で辺縁に鱗屑を伴う直径1〜2cmの紅色皮疹が多発する．卵円形の長軸は皮膚の割線方向にほぼ一致しており，背部ではクリスマスツリーのようにみえる．

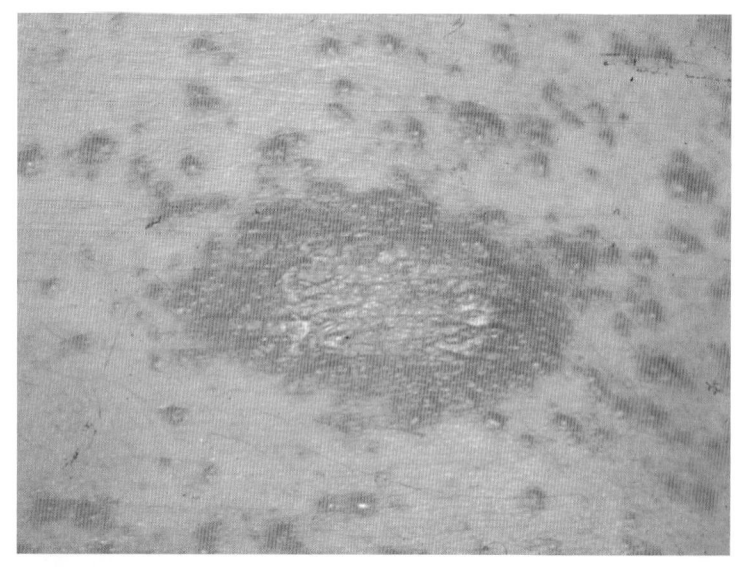

ヘラルドパッチ

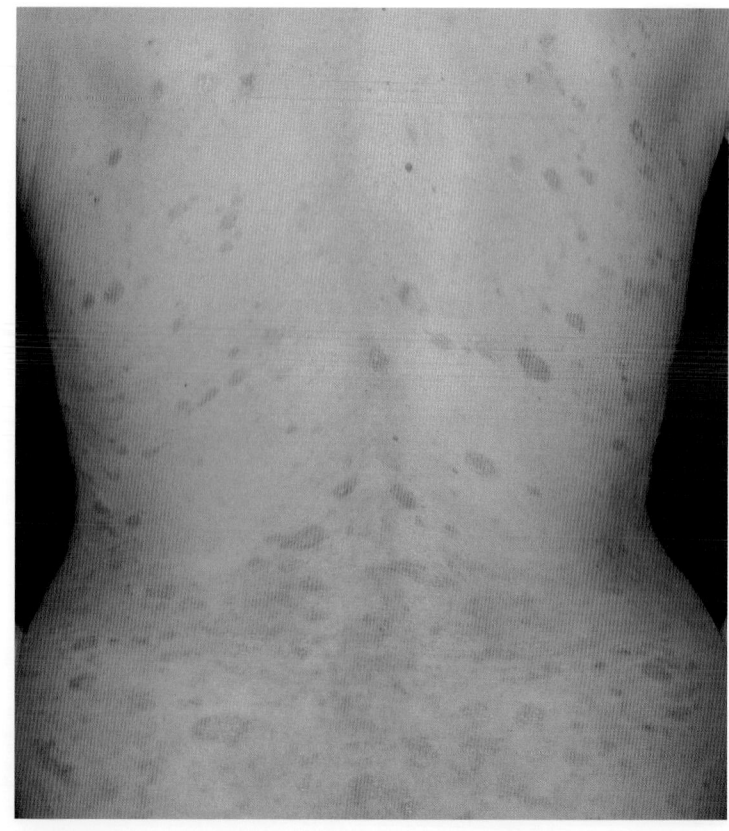

粃糠様鱗屑を付した紅斑がクリスマスツリー状に分布する

鶏眼／胼胝
clavus, corn ／ callus, tylosis

後天性角化症

- 鶏眼（いわゆる"うおのめ"）は慢性的な物理的圧迫によって，反応性に限局性の過角化をきたしたもの
- 足底に生じやすく，足の変形などによって靴が合わなくなることで生じる場合が多い
- 肥厚した角質の中心が，芯のように真皮へ深く侵入している〔核（core）〕ため，魚の目のような外観を呈し，圧痛を伴う
- 胼胝（いわゆる"たこ"）は鶏眼と同じ原因で生じるが，圧痛は少ない

過角化の角層を削ると，核（core）が明瞭になる．治療はスピール膏®の貼付などを行い，浸軟した核をピンセットなどで除去する．また，原因となる刺激を避け，フットパッドなども使用する．
胼胝が生じる原因は鶏眼と同じだが，角層が一様に肥厚しているため，圧痛は少ない．

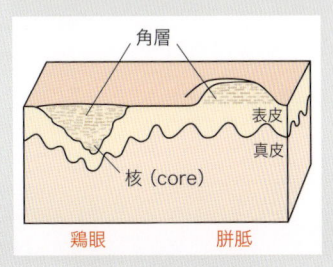

鶏眼，胼胝の模式図

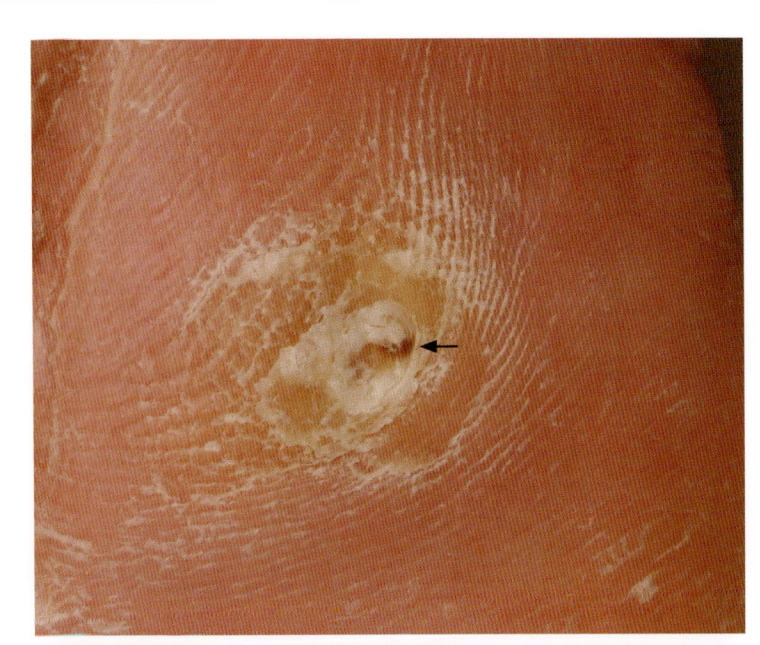

鶏眼．中心部に核（→）がわずかに透見される

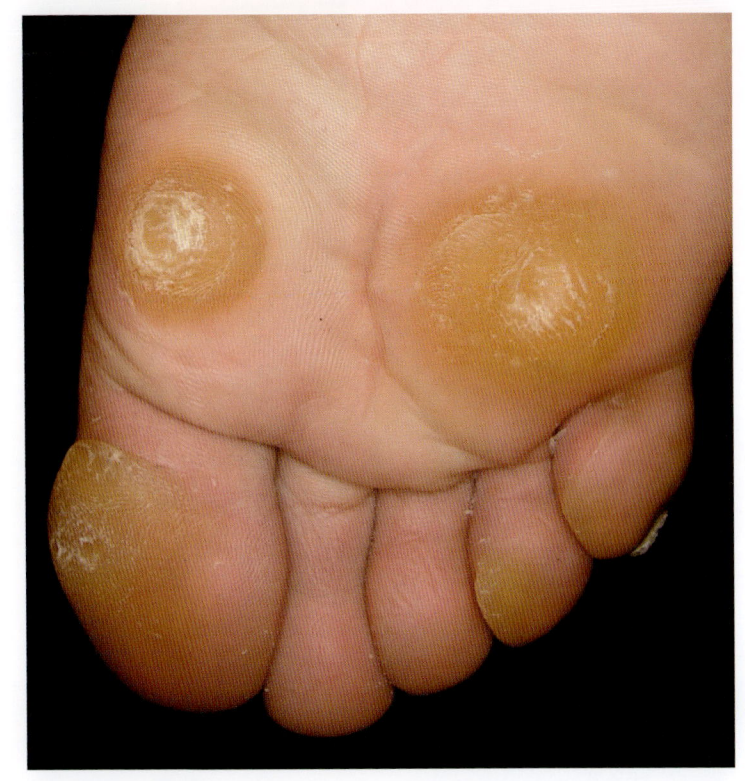

胼胝．著しい過角化

09 角化症

09 角化症

毛孔性角化症
keratosis pilaris

後天性角化症　同義語　毛孔性苔癬 (lichen pilaris)

- 上腕や大腿の伸側に，毛孔に一致した正常皮膚色～淡紅色を呈する1～3 mm大の角化性丘疹が多発する
- 軽症も含めると10歳代の30～40％に認められる
- 多くは学童期から発症し，思春期頃に目立つようになる

丘疹はザラザラした感触をもち，融合や拡大傾向を示すことはない．自覚症状を伴うことは通常ない．遺伝傾向があり，常染色体優性遺伝が推測される．また尋常性魚鱗癬やアトピー性皮膚炎を伴う例もある．
思春期を過ぎれば皮疹は自然消退するが，対症療法として保湿剤やサリチル酸ワセリンなどを外用する．

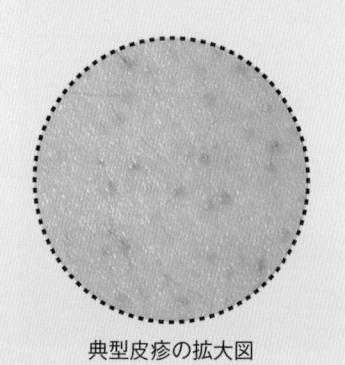

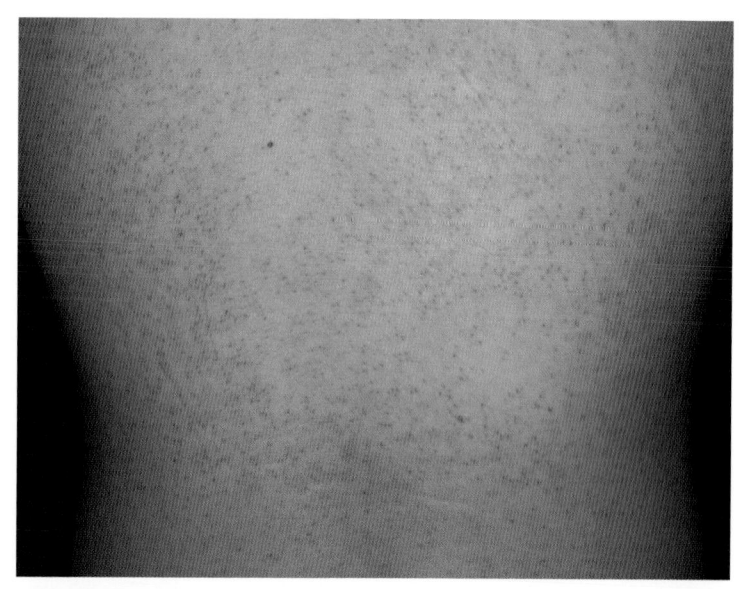

毛孔一致性の丘疹

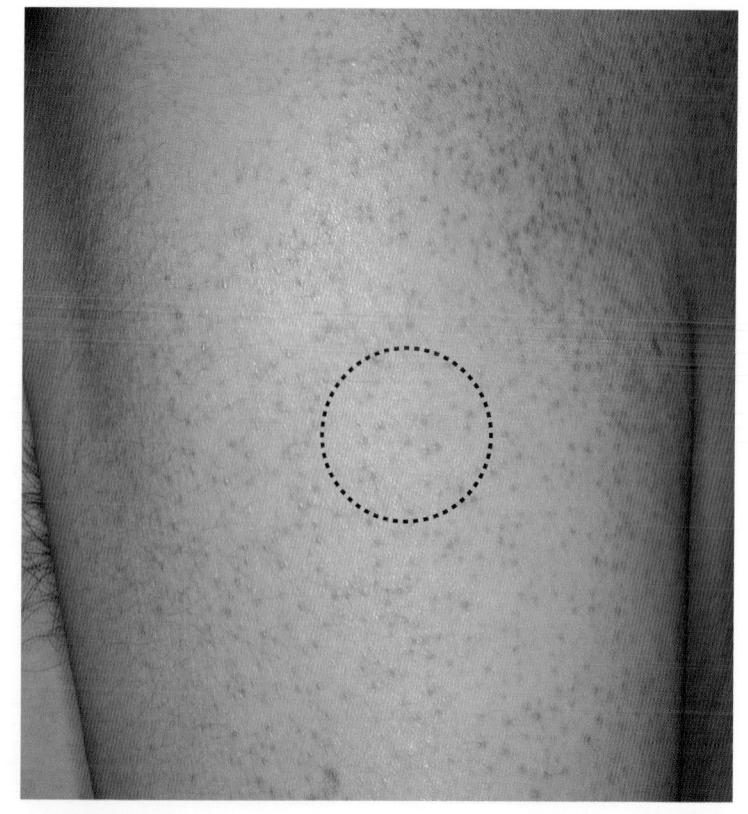

典型皮疹の拡大図

上腕伸側の丘疹

黒色表皮腫
acanthosis nigricans; AN

後天性角化症

- 頸部，腋窩，臍窩，鼠径部などに，黒褐色のザラザラした乳頭状隆起をきたし，ビロード状あるいはおろし金状の外観を呈する疾患
- 内臓悪性腫瘍に合併する悪性型，肥満関連型，内分泌疾患に伴う症候型の3型に大別

内臓悪性腫瘍（とくに胃癌）を合併する悪性型，肥満者にみられる肥満関連型（以前は仮性型と呼ばれた），高インスリン血症やSLEなどを背景とする症候型に分類される．肥満関連型が最も多い．悪性型では，悪性腫瘍に先行ないし同時発生する場合が70％以上を占めるため，癌の早期発見にもつながる．基礎疾患の治療や肥満の改善により皮疹も軽快する．
病理所見では，乳頭腫，過角化，基底層の色素沈着を特徴とし，基本的に表皮肥厚はない．

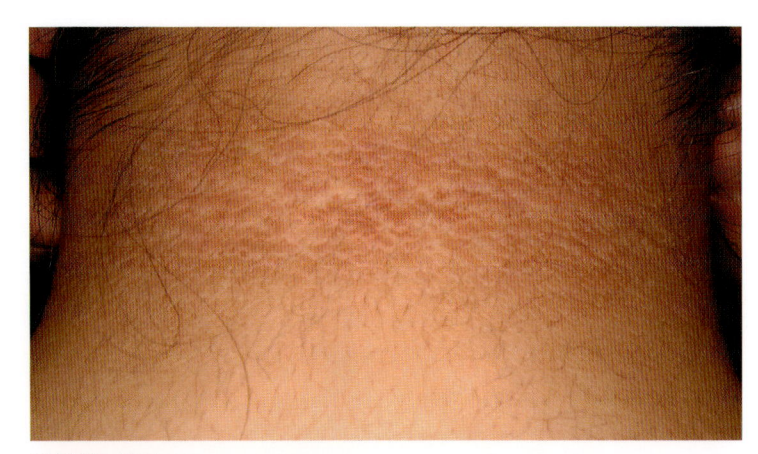

褐色調の局面

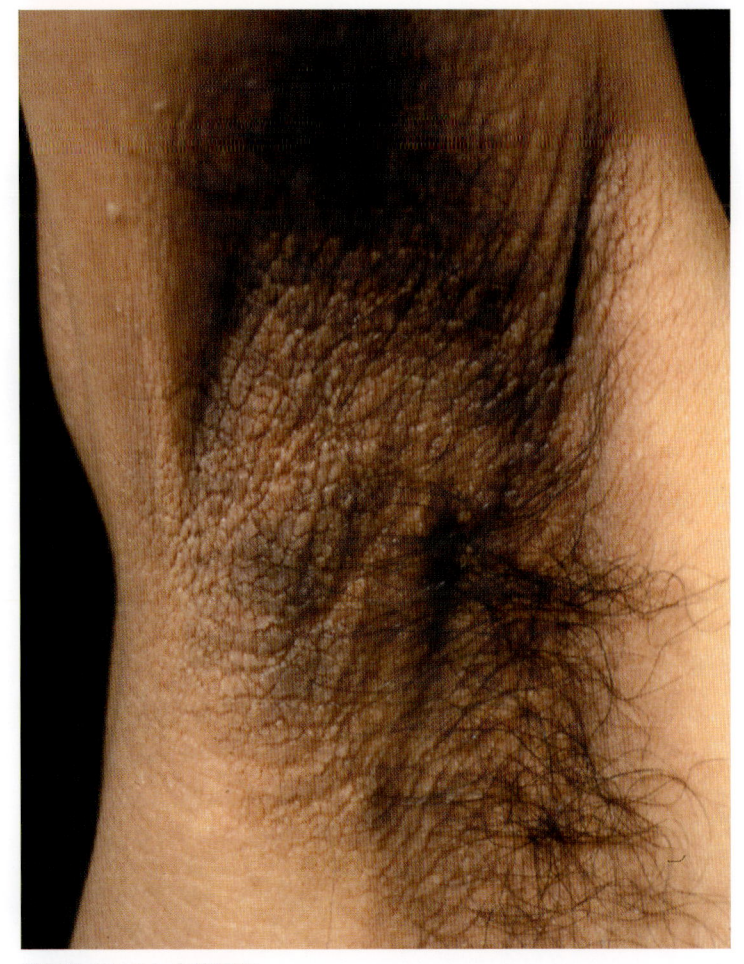

黒褐色のおろし金状局面

09 角化症

141

10 色素異常症

眼皮膚白皮症
oculocutaneous albinism; OCA

色素の脱失を主体とするもの　同義語 先天性白皮症（congenital albinism）

- メラニン産生過程に先天的な異常があるため，生下時から皮膚や髪，眼の色素が減少ないし消失
- 眼振を認めることが多い
- 全病型とも常染色体劣性遺伝
- 著しい光線過敏症のため，皮膚悪性腫瘍を合併しやすい
- 強力なサンスクリーンの使用，眼の保護が重要

原因遺伝子の違いにより以下のように OCA1～OCA4 の4型に大別される．さらに Hermansky-Pudlak 症候群 や Chédiak-Higashi 症候群 など，他の遺伝性疾患の一症状としても眼皮膚白皮症が認められることがある．
OCA1：チロシナーゼ関連型
OCA2：P 蛋白関連型
OCA3：TRP-1 関連型
OCA4：*MATP* 遺伝子型
紫外線による発癌および皮膚老化を予防するため，乳児期から強力なサンスクリーンを外用する．また，眼の保護および矯正のためコンタクトレンズやサングラスを使用する．

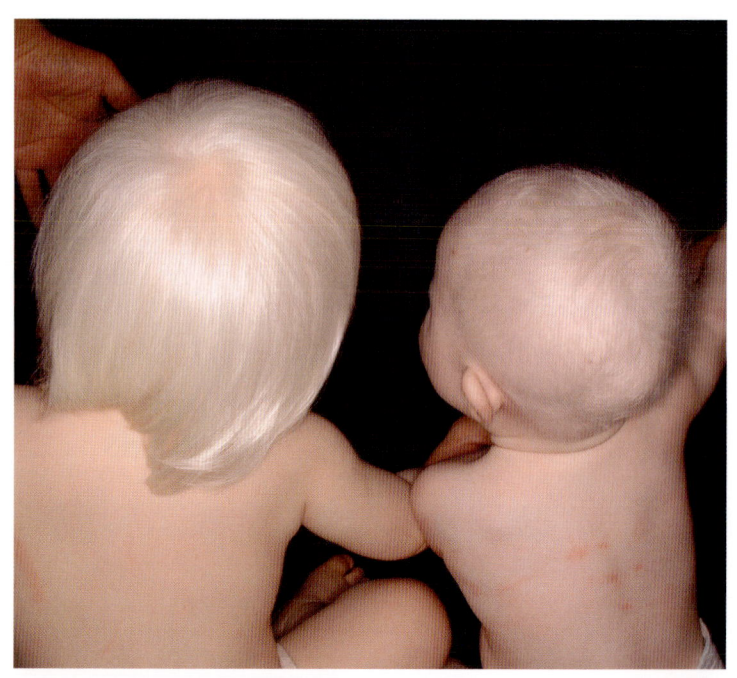

きょうだい例．皮膚，毛髪ともに白色を呈する．メラニン産生能が完全に欠落している（OCA1）

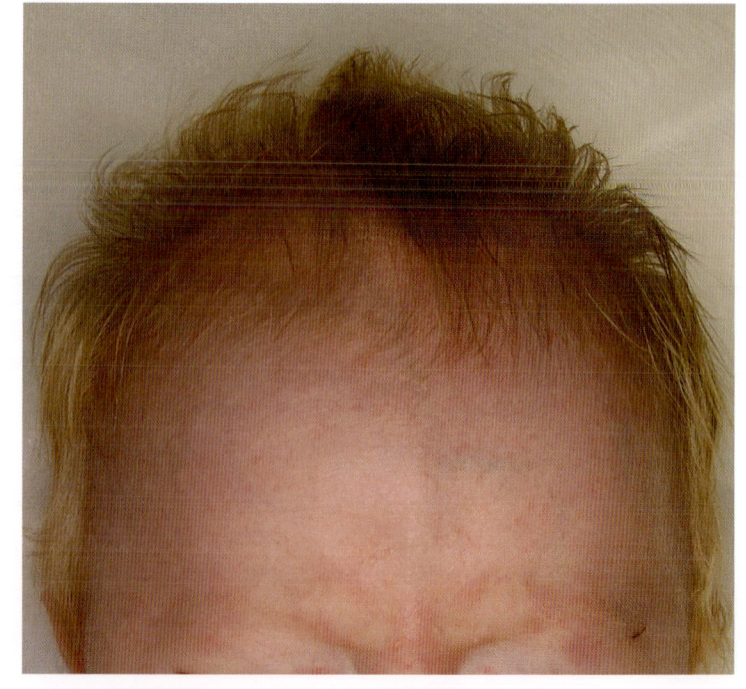

メラニン産生が減少しているが，ある程度残存している

尋常性白斑
vitiligo vulgaris

色素の脱失を主体とするもの

- 俗にいう"白なまず"
- 後天的にメラノサイトが減少ないし消失するため，脱色素斑（白斑）を形成
- メラノサイトやメラニンに対する自己免疫などが考えられているが原因は不明
- PUVA療法，ステロイド外用のほか，narrow band UVB療法や活性型ビタミンD_3外用，タクロリムス外用が有効である

白斑の分布によって，神経支配領域と関係なく全身に生じる汎発型，神経支配領域に沿って片側性に生じる分節型，口囲と指趾に限局する肢端顔面型に分類される。Graves病（Basedow病）や慢性甲状腺炎（橋本病），Addison病，悪性貧血，糖尿病などを合併することがある．露出部の場合は，カバーマークなどを用いて白斑を隠すことで，患者の精神的負担を減らす．健常部から白斑部への表皮移植が行われることもある．

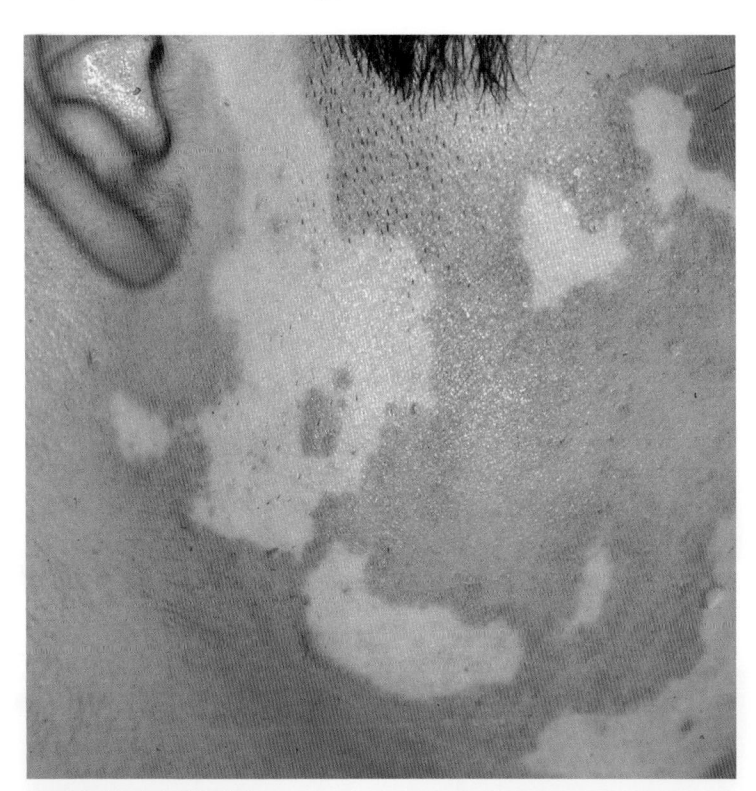

境界明瞭な完全脱色素斑

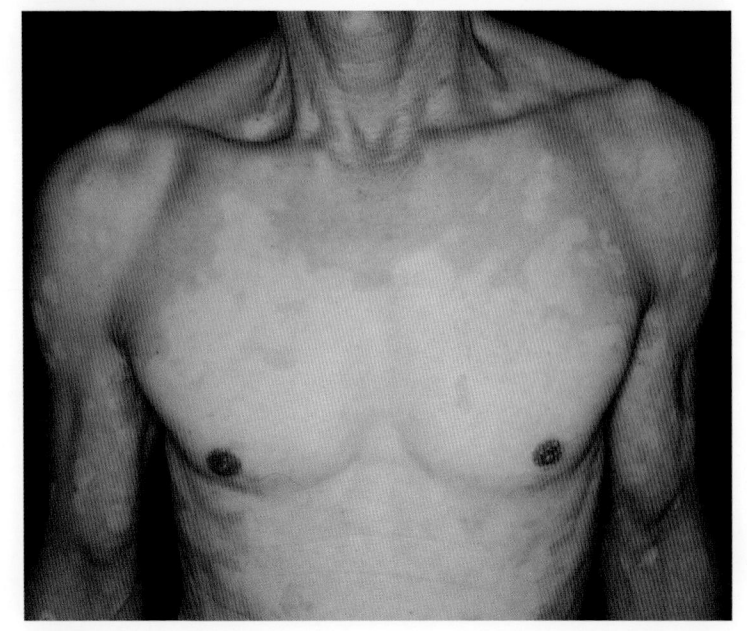

汎発型

Sutton 母斑
Sutton nevus, halo nevus

色素の脱失を主体とするもの

- 母斑細胞母斑（黒子）を中心に置いて，周囲に楕円形の白斑を生じたもの
- 小児〜青年の体幹や顔面，頸部に好発し，突然白斑が生じる
- 尋常性白斑を合併することもある

中心の黒子部に存在するメラニンに対する自己免疫が生じ，その免疫反応が周囲皮膚のメラニンに対しても起こるために白斑が生じると考えられている．まれに，悪性黒色腫や血管腫，青色母斑，神経線維腫，老人性疣贅などの周囲に白斑を生じる場合があり，これを Sutton 現象（Sutton's phenomenon）という．
白斑は遠心性に拡大し，それとともに中心の母斑は退色扁平化，ついには消失する．母斑が消失すると白斑も自然治癒する．中心の母斑を切除すると，白斑の治癒が促進されることが多い．

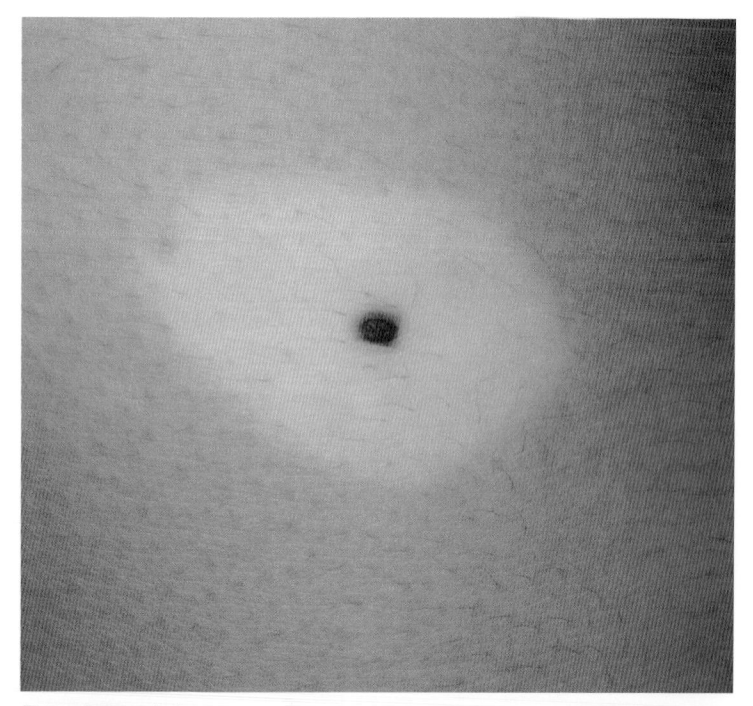

黒子の周囲の白斑

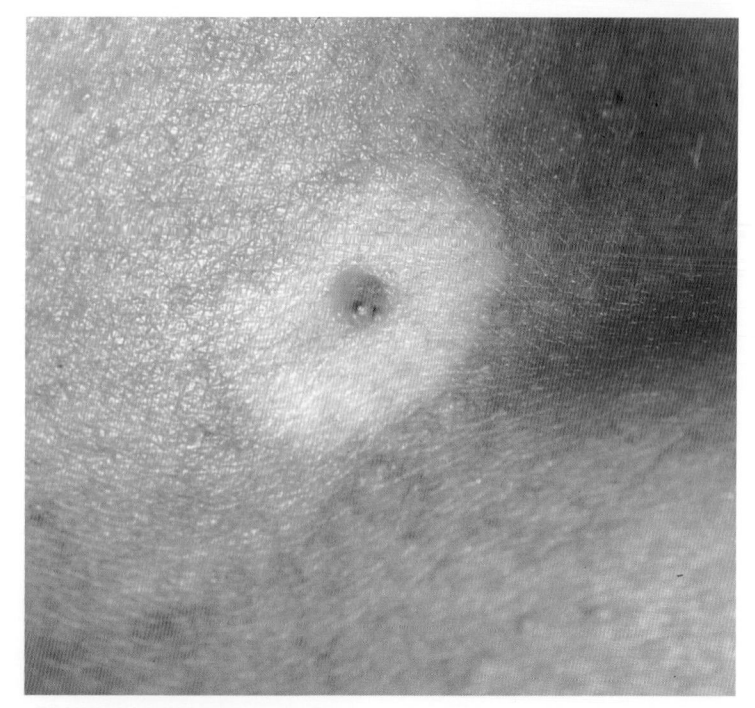

中心の母斑は退色扁平化している

遺伝性対側性色素異常症（遠山）
dyschromatosis symmetrica hereditaria (Toyama)

色素増加を主体とするもの

- 四肢末端（とくに手背や足背）において両側性に，3〜8 mm までの褐色斑と脱色素斑が多発し，それらが融合して網目状の外観を呈する
- 末梢に向かうにつれて症状が激しくなる
- 色素斑は表面平滑で，陥凹などを認めない．顔面に雀卵斑（じゃくらんはん）様の色素斑を生じやすい
- 多くは6歳までに発症．常染色体優性遺伝であり，*ADAR1* 遺伝子の変異による
- アジア人に好発
- 治療としてはカバーマークの使用，色素斑部位の削皮術を行う場合もある

特徴的な皮膚所見および家族内発症の有無で臨床診断が可能．
鑑別すべき類似疾患に網状肢端色素沈着症（acropigmentatio reticularis）がある．本症と同様に四肢末端に網目状の色素沈着をきたし，常染色体優性遺伝をとる疾患であるが，色素斑に皮膚陥凹を伴う点，脱色素斑を認めない点において鑑別される．

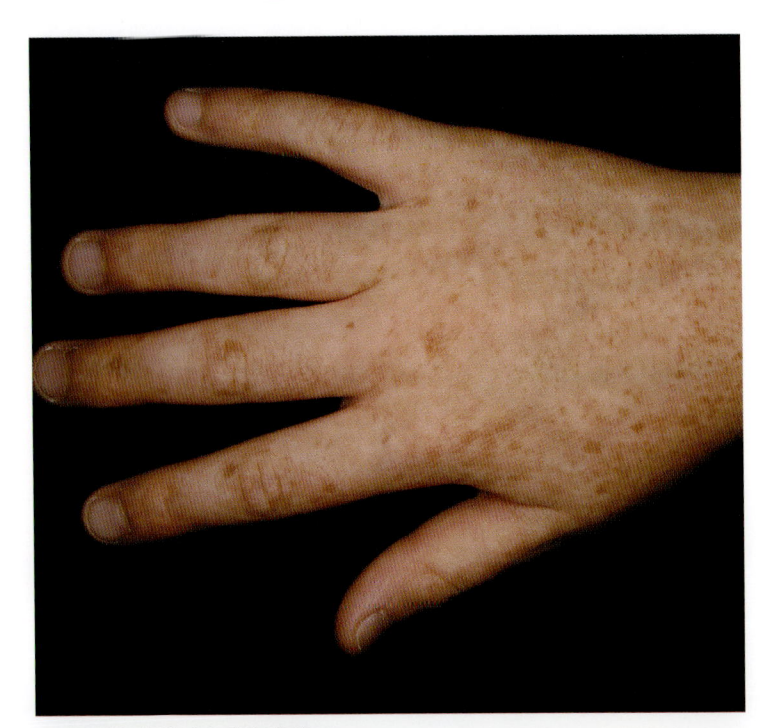

まだら状の褐色斑と脱色素斑

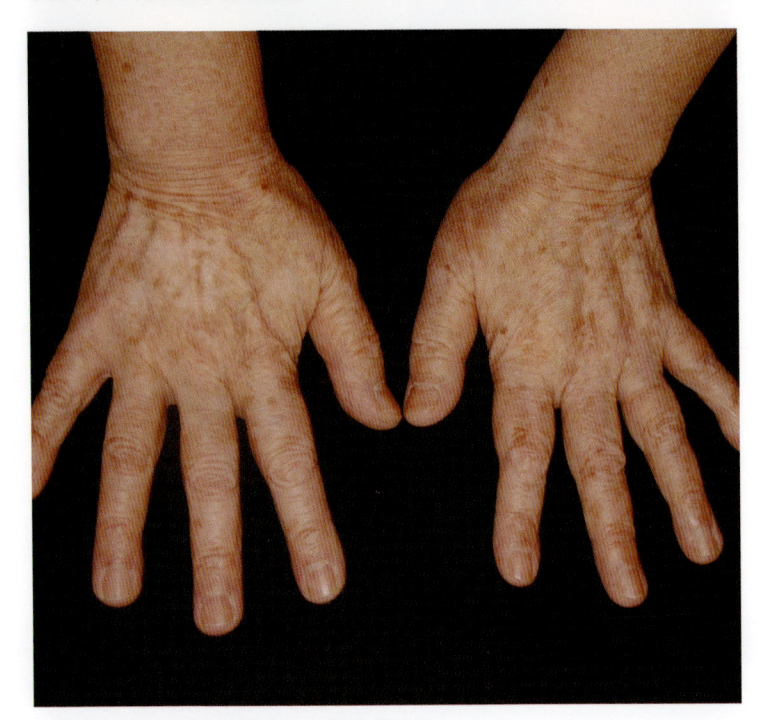

褐色斑と脱色素斑が網目状の外観を呈する

10 色素異常症

老人性色素斑
senile lentigo, senile freckle

色素増加を主体とするもの　[同義語] 日光黒子（solar lentigo）

- ほとんどの中年以降の男女に出現する
- 主に顔面や手背，前腕伸側などの露光部において，類円形で大小種々の褐色斑が出現する

境界は比較的明瞭で，ときに軽い落屑を伴う．一部は脂漏性角化症に移行する．
治療には，アレキサンドライト，ルビーレーザー療法や凍結療法などがある．

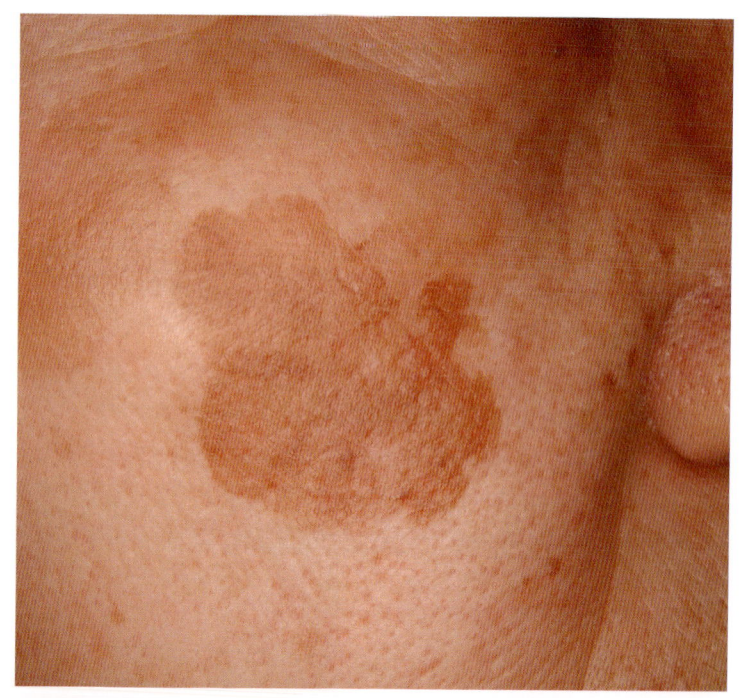

境界明瞭な褐色斑

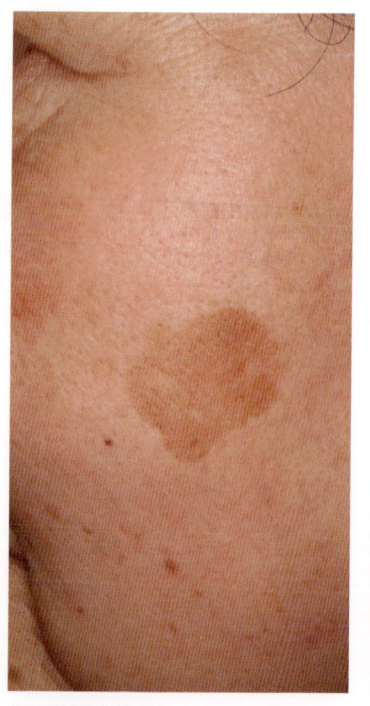

軽い落屑を伴う

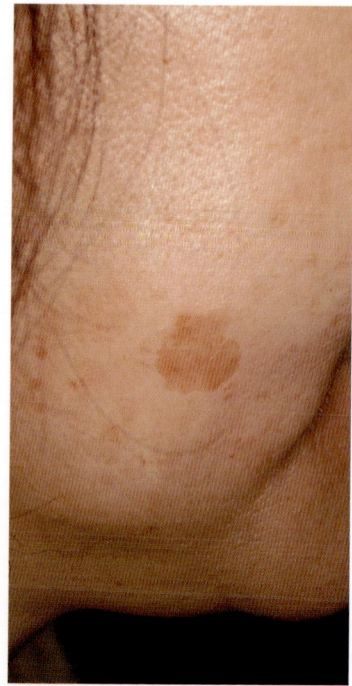

褐色斑

Addison病
Addison's disease
色素増加を主体とするもの

- 副腎皮質ホルモンの分泌低下により，下垂体前葉からのACTHやMSH分泌が亢進し，これがメラノサイトを刺激して色素沈着をきたす
- 色素沈着は全身に認められるが，とくに掌紋部，膝，肘，乳輪，腋窩，外陰部に強い

舌や歯肉，口腔粘膜など生理的に色素沈着の少ない部位にも色素斑が認められ，診断に有用である．
治療として，グルココルチコイドとミネラルコルチコイドの補充が必要である．

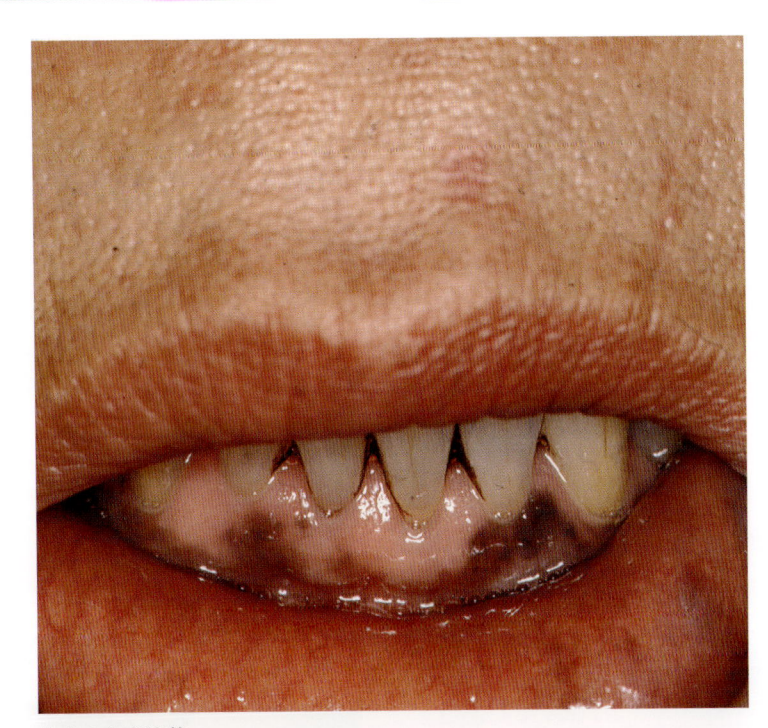

歯肉の色素沈着

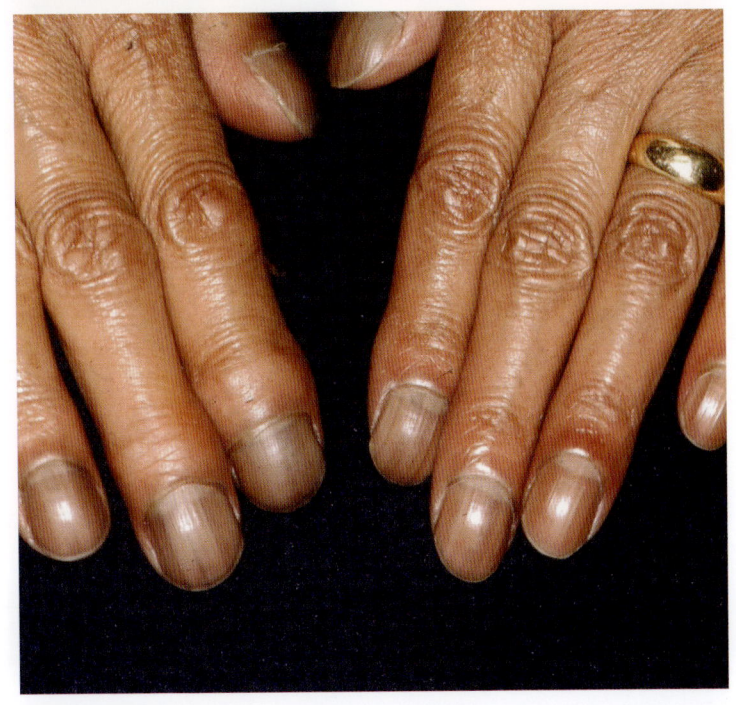

爪の色素沈着

10 色素異常症

147

11　代謝異常症

アミロイドーシス
amyloidosis

アミロイドーシス

- アミロイドが組織や細胞間隙に沈着，蓄積して発症
- アミロイドの沈着が皮膚のみに限局する皮膚限局性アミロイドーシスと全身臓器にわたる全身性アミロイドーシスに大別
- アミロイドは種々の前駆物質からなり，その組成は病型により異なる
- 全身性アミロイドーシスは多発性骨髄腫あるいは形質細胞の形成異常が主な原因．巨大舌，手指の硬化，爪変形，紫斑などを呈する

皮膚限局性アミロイドーシスは，さらに以下のように分類される．

結節性皮膚アミロイドーシス：数 cm 大までの常色から赤褐色の硬い結節が単発ないし多発．

アミロイド苔癬（たいせん）：下腿前面，前腕伸側，背部に 2〜10 mm 大の淡褐色調かつ表面平滑な丘疹が多発，ときに集簇（しゅうぞく）．激しい瘙痒（そうよう）を伴うことが多い．

斑状アミロイドーシス：肩甲部や背部に好発．点状ないし網目状の色素沈着．

肛門・仙骨部皮膚アミロイドーシス：高齢者の肛門および仙骨部に生じる過角化を伴った色素沈着．

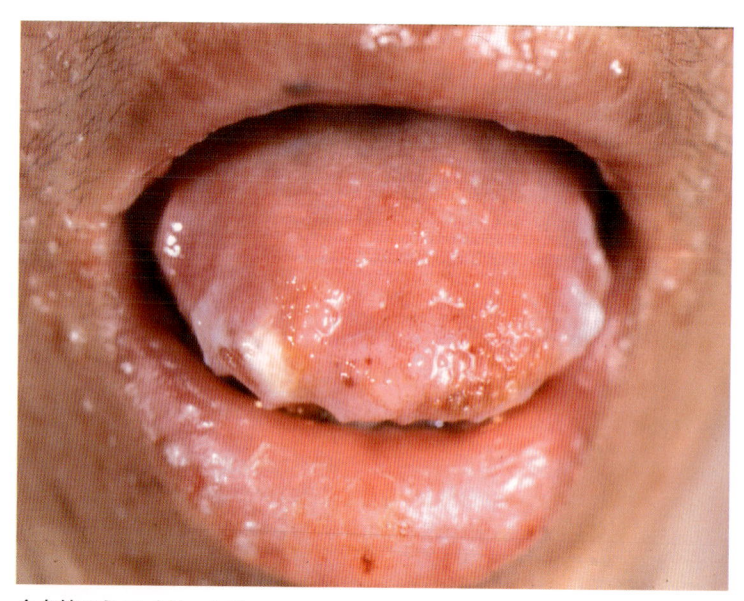

全身性アミロイドーシス
巨大舌

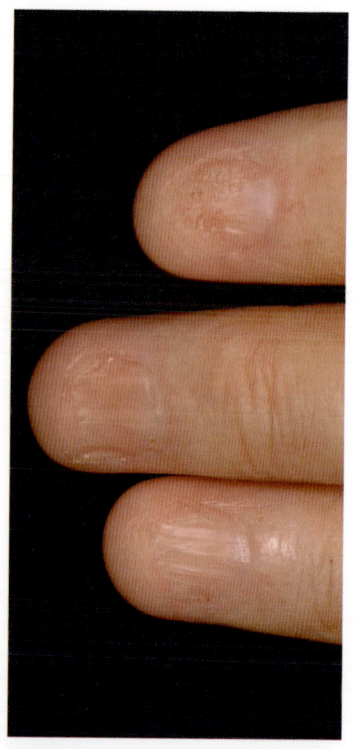

全身性アミロイドーシス
爪変形

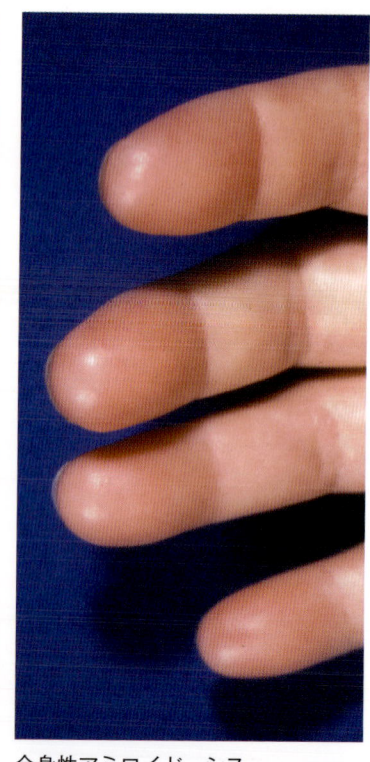

全身性アミロイドーシス
手指の硬化

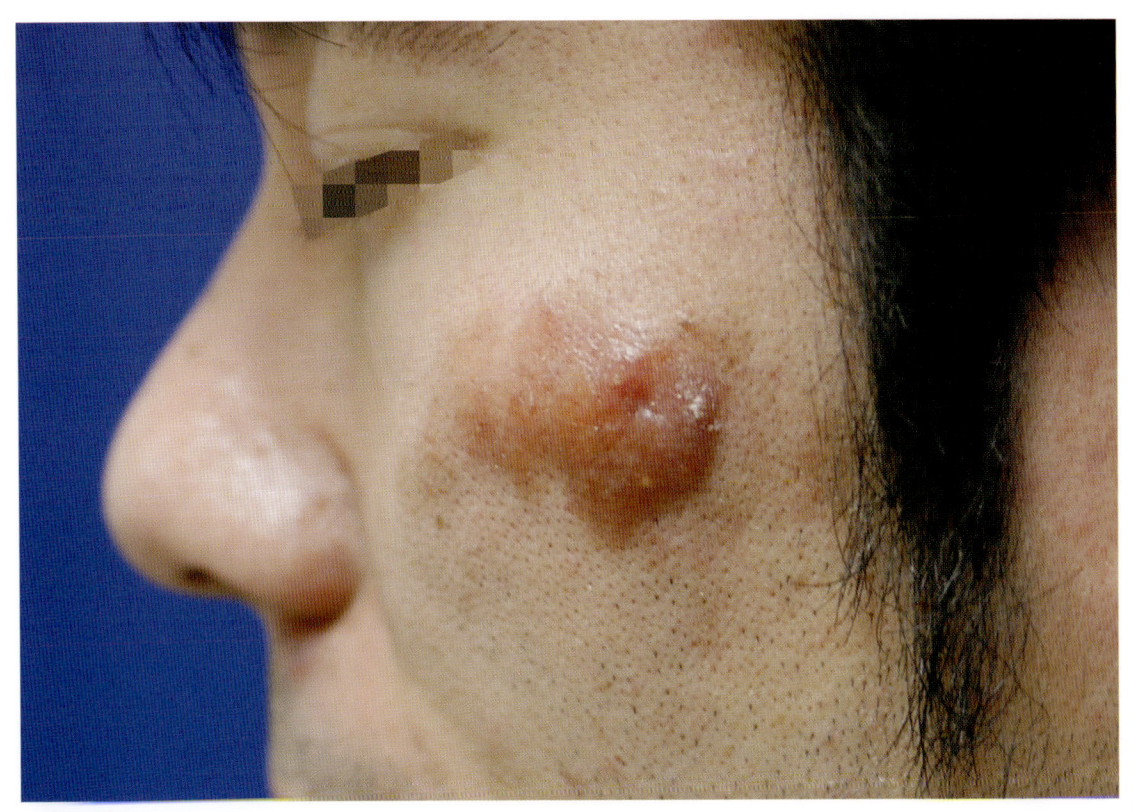

結節性皮膚アミロイドーシス
赤褐色の硬い結節

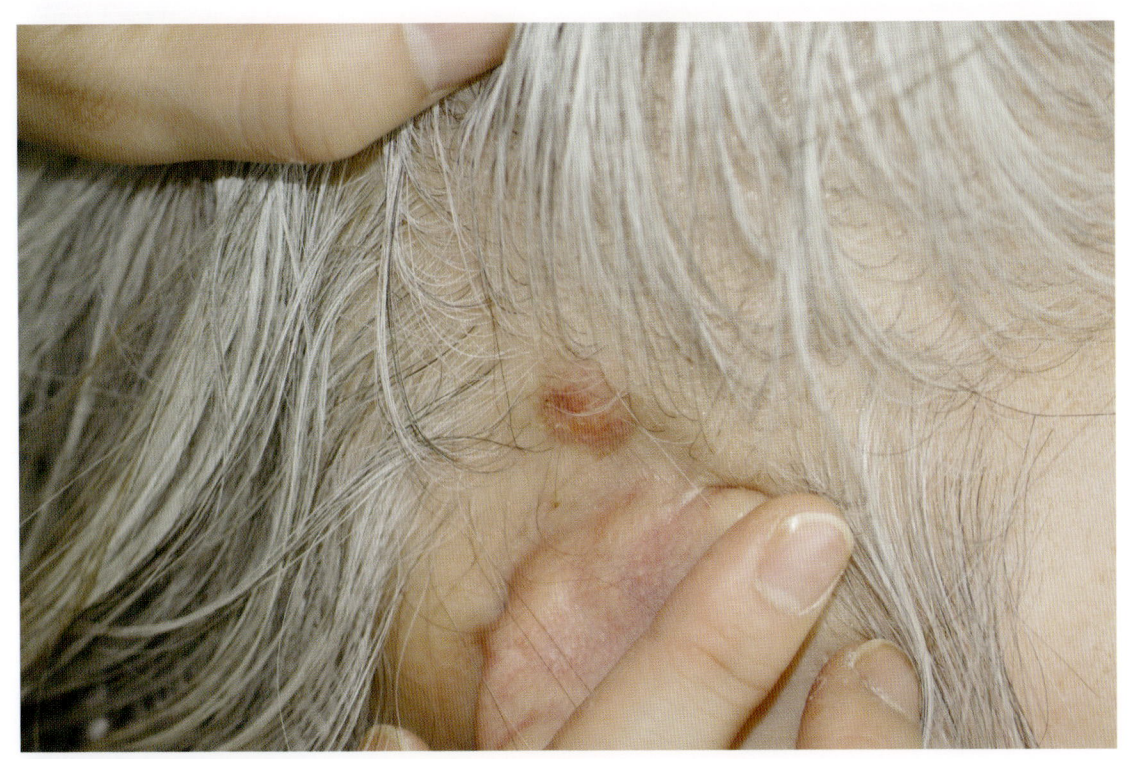

結節性皮膚アミロイドーシス
紅褐色結節

11 代謝異常症

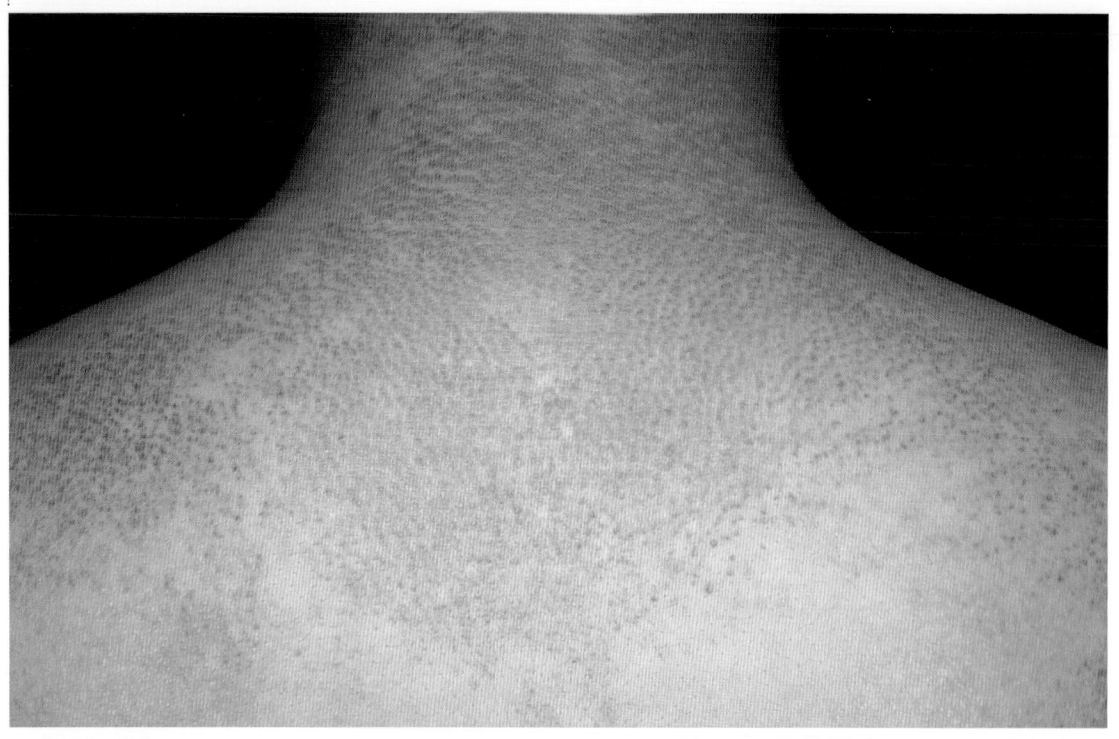

アミロイド苔癬
褐色小丘疹が多発集合して苔癬を呈する

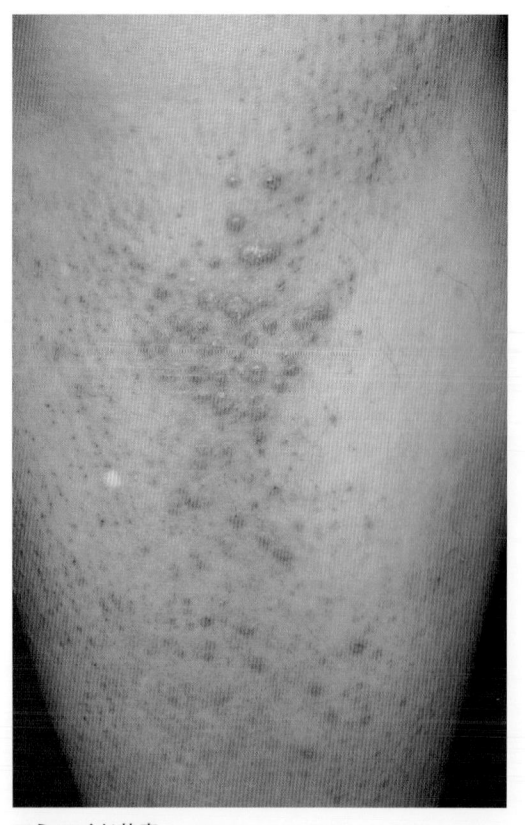

アミロイド苔癬
赤褐色丘疹の多発集合

アミロイドーシスの分類

疾患名	沈着アミロイド（前駆蛋白）
皮膚限局性アミロイドーシス	
原発性皮膚アミロイドーシス	
アミロイド苔癬	AD（ケラチン？）
斑状アミロイドーシス	AD
結節性皮膚アミロイドーシス	AL（免疫グロブリンL鎖）
肛門・仙骨部皮膚アミロイドーシス	AD
続発性皮膚限局性アミロイドーシス	AD
全身性アミロイドーシス	
AL アミロイドーシス	AL
反応性AA アミロイドーシス	AA（血清アミロイドA）
家族性全身性アミロイドーシス	ATTR（トランスサイレチン）など
透析アミロイドーシス	$A\beta 2M$（β_2-ミクログロブリン）

ペラグラ
pellagra

ビタミン

- 皮膚炎（dermatitis），下痢（diarrhea），認知症（dementia）の3Dを主徴とする
- ナイアシン（ニコチン酸，ニコチン酸アミド）の欠乏による
- 慢性アルコール中毒，胃切除患者，偏食，イソニアジド内服などにより生じる
- 治療はニコチン酸アミドの補充，食事の改善，遮光など

皮膚症状は灼熱感と強い瘙痒を伴う光線過敏症で，露光部に日焼け様の皮疹が出現し，赤褐色紅斑や水疱，びらんを形成する．皮膚は粗造となり，境界明瞭な黒褐色の色素沈着と皮膚萎縮を残す．口角炎や口内炎，舌炎も生じる．消化器症状として下痢や食道炎，悪心，嘔吐などを生じる．また，末梢神経障害，抑うつ，せん妄，幻覚などの精神神経症状が起こる場合がある．全血総ニコチン酸濃度の低下を示す．

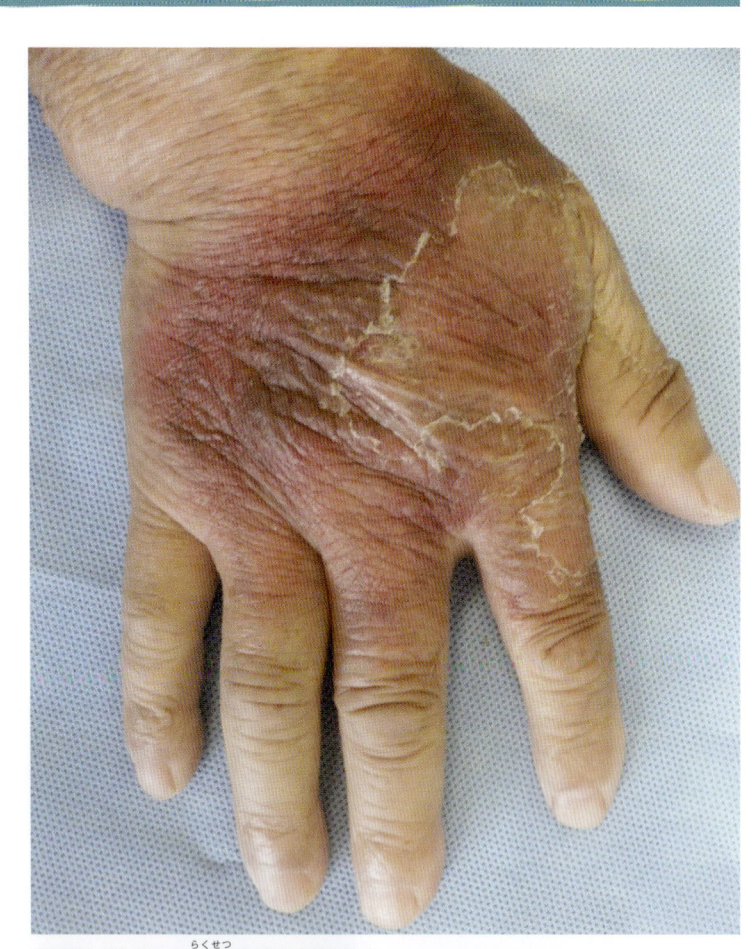

露光部（手背）の落屑を伴う紅褐色斑

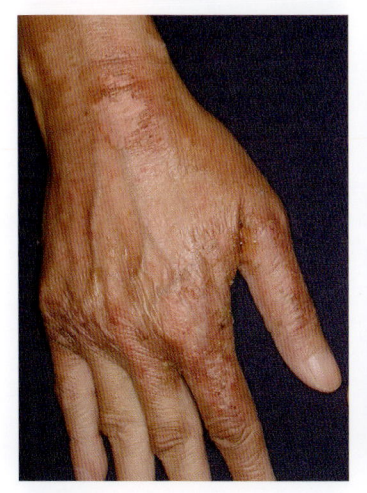

紅褐色斑

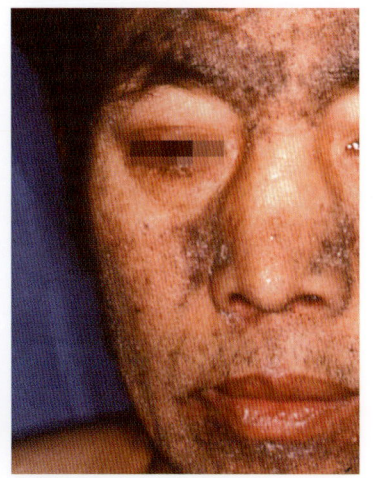

痂皮，びらん，色素沈着

11 代謝異常症

11 代謝異常症

ビオチン欠乏症
biotin deficiency

ビタミン

- 亜鉛欠乏症候群に類似した，顔面間擦部中心の落屑を伴う湿疹様病変を生じる
- 糖新生，アミノ酸代謝および脂肪酸合成に必要な補酵素であるビオチンの欠乏によって生じる
- 舌乳頭萎縮，食欲不振，振戦，筋肉痛なども呈する
- 治療はビオチン投与

長期間の経中心静脈栄養患者や，アレルギー用粉ミルクなどで哺育している新生児に生じうる．また，ビオチン関連酵素の先天的異常により常染色体劣性遺伝形式で乳児に発症する．
治療は経口または点滴でビオチンを投与する．

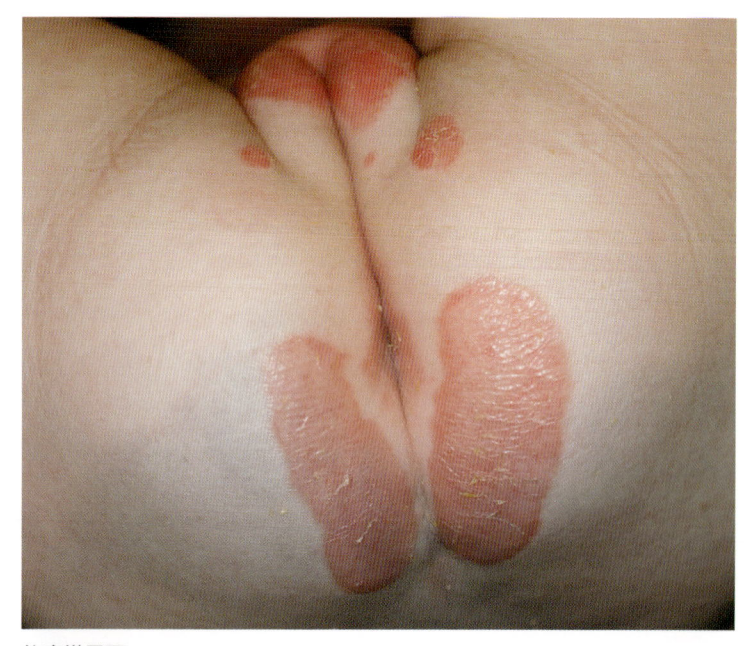

乾癬様局面

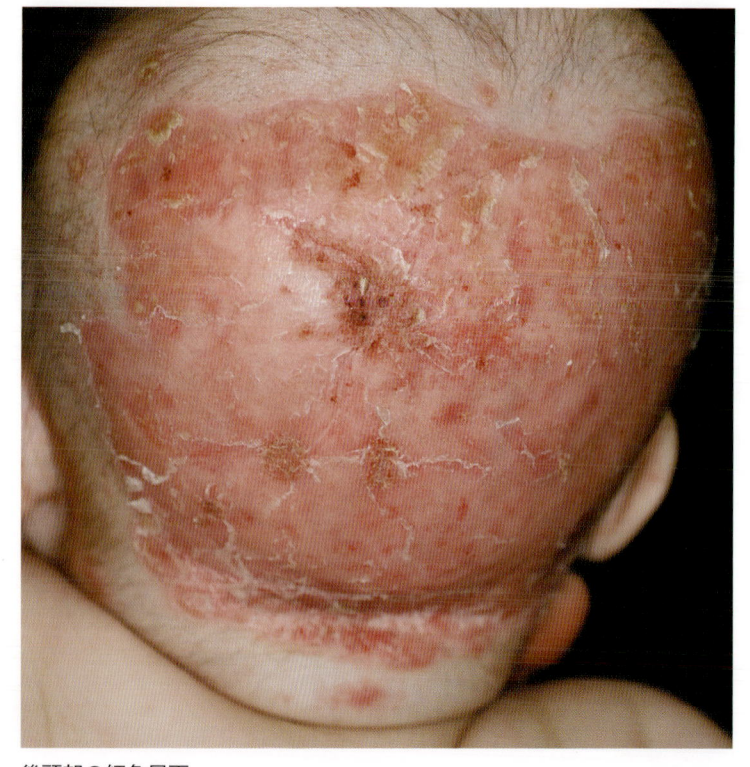

後頭部の紅色局面

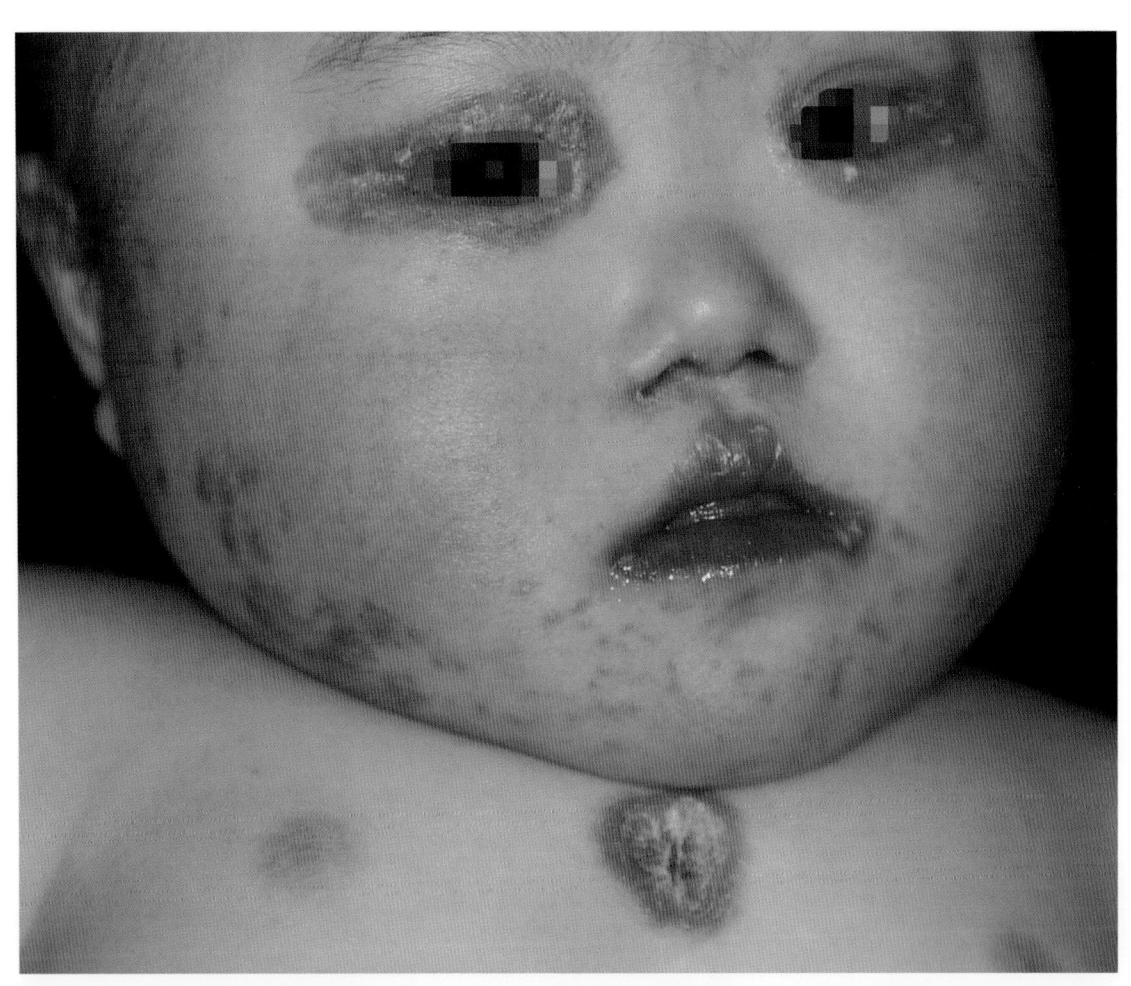

眼囲，口囲，胸部の落屑を伴う紅斑

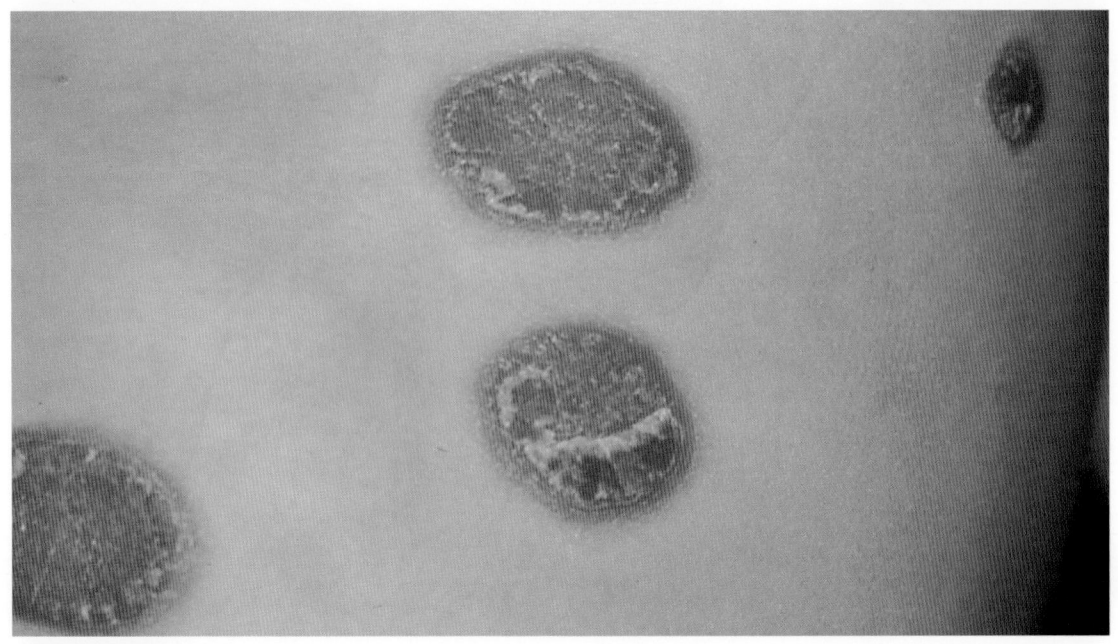

紅色局面の多発

黄色腫
xanthoma

黄色腫

- 脂質を貪食した組織球である泡沫細胞が皮膚や粘膜に集簇したもので，肉眼的に黄色調を呈する
- 全身性のリポ蛋白代謝異常（脂質代謝異常）に伴うが，脂質代謝異常を認めないこともある
- 脂質異常症の治療が主となる．眼瞼黄色腫では，脂質異常症を伴わない症例でも脂質異常症治療薬が有効なことがある

結節性黄色腫：肘および膝などの四肢伸側や手足の関節部に好発する．直径5mm～数cm大の隆起を伴う赤色～黄色調の硬い結節．高コレステロール血症（Ⅱ型）に伴う．

眼瞼黄色腫：扁平隆起性で主に上眼瞼の内眼角部に生じる．約半数で高コレステロール血症（Ⅱ，Ⅲ型）を伴う．

発疹性黄色腫：直径5mm以下の小型の黄色調丘疹が殿部，肩，四肢伸側などに多発する．高トリグリセリド血症（Ⅰ，Ⅳ，Ⅴ型）に伴う．

扁平黄色腫：ほとんど盛り上がらない黄色調変化．Ⅲ型脂質異常症に伴うことがある．

腱黄色腫：アキレス腱や手足，膝の腱が腫瘤状になる．可動域制限を伴う．高コレステロール血症（Ⅱ型）に伴う．

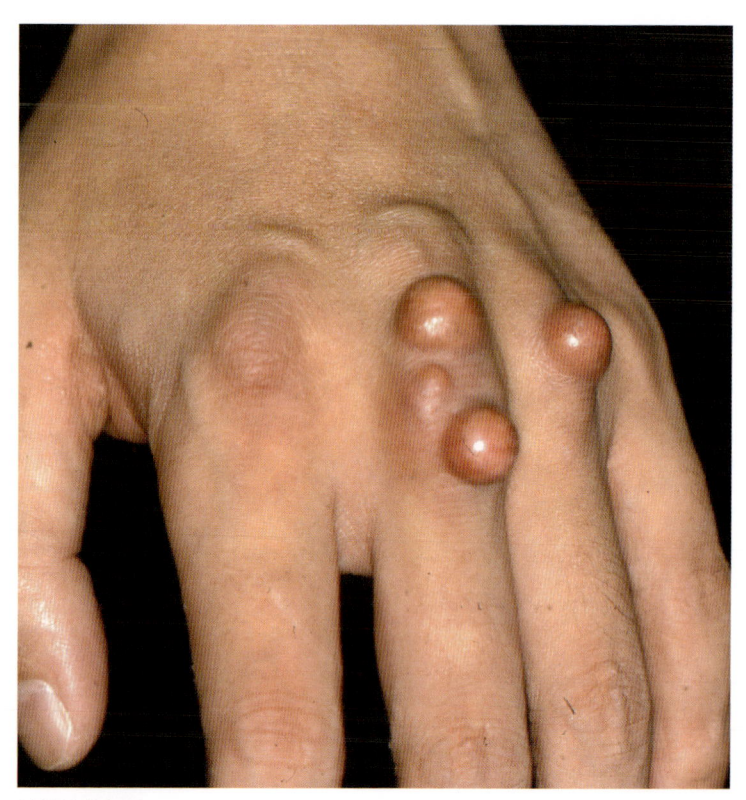

結節性黄色腫
赤色～黄色調の結節

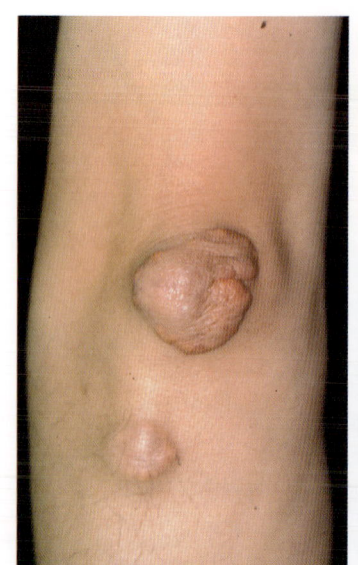

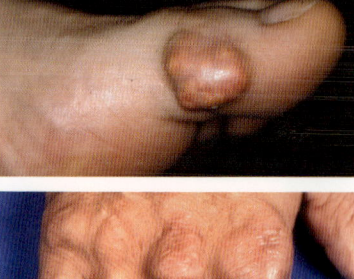

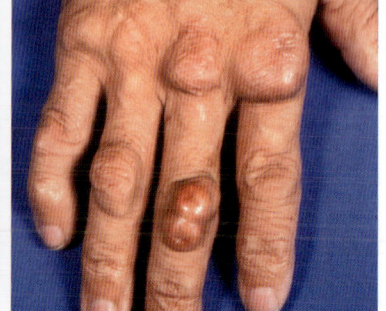

結節性黄色腫

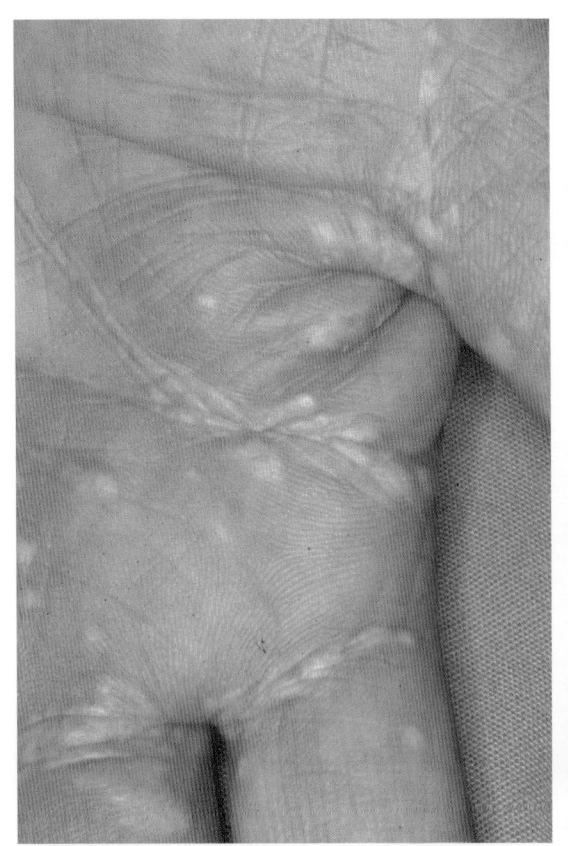

発疹性黄色腫

扁平黄色腫

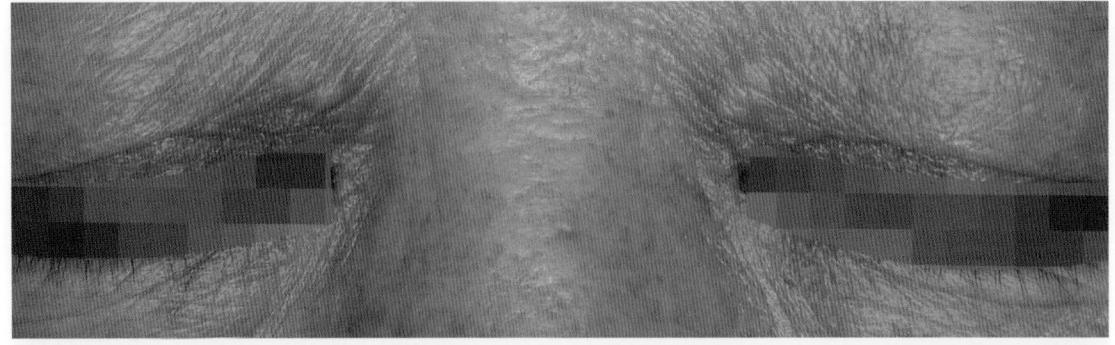

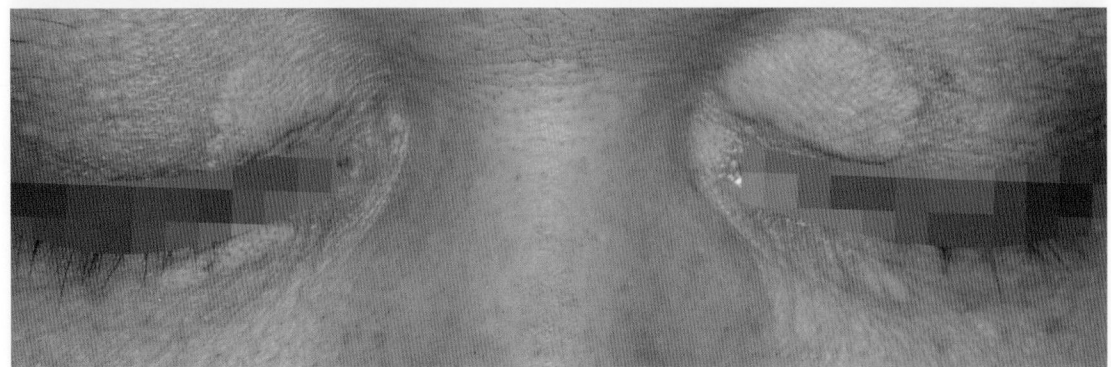

眼瞼黄色腫
眼瞼の黄色局面

11 代謝異常症

亜鉛欠乏症候群
zinc deficiency syndrome

電解質　類義語　腸性肢端皮膚炎（acrodermatitis enteropathica）

- 亜鉛の欠乏による疾患で，皮膚炎，脱毛，下痢が3主徴
- 皮膚症状は，四肢末端，外陰部，開口部（眼囲，鼻孔，口囲，耳孔）といった部位に，紅斑とびらんを形成し，乾癬や脂漏性皮膚炎，カンジダ症などに類似した病像をとる
- 常染色体劣性遺伝．亜鉛の輸送蛋白をコードする SLC39A4（ZIP4）遺伝子の変異により離乳期に発症する先天性（腸性肢端皮膚炎）と，経中心静脈栄養などによる後天性に大別
- 治療は十分な亜鉛の供給が原則．輸液補助製剤，経腸栄養剤，硫酸亜鉛の内服などを行う

丘疹や小水疱，膿疱を伴う紅斑で初発し，びらん，痂皮を生じる．環状の鱗屑を形成し，乾癬や伝染性膿痂疹，脂漏性皮膚炎，カンジダ症や壊死性遊走性紅斑に類似した病像を示す．爪の変形や爪囲炎もきたす．全身症状として，下痢や嘔吐を繰り返す．

後天性の亜鉛欠乏を起こす原因には，長期の経中心静脈栄養，消化管切除，炎症性腸疾患，神経性無食欲症などがあげられる．

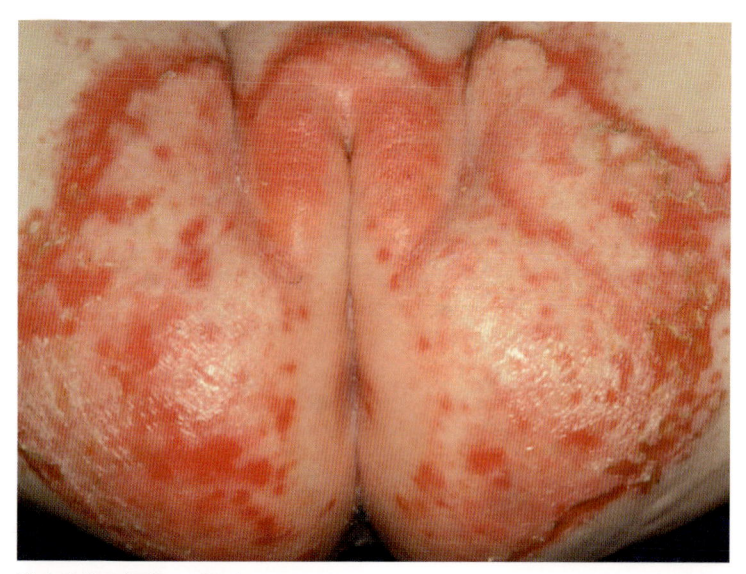

膿痂疹様の紅斑，びらん

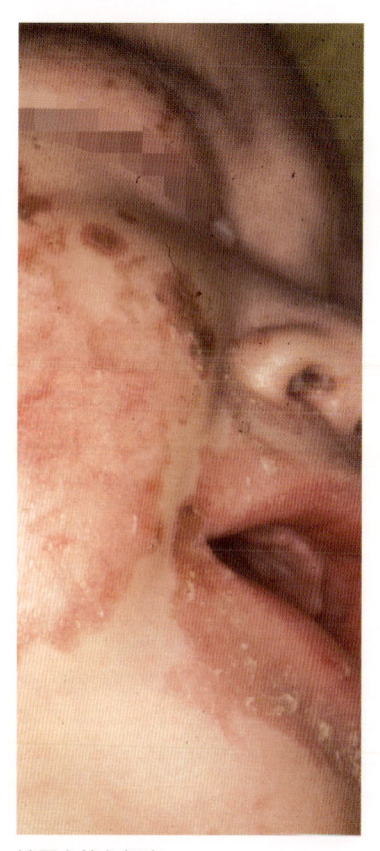

鱗屑を伴う紅斑

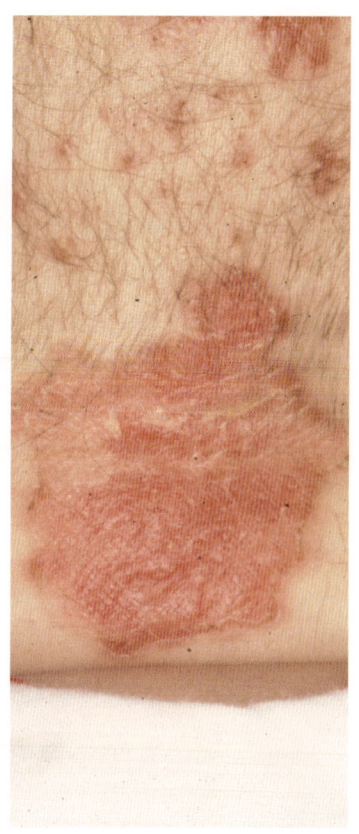

小水疱，小膿疱を伴う

ヘモクロマトーシス
hemochromatosis

電解質

- 皮膚の褐青灰色のびまん性色素沈着，肝硬変，糖尿病が3徴
- 腋毛や陰毛などが疎になることもある
- 体内の鉄が過剰となり，ヘモジデリン（鉄結合蛋白）が諸臓器に沈着して生じる臓器障害．遺伝性や貧血，肝疾患，鉄剤過剰摂取，大量輸血などによる
- 血液検査で血清鉄および血清フェリチン上昇
- 治療は瀉血療法や鉄キレート剤など

肝機能障害はほぼ必発で，鉄沈着による肝機能の低下と肝腫大，肝硬変などを認める．遺伝性と続発性に大別される．遺伝性ヘモクロマトーシスの大部分は *HFE* 遺伝子の異常により生じ，腸管からの鉄の吸収亢進や網内系での鉄代謝異常をきたす．
続発性ヘモクロマトーシスを起こす原因としては，①無効造血を伴う貧血（鉄芽球性貧血，溶血性貧血など），②肝疾患（アルコール性肝障害など），③鉄の摂取（赤ワインの大量飲酒，鉄剤の過剰内服），④大量輸血などがあげられる．

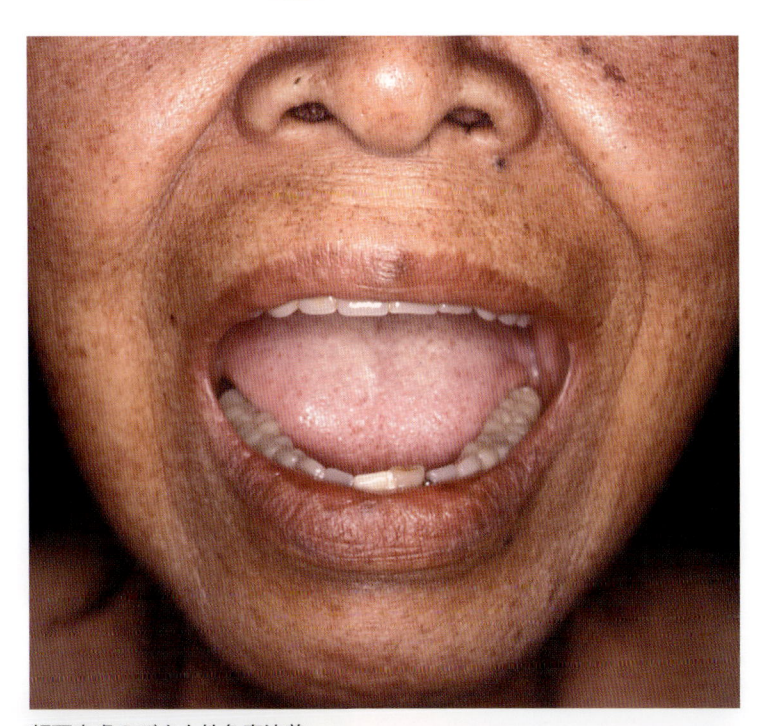

顔面皮膚のびまん性色素沈着

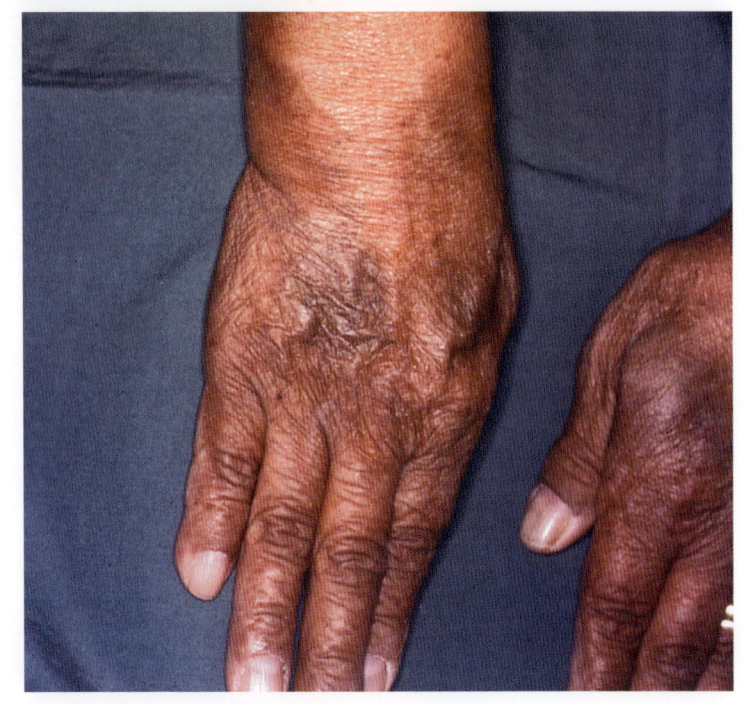

所見は手背などの露光部で著しい

11 代謝異常症

11 代謝異常症

糖尿病性壊疽
diabetic gangrene

糖尿病における皮膚変化

- 微小血管障害や動脈硬化症を背景として足趾や足底，手指に生じる潰瘍
- 軽微な外傷をきっかけに，二次感染などが生じて潰瘍化し，広範な壊死が生じて難治性となる

難治性潰瘍を足に認めたら，糖尿病の存在を疑うことが重要である．糖尿病のコントロールが治療の基本となる．対症療法として，血管拡張薬や皮膚潰瘍治療薬，外科的治療を行う．主幹動脈に閉塞性動脈硬化症が存在すればその治療が必要となる．

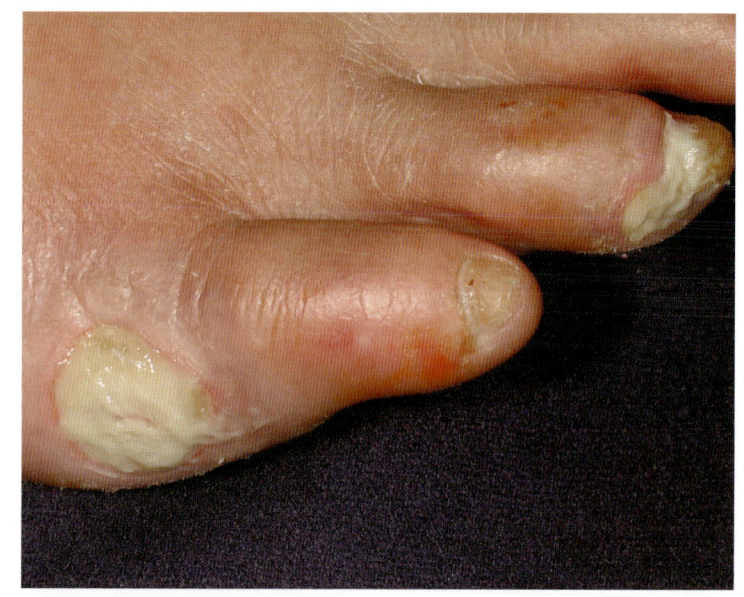

靴擦れから生じた潰瘍

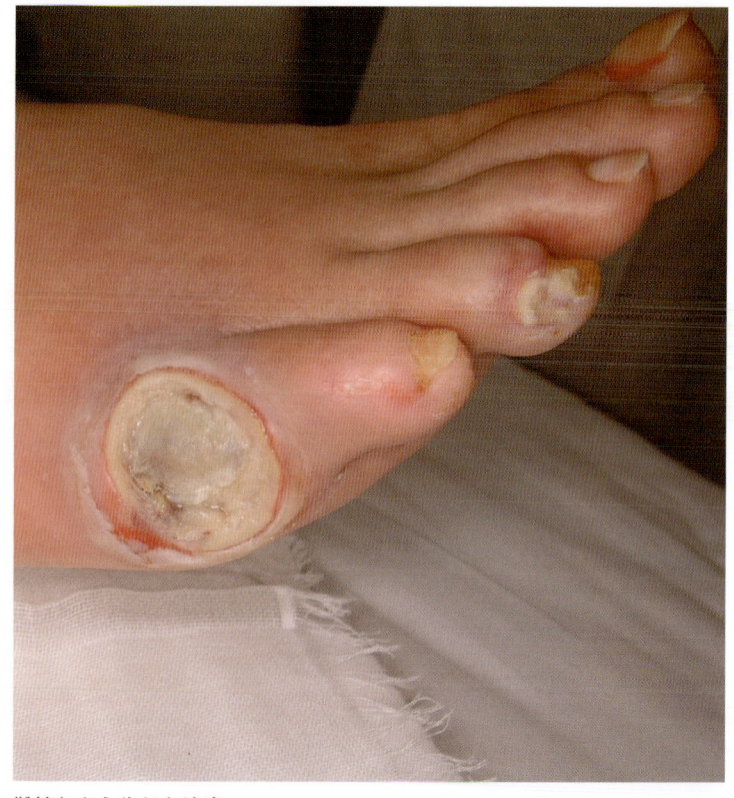

靴擦れから生じた潰瘍

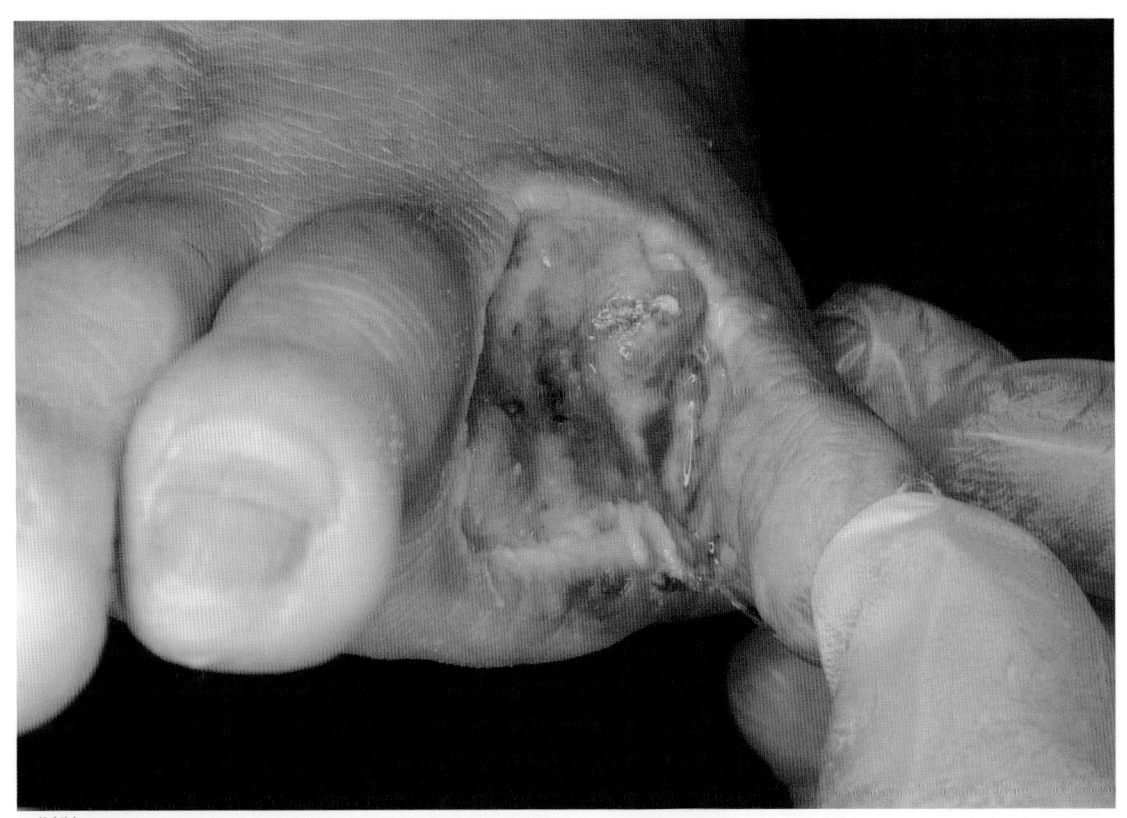

足白癬に続発して生じた潰瘍

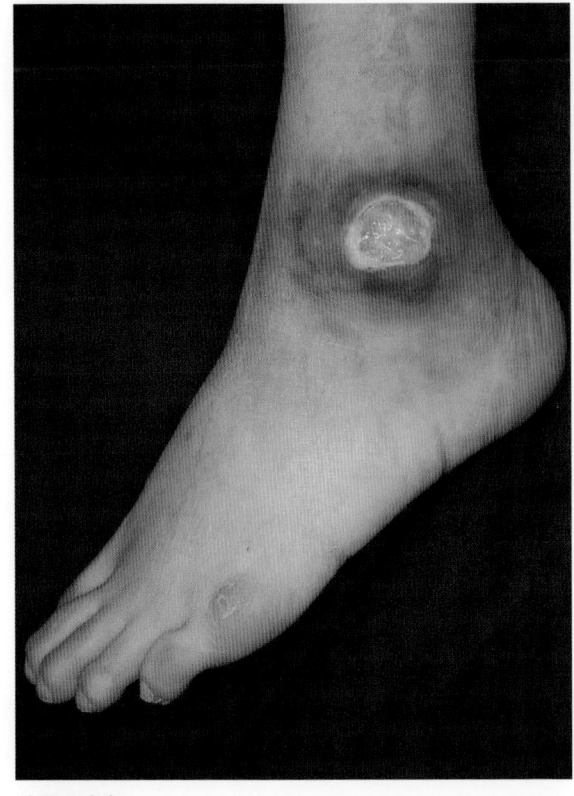

外踝の潰瘍

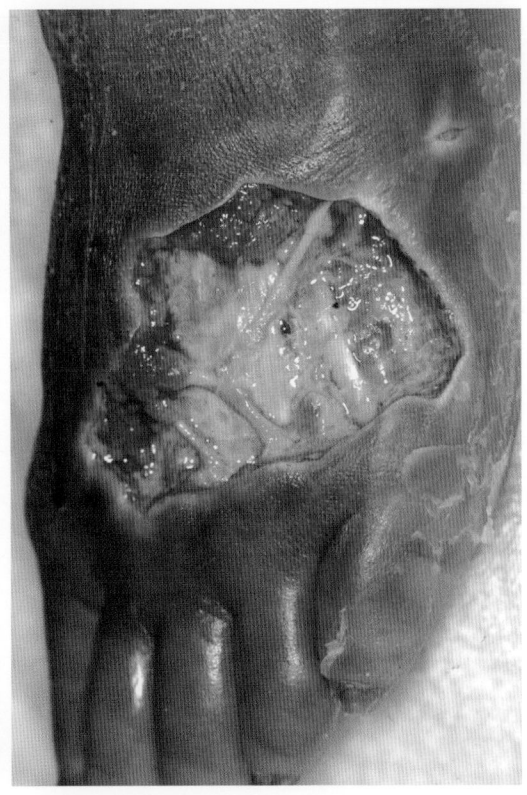

下床の腱が露出する

11 代謝異常症

11 代謝異常症

リポイド類壊死症
necrobiosis lipoidica

糖尿病における皮膚変化

- 成年女性の前脛骨部に好発する
- 不規則で境界明瞭な萎縮性局面
- 病変部は5～10 cm大の黄～黄褐色，周囲は紫～赤褐色を呈し，毛細血管拡張を伴う

大腿部，手などに生じることもある．糖尿病患者の0.3％に生じるとされ，慢性の経過をとる．病理組織学的には環状肉芽腫に類似する．
リポイド類壊死症は従来糖尿病による皮膚病変としてとらえられ，糖尿病性リポイド類壊死症と呼ばれてきた．しかし糖尿病を合併しない症例もある．

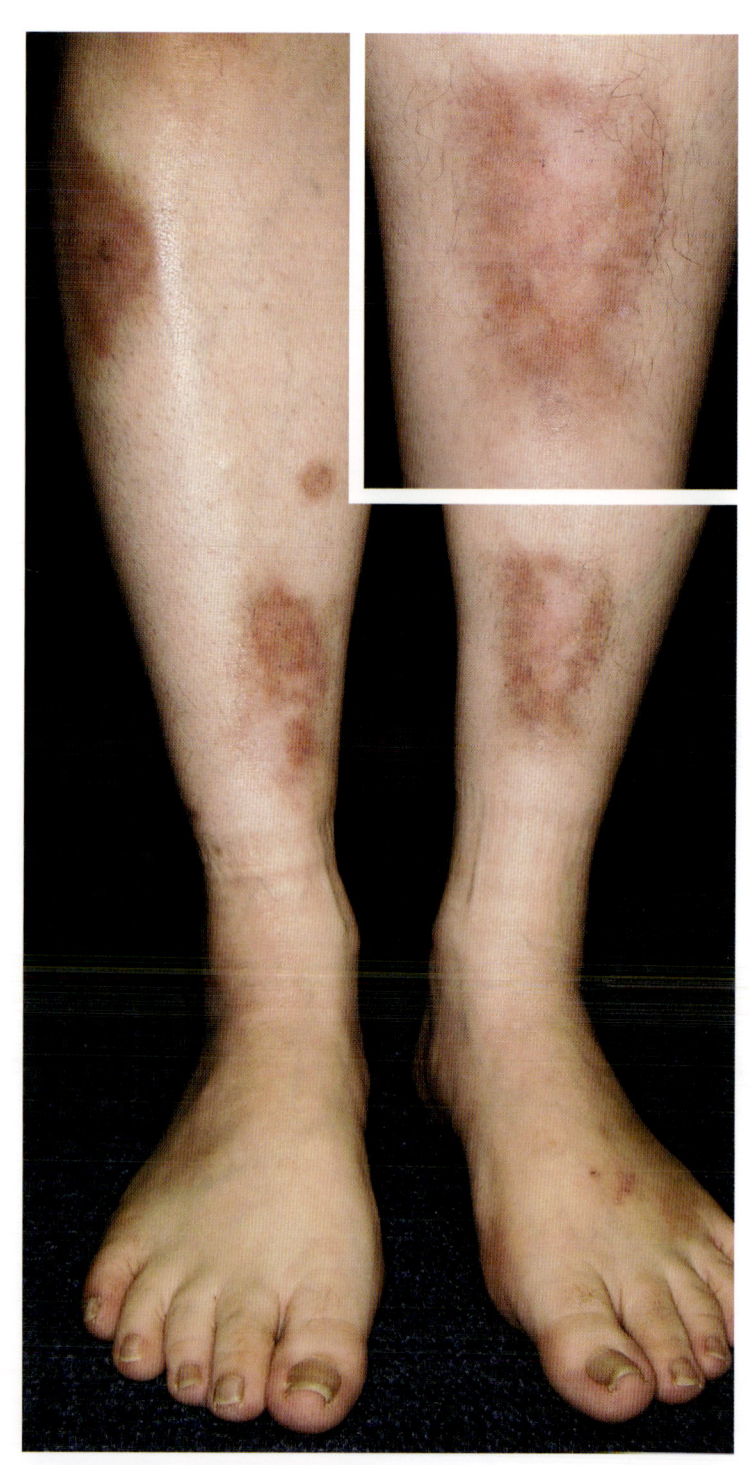

中心部は黄褐色，辺縁は紫紅色の局面

晩発性皮膚ポルフィリン症
porphyria cutanea tarda; PCT

ポルフィリン症

- 春〜夏季に日光曝露部位（顔面，手背など）ないし外傷によって水疱を形成する
- 軽度の瘢痕，萎縮，色素沈着をもって消退し，これが反復する
- C型肝炎，アルコールの長期摂取，血液透析，薬剤（エストロゲン，ヘキサクロロベンゼン，鉄剤，SU薬など）が誘因となる
- ウロポルフィリン，コプロポルフィリンの尿中および糞便中排泄増加をみる
- 治療は禁酒，遮光，瀉血療法，鉄キレート剤，肝庇護療法，炭酸水素ナトリウム内服など

ヘム合成に必要な酵素で，肝臓で作用するウロポルフィリノーゲンデカルボキシラーゼの活性が低下しているため，ウロポルフィリンなどが肝臓や皮膚に蓄積する．常染色体優性遺伝で家族内発症をきたすこともある．中年以降の男性に好発．血清鉄，フェリチン上昇を伴うことが多い．C型肝炎や肝臓癌の合併例が多く注意を要する．

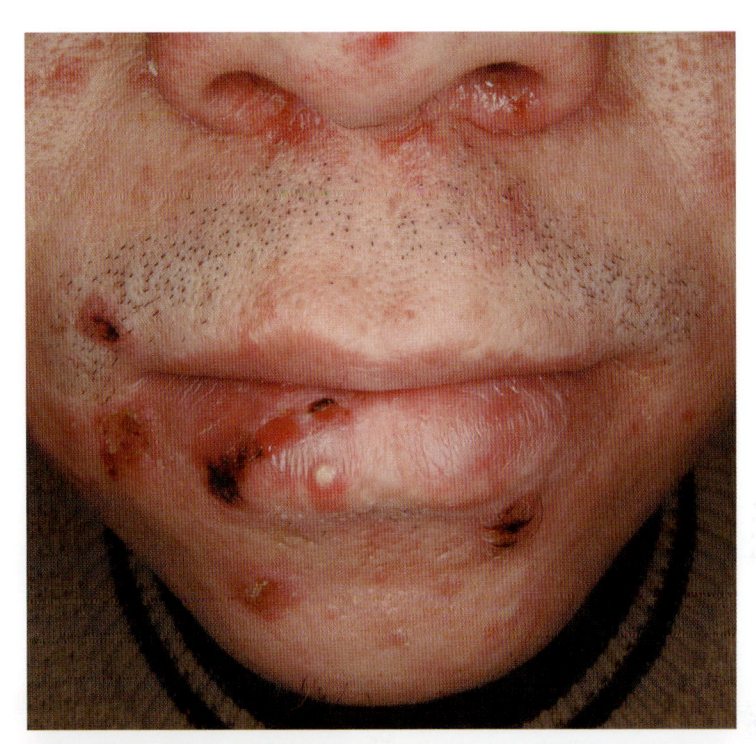

水疱と続発する痂皮，びらん

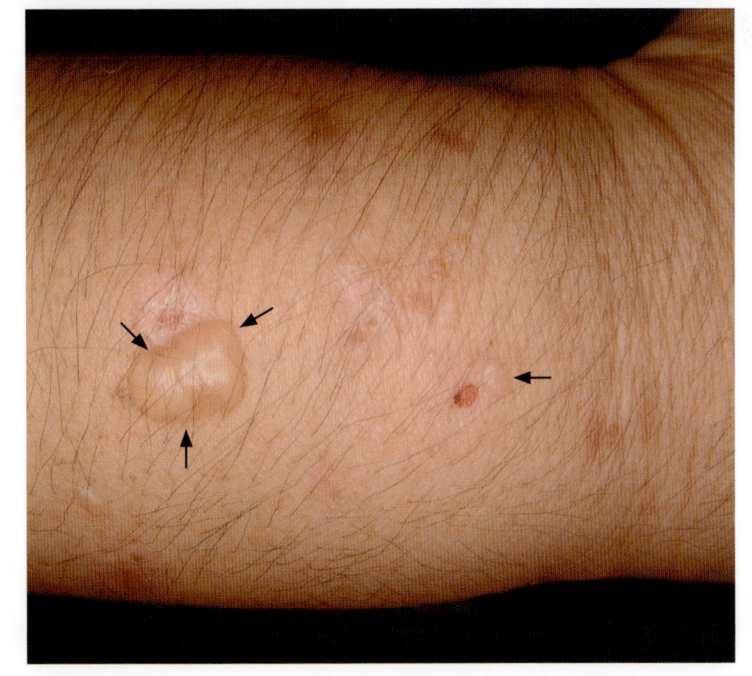

水疱（→）

11 代謝異常症

Fabry 病
Fabry's disease

その他　同義語　びまん性体幹被角血管腫（angiokeratoma corporis diffusum）

- Bathing trunk area と呼ばれる腹腰部を中心に被角血管腫（直径数 mm〜1 cm までの紅色〜黒色丘疹）を幼少時から生じ，年齢とともに増加する
- X 染色体連鎖遺伝で，α-ガラクトシダーゼ A 遺伝子の変異による酵素活性欠損，あるいは著減により発症する
- 女性保因者も種々の程度で発症しうる
- 酵素欠損で分解されなくなったトリヘキソシルセラミドがリソソームに蓄積され，血管壁などに障害をきたす
- 酵素補充療法として遺伝子組換え α-ガラクトシダーゼの点滴静注

四肢のリンパ浮腫や乏汗症も認める．発作性の四肢末端痛や腹痛（Fabry crisis）は本症に特徴的である．角膜混濁，脳血管障害，腎不全，心不全などを進行性に認める．被角血管腫に対しては炭酸ガスレーザー療法などが行われる．

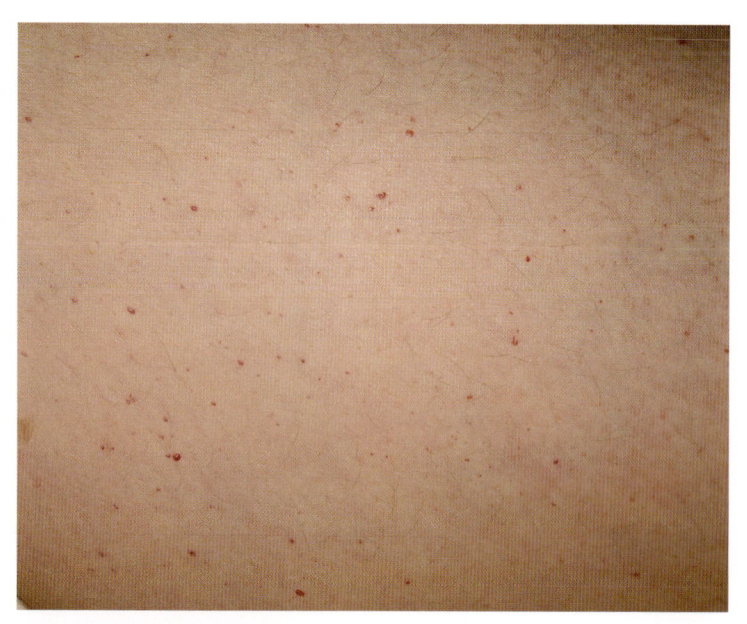

腹部に多発する被角血管腫

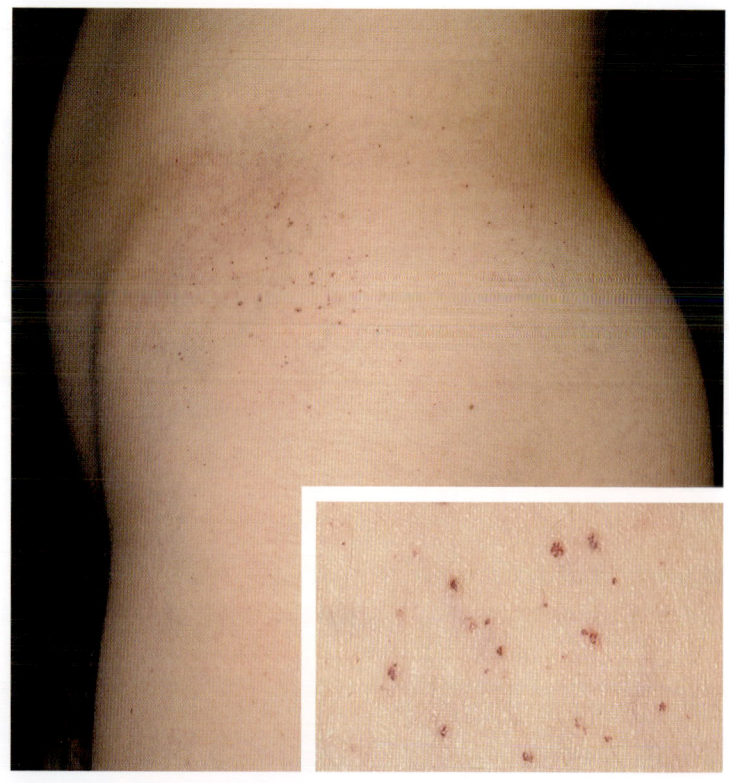

腰部の被角血管腫（四角内は強拡大）

12 真皮, 皮下脂肪組織の疾患

White fibrous papulosis of the neck
white fibrous papulosis of the neck (Shimizu)

真皮の疾患＞皮膚萎縮症

- 高齢者の頸部に，直径2〜4 mm，円形〜楕円形，白色〜淡黄色の小丘疹が多発する
- 皮疹は境界明瞭であり，毛包と関係なく出現する．融合傾向は示さない
- 病因は加齢による真皮の変性である

自覚症状はなく，本症を主訴に受診することは少ない．しかし，高齢者の頸部を観察すると比較的高率に本症を認める．
日本人，アジア人のみならず，欧米人にもよくみられる．
病理所見では真皮上層での膠原線維の肥厚が認められる．

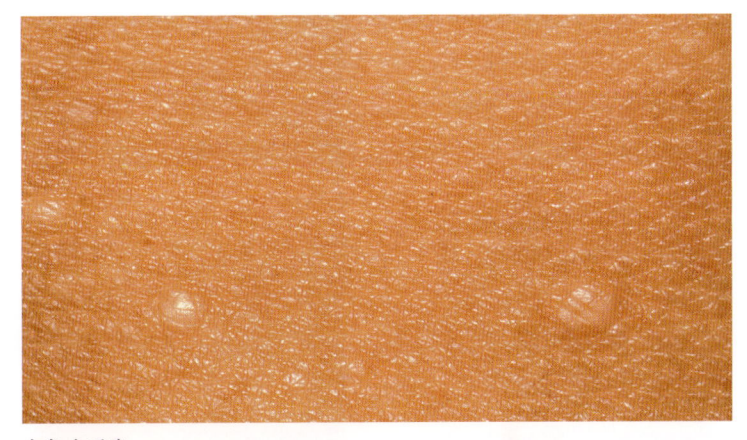

白色小丘疹

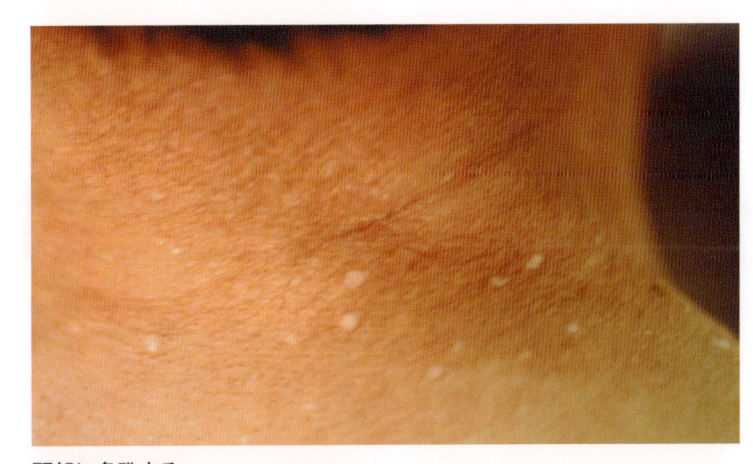

頸部に多発する

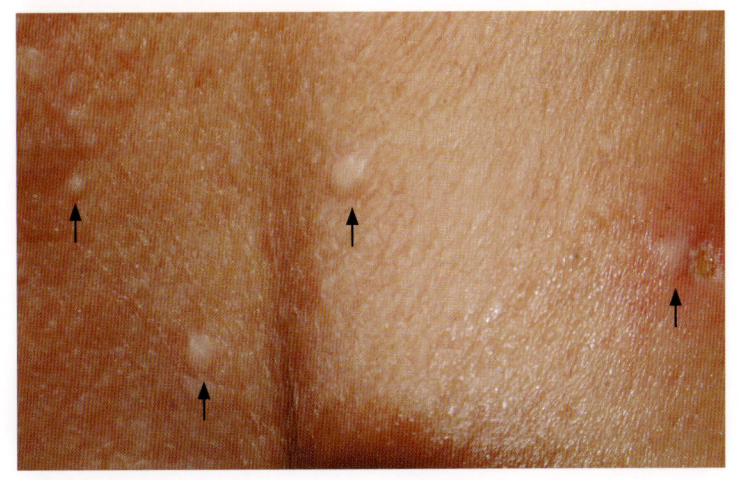

白色小丘疹（→）

Werner症候群
Werner's syndrome

真皮の疾患＞皮膚萎縮症　　同義語　成人早老症（adult progeria）

- 早期老化をきたす代表的な疾患であり，思春期以降に全身組織の老化を認める
- 全身の皮膚萎縮，強皮症様変化，難治性潰瘍，白髪，脱毛
- *WRN* 遺伝子の変異による．常染色体劣性遺伝

日本人に多い．思春期前後で成長が止まり，低身長になる．20歳前後から全身の皮膚萎縮と毛細血管拡張を伴う強皮症様変化，白髪や脱毛を生じる．皮下脂肪組織や筋の萎縮も生じる．顔面では皮膚萎縮のために口囲に放射線状の皺を生じ，鼻は細く尖る（鳥様顔貌）．皮膚石灰沈着症も好発する．足底では過角化，難治性潰瘍を認める．
特徴的な嗄声，白内障，糖尿病，骨粗鬆症，性腺機能低下症などを生じ，動脈硬化や肉腫などの悪性腫瘍に至る．平均寿命46歳と短命な症例が多い．

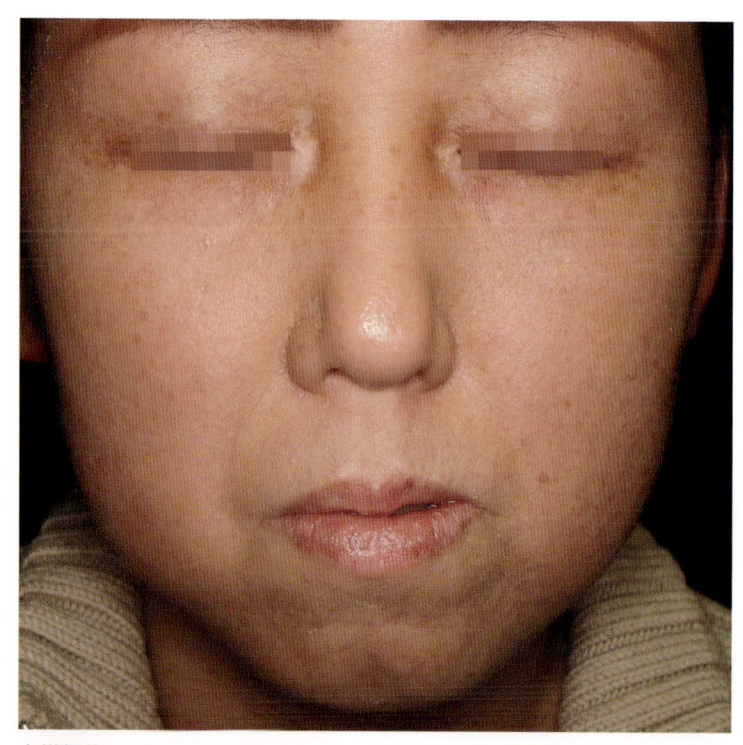

鳥様顔貌

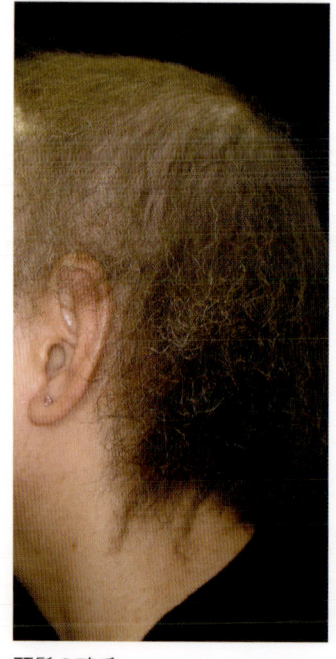

頭髪の疎毛

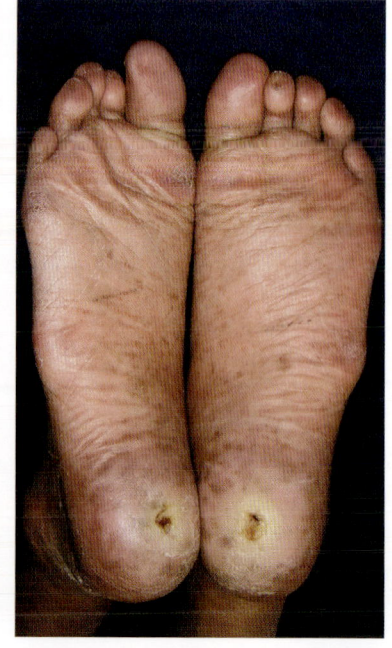

足底の過角化，潰瘍

先天性皮膚欠損症
aplasia cutis congenita

真皮の疾患＞皮膚形成異常症

- 生下時にみられる表皮から皮下組織，ときには骨に達する欠損
- 頭頂部に好発し，境界明瞭な萎縮局面やびらん，潰瘍としてみられる
- 胎生期の部分的な形成不全による

原因は，胎生期の部分的な形成不全によると考えられるが，胎児を包む羊膜と癒着したり子宮内で圧迫されたり，また，遺伝子の異常などがかかわる可能性も指摘されている．生まれた時は潰瘍となっていても，通常は瘢痕を残して上皮化する．その後は毛髪がない瘢痕になる．頭の骨が欠けるような重症でなければ，通常脳の障害などはない．

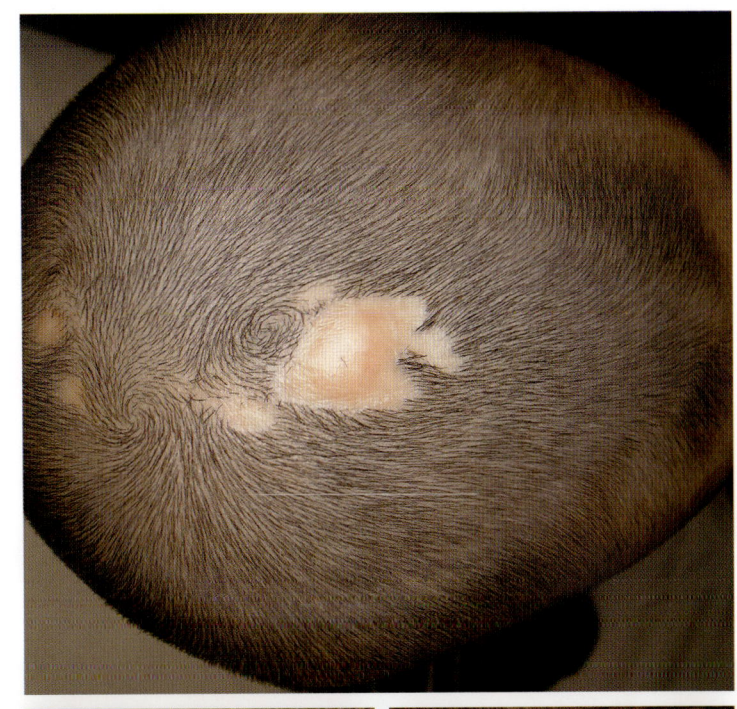

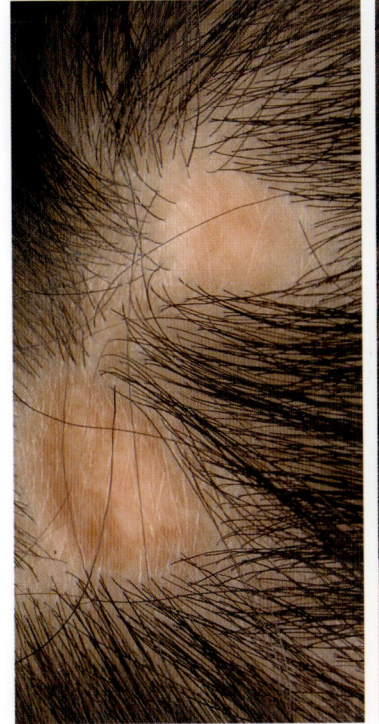

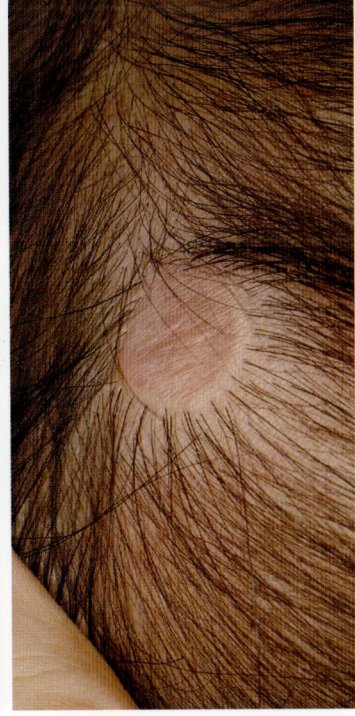

瘢痕性脱毛局面

サルコイドーシス
sarcoidosis

真皮の疾患＞肉芽腫性疾患

- 原因不明の全身性肉芽腫
- 皮膚病変は特異疹（肉芽腫病変）と，反応性の非特異疹（結節性紅斑などの炎症病変）に大別される
- 肺や眼に類上皮細胞肉芽腫が形成された場合，両側肺門リンパ節腫脹，ぶどう膜炎となる
- 血清ACE活性高値，高カルシウム血症，ツベルクリン反応陰性
- 治療はステロイド外用，内服など

20歳代と50歳以上に好発しやすい．サルコイドーシスの約25%で皮膚病変を認める．類上皮細胞肉芽腫によって多彩な皮膚病変を生じる特異疹と，反応性の炎症病変による非特異疹に大別される．特異疹には，結節型，局面型，びまん浸潤型，皮下型，瘢痕浸潤型，結節性紅斑様皮疹などの多彩な病型がある．
全身症状として，種々の臓器（とくに肺，眼，心臓）に類上皮細胞肉芽腫を形成する．約2/3の症例で自然軽快するが，進行性の肺病変を有する例や，心臓，眼，神経病変があるものはステロイド内服が有効である．皮膚病変に対しステロイド外用を行う場合もある．

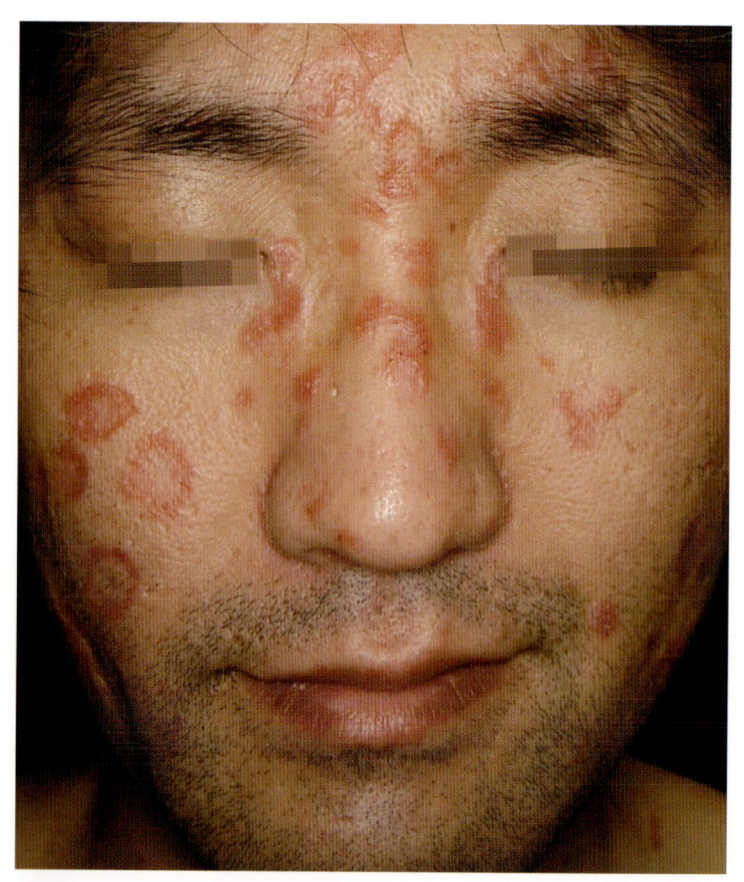

局面型

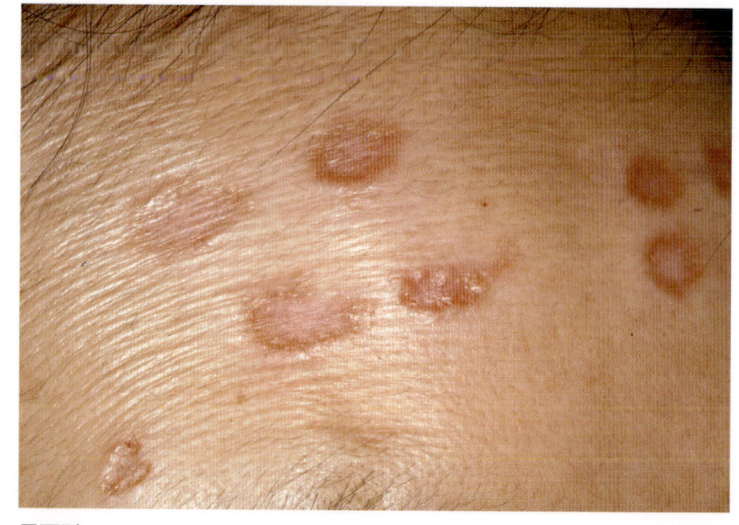

局面型

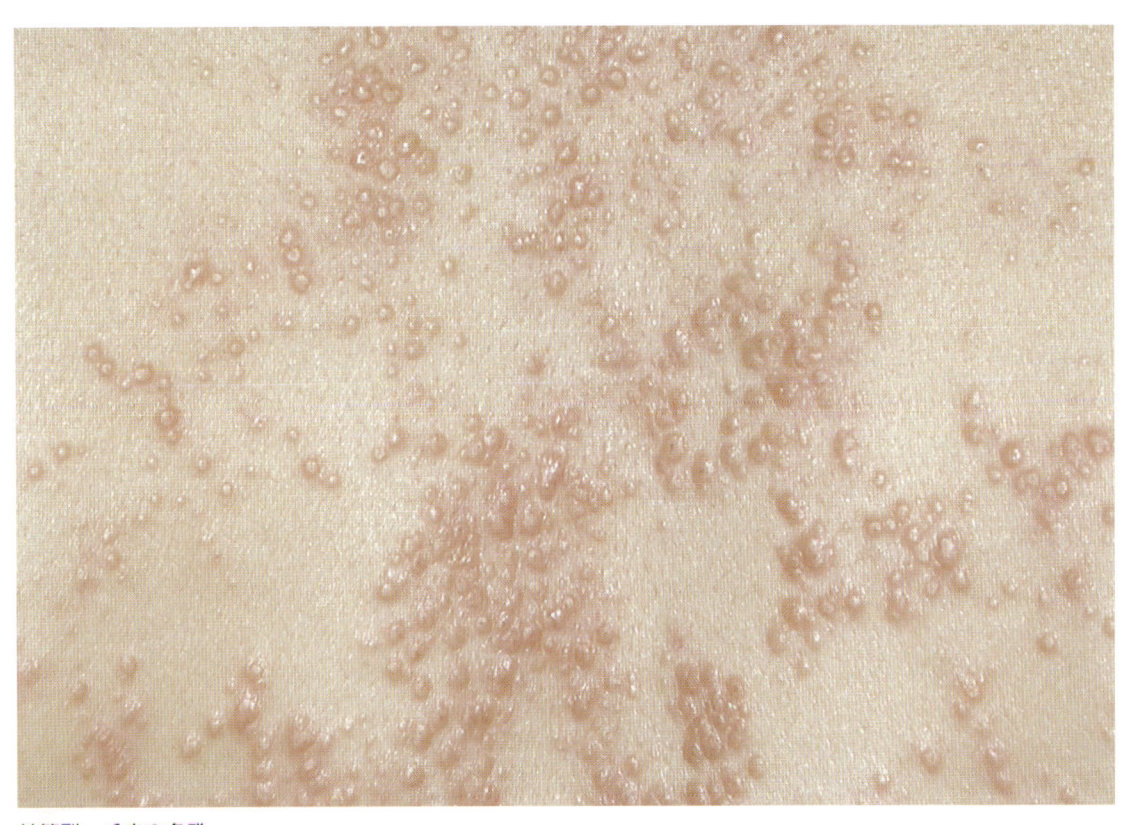

結節型．丘疹の多発

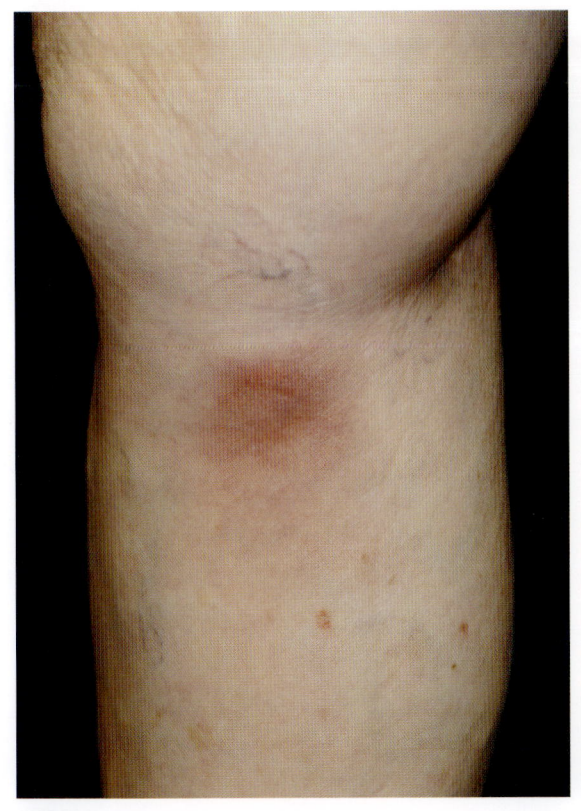

結節型

瘢痕浸潤型

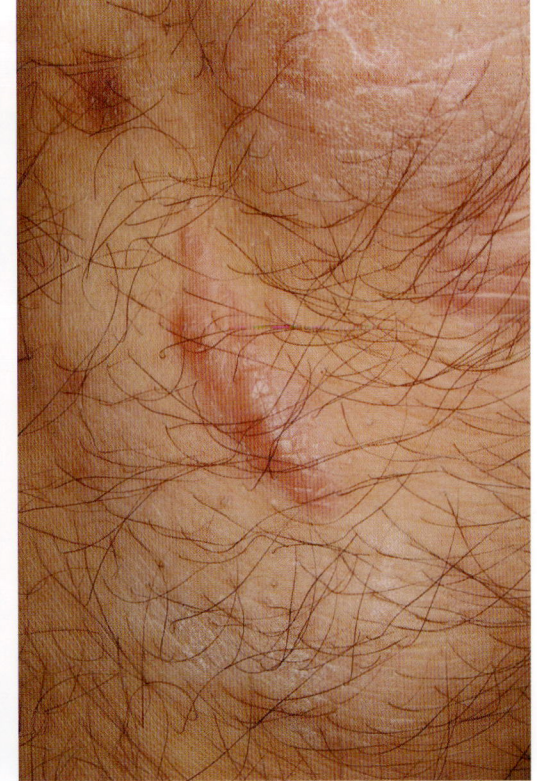

真皮，皮下脂肪組織の疾患

環状肉芽腫
granuloma annulare; GA

真皮の疾患＞肉芽腫性疾患

- ドーナツ状の辺縁隆起性の皮疹
- 限局性の病型が最も多い
- 全身に汎発するものでは，糖尿病を合併していることが多い

主に手背や足背にドーナツ状の小丘疹として生じ，それが遠心性に拡大して，環状に硬い小丘疹が配列する形態をとる．色調は常色～淡紅色で，環の中央は陥凹する．鱗屑や自覚症状を伴わない．

皮疹の形や分布から，限局性，汎発型，穿孔型，皮下型の4型に分類される．限局性が最も多い病型で，手指背や関節部位などの一定部位に限局する．発症機序は十分に解明されていない．病理学的には柵状に細胞が取り囲む肉芽腫（柵状肉芽腫）を形成する．約半数の症例は2年以内に自然治癒し，皮膚生検後にその病変部位が退縮することもある．局所治療としてはステロイド外用，PUVA療法，凍結療法など．糖尿病を合併している場合はその治療を行う．

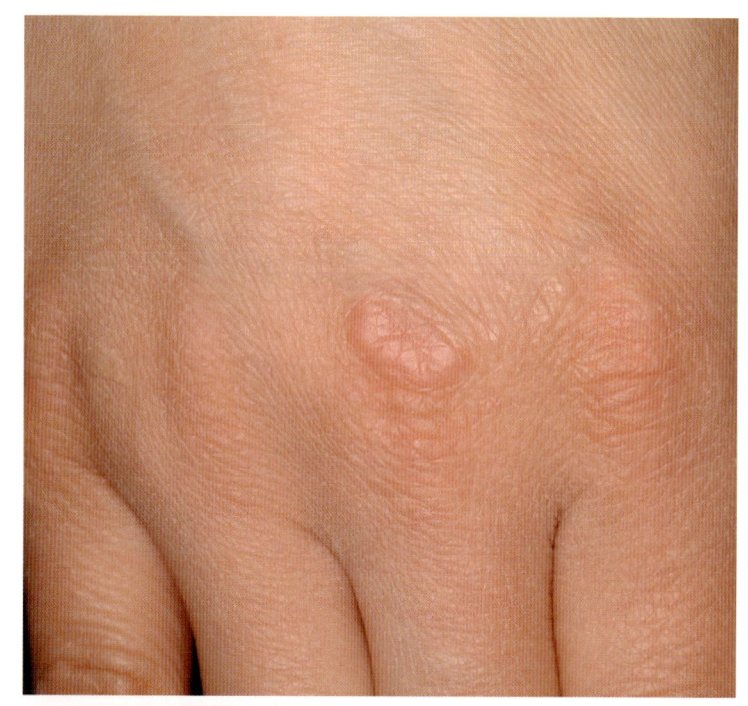

ドーナツ状の環状皮疹

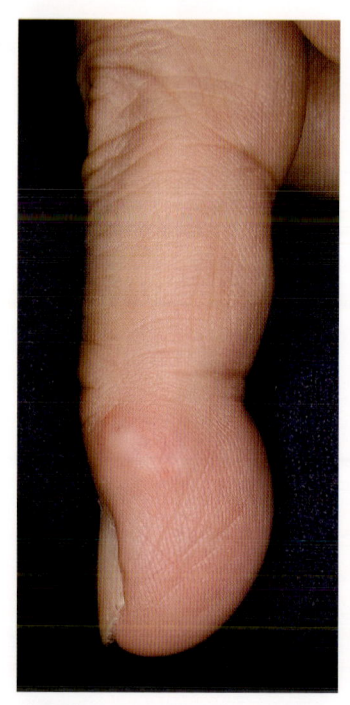

皮下型

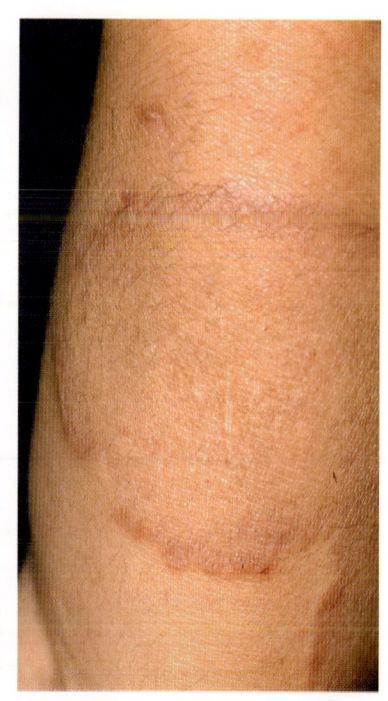

環状に配列する丘疹

肉芽腫性口唇炎
cheilitis granulomatosa

真皮の疾患＞肉芽腫性疾患　類義語　Melkersson-Rosenthal 症候群

- 20歳代に好発
- 口唇の腫脹，皺襞舌，顔面神経麻痺の3主徴
- すべてが出現するものをMelkersson-Rosenthal症候群と呼び，口唇の腫脹のみを訴えるものは肉芽腫性口唇炎という
- 治療は抗ヒスタミン薬内服，ステロイド内服ないし局所注射

口唇（とくに上口唇）の突然の腫脹がみられる．頬粘膜の腫脹を伴うこともある．これらの腫脹に疼痛などの自覚症状はなく，数時間から数日間持続する．再発を繰り返しながら，次第にゴム様の硬さに変化し，舌も腫大し，表面の皺襞が著明となる．
頬部の腫脹に先行あるいは同時に，突然片側の末梢性顔面神経麻痺をきたすことがある．冉発と寛解を繰り返すうちに症状が固定する．
病因として歯科金属アレルギー，サルコイド反応などが示唆されている．
対症療法的に抗ヒスタミン薬内服，ステロイド内服ないし局所注射が行われる．

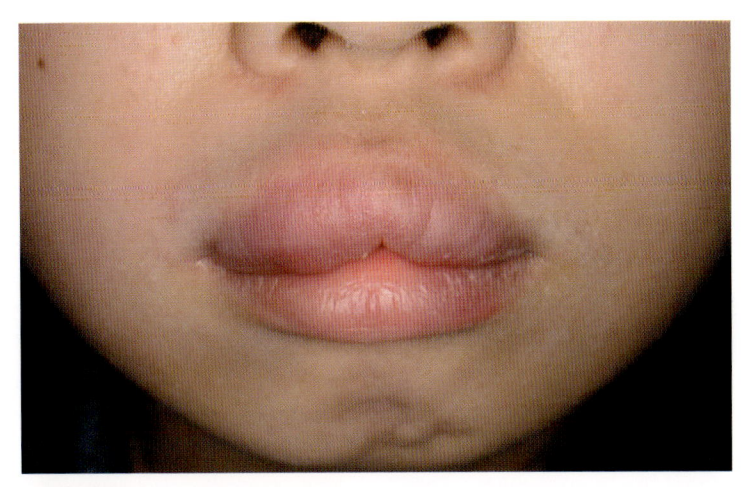

口唇の腫脹

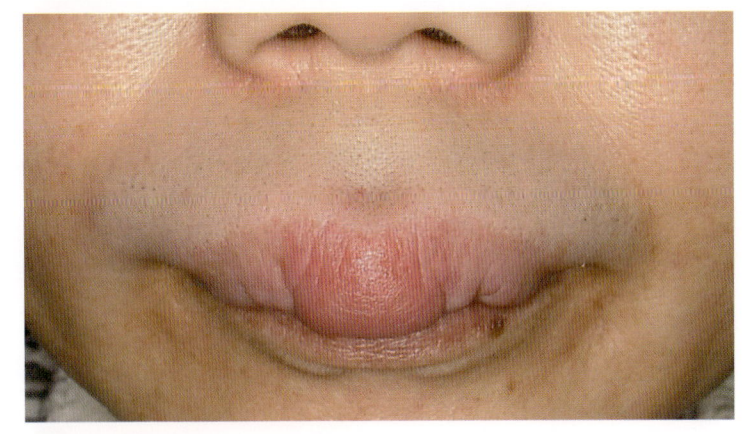

腫脹は上口唇に強い

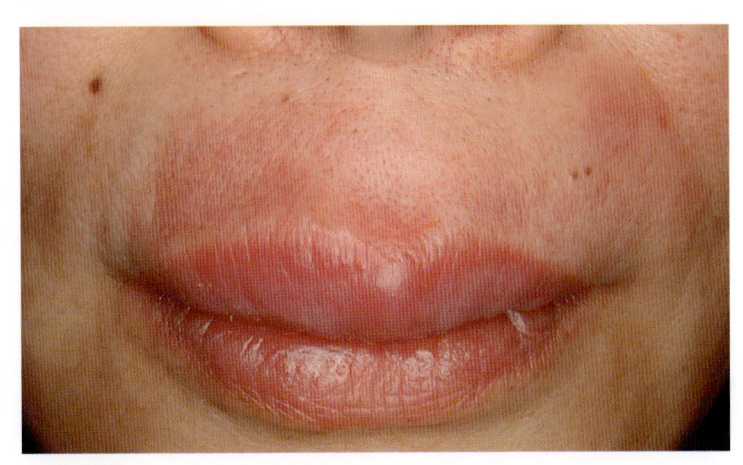

口唇の腫脹

蛇行性穿孔性弾力線維症
elastosis perforans serpiginosa

真皮の疾患＞穿孔性皮膚症

- 頸部や四肢，体幹上部に両側性に好発する
- 赤褐色の直径 2 mm〜1 cm の角化性小丘疹が多発，線状および環状に配列し，全体として蛇行状を呈する
- 小丘疹で取り囲まれた部分の皮膚は萎縮する

真皮上層の弾性線維に変性が生じ，それを表面へ排除しようとした結果〔経表皮性排泄（transepidermal elimination）〕として発症する．真皮に異常をきたす疾患（弾性線維性仮性黄色腫，Marfan症候群（マルファン），Ehlers-Danlos症候群（エーラス・ダンロス），Rothmund-Thomson症候群（ロートムント・トムソン），Down症候群（ダウン）など）に合併して認められることが多い．D-ペニシラミン長期内服によって生じる場合もある．

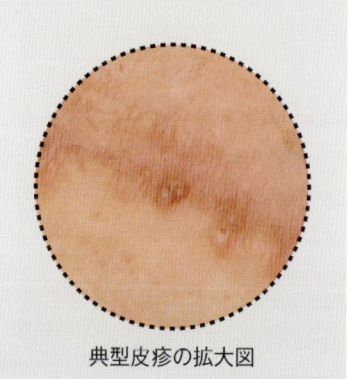

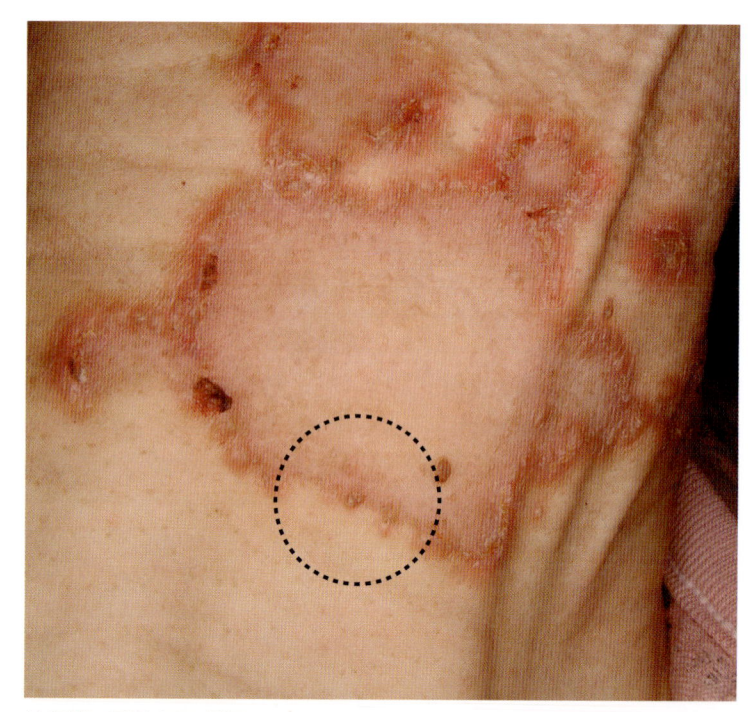

典型皮疹の拡大図

蛇行状に配列する丘疹

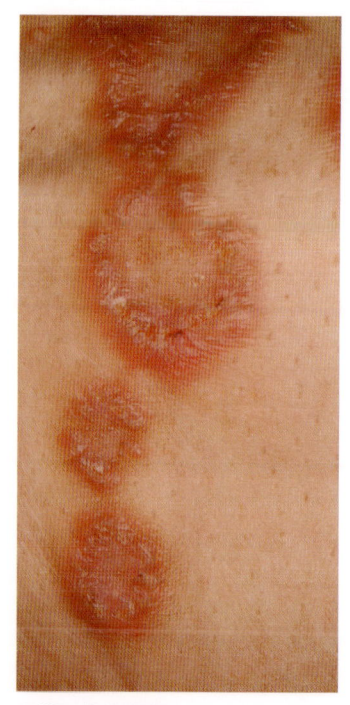

環状に並ぶ丘疹

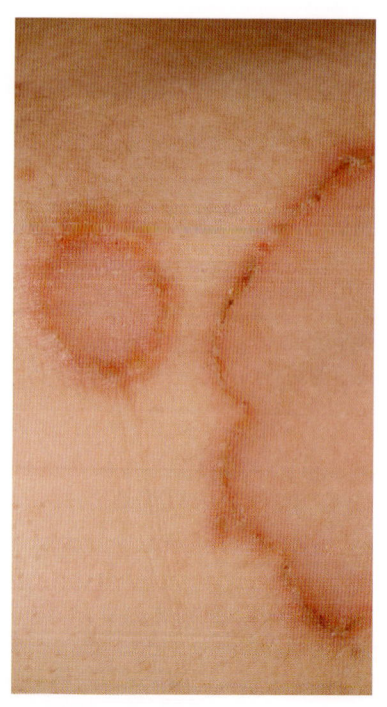

環の内側の萎縮局面

Ehlers-Danlos症候群
Ehlers-Danlos syndrome

真皮の疾患＞遺伝性結合組織疾患

- 先天性の結合組織疾患．皮膚の過伸展と脆弱性，易出血性，靱帯や関節の可動性亢進の3主徴
- 常染色体優性遺伝であるものが多い

臨床症状や遺伝形式，原因遺伝子，生化学的異常により10以上の亜型に分類される．皮膚は一見健常であるが，触れると軟らかく過伸展性があり，引っ張って放すと直ちに元に戻る．外力や外的刺激により容易に裂傷を形成し出血する．出血傾向が強く，皮膚は薄く血管走行が透見される．膝など，外傷が繰り返されやすい部位では萎縮性瘢痕を生じる．
指趾や肘，膝の関節が180°を越えて外反するため，関節の変形や脱臼をきたしやすい．血管の脆弱性による皮下出血や眼底出血のほか，心奇形，僧帽弁逸脱，動脈瘤，大動脈解離などを認め，水晶体偏位や強度の近乱視も起こす．
Ⅰ，Ⅲ，Ⅴ型コラーゲン遺伝子などの変異により発症し，多くは常染色体優性遺伝形式をとる．

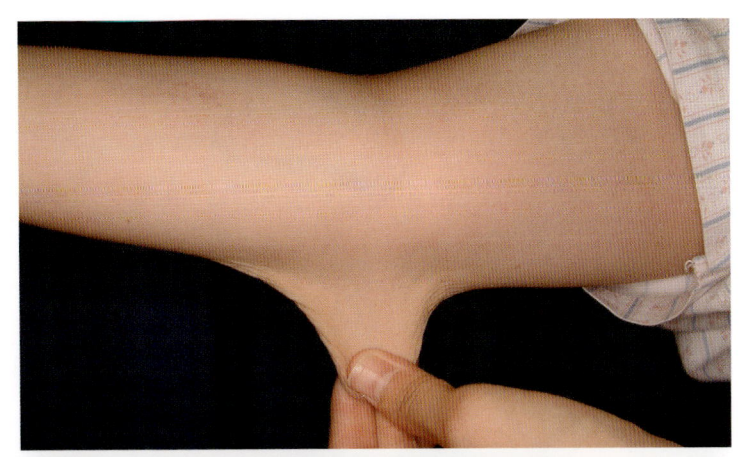

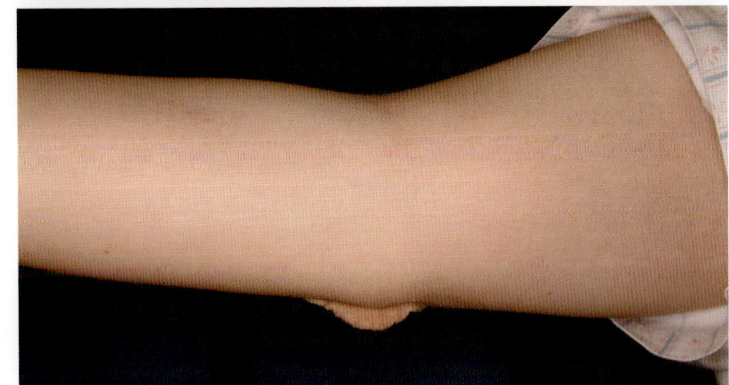

皮膚の過伸展

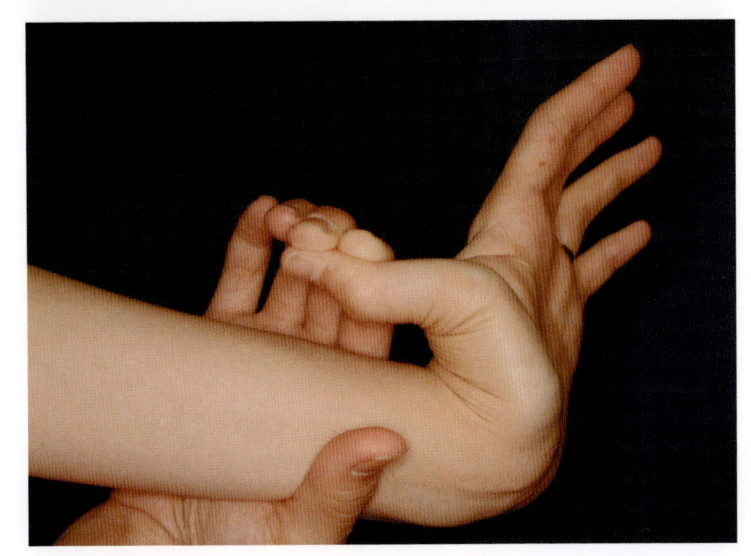

関節の可動性亢進

弾性線維性仮性黄色腫
pseudoxanthoma elasticum; PXE

真皮の疾患＞遺伝性結合組織疾患

- 頸部や腋窩にオレンジ色の丘疹が集簇し，加齢とともに皮膚の弛緩が進行する．自覚症状はない
- 眼症状や血管狭窄も認める
- *ABCC6* 遺伝子異常によって弾性線維が異常をきたす．常染色体劣性遺伝疾患

男女比1：2で女子に多い．自覚症状がなく，幼少時に出現した皮疹も思春期以降に気づかれる場合が多い．側頸部，腋窩，関節屈曲部などに対称性に，オレンジ色の丘疹が集簇して特徴的な敷石状の局面を形成する．皮膚は軟らかくたるみ，加齢とともに皺が目立つようになる．蛇行性穿孔性弾力線維症（p.170）も生じうる．若年期から生じる頤部の皺は本症に特徴的である．成人期の本症患者の85％に網膜血管線条（angioid streaks of the retina）がみられ，進行すると網膜剥離や失明をきたす．動脈の弾性板に変性と石灰化が生じ，間欠性跛行，高血圧，狭心発作，心筋梗塞，消化管出血などを生じやすい．

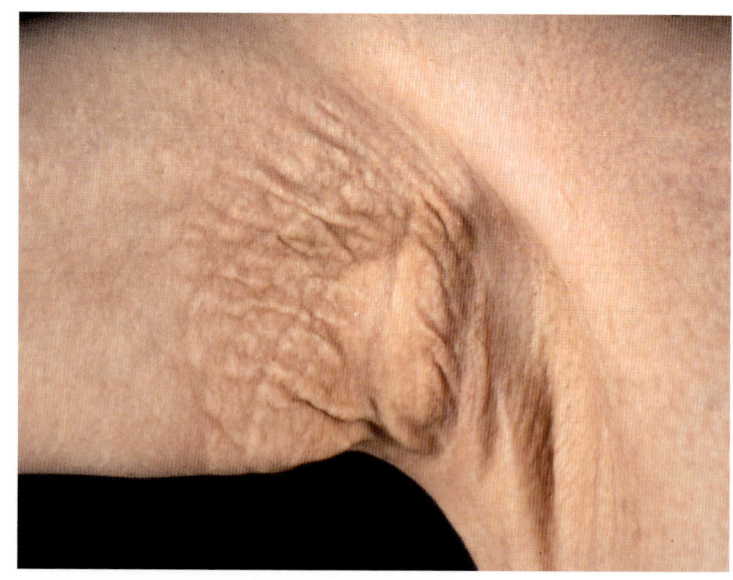

オレンジ色の丘疹の集簇

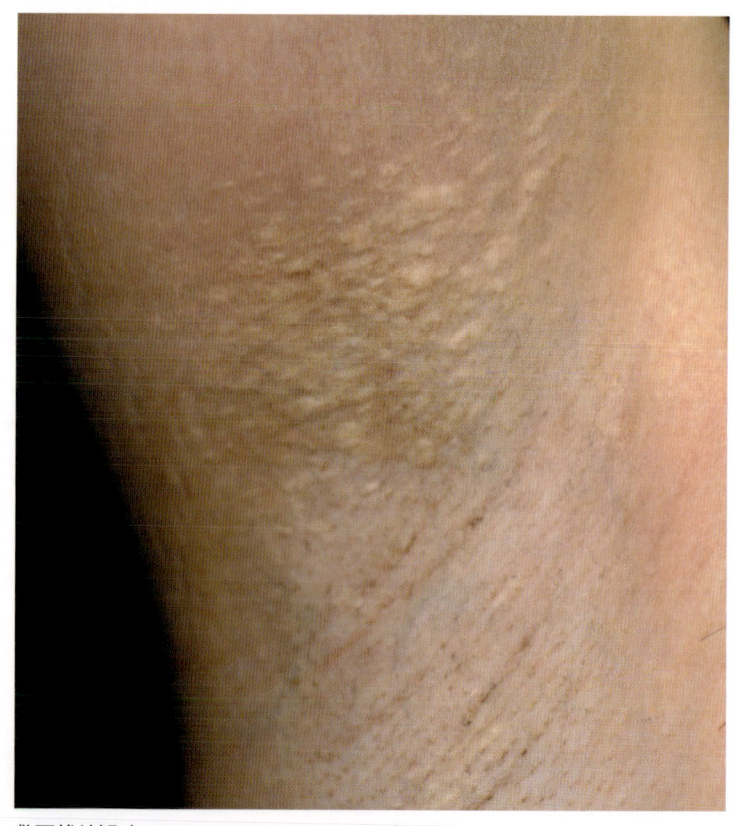

敷石状外観（cobblestone appearance）

結節性紅斑
erythema nodosum; EN

皮下脂肪組織疾患＞脂肪組織炎

- 下腿伸側に好発する圧痛を伴う紅色結節．潰瘍化しない
- 種々の誘因（上気道感染，薬疹，Behçet病，サルコイドーシスなど）により皮下脂肪組織に生じる炎症反応
- 硬結性紅斑との鑑別が重要
- 治療は安静，冷却などの保存療法のほかに感染症が誘因のときは抗菌薬を使用．ほかにNSAIDs，ヨウ化カリウム，重症例ではステロイド内服を行うこともある

ときに発熱や倦怠感，圧痛，関節痛などを伴って，下腿伸側を中心に対称性に境界不明瞭な淡紅色の紅斑が数個出現する．大きさは直径1～10 cmと多様．皮疹は皮膚面からわずかに盛り上がり，浸潤を触れ（硬結），熱感をもつ．潰瘍は形成しない．病勢が強い場合は大腿や上肢，体幹などにも生じる．病理学的に皮下脂肪組織の隔壁を中心に炎症がみられる．皮疹の新生は2～6週間続き，個々の皮疹は2～4週間で暗紅色から黄～青色となり，軽度の落屑を伴い瘢痕を残さずに治癒する．

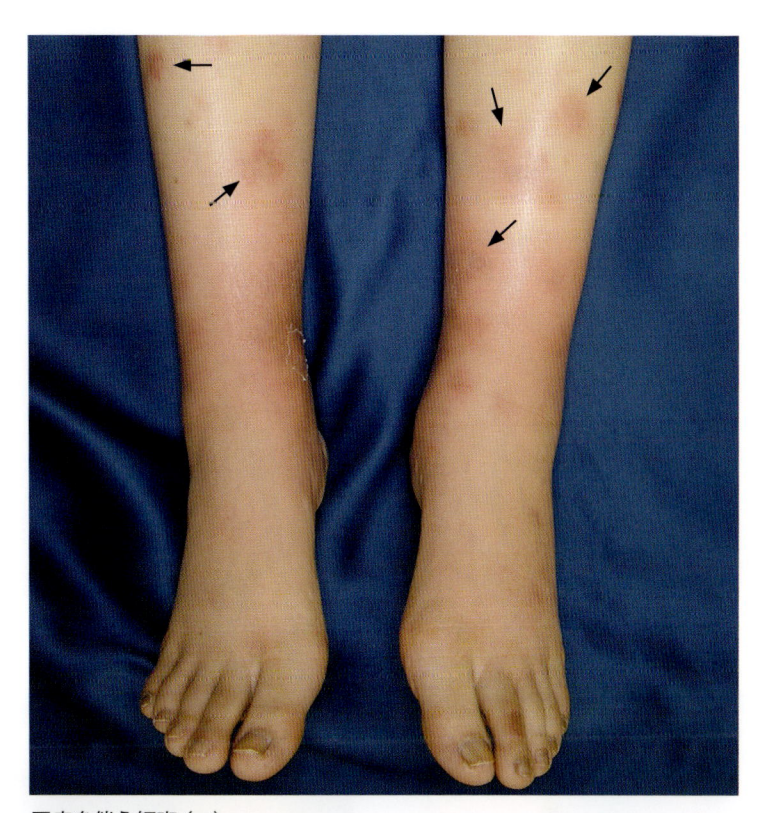

圧痛を伴う紅斑（→）

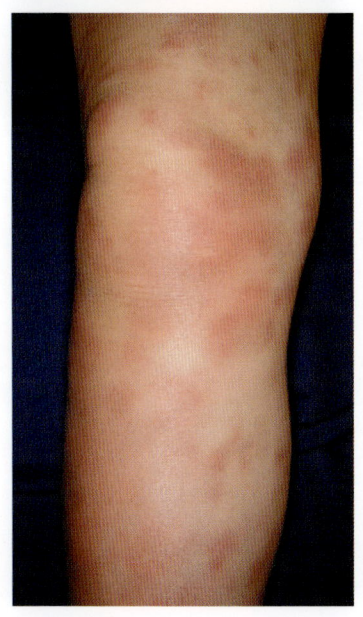

紅斑の多発

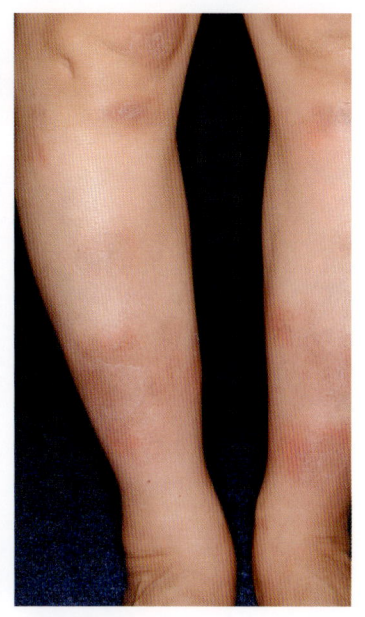

下腿の腫脹を伴う

硬結性紅斑
erythema induratum (Bazin)

皮下脂肪組織疾患＞脂肪組織炎　　同義語　結節性血管炎（nodular vasculitis）

- 女性の下腿に好発する皮下結節．結節性紅斑に類似するが，急性炎症所見に乏しく，潰瘍を伴い瘢痕治癒する．圧痛を伴うこともある
- 結核菌によるアレルギーの関与（結核疹）が証明されれば，結核に準じた治療を行う

中年～高齢女性の主に下腿に対称性に好発する．肥満や慢性静脈不全を伴うことが多い．境界不明瞭でびまん性，軽度隆起した暗赤色の紅斑や皮下結節が生じる．硬結が融合して板状になったり，自潰して潰瘍を形成する．病理学的に小葉性脂肪織炎を呈する．
個疹は1～2か月で瘢痕を残して消退するが，年余にわたり繰り返すことも多い．結節性紅斑ほどではないが，軽度の圧痛を伴うこともある．
結核感染がある場合は，結核の治療により数か月で軽快するが，それ以外は難治性で慢性の経過をとる．
下腿の安静およびうっ滞の防止を心がけ，NSAIDsやヨウ化カリウムなどの内服を行う．重症例にはステロイド内服が有効．

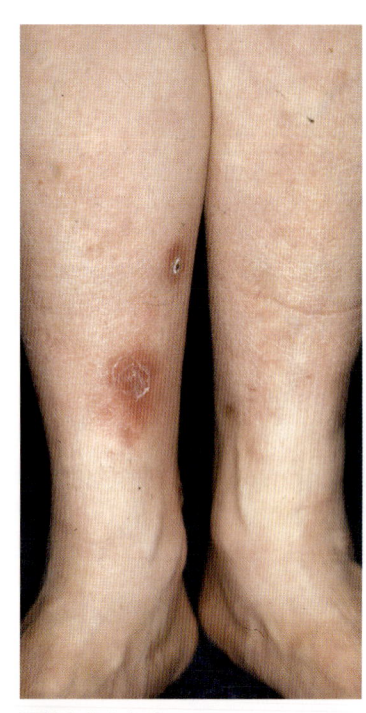

硬結を伴う紅斑

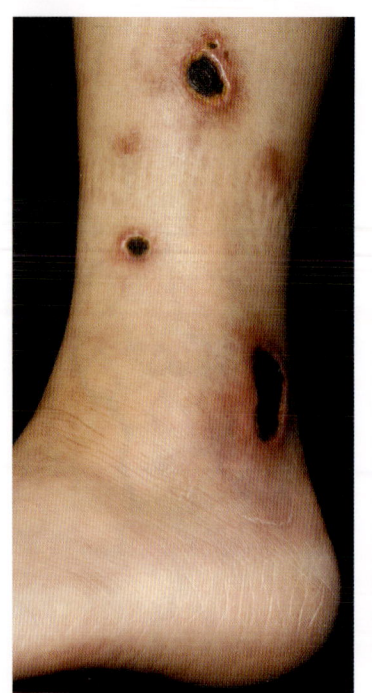

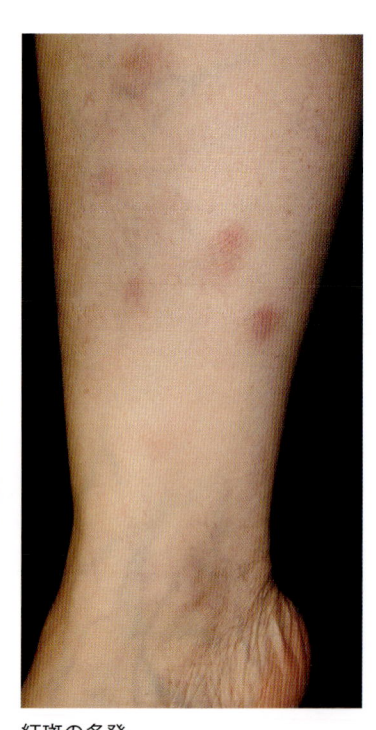

紅斑の多発

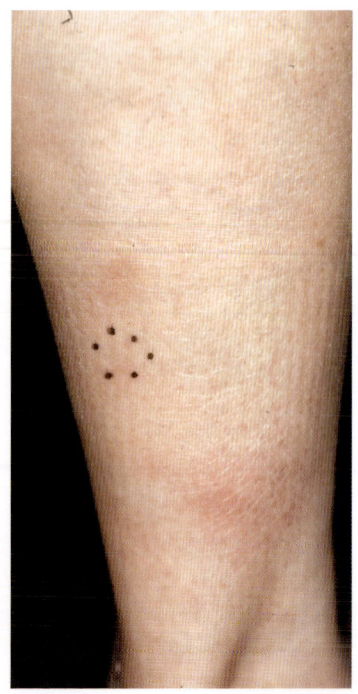

潰瘍

皮下結節

後天性部分型リポジストロフィー
acquired localized lipodystrophy

皮下脂肪組織疾患＞リポジストロフィー

- 多様な外的刺激，あるいは脂肪織炎の後に生じる局所的な脂肪組織の変化
- 原因不明で特発性のことが多いが，インスリン，ステロイド，鉄剤，ワクチンなどの注射部位に脂肪萎縮を生じることもある（注射後脂肪組織炎）
- 膠原病に伴う脂肪織炎の後に脂肪萎縮をきたすこともある（深在性エリテマトーデス，皮膚筋炎，強皮症など）

近年は抗HIV薬を投与して数か月で脂肪萎縮や脂肪増加を生じる，HIV関連リポジストロフィー（HIV-associated lipodystrophy）が増加している．
進行性顔面片側萎縮症（Parry-Romberg症候群）は真皮，皮下脂肪組織，骨格筋および骨の萎縮が，進行性に顔面の片側に限局して生じる．

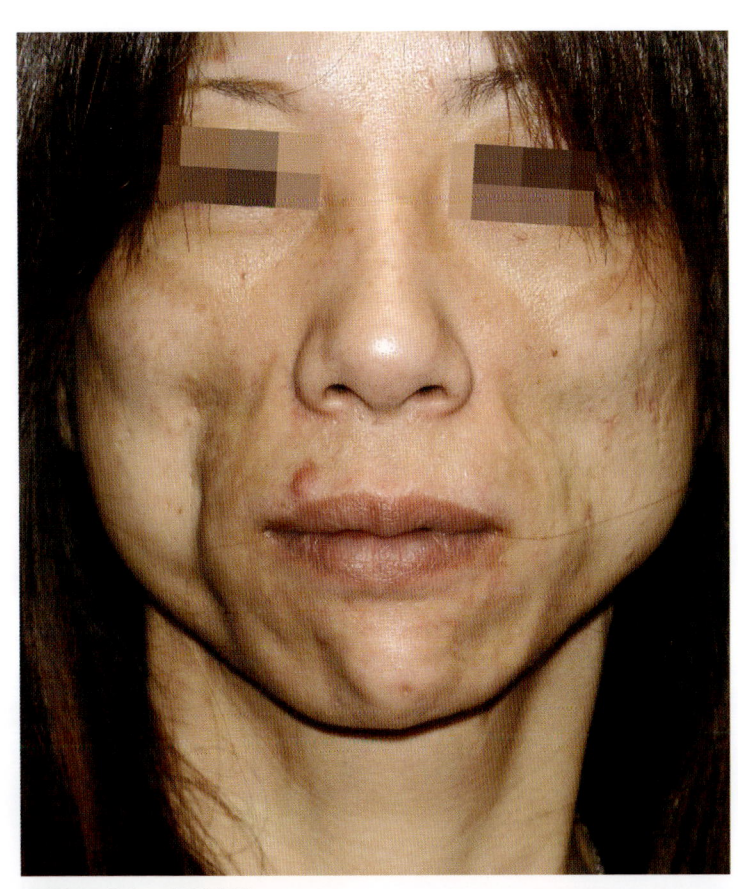

両頬部の著しい脂肪萎縮

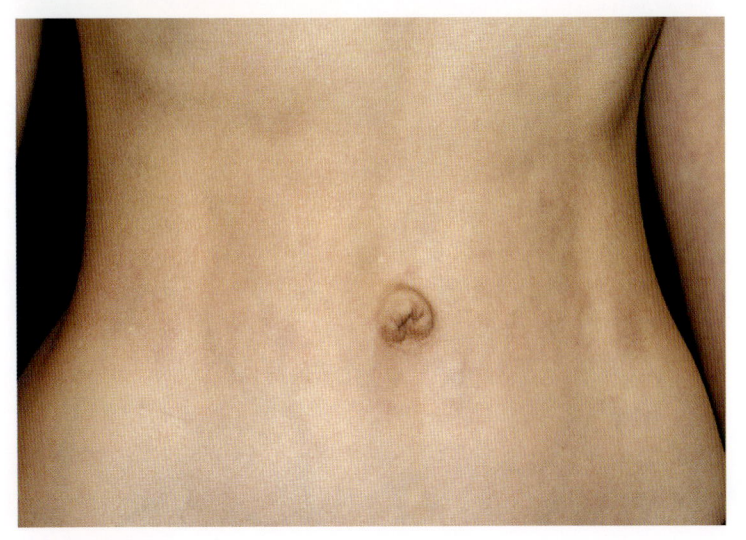

腹壁の脂肪萎縮

13 付属器疾患

尋常性痤瘡
acne vulgaris

脂腺の疾患

- いわゆる"にきび"で，90％以上の思春期男女が経験する．毛包炎，丘疹，膿疱を呈する
- アクネ桿菌，毛包虫，内分泌，ストレスなど多数の因子が存在
- 治療は生活の改善，レチノイド外用，抗菌薬投与など

思春期の男女に多く，顔面，背部，前胸部などの脂漏部位に好発する，毛孔一致性の慢性の炎症性丘疹．膿疱，さらには囊腫や結節を形成することもある．初発疹は面皰と呼ばれ，毛孔が開口して黒色を呈するもの（開放面皰）と，皮膚内に黄白色の小結節として認められるもの（閉鎖面皰）とに分類される．
特殊型として新生児痤瘡，集簇性痤瘡（結節を含む重症の痤瘡や瘢痕が，顔面や背部に多発集簇したもの），ステロイド痤瘡，毛包虫性痤瘡，痤瘡型薬疹などがある．
治療はレチノイド外用薬が第一選択．規則正しい生活と食事，外的刺激や化粧品を避ける．面皰には圧出法や硫黄製剤外用が，炎症性皮疹には抗菌薬の外用や内服も行われる．ケミカルピーリングが有効な場合もある．

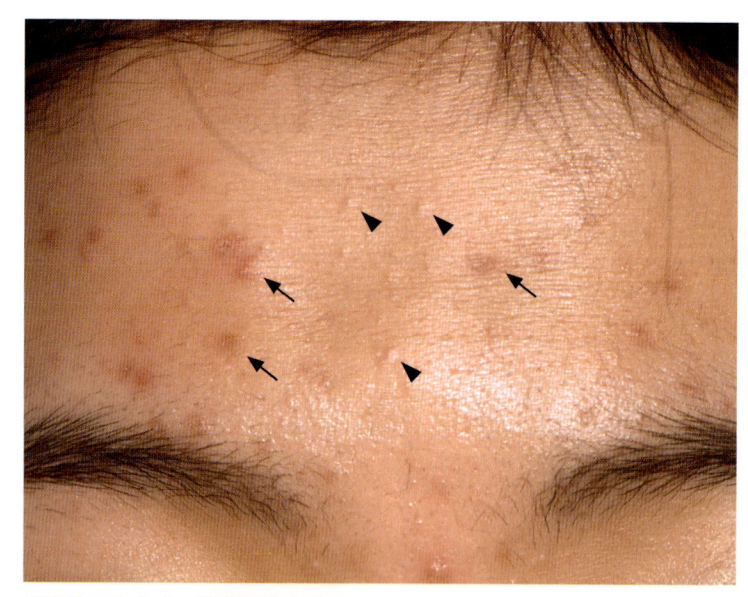

炎症性丘疹（→），閉鎖面皰（▶）

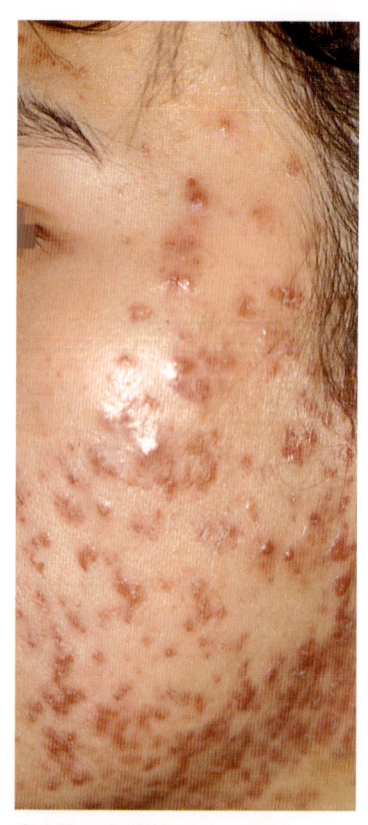

炎症性丘疹（紅色丘疹，膿疱）

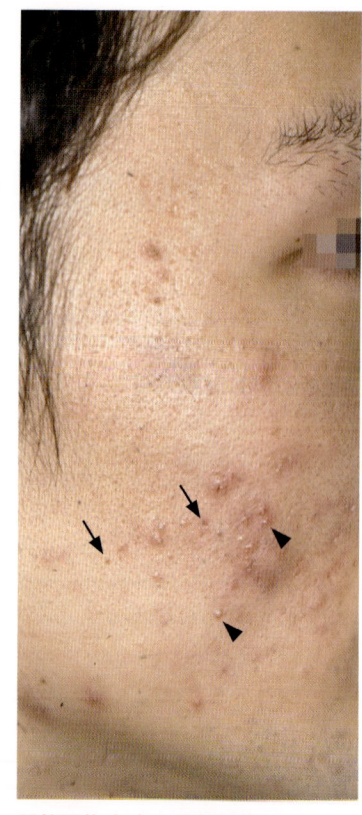

開放面皰（→）と閉鎖面皰（▶）

顔面播種状粟粒性狼瘡
lupus miliaris disseminatus faciei; LMDF

脂腺の疾患　同義語 acne agminata

- 主に顔面（とくに下眼瞼など）に常色ないし紅色の2〜5 mm大の小丘疹が多発する疾患．自覚症状はない
- 結核との関連性は否定されている
- 治療はテトラサイクリンの少量内服など

20〜30歳代に好発する．顔面，とくに下眼瞼，頬部，鼻背に，常色ないし紅色の2〜5 mm大の小丘疹が左右対称性に多発し，膿疱を混じる．硝子圧法で黄白色の小結節を認める．1〜数年の経過で陥凹性の瘢痕を残して治癒する．肉芽腫を伴う酒皶の亜型と考えられており，類上皮細胞肉芽腫と中心壊死の病理組織像を呈する．治療はテトラサイクリンやDDSの少量内服が一般的である．

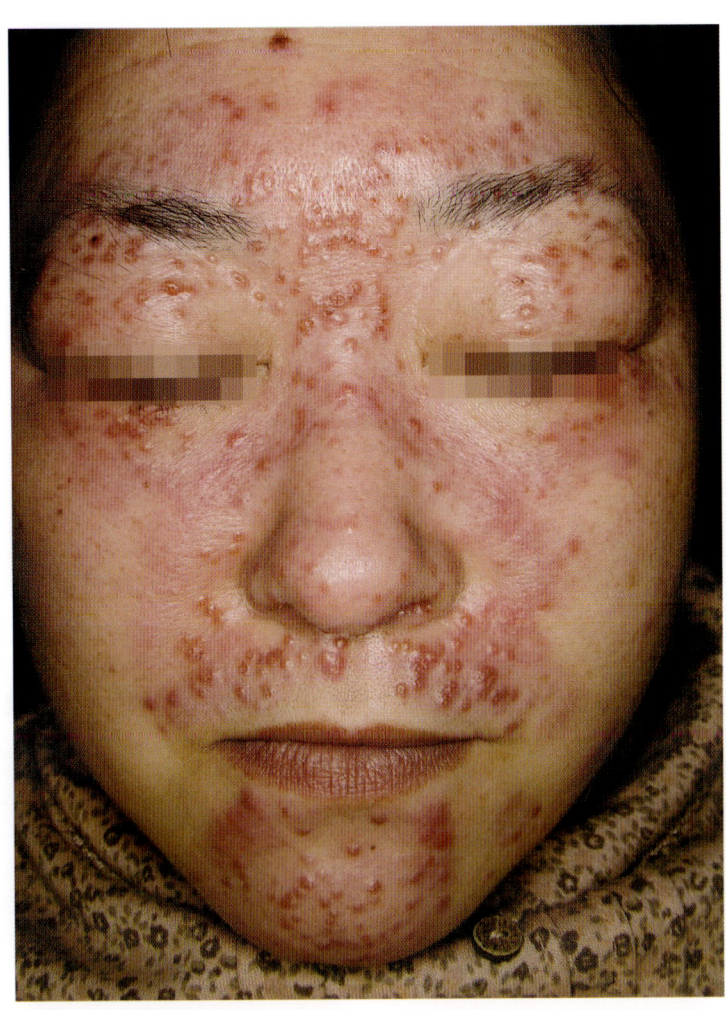

紅色小丘疹の多発

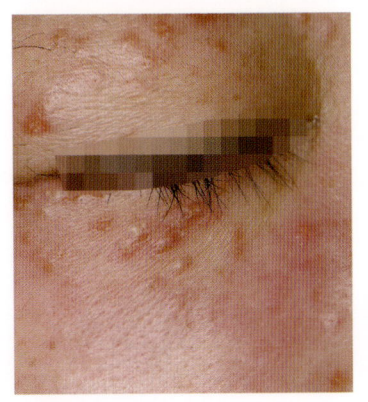

下眼瞼の小丘疹

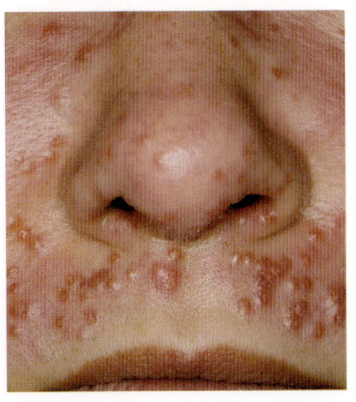

膿疱を混じる

13　付属器疾患

酒皶
rosacea

脂腺の疾患

- 中高年の顔面，とくに鼻部に好発し，びまん性発赤と血管拡張が数か月以上持続する慢性炎症性疾患
- 痤瘡様の丘疹，膿疱を混じることがある
- 臨床症状と部位により，以下の4種類に分類される

紅斑毛細血管拡張型（第1度酒皶）：鼻尖，頬，眉間，頤部に一過性の発赤が出現する．次第に持続性となり毛細血管拡張と脂漏を伴うようになる．寒暖や飲酒で症状が増悪する．瘙痒，ほてり感，易刺激性などの自覚症状がある．

丘疹膿疱型（第2度酒皶）：病状が進行すると，尋常性痤瘡に類似した毛孔一致性の丘疹・膿疱が加わり，脂漏が強まる．

瘤腫型（第3度酒皶）：丘疹が密集融合して腫瘤状となる．とくに鼻が凹凸不整に隆起して赤紫色を呈し，毛孔が拡大してミカンの皮のような外観となる（鼻瘤）．

眼型：眼囲の腫脹や結膜炎，角膜炎などを生じる．約20％で皮膚症状に先行する．

治療として，毛細血管拡張にはレーザー療法，痤瘡様発疹に対しては尋常性痤瘡に準じる．鼻瘤にはレーザー療法，凍結療法や整容的手術．

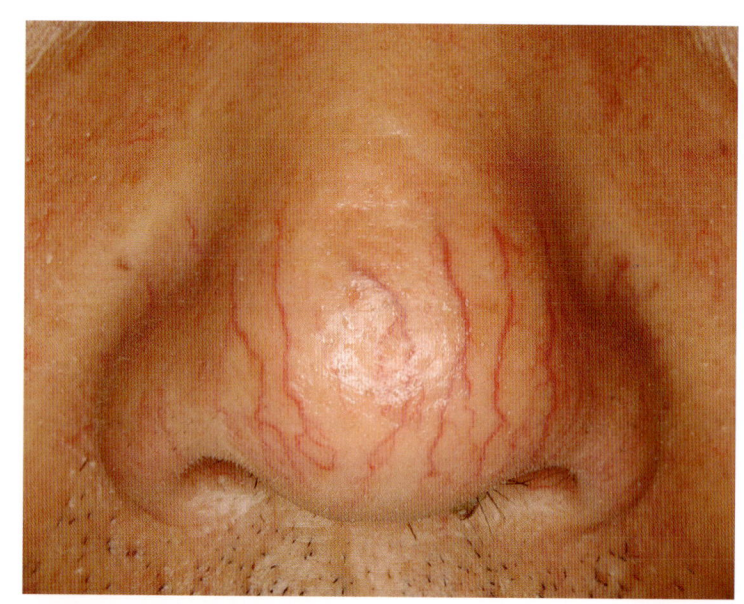

第1度酒皶．毛細血管拡張が目立つ

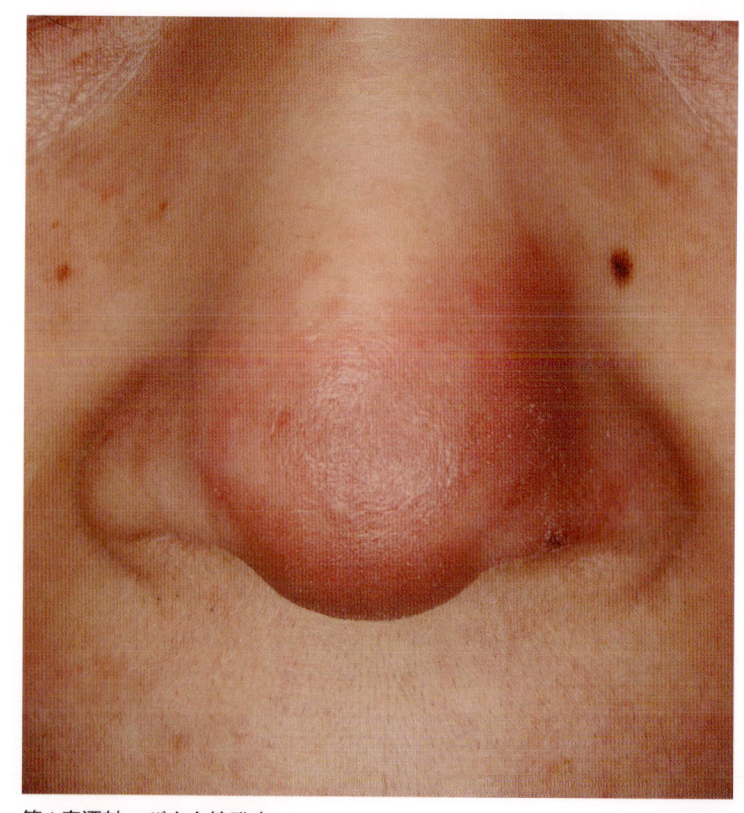

第1度酒皶．びまん性発赤

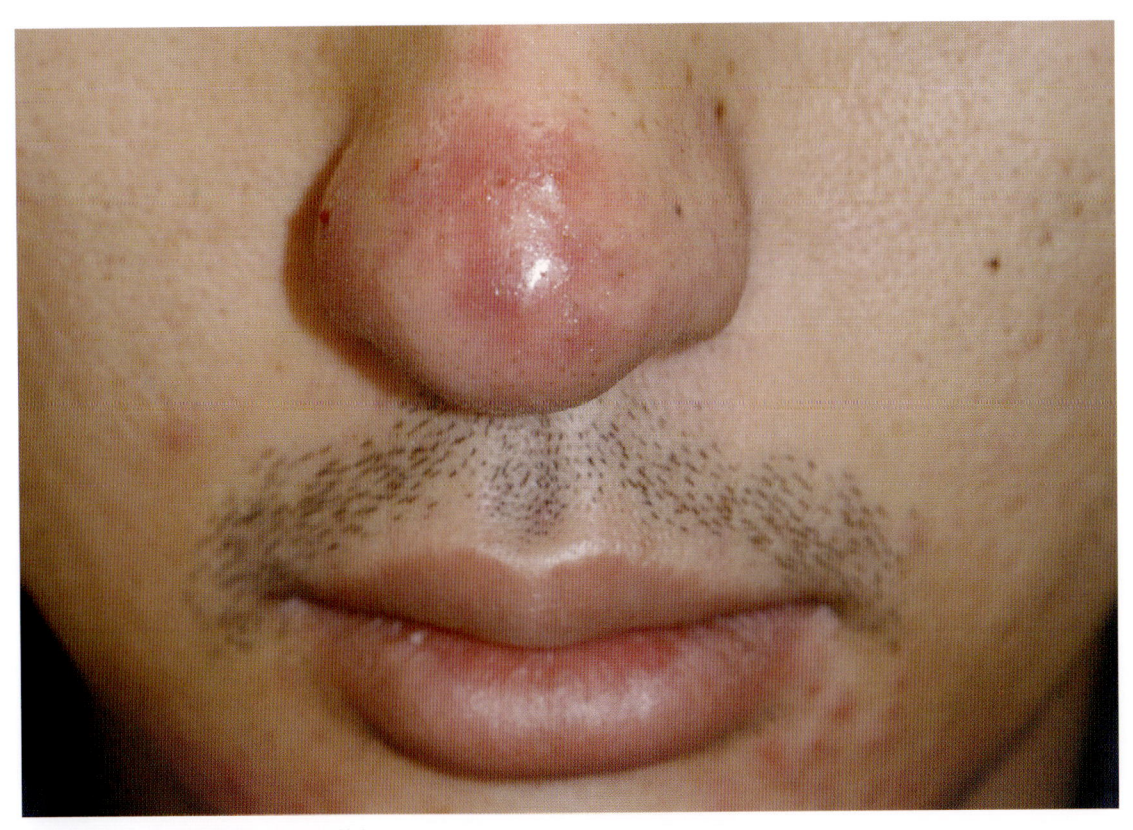

第2度酒皶．鼻尖の発赤，脂漏を伴う

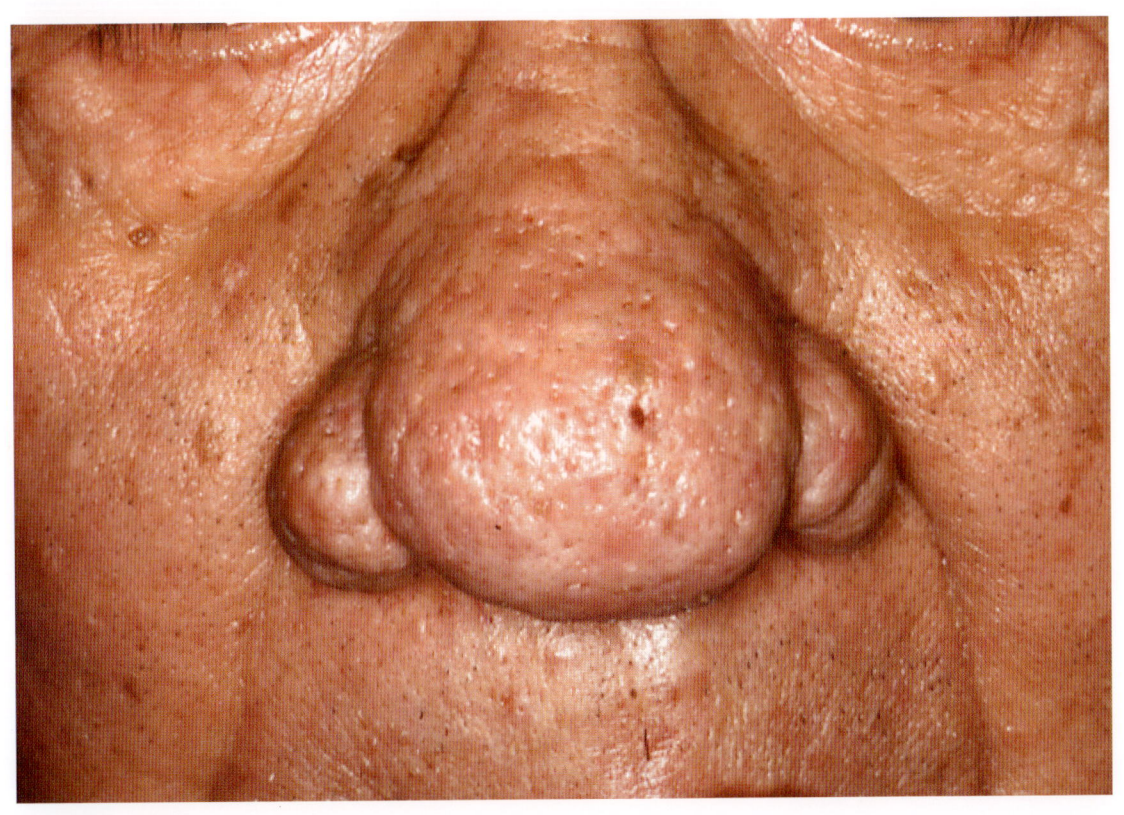

第3度酒皶．鼻瘤

酒皶様皮膚炎
rosacea-like dermatitis

脂腺の疾患 **同義語** 口囲皮膚炎（perioral dermatitis），ステロイド誘発性皮膚炎（steroid-induced dermatitis）

- ステロイド外用薬を顔面に長期使用することで，酒皶に類似した紅色丘疹，びまん性潮紅，痤瘡が発生する
- 治療はステロイドを中止したうえで，尋常性痤瘡に準じ，生活の改善，レチノイド外用，抗菌薬の投与を行う

不適切なステロイド外用による副作用の代表疾患である．ステロイド外用部位に一致して，紅斑，毛細血管拡張，丘疹，膿疱，びまん性潮紅，落屑を生じ，瘙痒や灼熱感を伴う．皮疹が口囲に限定されているものを口囲皮膚炎と呼ぶ．治療はステロイド外用薬の中止が原則であるが，これによりリバウンド（反跳現象）が起こり，発赤腫脹の増悪，びらんが数週から数か月持続する場合がある．この症状を緩和するため尋常性痤瘡に準じた治療を行う．タクロリムス外用薬も有効であるが，逆に本症を増悪させることがある．リバウンドが激しい場合は，ステロイド外用を再開し，使用量やランクを徐々に下げていく．

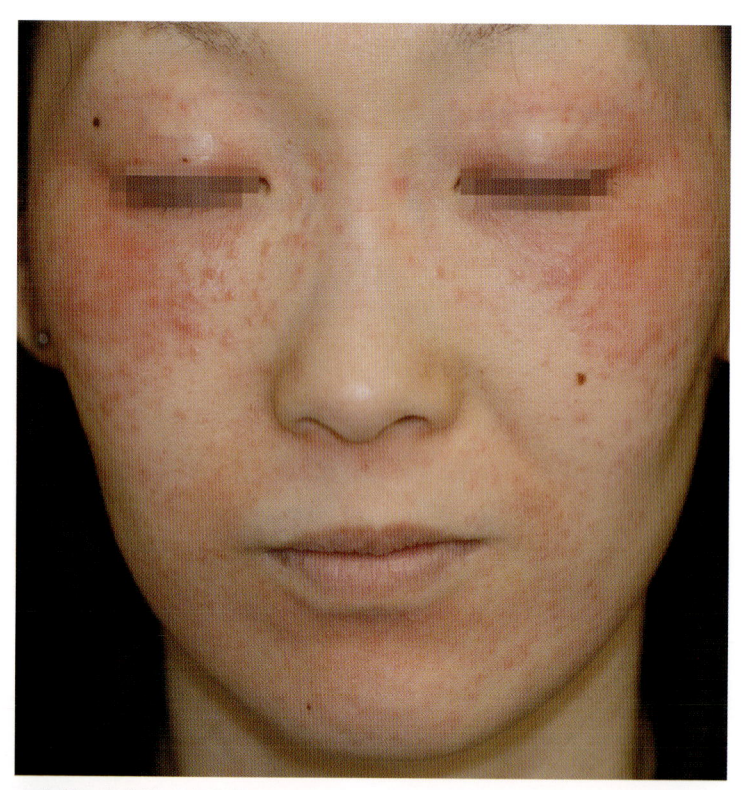

痤瘡様の炎症性丘疹が多発する

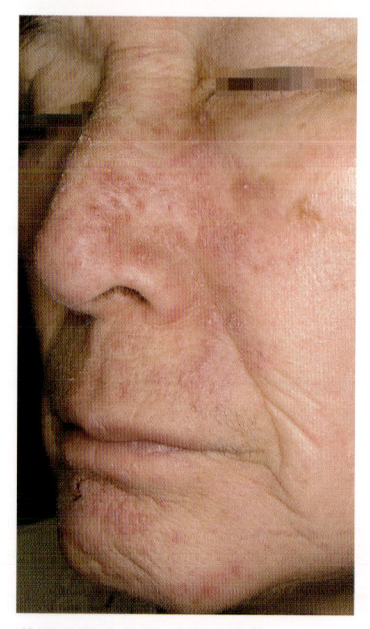

落屑を伴う紅色丘疹の集簇

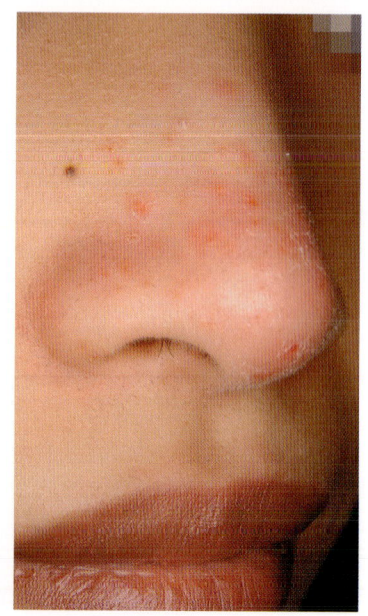

びまん性潮紅

円形脱毛症
alopecia areata

毛髪疾患

- 突然，円形の境界明瞭な脱毛斑が発生
- 数か月で自然治癒することが多いが，多発する場合は汎発性脱毛症へと進行することがある
- 治療はステロイド外用やPUVA療法など

若年者に好発する．大部分は頭髪であるが，眉毛，ひげ，四肢の毛などに生じる場合もある．直径2～3cmの円形ないし卵円形の脱毛斑で，通常は単発性であるが，多発したり，脱毛斑が融合して全頭脱毛症に進行する例もある．全身の毛が脱毛したものを汎発性脱毛症という．爪の小陥凹や粗造化を伴うこともある．何らかの原因によって毛母細胞が一時的に障害されることで発症する．数か月の経過で自然治癒するが，難治性や再発性のものもある．多発型では再発しやすい．
ステロイド外用，難治例ではSADBEなどの局所免疫療法，PUVA療法，凍結療法などを行う．急性増悪時にはステロイドやシクロスポリンの内服を考慮する．患者の脱毛に対する不安感を取り除くことも重要である．

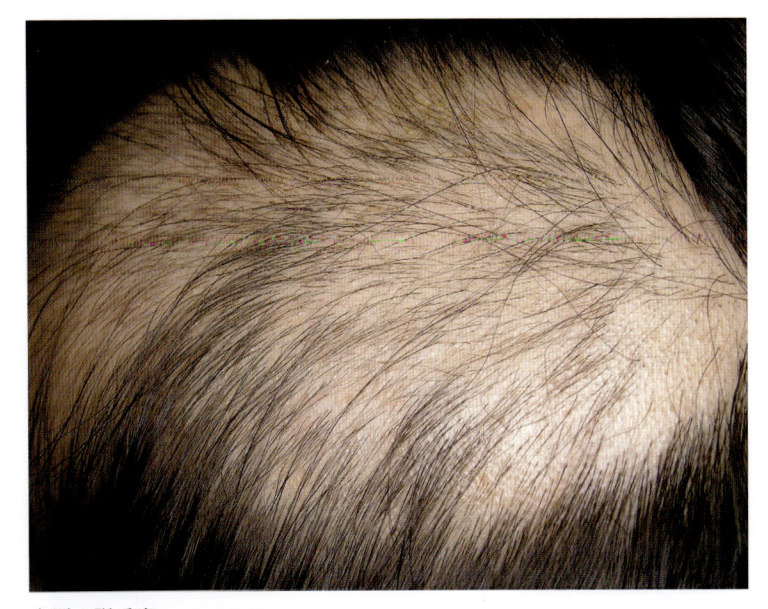

大型の脱毛斑

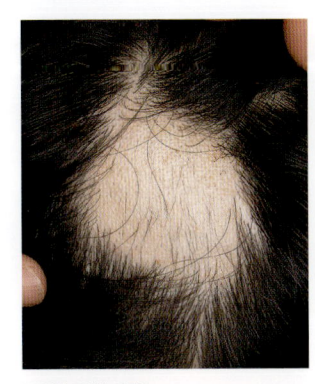

円形の脱毛斑

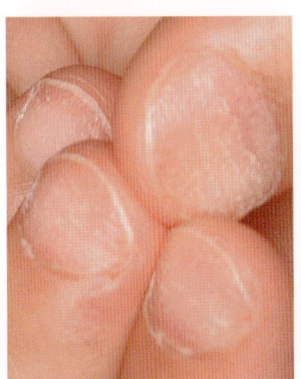

爪に多発する小陥凹

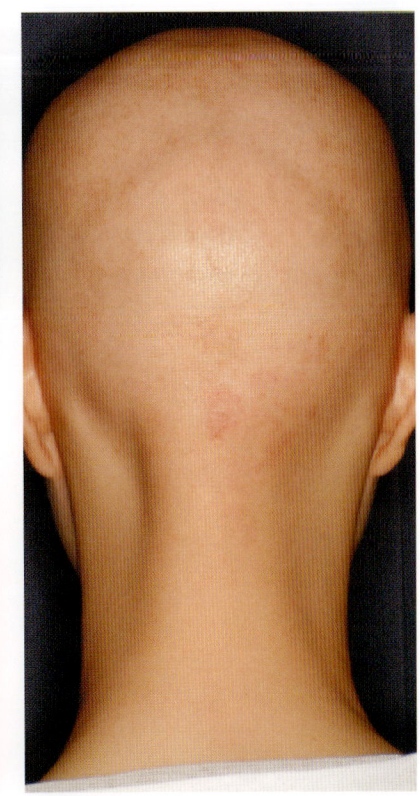

全頭脱毛症

13 付属器疾患

先天性脱毛症
congenital alopecia

毛髪疾患

- 多数の病態における先天性の無毛，脱毛，乏毛
- 病因などにより病態の違いがあるが，有効な治療法はない

先天性汎発性無毛症：常染色体劣性遺伝．生下時にあった毛も，数か月あるいは思春期までには脱毛し，体毛がまったくない状態となる．原因遺伝子（*Hairless* など）が一部の症例では同定されている．

先天性乏毛症：生下時は正常であるが，徐々に脱毛が進み，細い毛がまばらに生えている状態となる

その他の先天性無毛症および脱毛症：主な疾患としては，外胚葉形成異常症や先天性皮膚欠損症，Werner症候群，Rothmund-Thomson症候群，Netherton症候群などがある．歯牙形成不全や爪甲異常，掌蹠角化症，無汗症などを伴うことが多い．

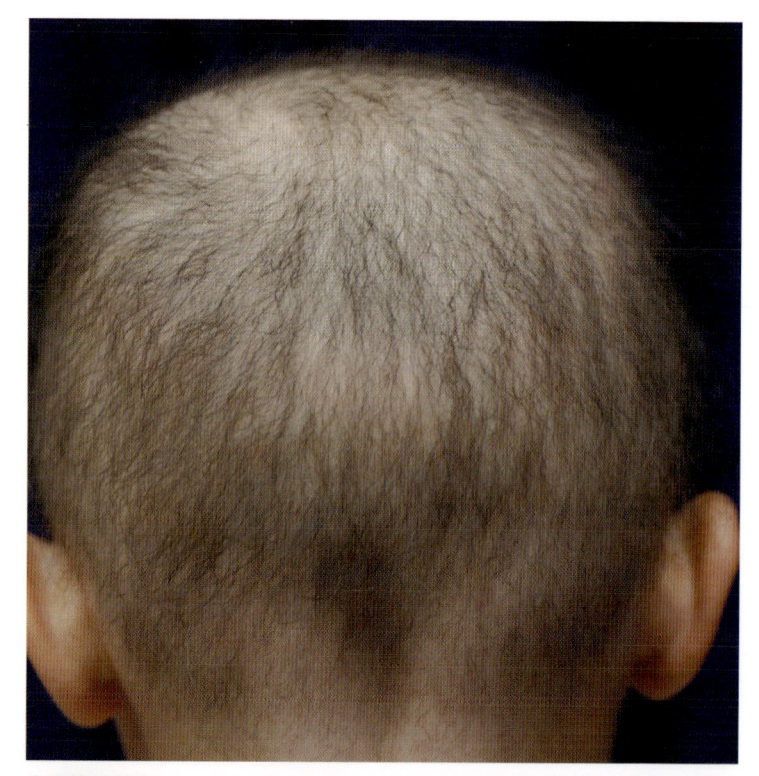

先天性乏毛症

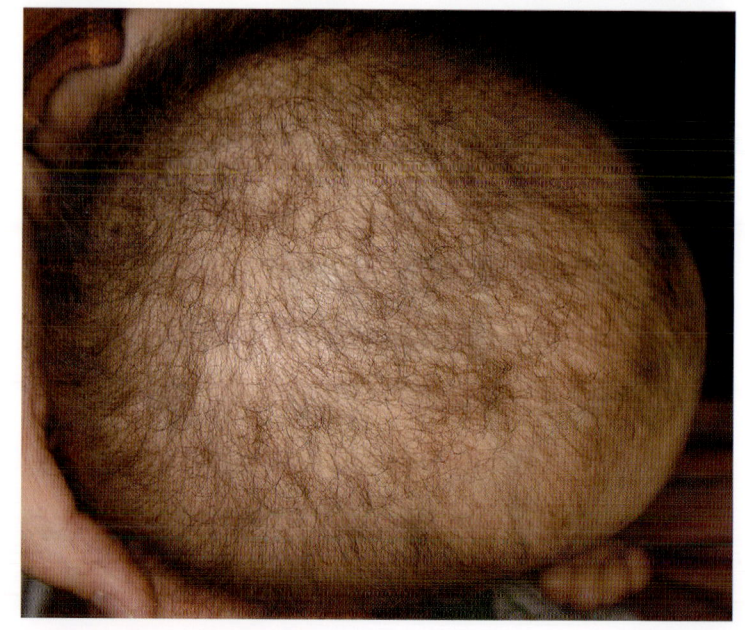

先天性乏毛症

メラニン色（黒色）の爪
melanonychia

爪甲の変化

- 爪が黒色調になった状態
- 原因として爪母メラノサイトの増加によるもの（母斑細胞母斑，炎症，圧迫によるメラノサイト活性化など），悪性黒色腫，Addison病，薬剤性（5-FU，ブレオマイシン，ヒドロキシウレアなど）などが考えられる
- 小児の縦走色素線条はいずれ消失する場合が多いが，思春期以降に生じたものは悪性黒色腫を疑う

爪外の皮膚（爪郭部など）まで黒色病変が及んでいる場合をHutchinson徴候といい，悪性黒色腫の可能性が高い．爪下出血でも黒色調になるが，多くはダーモスコピーで鑑別可能である．
また，爪下出血のうち，細く縦走する数mm幅の線状出血（splinter hemorrhage）は健常人でもみられるが，遺伝性出血性毛細血管拡張症（Osler病）や感染性心内膜炎で生じることがある．

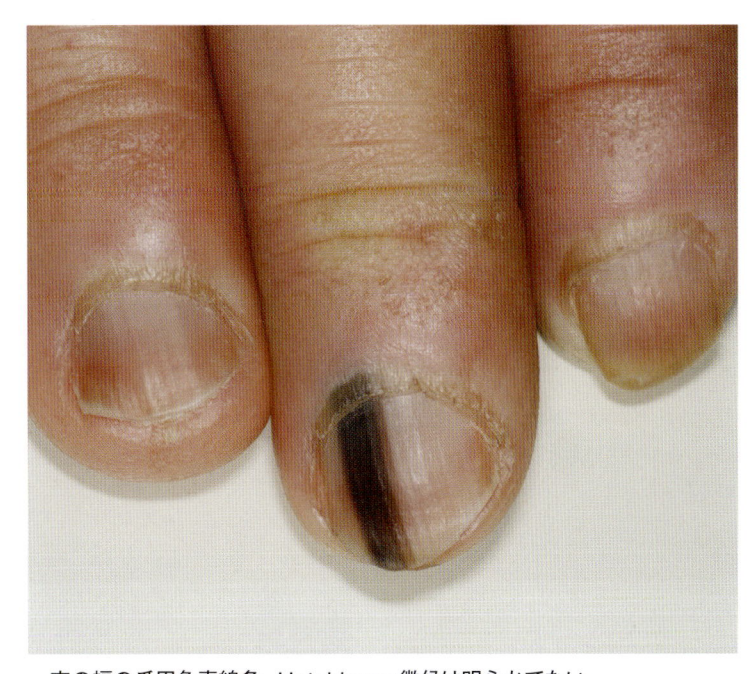

一定の幅の爪甲色素線条．Hutchinson徴候は明らかでない

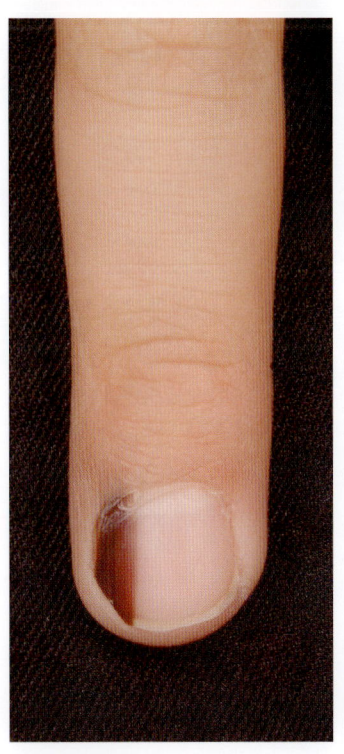

爪甲色素線条

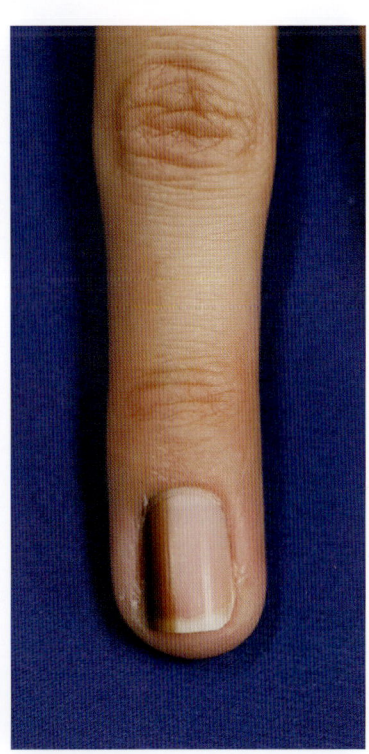

爪甲色素線条

13 付属器疾患

13 付属器疾患

緑色の爪
green nail

爪甲の変化

- 緑膿菌の爪床への日和見感染であり，臨床的に爪が緑色を呈する状態
- 通常は足指1～2本の爪に限局する
- 爪白癬(はくせん)や爪カンジダ症を合併しやすい

通常は爪床への緑膿菌の感染であり，緑色に観察される爪の部分が末梢側から剥離する爪甲剥離症を生じる．治療は剥離した爪甲部分を切除し，乾燥を保つ．バシトラシン含有外用薬（バラマイシン®軟膏）の長期外用も有効．

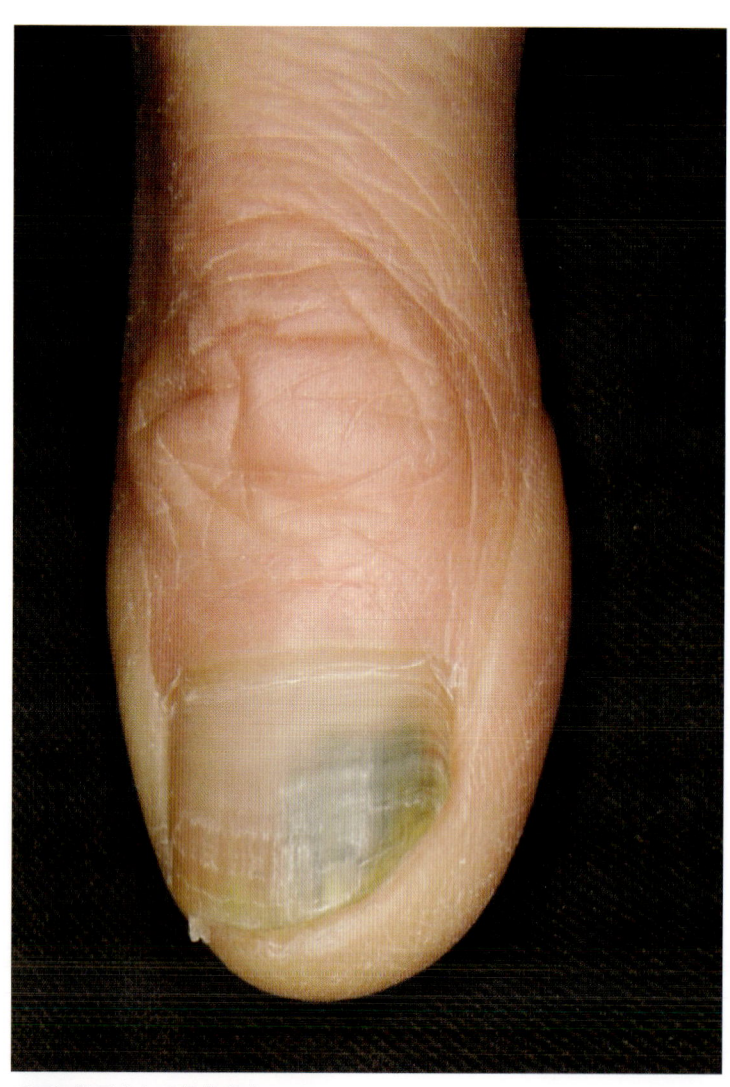

爪下に散見される緑色変化

時計皿爪
nail clubbing

爪甲の変化

- ばち状指（clubbed finger），ヒポクラテス爪（hippocratic nail）とも呼ぶ
- 爪甲が全体的に大きくなって時計ガラス状に丸く隆起し，指趾末節が太鼓ばちのように肥大する

慢性の心肺疾患（肺気腫，肺癌，気管支拡張症，先天性心疾患），甲状腺機能亢進症，炎症性腸疾患などで認められる．指の末端の軟部組織にムコ多糖類が沈着するために生じる．
強皮骨膜症の一症状として家族性に出現することもある．治療としては，原疾患の治療を行う．

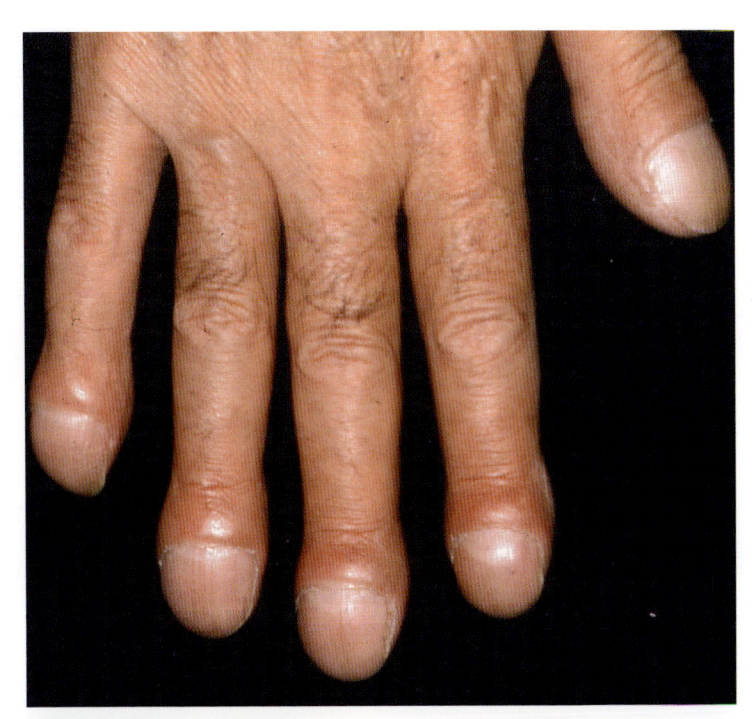

手指末節の肥大

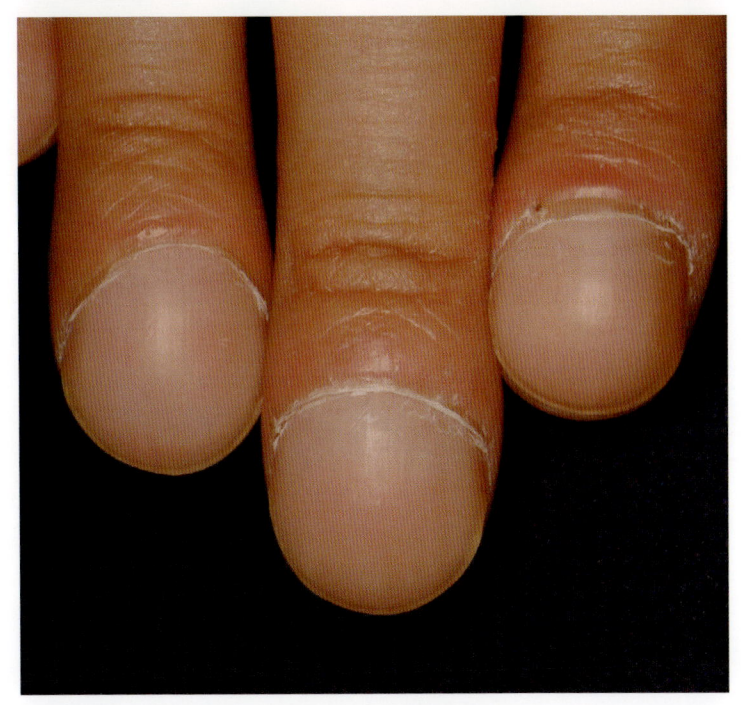

爪甲が大きくなり，時計ガラス状に丸く隆起する

13 付属器疾患

匙型爪
spoon nail
爪甲の変化

- 爪甲がスプーン状に陥凹し，爪甲自体も薄くなる
- 手の爪に多くみられる

乳幼児では生理的にみられ，また指先に力を掛ける仕事をしている健常人にもみられる．鉄欠乏性貧血や甲状腺疾患で生じるほか，扁平苔癬，乾癬，真菌感染症，外傷などでもみられることがある．
治療は生理的なもの以外，原疾患の治療を行う．

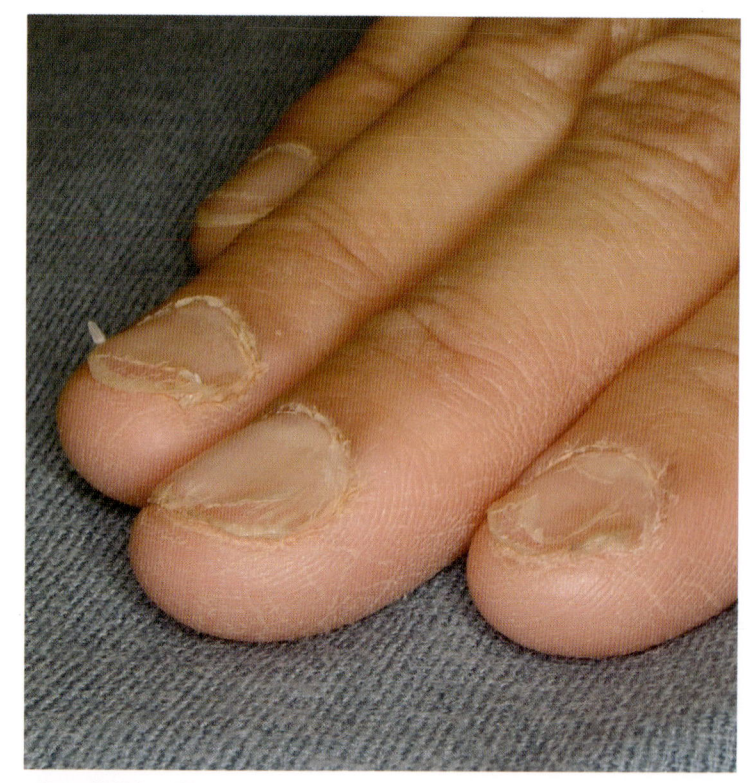

爪甲の菲薄化，陥凹

陥入爪
ingrown nail

爪甲の変化

- 爪の側縁が側爪郭に食い込んだために側爪郭が腫脹発赤して肉芽腫様に盛り上がったもの．圧痛を伴う
- 爪囲炎など二次感染をきたし，反応性の肉芽形成を伴う場合がある

靴による圧迫や深爪が原因となり，第1趾に好発する．白癬菌による爪の変形に続発する場合は原疾患の治療を行う．
治療は外力を避け，清潔を保つのが第一であるが，難治性のものに対してはワイヤー法などの爪矯正術や外科手術が必要となる．

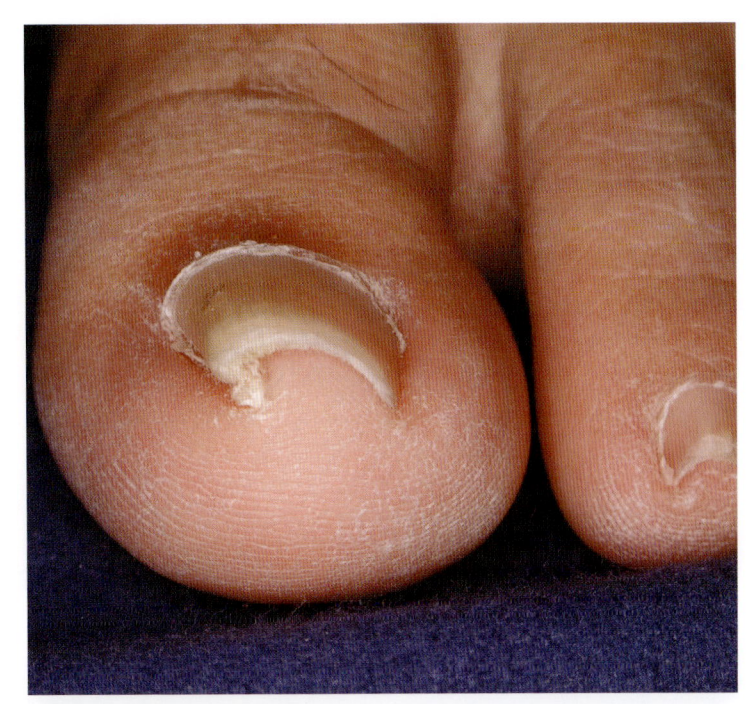

爪が巻いて側爪郭に食い込む

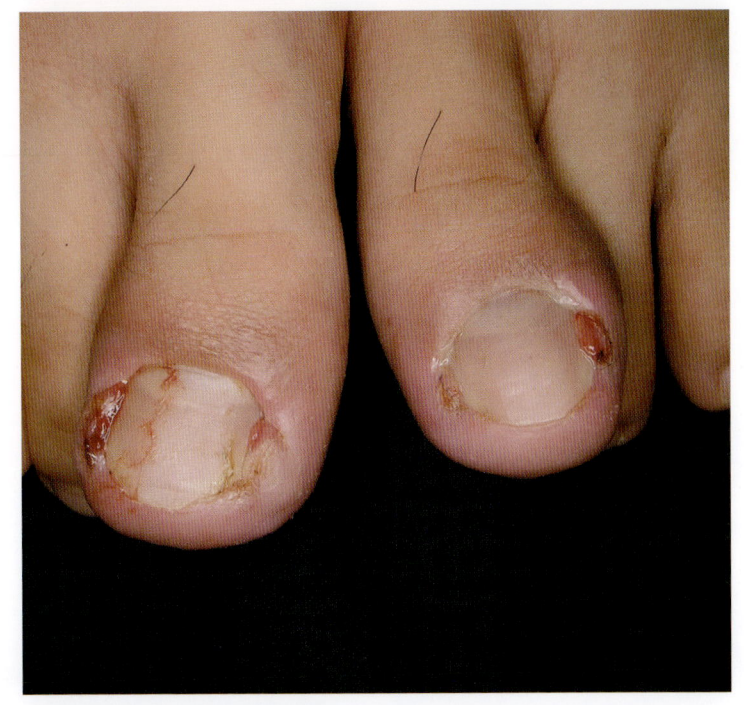

両足第1趾は側爪郭に肉芽を伴う

14 母斑・神経皮膚症候群

母斑細胞母斑
nevus cell nevus

母斑＞メラノサイト系母斑＞母斑細胞母斑　　**同義語**　色素性母斑（nevus pigmentosus）

- 未分化なメラノサイト系細胞である母斑細胞の増殖による．小さなものは俗にいう"ほくろ"
- 直径20cmを越える巨大な母斑細胞母斑で有毛性のものは獣皮様母斑と呼ばれ，悪性黒色腫を発生しやすい
- ダーモスコピー所見が診断に重要

褐色ないし黒色，ときに正常皮膚色の色素斑あるいは腫瘤で，表面は平滑〜疣状（ゆうじょう）であり，ときに硬毛を伴う．直径1.5cmまでの母斑細胞母斑は，いわゆる"黒子（ほくろ，mole）"と呼ばれ，大部分は後天性である．直径1.5〜20cmのものは"黒あざ"と呼ばれ，頭頸部に好発する．多くは先天性で生下時から存在し，成長とともに拡大，明瞭化する．直径20cm以上のものは巨大先天性色素性母斑と呼ばれる．
病理学的には，境界母斑，複合母斑，真皮内母斑に分類される．色素性母斑が同義語として用いられることがあるが，amelanotic（メラニン欠乏）なものもあり，母斑細胞母斑という診断名が推奨される．

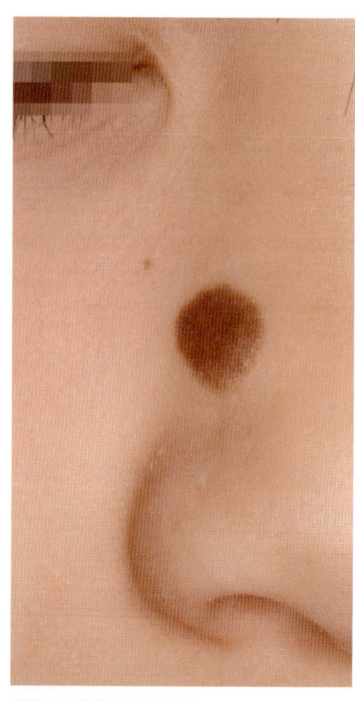

顔面の母斑細胞母斑

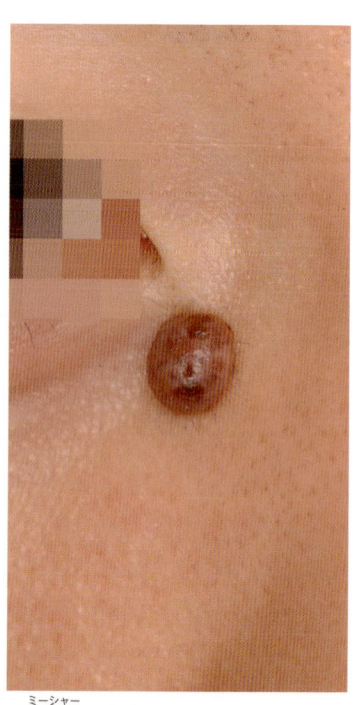

Miescher（ミーシャー）母斑

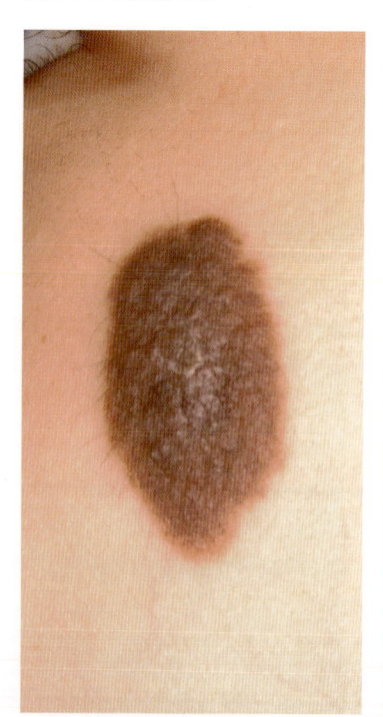

褐色の疣状局面

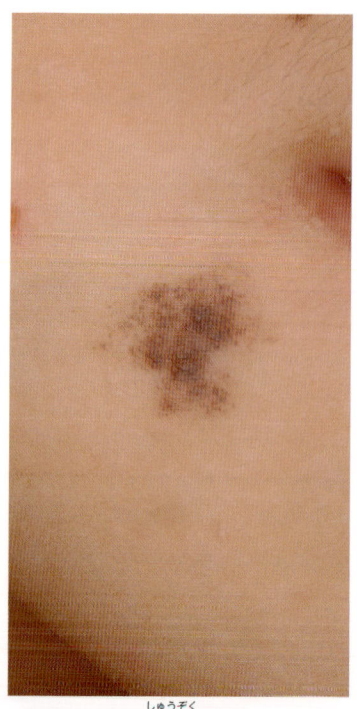

灰褐色の丘疹が集簇（しゅうぞく）する

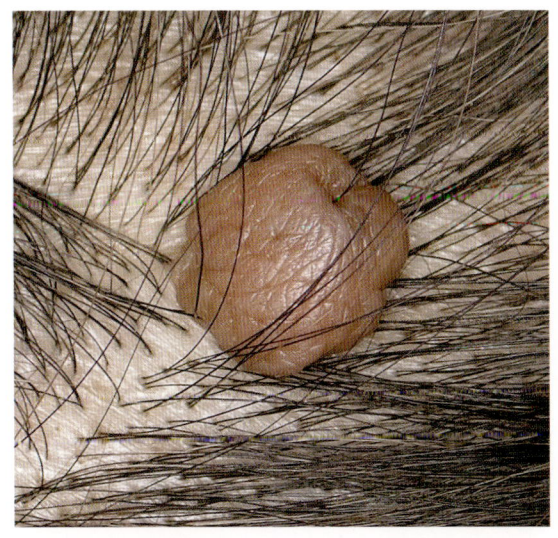

頭部の軟らかい結節

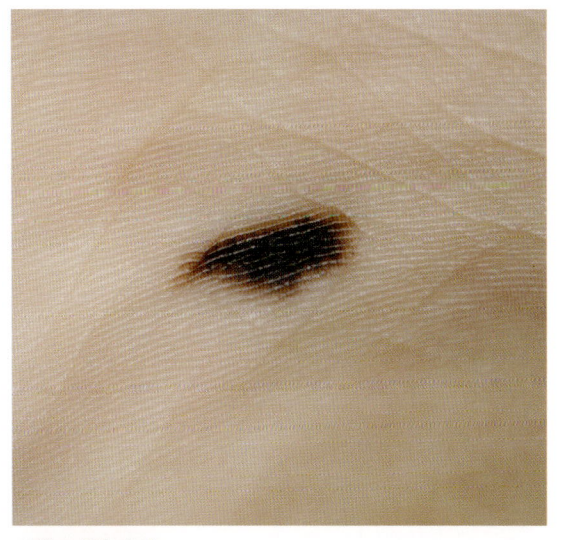

手掌の黒色皮疹

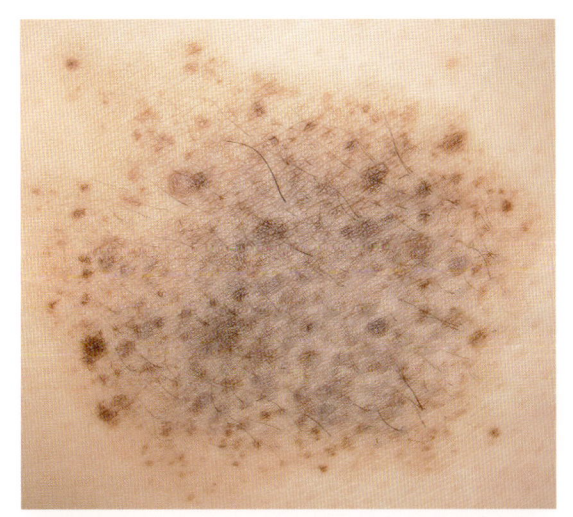

有毛性母斑

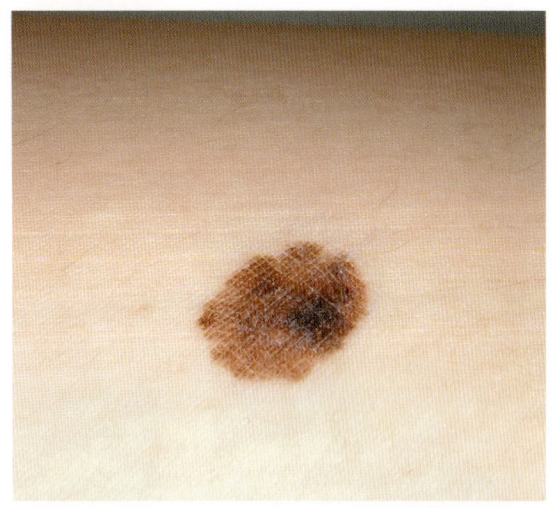

黒褐色斑．部分的に色調が濃い

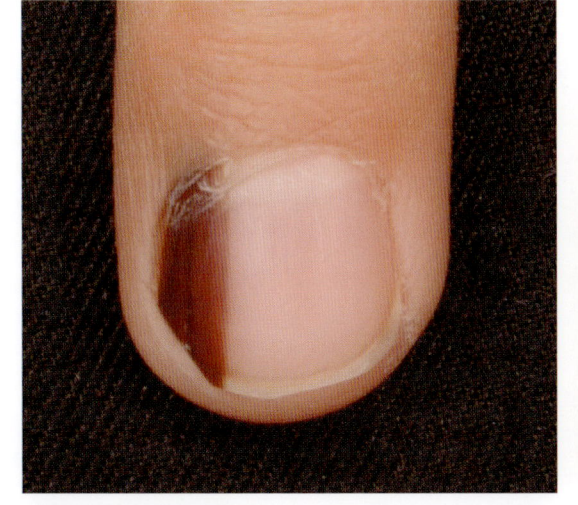

爪甲部の母斑細胞母斑

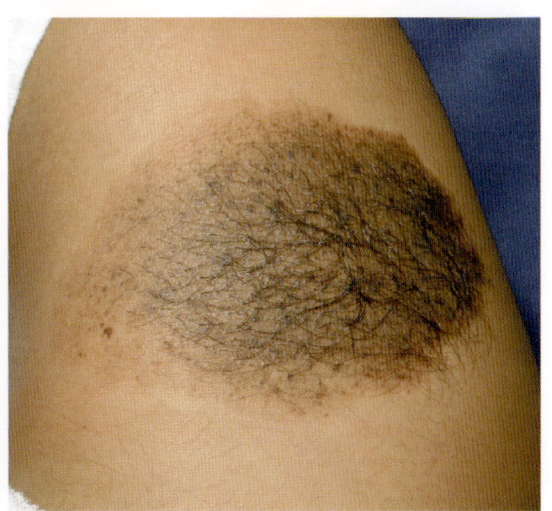

大型の有毛性母斑

巨大先天性色素性母斑
giant congenital melanocytic nevus

母斑＞メラノサイト系母斑＞母斑細胞母斑

- 直径20cmを越える母斑細胞母斑
- 出生時から存在し，ときに黒色の剛毛を伴う（獣皮様母斑）

悪性黒色腫が発生するリスクがある．まれに中枢神経系にも病変や症状を伴う場合があり，そのような病態を神経皮膚黒皮症という．

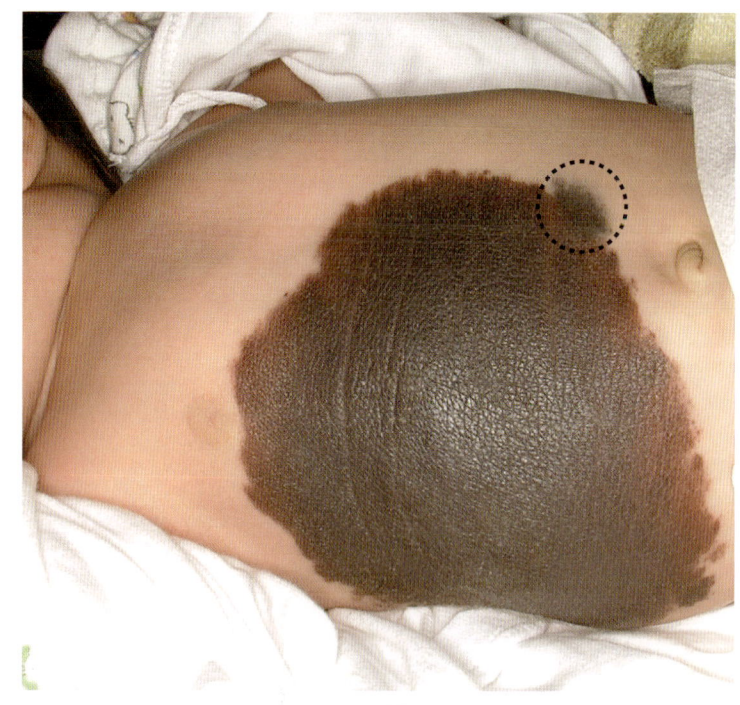

巨大な黒褐色局面

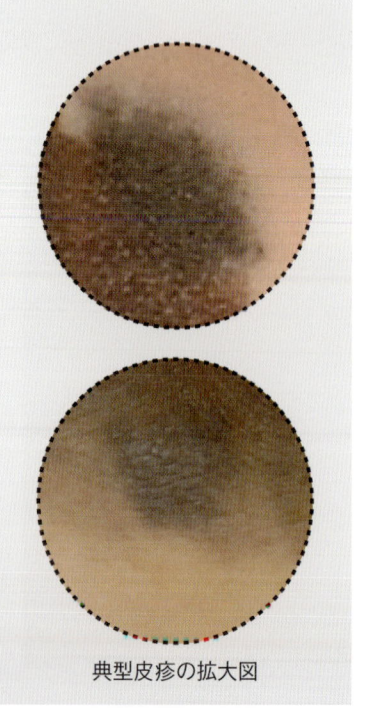

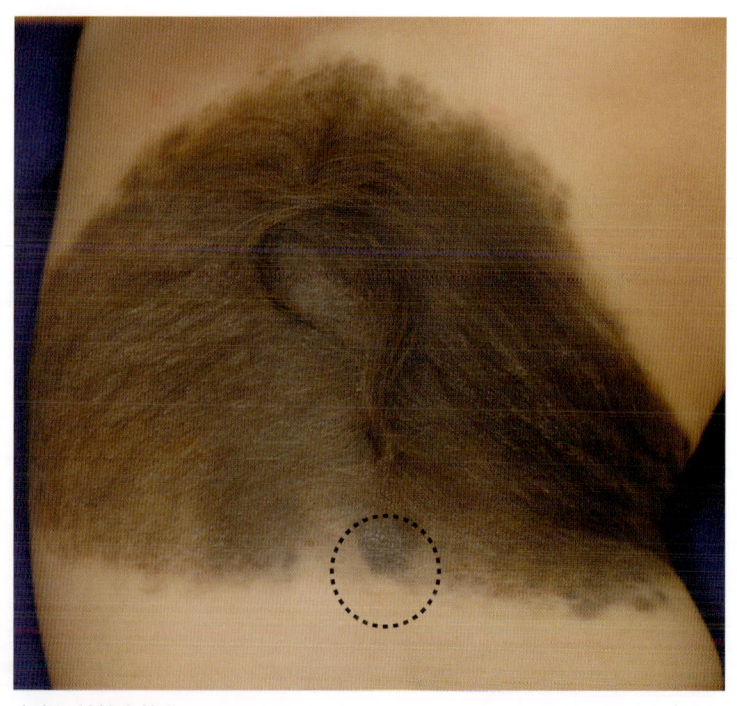

典型皮疹の拡大図

中央に結節を伴う

太田母斑
nevus of Ota

母斑＞メラノサイト系母斑＞真皮メラノサイト系母斑　　同義語　眼上顎青褐色母斑

- 黄色人種の思春期女子に好発し，三叉神経第1，2枝領域に片側性の淡青褐色斑と眼球メラノーシスを生じる
- 真皮メラノサイトの増殖とメラニンの基底層への沈着による
- 悪性化は認めないが，自然消退もない．レーザー療法が著効する

淡青色の母斑が，三叉神経第1枝，第2枝領域（瞼裂，眼瞼，頬骨部，側額，頬部）に片側性に生じる．色調は単一ではなく，全体として淡青色を呈するが，その中に青色や褐色，赤色の小点が播種性に散在する．約半数の症例においては，眼球メラノーシス（強膜や虹彩，眼底の色素沈着）を認める．
レーザー療法（アレキサンドライトやQスイッチルビーなど）が有効である．

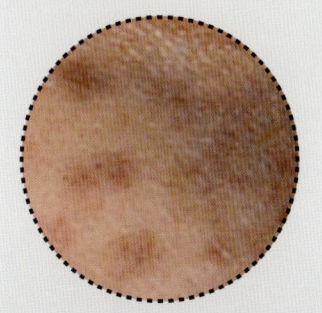

典型皮疹の拡大図

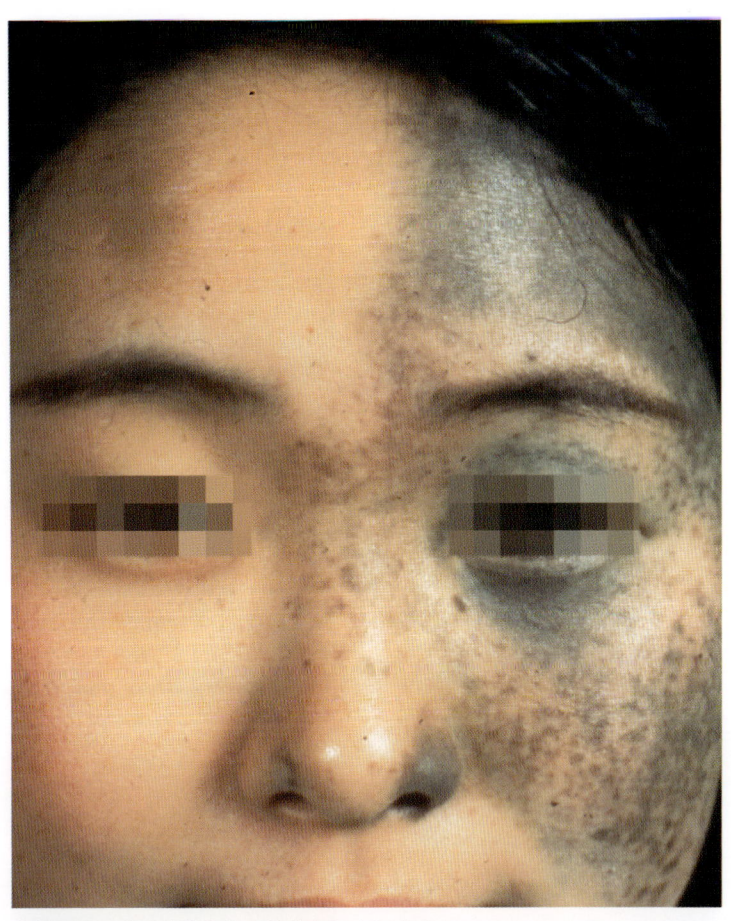

左顔面の母斑は全体として淡青色調を呈する

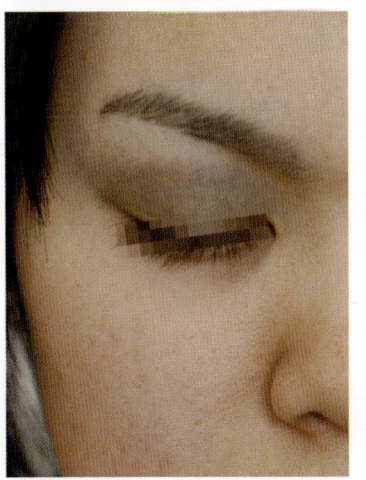

上眼瞼の青色斑

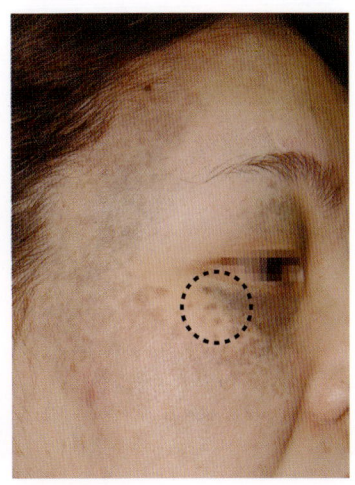

右顔面の青褐色斑

14　母斑・神経皮膚症候群

14 母斑・神経皮膚症候群

蒙古斑
Mongolian spot

母斑＞メラノサイト系母斑＞真皮メラノサイト系母斑　**同義語** 先天性真皮メラノサイトーシス

- 新生児の仙骨部や腰殿部にみられる青色斑
- 本態は真皮中層〜下層のメラノサイトの増加
- 黄色人種では乳幼児のほぼ100％，黒人では80〜90％，白人では約5％でみられる

生後2年頃までは青色調を増すが，その後退色に向かう．通常4〜10歳前後で消失．病理学的には真皮中層〜下層のメラノサイトの増加を認めるため，褐色調を混じることがない点が太田母斑と異なる．
腰殿部以外（顔面や四肢など）に生じたものを異所性蒙古斑という．
通常は自然消退するが，異所性蒙古斑では自然消退傾向に乏しいため，整容的側面から早期のレーザー療法を考慮する．

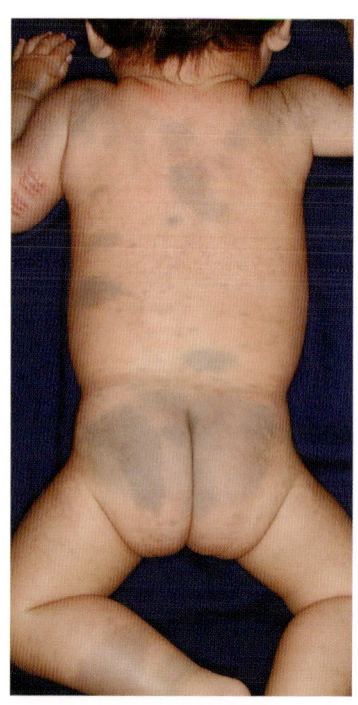

蒙古斑．異所性の分布も伴う

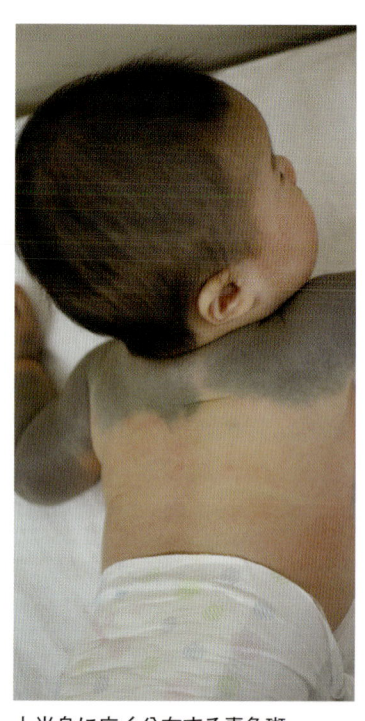

上半身に広く分布する青色斑

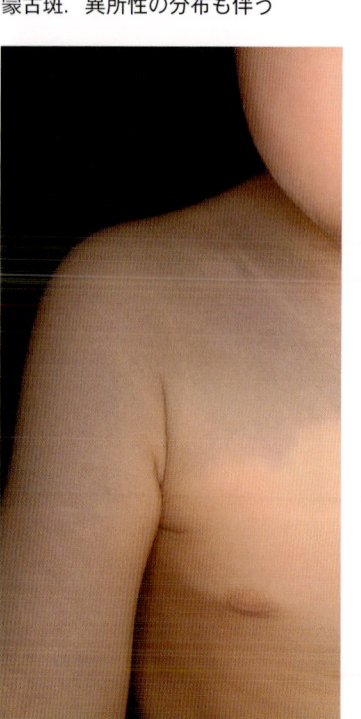

肩から右腕にかけての青色斑

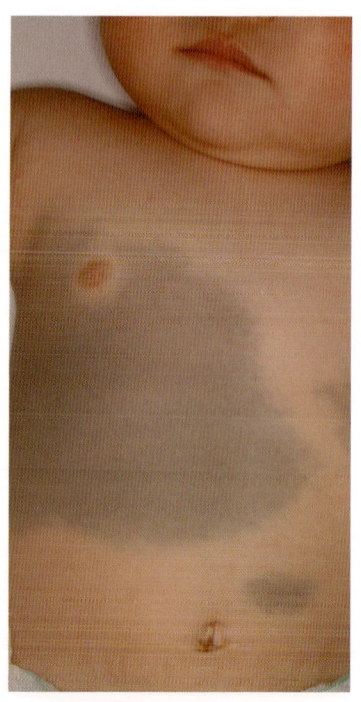

体幹の青色斑

脂腺母斑
sebaceous nevus

母斑 > 表皮系母斑　同義語　類器官母斑（organoid nevus）

- 表皮，付属器，結合組織など，種々の成分由来の細胞が異常増殖して生じる
- 生下時から存在し，頭部被髪部や顔面に好発．頭部に生じると脱毛斑となる
- 加齢とともに毛芽腫，基底細胞癌などの腫瘍を生じる場合があるため，切除を考慮する

頭部や顔面に好発し，新生児の0.3％でみられる．通常単発性で長径1〜10cm程度，わずかに隆起した黄色調の脱毛局面を形成する．思春期頃から隆起が増強し，次第に疣贅状となり，色調が褐色調を帯びる．中年以降になると本症を母地として種々の上皮系腫瘍が発生する．続発する腫瘍としては良性付属器腫瘍（乳頭状汗管嚢胞腺腫，毛芽腫，外毛根鞘腫など）や基底細胞癌が多い．生涯の悪性腫瘍発生率は5％以下である．二次性腫瘍の発生が疑われる場合や整容目的で切除希望のある場合，外科的切除を行う．

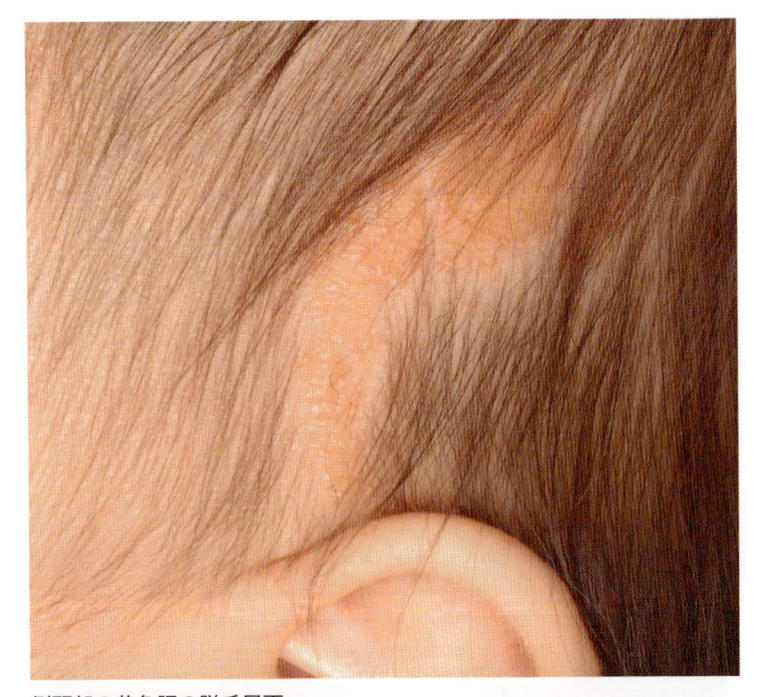

側頭部の黄色調の脱毛局面

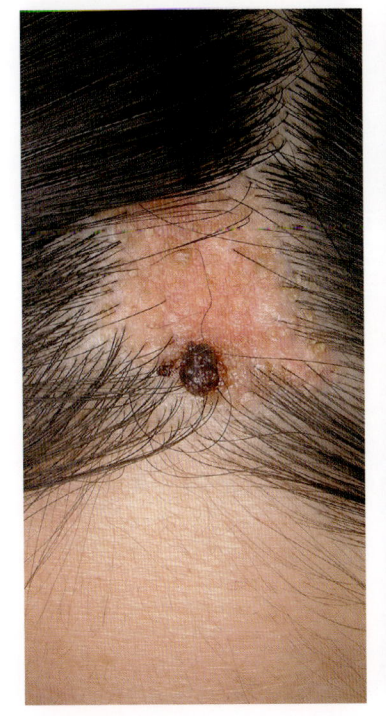

二次性腫瘍の合併

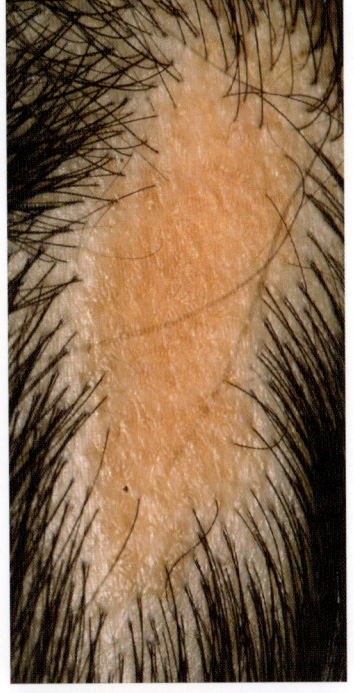

頭皮の黄褐色局面

神経線維腫症1型
neurofibromatosis type 1; NF1

神経皮膚症候群　**同義語** レックリングハウゼン病（von Recklinghausen disease）

- 皮膚病変としては，生下時から多発する色素斑（カフェオレ斑），小児期以降に出現する弾性軟の腫瘤（神経線維腫），貧血母斑など
- 神経堤細胞由来の細胞が増生する．カフェオレ斑，神経線維腫，神経系腫瘍，骨格異常などを主徴とする
- 約3,000出生に1例の割合で生じる．ニューロフィブロミンの遺伝子変異により発症．常染色体優性遺伝
- 治療は外科的切除やレーザー療法．神経線維腫の悪性化に注意

全身に大小さまざまのカフェオレ斑が生じる．常色から淡紅褐色の弾性軟の多彩な形態の軟らかい腫瘤（神経線維腫）が多数みられる．骨格異常や，ときに中枢神経系に病変が生じ痙攣発作や精神遅滞などを生じうる．眼ではLisch結節と呼ばれる虹彩小結節が特徴的．
治療としてカフェオレ斑に対してはレーザー療法や削皮術，カバーマーク．神経線維腫は整容的に切除を行う．

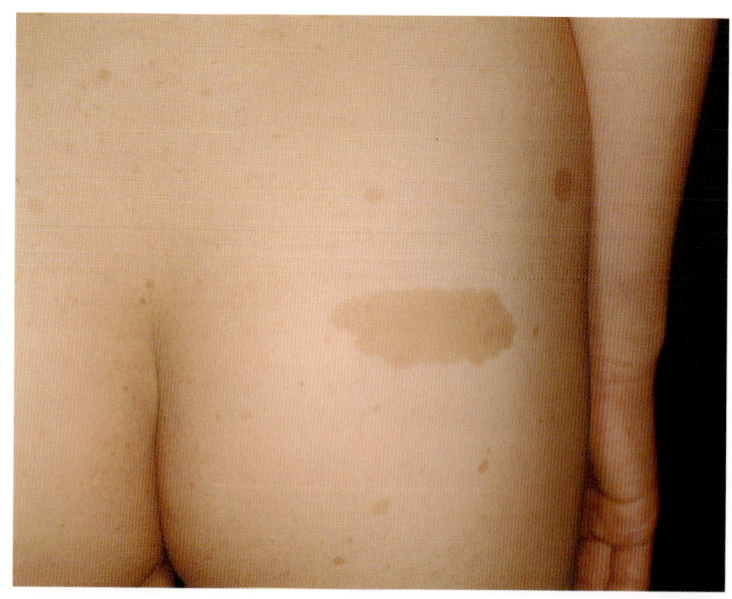

カフェオレ斑

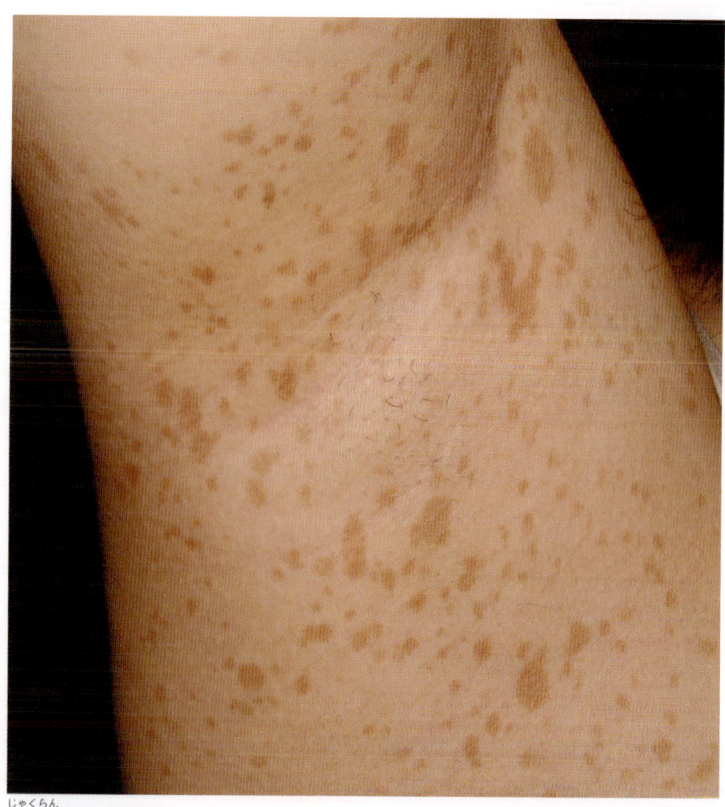

雀卵斑様色素斑

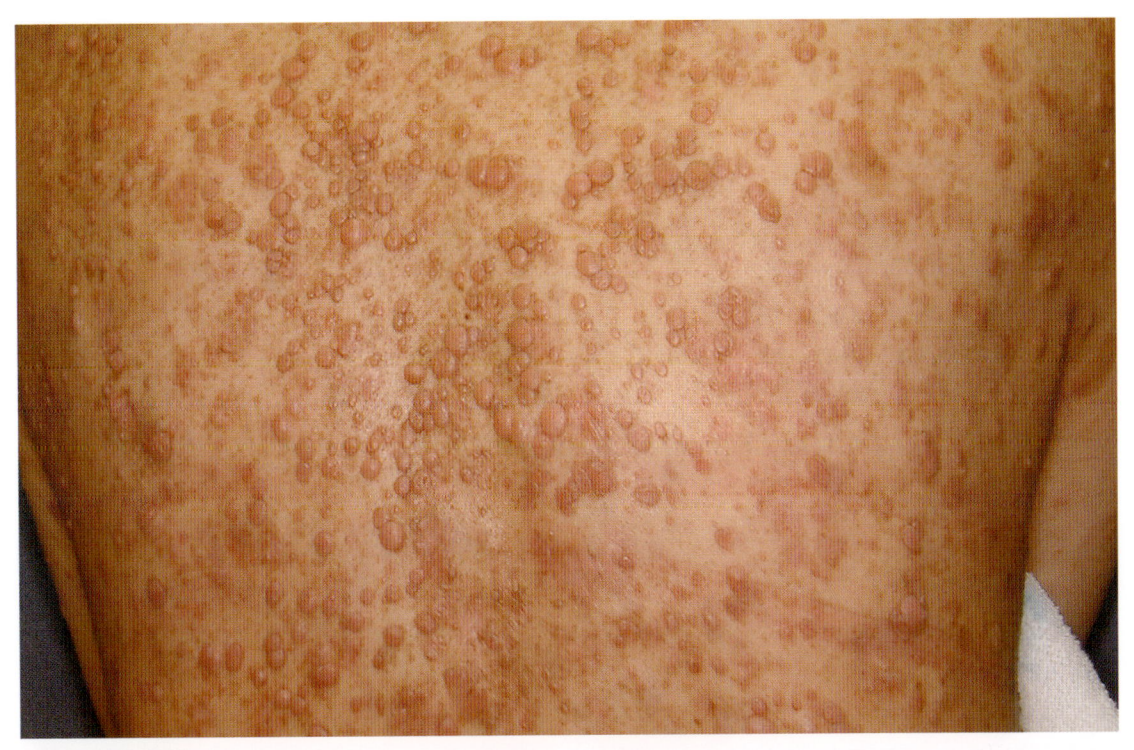

無数の神経線維腫

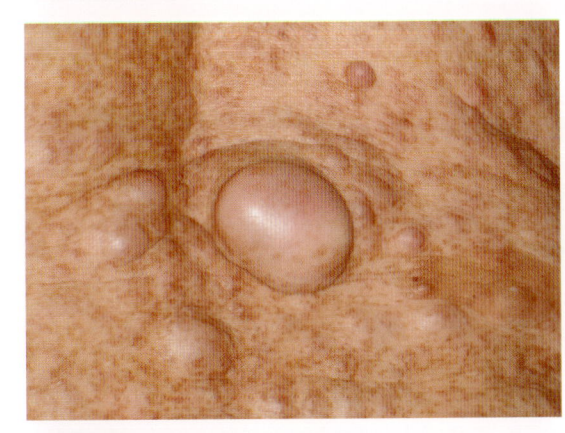

神経線維腫

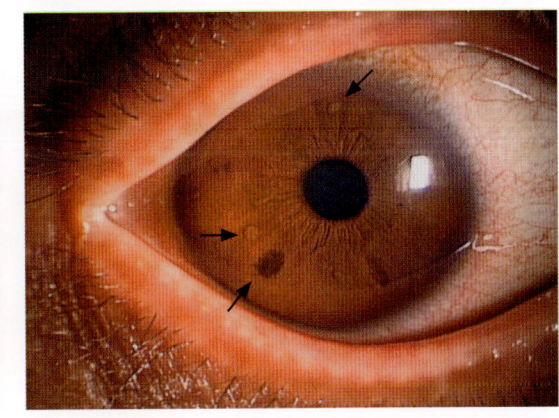

Lisch結節（→）

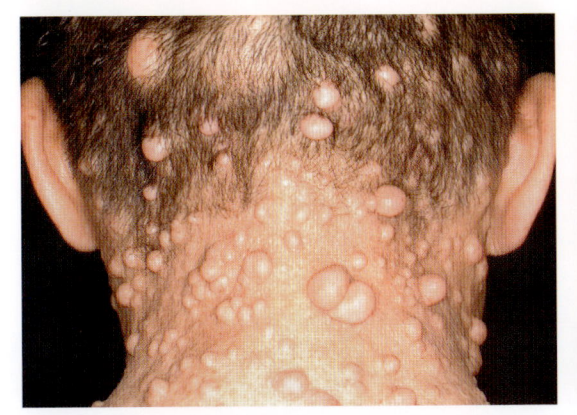

頭頸部に多発する神経線維腫

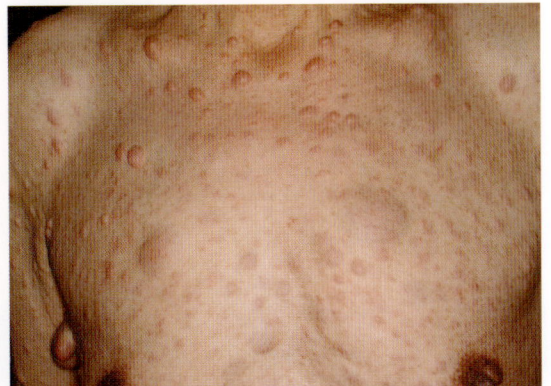

体幹の神経線維腫

195

14 母斑・神経皮膚症候群

結節性硬化症
tuberous sclerosis (complex)

神経皮膚症候群　|同義語| Bourneville (-Pringle) 病 (ブルヌヴィーユ プリングル)

- 顔面の多発血管線維腫，精神遅滞，てんかんの3徴
- 乳児期の葉状白斑，幼児期以降に多発する鼻周辺の丘疹（血管線維腫）が特徴的
- 粒起革様皮膚（りゅうきかく），爪囲線維腫（Koenen 腫瘍：ケネン）も重要な所見
- 肺のリンパ脈管筋腫症，腎の血管筋脂肪腫，心臓の横紋筋腫などに注意
- 原因遺伝子は *TSC1* および *TSC2* で常染色体優性遺伝

顔面（鼻唇溝，頬部，鼻周辺）の血管線維腫，すなわち直径 1 cm までの常色～淡紅色の硬い丘疹が 2 歳頃から対称性に出現，多発する．粒起革様皮膚（鮫皮のように表面がブツブツしている革という意味）や膠原線維の増加からなる結合組織母斑，葉状白斑（体幹や下腿に好発する直径 3 cm までの楕円形の脱色素性母斑）のほか，被角線維腫が爪囲に出現した爪囲線維腫（Koenen 腫瘍）がみられる．てんかんおよび精神遅滞が生後 1 年以内に約 80％の症例でみられる．皮膚病変には削皮術や切除術，凍結療法，レーザー療法などを行うが，再発しやすい．

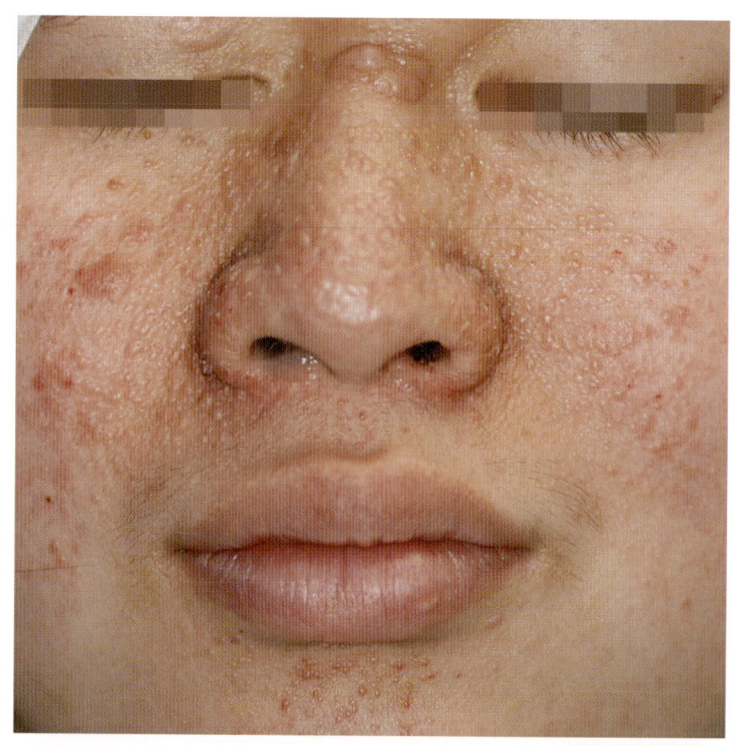

血管線維腫．淡紅色の硬い小丘疹の多発

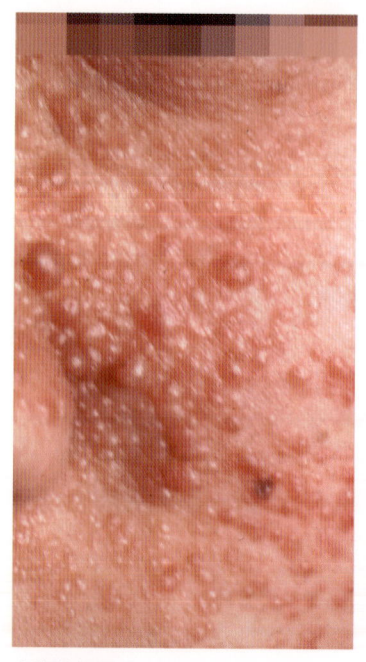

血管線維腫

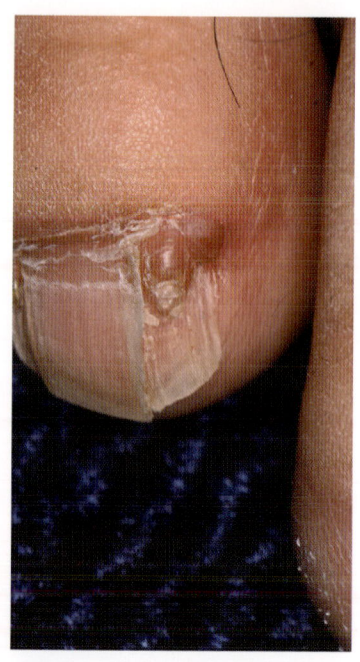

爪囲線維腫（Koenen 腫瘍）

Peutz-Jeghers 症候群
Peutz-Jeghers syndrome

神経皮膚症候群

- 口唇や口腔粘膜，四肢末端の色素斑，消化管ポリポーシスを特徴とする
- 消化管ポリープにより腸重積を生じうる．消化管癌を生じる危険がある
- LKB1 遺伝子の変異による．常染色体優性遺伝

平坦で境界鮮明，直径2～10 mm までの黒褐色斑が口唇や口腔粘膜，掌蹠（とくに四肢末端）に左右対称性にみられる．色素斑は，楕円の長軸が皮膚紋理の流線方向に一致し，ダーモスコピーでは皮丘優位の色素増強をみる（parallel ridge pattern）．色素沈着は生下時～幼児期に出現し，加齢に伴って増大する傾向にある．指趾に生じた色素斑は成人期以降に退色しやすい．
食道を除く全消化管，とくに空腸に多くポリポーシスが認められる．
皮膚色素斑に対する治療としては，レーザー療法や削皮術，凍結療法が有効である．

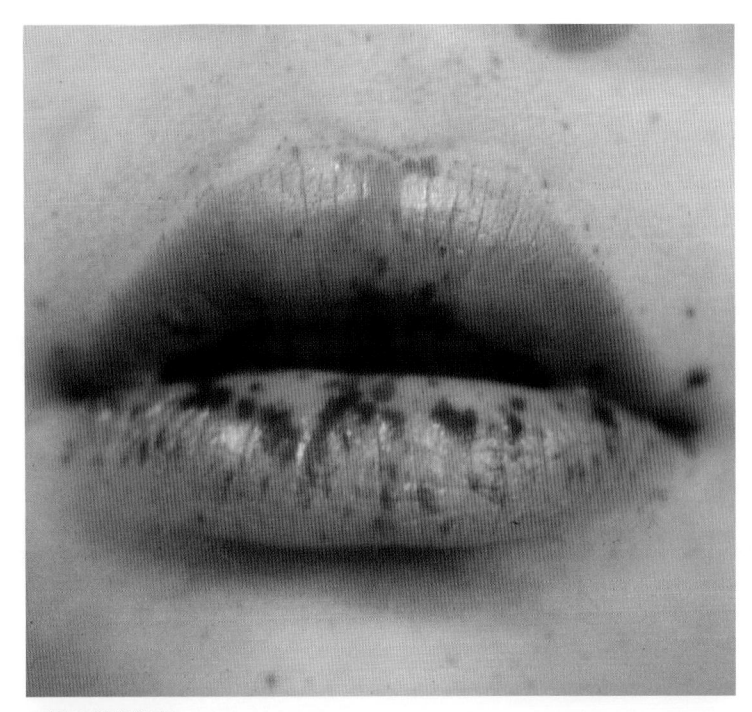

口唇の黒褐色斑

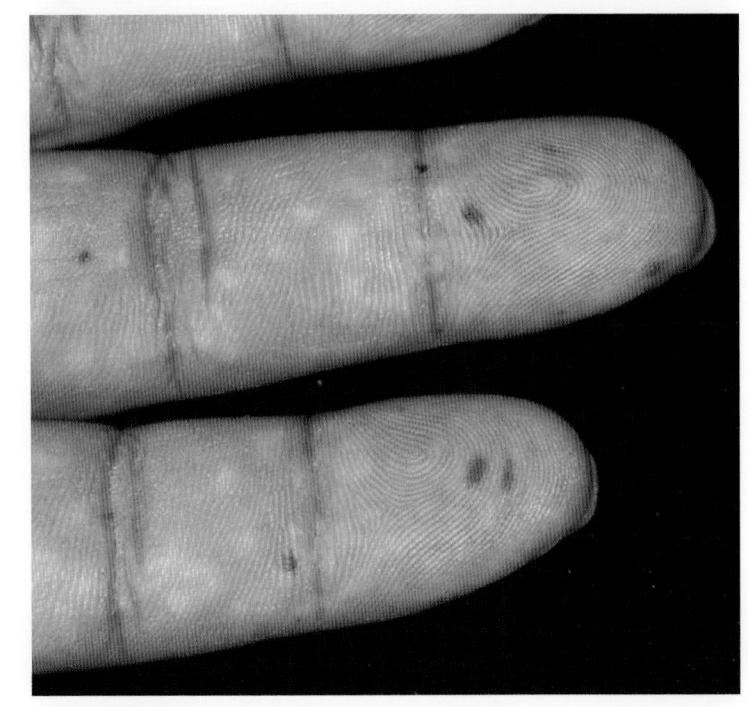

手指の黒褐色斑

色素失調症
incontinentia pigmenti

神経皮膚症候群

- 生下時から生じる紅斑, 水疱→丘疹→色素沈着→消退という特徴的な経過の皮疹を生じる
- *NEMO* 遺伝子の変異により発症. X連鎖優性遺伝であり, 圧倒的に女子に多い
- 生命予後は良好であるが, 眼科的治療や奇形に対する治療を要することがある

臨床症状から4期に分類する. いずれの期においてもBlaschko(ブラシュコ)線に沿って生じる.

第1期（水疱期）：生下時〜生後2週間以内に, 紅斑を伴う小水疱が体幹, 四肢に生じ, やがて膿疱やびらんとなる.

第2期（疣状期）：四肢末端を中心に過角化を伴う疣贅状丘疹が多発する.

第3期（色素沈着期）：皮疹の存在した部位に一致して, 灰褐色〜紫褐色の特徴的な色素沈着を生じる.

第4期（色素消退期）：多くは4〜5歳頃から色素斑が消退しはじめ思春期までに消失するが, 色素沈着が成人まで残ることも珍しくない.

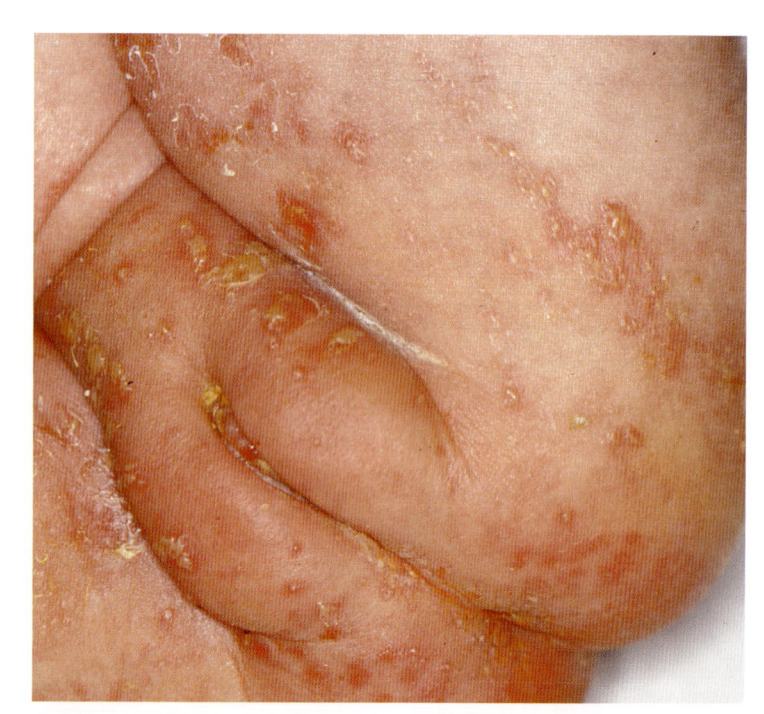

水疱期

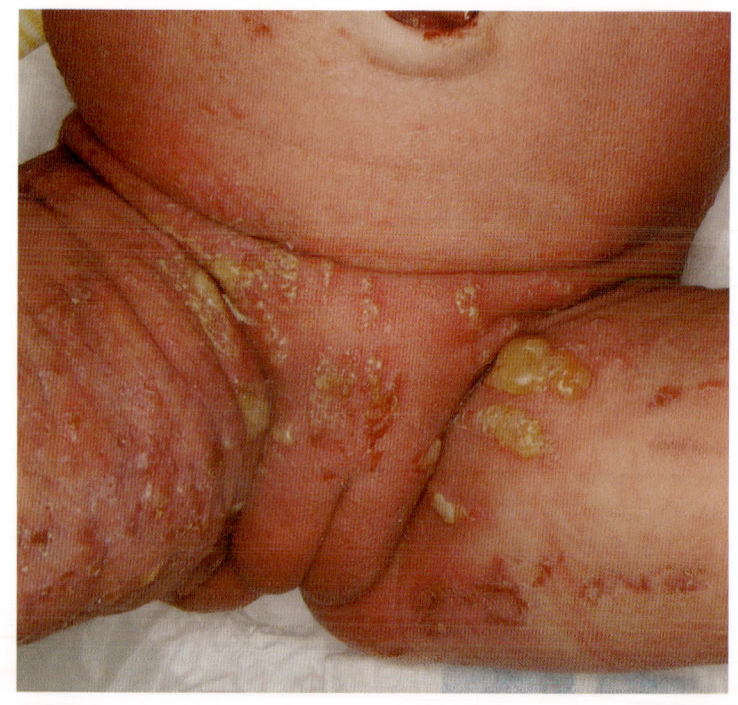

水疱期

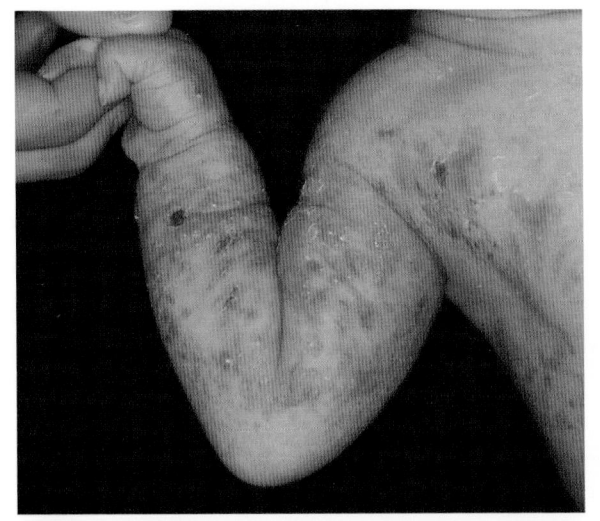

水疱期

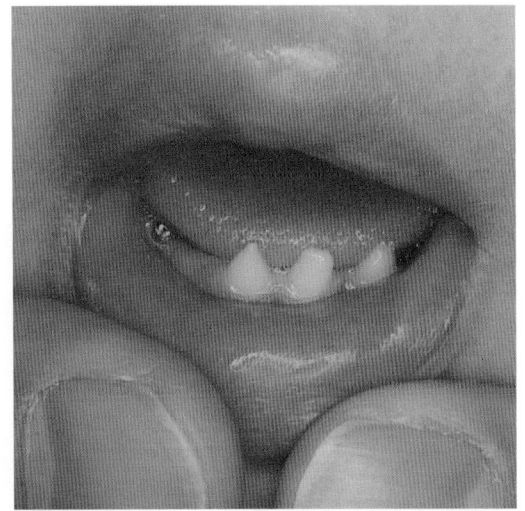

歯牙形成不全

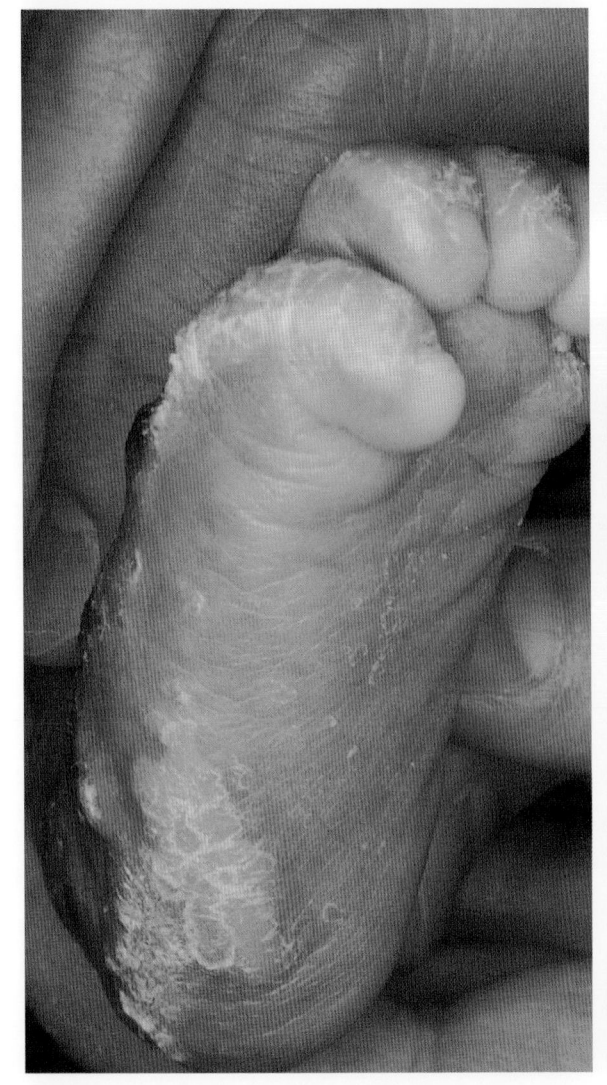

疣状期

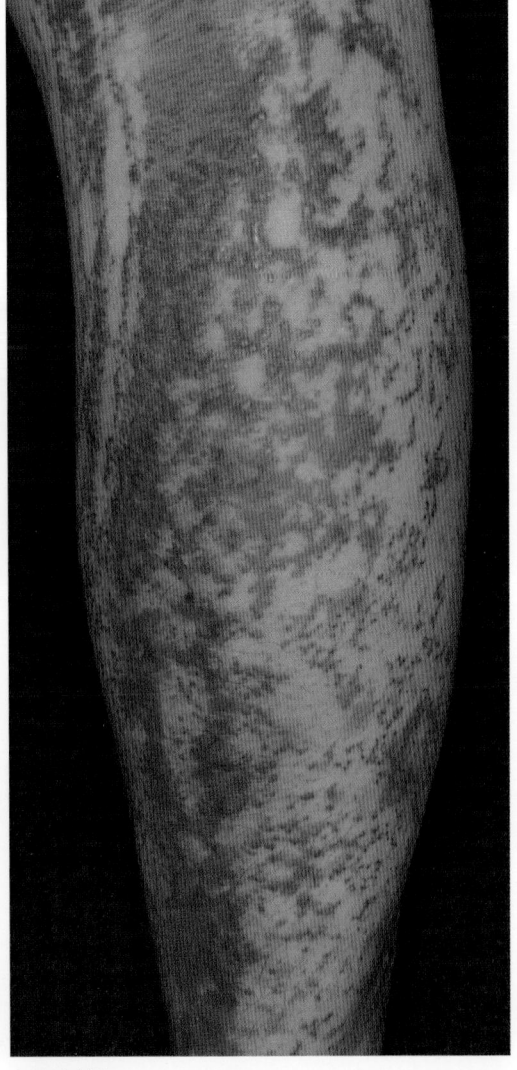

色素沈着期

Sturge-Weber 症候群
Sturge-Weber syndrome

神経皮膚症候群

- 顔面皮膚，眼脈絡膜，軟髄膜（くも膜や脳軟膜）に毛細血管奇形を生じる，非遺伝性の疾患
- 三叉神経第1，2枝に沿って，顔面に毛細血管奇形（単純性血管腫）を生じる

顔面の毛細血管奇形，眼病変，脳神経症状を古典的3主徴とするが，多くの症例は顔面病変と脳神経病変のみを認める不完全型である．眼では緑内障をきたし，牛眼と呼ばれる状態を生じることがある．生下時から顔面に紅斑がみられ，すなわち毛細血管奇形（単純性血管腫，ポートワイン母斑）である．分布は三叉神経領域に沿い，大多数は第1，2枝領域である．片側性，両側性ともに生じる．本症の95％以上で皮膚病変をみる．約80％の症例で乳幼児期からてんかん発作をみる．脳回に沿った二重輪郭の石灰化像を認め，頭部CTやMRIが早期診断に有用である．皮膚病変に対する治療としてはレーザー療法が行われる．

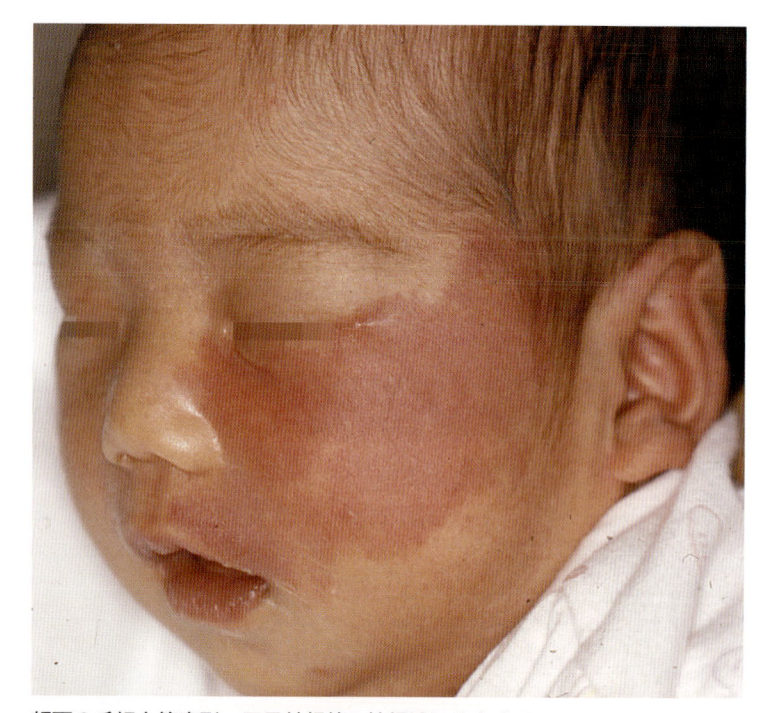

顔面の毛細血管奇形．三叉神経第2枝領域に分布する

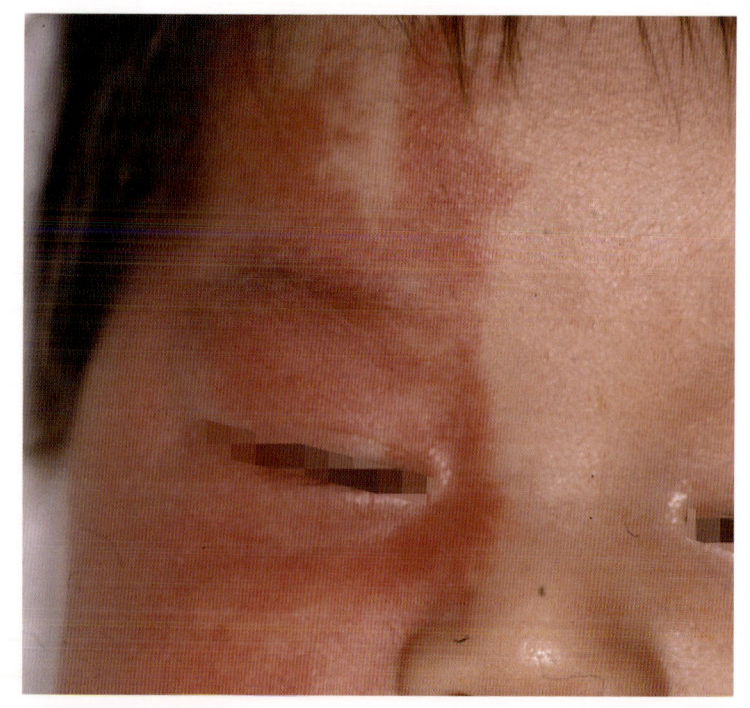

右顔面の毛細血管奇形

遺伝性出血性毛細血管拡張症
hereditary hemorrhagic telangiectasia

神経皮膚症候群　同義語　Osler 病（Osler's disease），Osler Weber-Rendu 症候群

- 全身の動静脈吻合部で血管拡張を生じる
- 常染色体優性遺伝疾患
- 血管新生に関与するTGF-β受容体遺伝子（*ENG*, *ACVRL1*）などの変異により生じる

幼少期～思春期以降に舌，口唇，顔面など主に上半身に，紅色小丘疹や毛細血管拡張が多発する．
初発症状として反復性鼻出血が診断に重要である．
肺動静脈瘻の破綻による喀血や血胸，消化管出血，肝硬変などを生じうる．

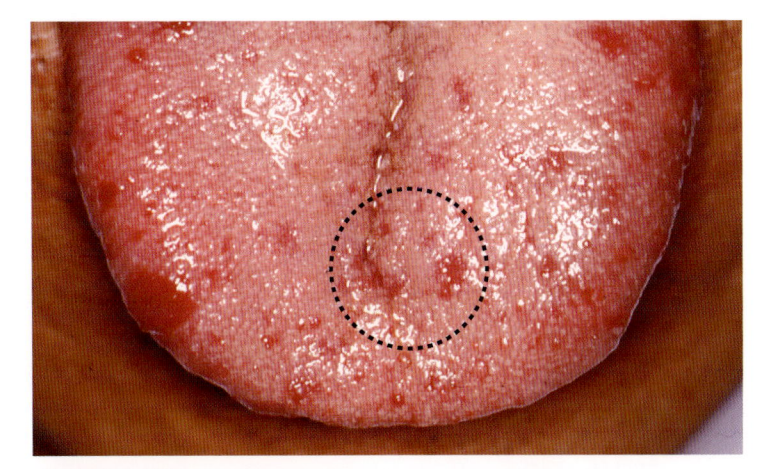

舌の紅色小丘疹

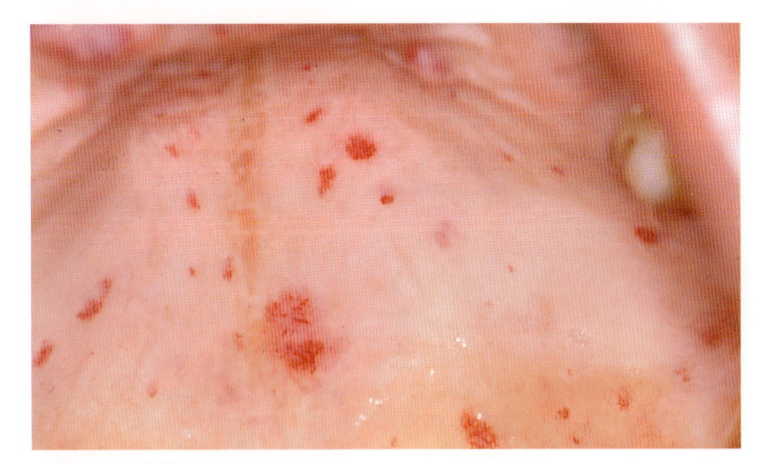

口蓋の毛細血管拡張

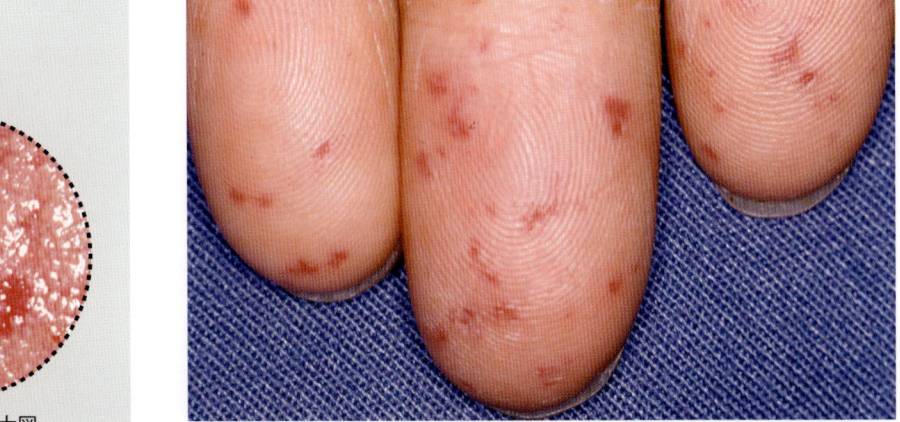

典型皮疹の拡大図

手指の毛細血管拡張

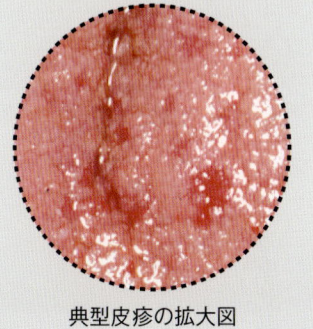

15 皮膚の良性腫瘍

脂漏性角化症
seborrheic keratosis; SK

表皮系腫瘍　同義語　老人性疣贅(verruca senilis)

- 中年以降の顔面，頭部，体幹などにみられる疣贅状の良性腫瘍．表皮や毛包漏斗部の角化細胞由来
- 直径1〜2cmの境界明瞭な灰褐色〜黒褐色の隆起性結節
- 急激に全身に脂漏性角化症が多発し，瘙痒を伴う場合はLeser-Trélat徴候と呼ばれ，内臓悪性腫瘍合併の可能性がある
- 治療は凍結療法，レーザー療法あるいは切除

20歳代から出現し，80歳以上の高齢者ではほぼ全員に認める．いわゆる老化により生じる"いぼ"であり，老人性色素斑(いわゆる"しみ")から隆起してくることが多い．顔面や頭部，体幹などに扁平丘疹として出現し，直径は1〜2cm程度までで，色調は褐色から黒褐色までさまざまである．表面は角化性で乳頭状や顆粒状を呈することが多い．瘙痒や疼痛は通常ない．

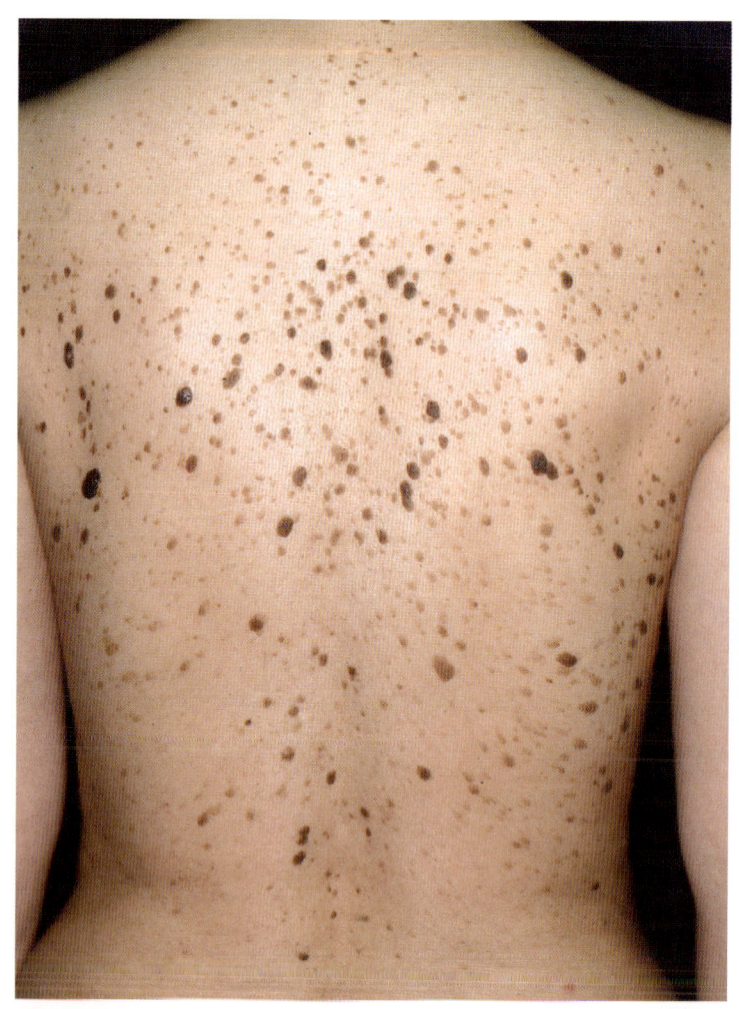

背部に多発する褐色〜黒褐色の扁平隆起性結節

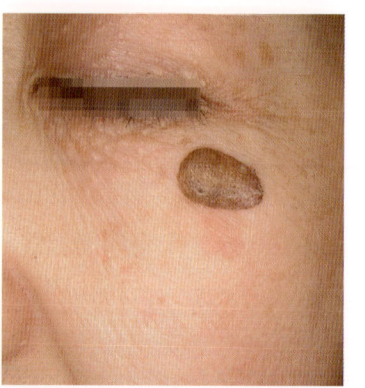

粘土細工を貼りつけたような外観

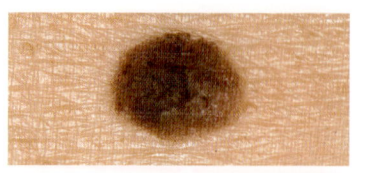

黒褐色の隆起性結節．表面は乳頭状

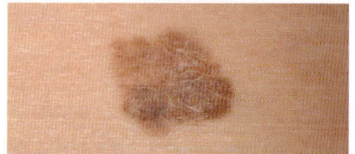

褐色局面

汗孔角化症
porokeratosis

表皮系腫瘍

- 四肢や体幹，顔面に散在する，辺縁がふちどり状に隆起した円形かつ褐色の角化性病変
- 自覚症状がなく慢性に進行．まれに有棘細胞癌などに移行
- 治療は外科的切除やレチノイド内服

円形〜楕円形の環状隆起を示す角化性皮疹．中央部は萎縮性でわずかに陥凹する．黒褐色の丘疹から始まり，次第に遠心性に拡大する．年余にわたり慢性に進行し軽快しない．病理所見として，cornoid lamella（コルノイド ラメラ）と呼ばれる不全角化細胞の柱を認め，辺縁のふちどり状の隆起と一致する．大型のものでは，ときに悪性化して有棘細胞癌や Bowen（ボーエン）病に移行する．臨床的に以下の数種の病型に分類される．

古典（Mibelli）型：幼少時から出現し，四肢末端や顔面に対称性に散在．個疹の大きさは 1〜2 cm 程度．
日光表在播種型：露光部に好発．1 cm 以下の病変が多発．
表在播種型：露光部以外にも出現．
線状型：出生時から幼児期に初発，帯状や線状に配列．
掌蹠播種型：手掌足底に角化性小丘疹が多発，全身に拡大．

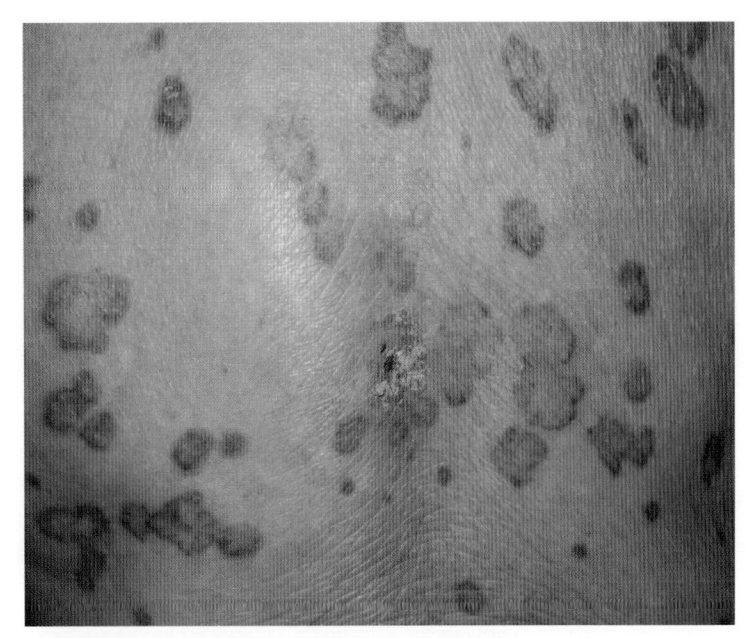

表在播種型．中央の萎縮した環状隆起性局面の多発

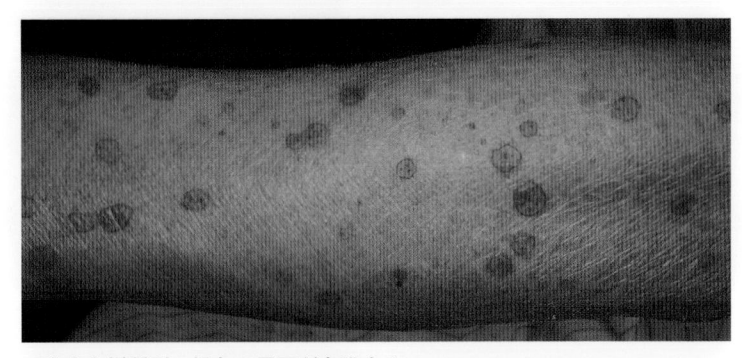

日光表在播種型．褐色の局面が多発する

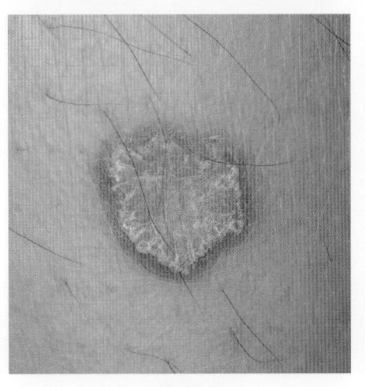

辺縁は角化性に隆起する

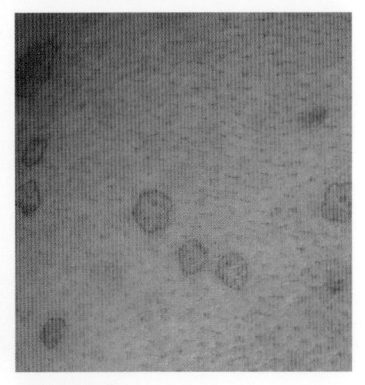

環状の皮疹

15 皮膚の良性腫瘍

エクリン汗孔腫
eccrine poroma

汗腺系腫瘍

- エクリン汗腺の汗管導管部の外側細胞が増殖したもの
- 広基性または有茎性の小結節で，暗赤色で易出血性を示す
- 足底や手掌に好発する

表皮から連続性に真皮内へ腫瘍細胞（poroid cell）の増殖巣を認め，その中では好酸性の細胞が小管腔を形成する．まれに悪性化し，エクリン汗孔癌となるため外科的に切除する．

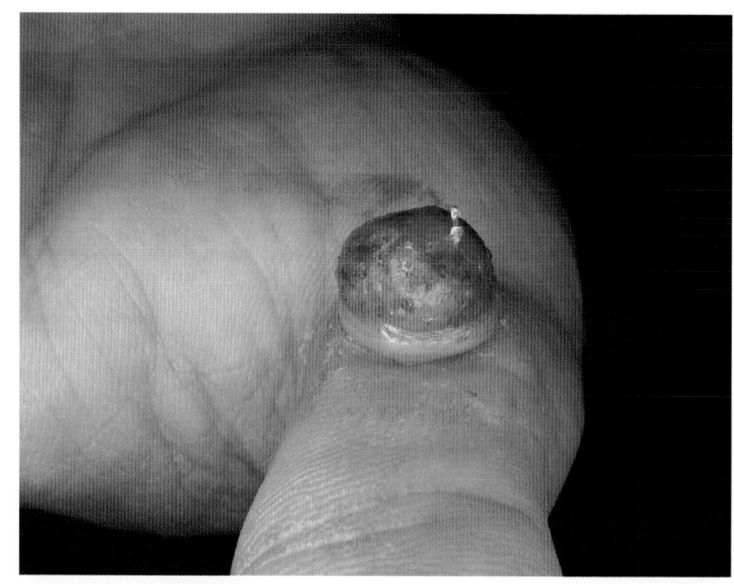

手掌のドーム状紅色結節

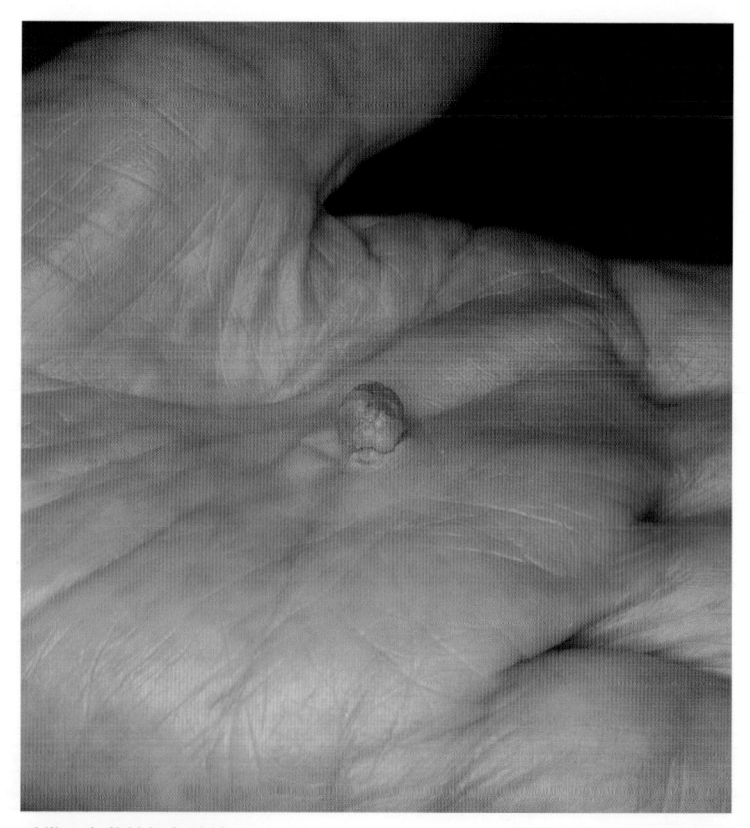

手掌の有茎性紅色結節

暗紅色の隆起性局面

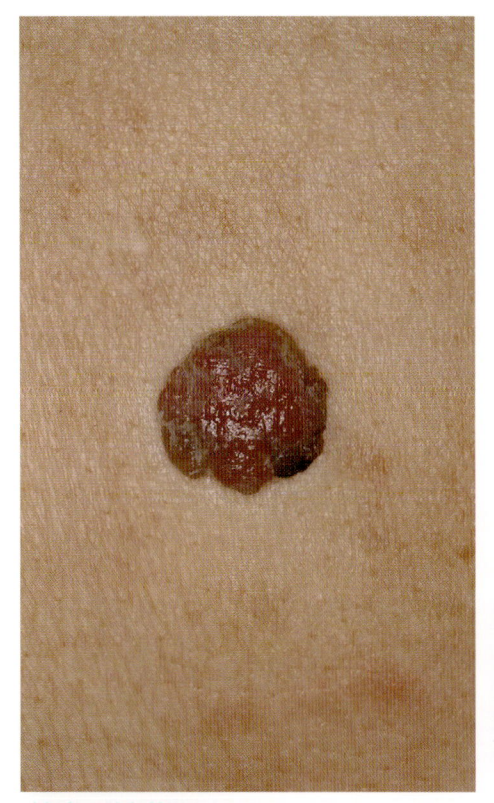

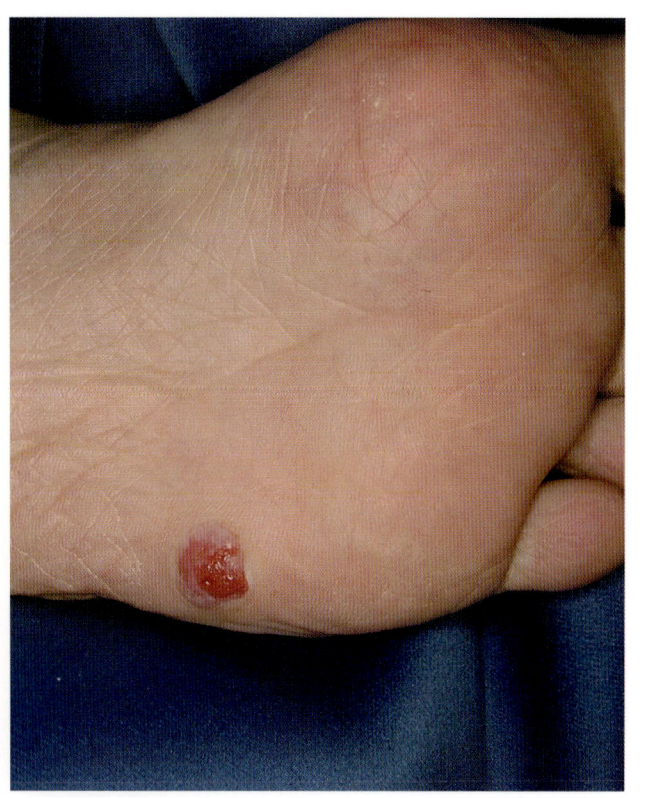

足底の紅色局面

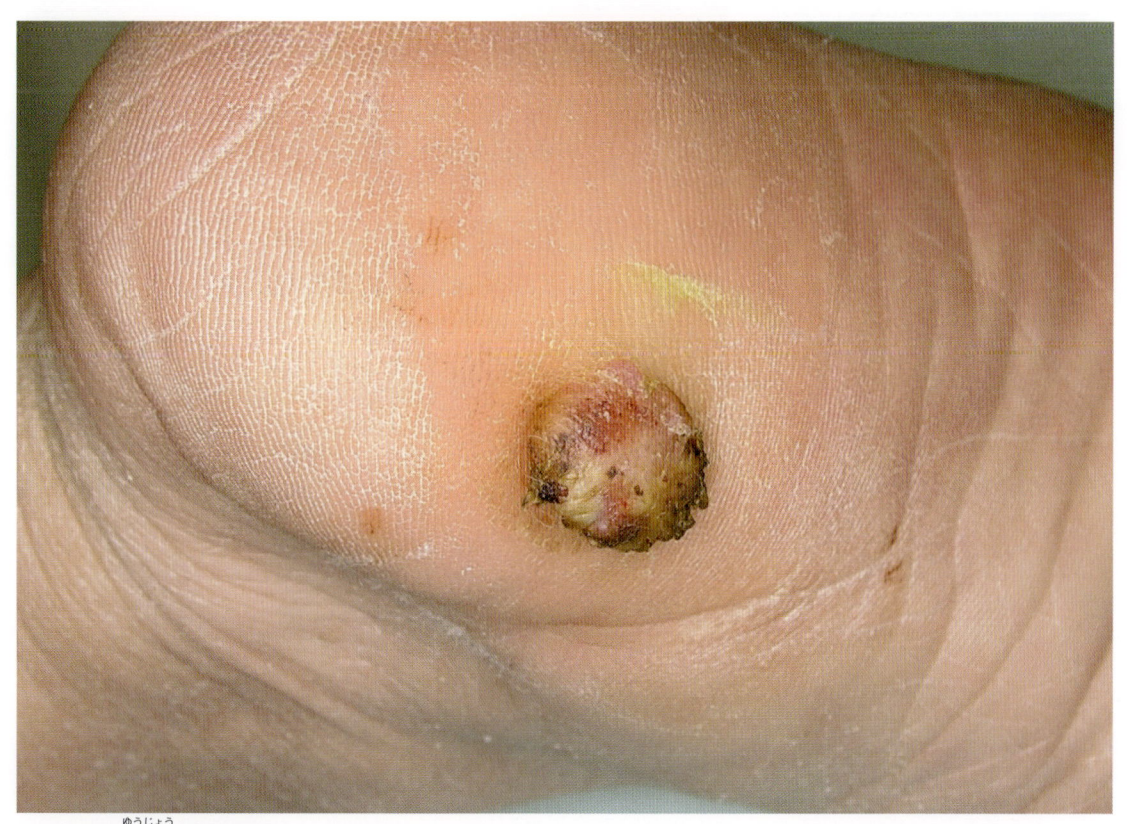

足底の表面疣状(ゆうじょう)の紅色結節

15 皮膚の良性腫瘍

汗管腫
syringoma

汗腺系腫瘍

- エクリン汗腺の真皮内汗管が限局性に増殖した結果，直径1〜3mm大の正常皮膚色の扁平な結節および丘疹が多発する
- 眼瞼部に好発するほか，体幹に播種状に認められることや融合傾向を示すこともある
- 女性に多く，汗の分泌量が増加する思春期に目立つ

自覚症状がなく悪性化もないため通常治療は必要としない．整容的に問題がある場合は，炭酸ガスレーザー療法や凍結療法，ケミカルピーリングなどが行われる．

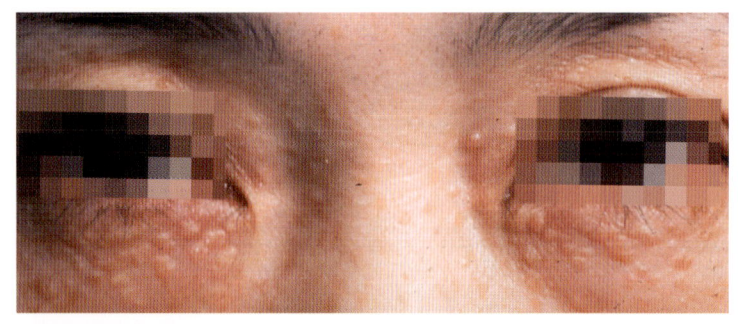

眼瞼に多発する小丘疹

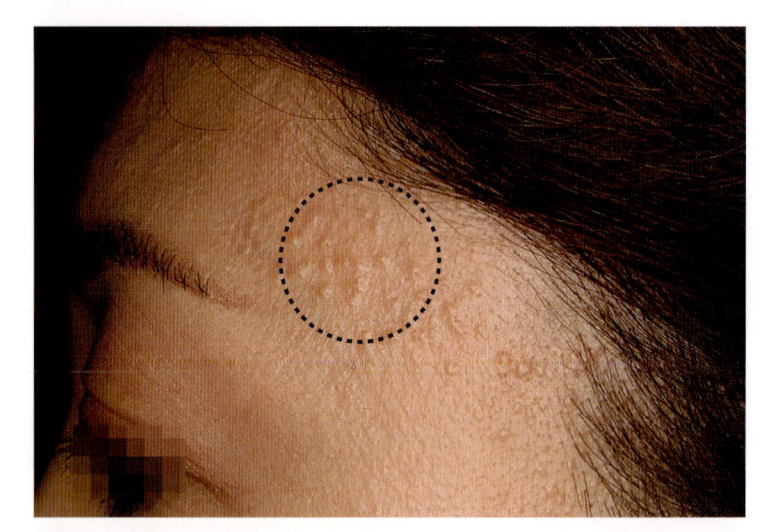

額部の小丘疹

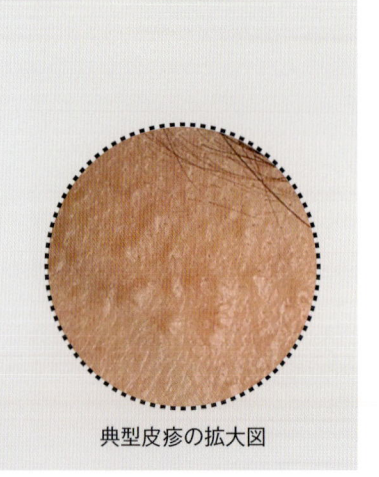

典型皮疹の拡大図

腋窩に多発，融合して大きな局面を形成している

毛巣洞
pilonidal sinus

囊腫　**同義語** 毛巣囊腫（pilonidal cyst），毛巣瘻，毛巣病

- 機械的に毛の先端が皮内に刺さり，その部位で肉芽組織や，毛包とみられる扁平上皮に囲まれた瘻孔を形成する
- 感染を繰り返しながら増大傾向を示す

殿部に多毛傾向のある若い男性の仙骨部に好発する．後頭部や眼瞼，外陰部，腋窩，臍部，指趾間などにも生じうる．指間に生じるものは，理容師などの職業性に生じるものが多い．瘢痕組織を含めて十分に切除する．

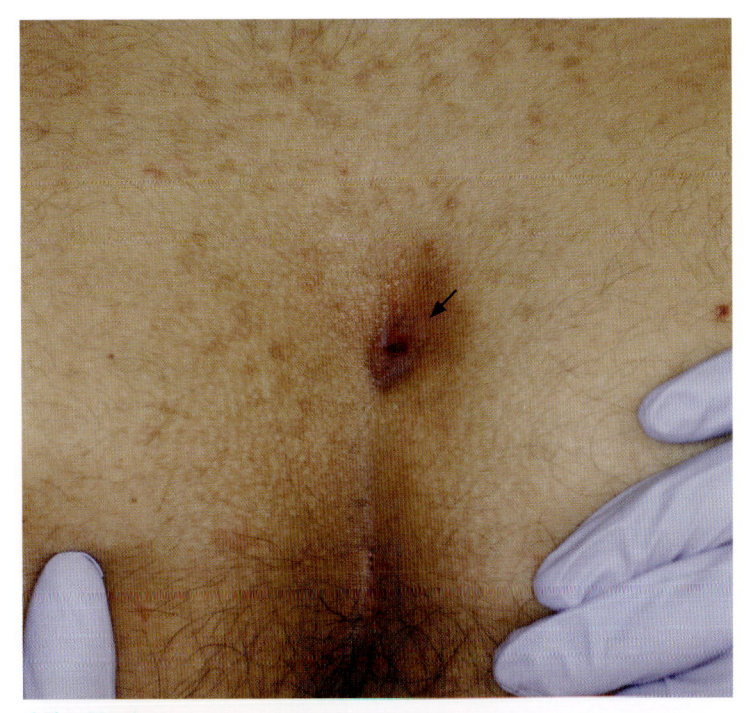

瘻孔の開口部（→）

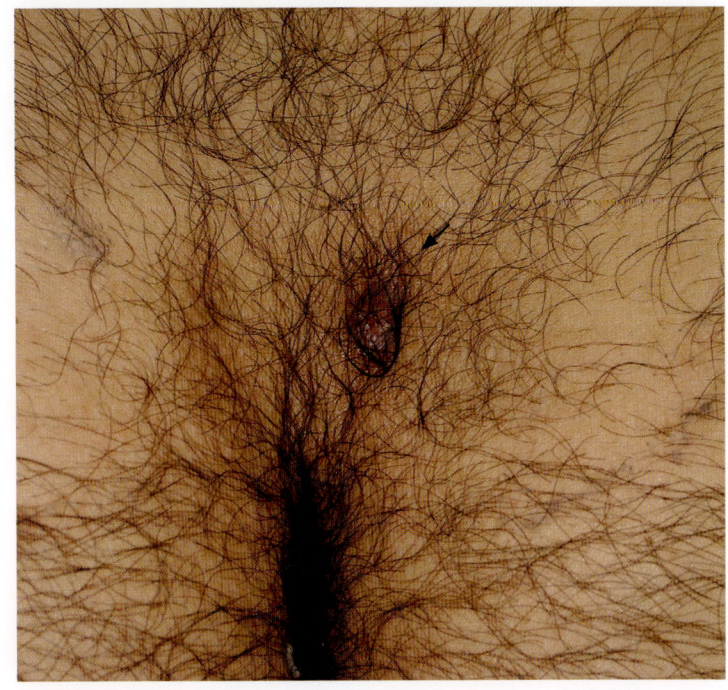

瘻孔の開口部（→），周囲に多毛を伴う

15 皮膚の良性腫瘍

類表皮嚢腫
epidermoid cyst

嚢腫　**同義語** 表皮嚢腫（epidermal cyst），粉瘤

- ドーム状に隆起した直径1～2cm大（ときに10cm以上）の皮内ないし皮下腫瘍
- 被覆表皮とは密着感があるが，腫瘤側面および下床は周囲組織に対して可動性を有する
- 多くは有毛部に生じ，表面は正常皮膚色～淡青色で弾性硬
- 中心に黒点状の開口部を有する．切開後，圧迫すると，腐臭を伴う白色粥状(じゅくじょう)物質を排出する

表皮ないしは毛包漏斗部由来の上皮成分が真皮内に陥入し，それが増殖して内部に角質塊を入れた嚢腫を形成する．手掌足底など一部では，外傷による表皮成分の埋入やHPV-57, 60感染などが関与すると考えられている．
通常，自覚症状はないが，二次感染をきたしたり嚢腫壁が破れたりすると発赤や腫脹，圧痛をきたす．治療は嚢腫壁を含めて外科的に摘出する．

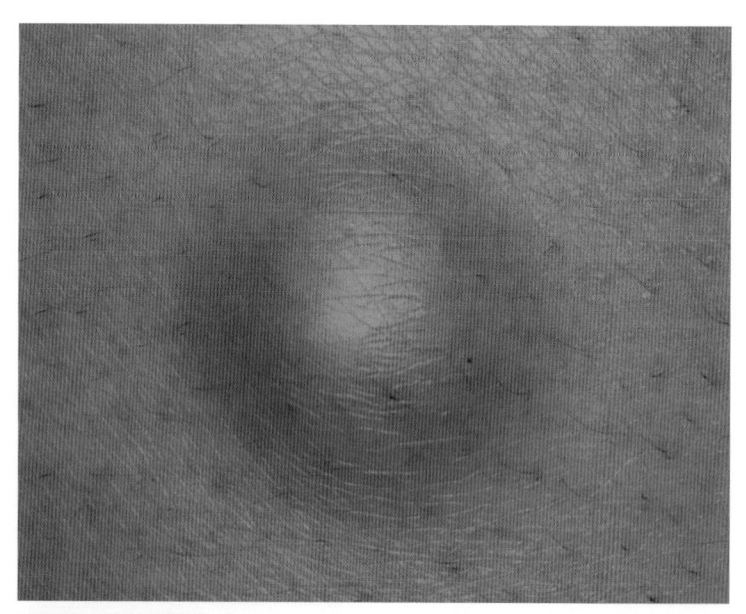

弾性硬の皮内の結節

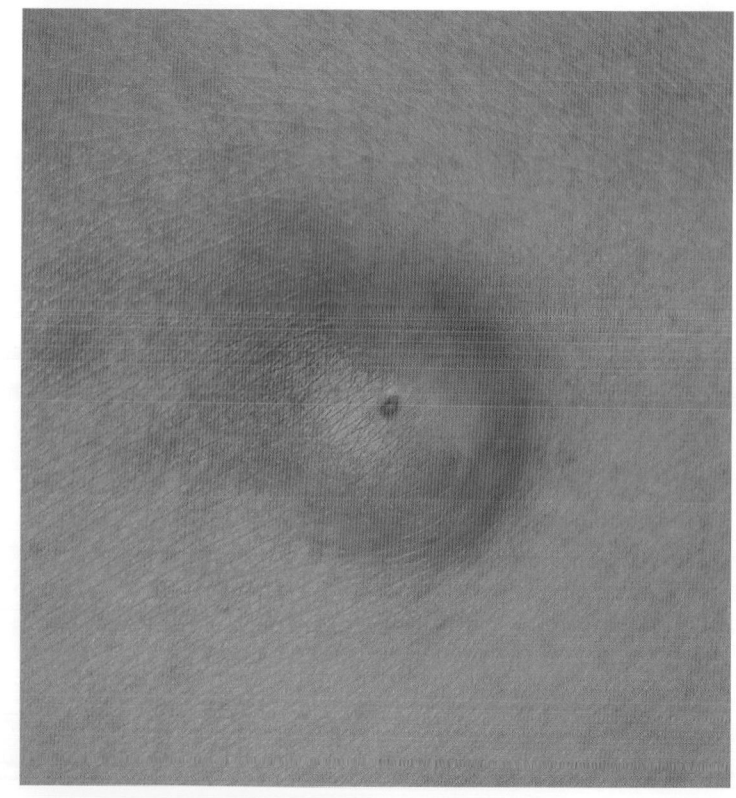

中心に開口部を有する結節．二次感染による発赤を伴う

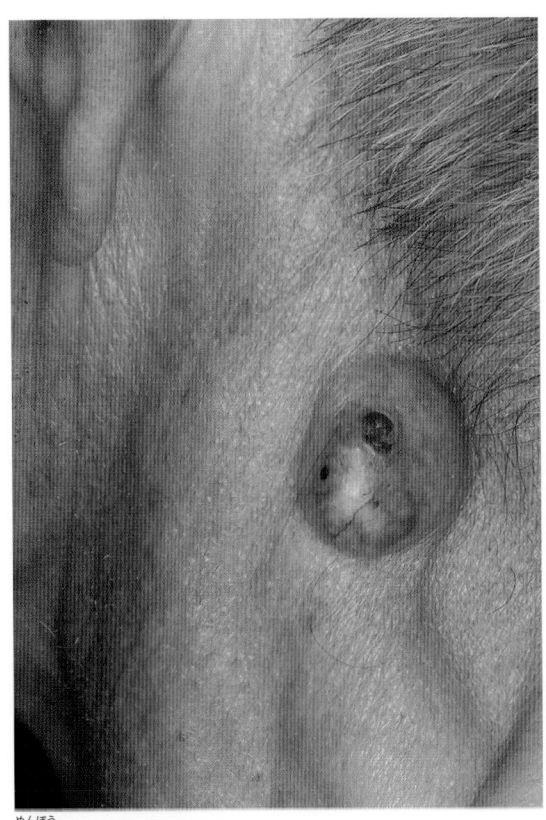

面皰様の開口部を有する

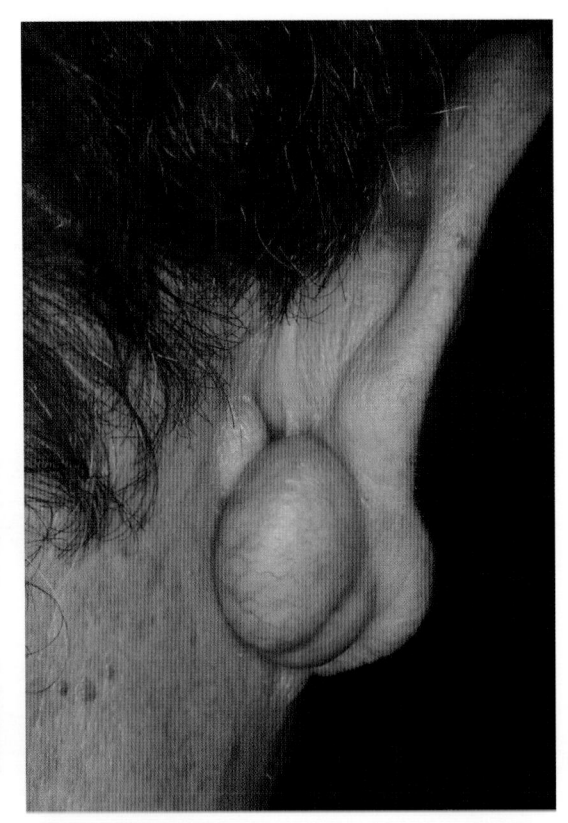

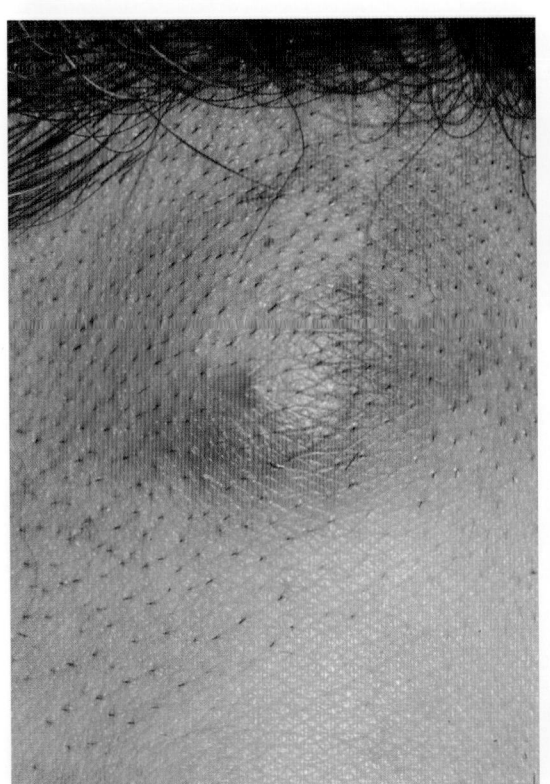

囊腫壁の菲薄化が著しい

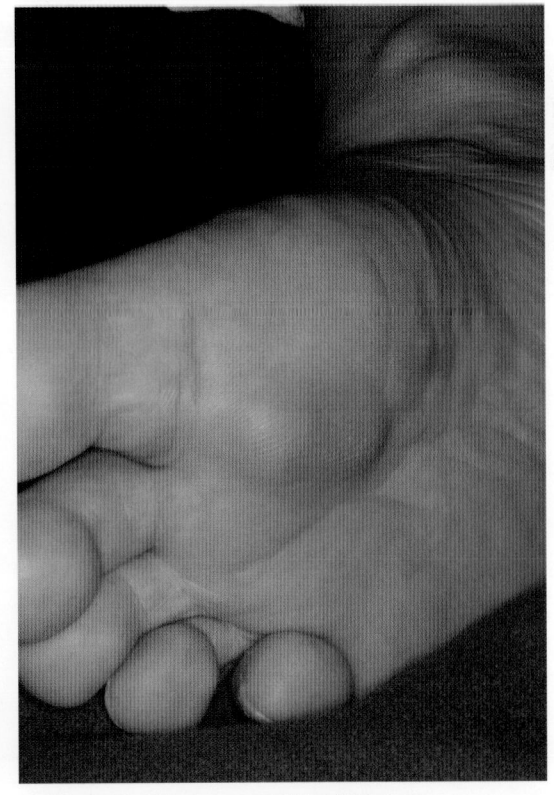

有毛部の類表皮囊腫

足底の病変．外傷やHPVの関与が疑われる

15 皮膚の良性腫瘍

神経線維腫
neurofibroma

神経系腫瘍

- 正常皮膚色から淡紅色で半球状に隆起する軟らかな腫瘍で，ゆっくりと増大する
- 自覚症状は少ないが，皮下に生じた場合（nodular plexiform neurofibroma）は圧痛を伴うことが多い
- 神経線維腫症1型（NF1）では，本腫瘍が全身に多発する

NF1と関係なく単発することもある．Schwann（シュワン）細胞由来の良性腫瘍と考えられているが，神経周膜細胞と神経内膜細胞由来の細胞も含む．治療が必要な場合は外科的切除を行う．

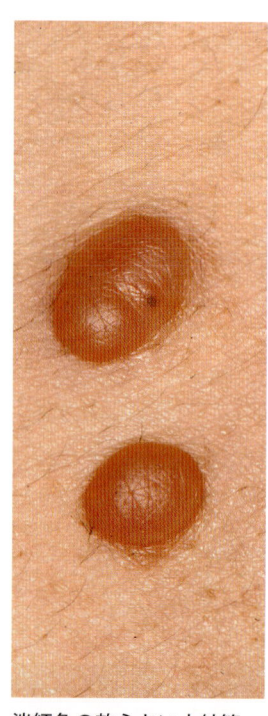

淡紅色の軟らかい小結節

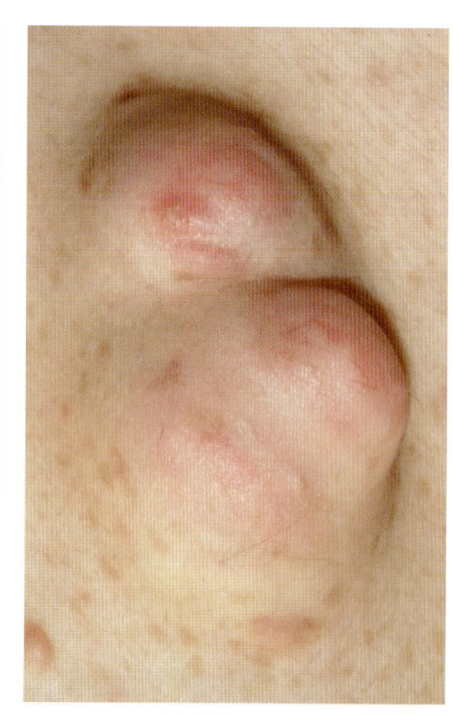

軟らかい半球状の腫瘤

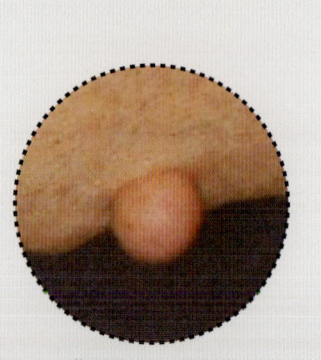

典型皮疹の拡大図

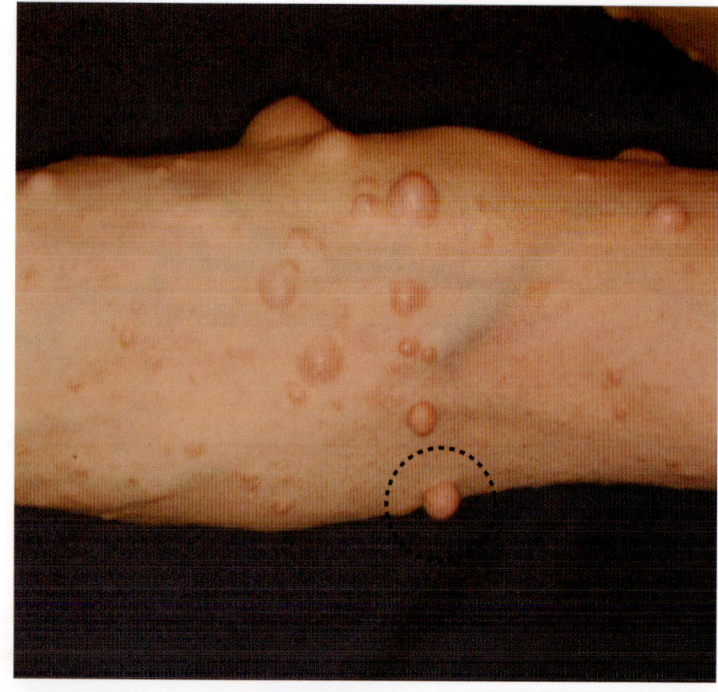

神経線維腫症1型に生じた神経線維腫

210

グロムス腫瘍
glomus tumor

脈管系腫瘍 > 血管成分の腫瘍

- 指の爪甲下に好発する．小動静脈吻合部（neuro-myoarterial glomus）に存在するグロムス細胞由来の良性腫瘍
- とくに爪甲下に暗紅色〜青褐色の硬い腫瘤を形成，強い疼痛を伴う
- 夜間や寒冷曝露時に発作性に疼痛が増強する

単発型と多発型に大別されるが，ほとんどが単発型である．単発型は20歳以降，とりわけ爪甲下に好発する．暗紅色から紫紅色，直径1cm程度までの硬い結節で，激しい疼痛を伴う．圧迫や冷水によって著しい疼痛を惹起することが特徴である．
多発型はあらゆる年齢に発症する．通常無症候性で，直径1cm程度の正常皮膚色〜青色の軟らかい腫瘤が全身に出現する．まれに列序性に出現したり常染色体優性遺伝形式を示す症例もある．

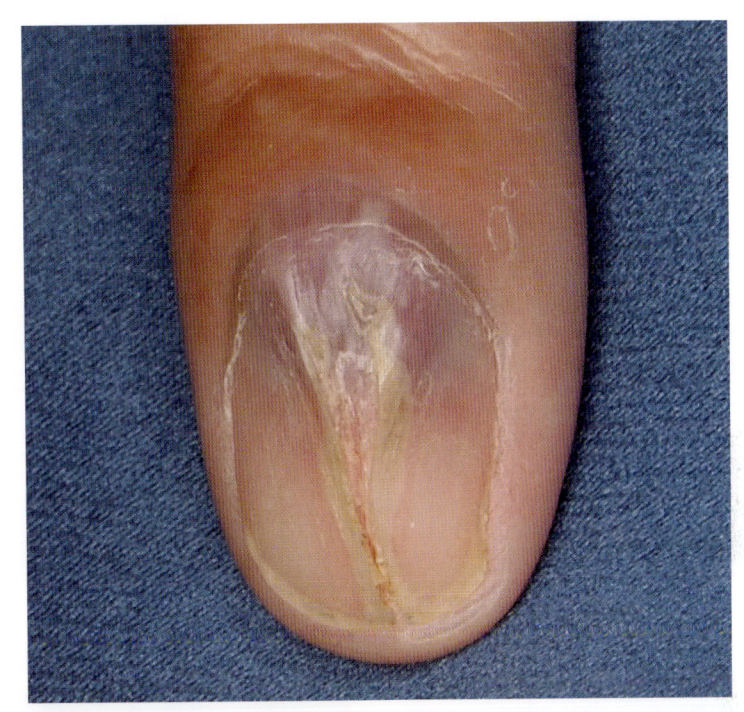

爪甲下の紫紅色結節，爪変形を伴う

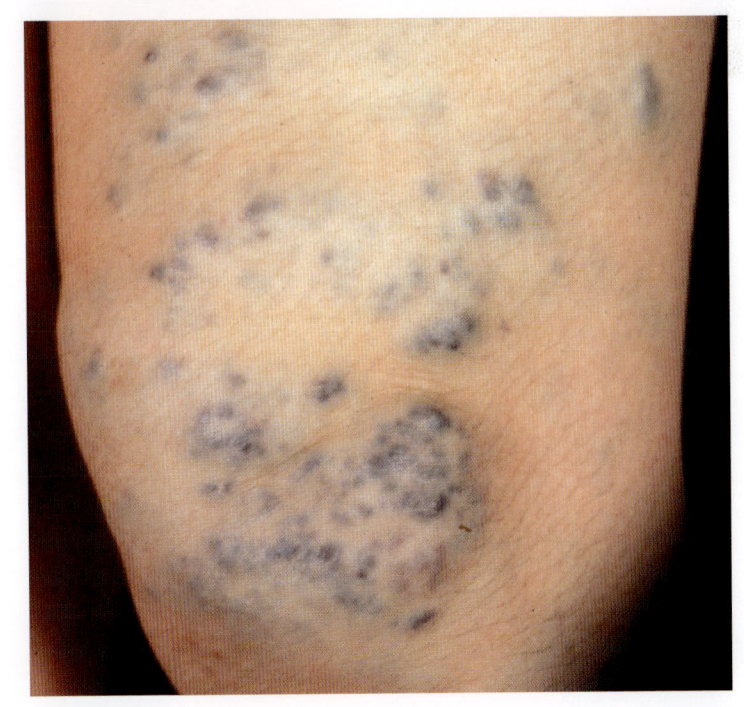

多発型の症例

15 皮膚の良性腫瘍

乳児血管腫
infantile hemangioma

脈管系腫瘍＞血管成分の腫瘍　　同義語　いちご状血管腫（strawberry mark, strawberry nevus），幼児血管腫

- 未熟な毛細血管の増殖により，生後3～4週から鮮紅色かつ隆起性の病変がみられ，6～7か月まで増大
- 顔面や腕に好発し，数年で軟らかい瘢痕を残して自然消退
- 治療は経過観察，ないし色素レーザー療法など

生後まもなく顔面や腕に毛細血管拡張性の紅斑をきたし，それが徐々に拡大して3～6か月で赤い隆起性の腫瘤を形成する．乳児の約1％にみられる．イチゴを半分にして皮膚に置いたような外観を呈する．軟らかい腫瘤であり，硝子圧法により退色，縮小する．病変部の皮膚が潰瘍を形成することもある．極期を過ぎた後は，静止期を経て退縮する．学童期までに大部分が消退し，軟らかい瘢痕を残す．発生直後から色素レーザー療法を行う．生後6か月を過ぎても増大するものや口唇に生じたもの，眼瞼に生じて視野障害を起こすものに対しては，ステロイド全身投与，プロプラノロール投与，硬化療法などを行う．

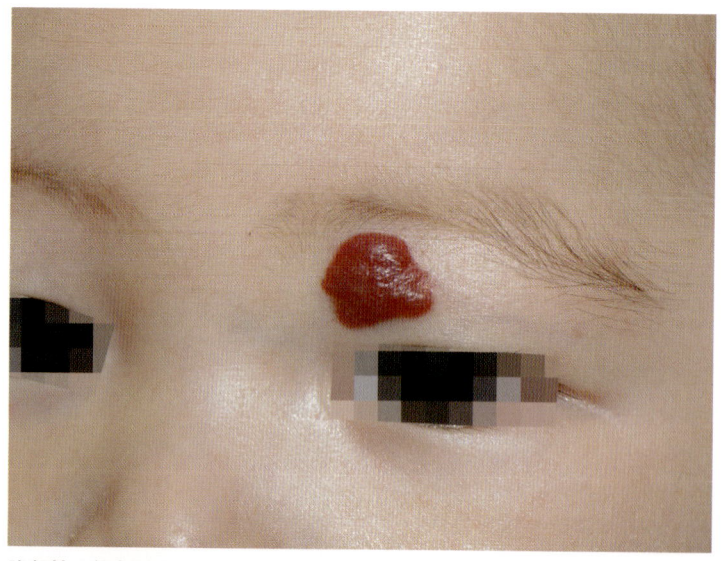

隆起性の紅色局面

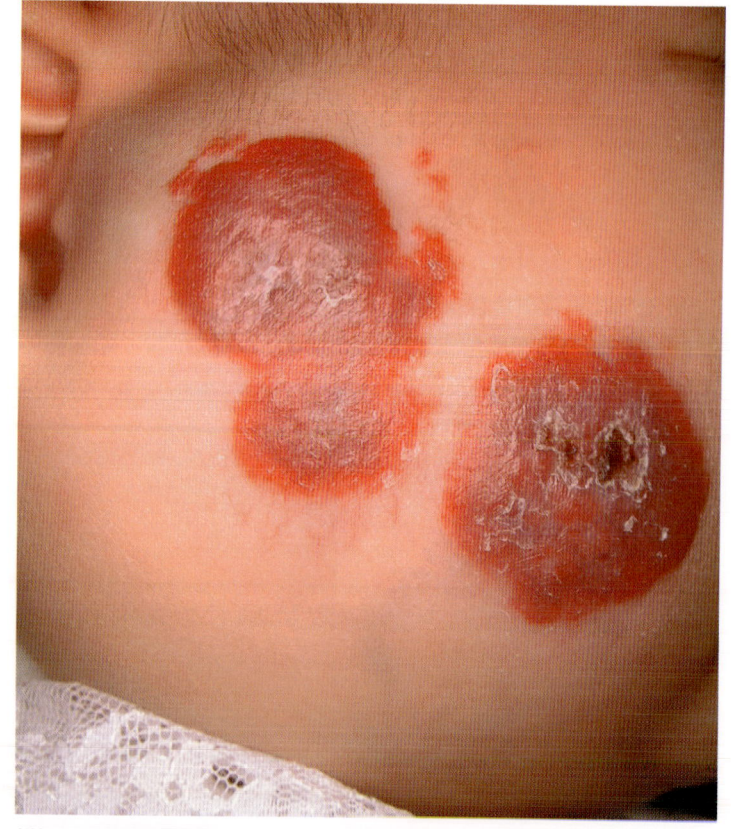

鮮紅色の隆起性局面

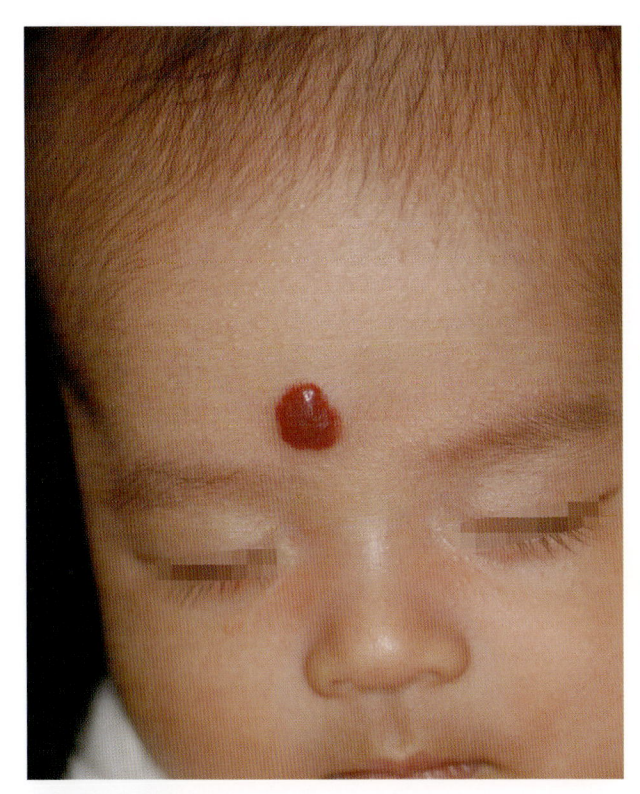

額部の紅色結節

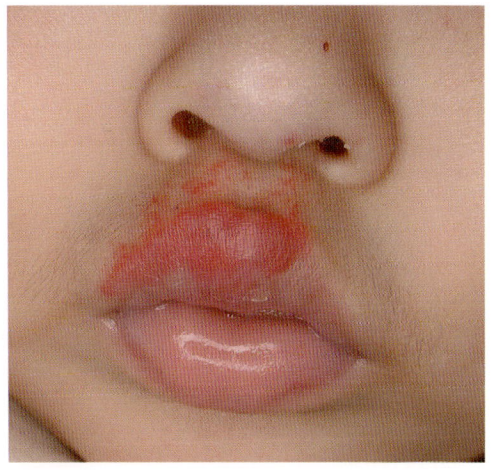

鼻下から上口唇にかけての腫瘤

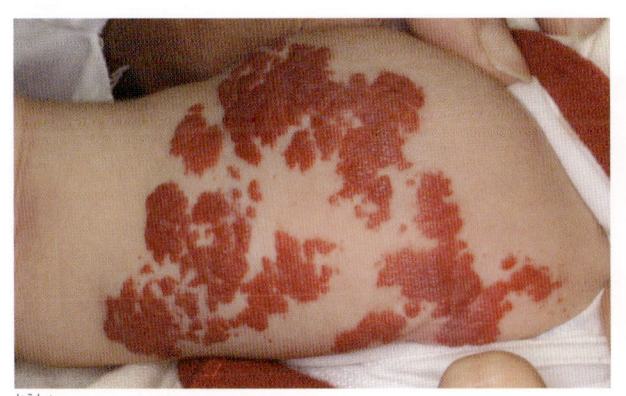

手背の紅色局面

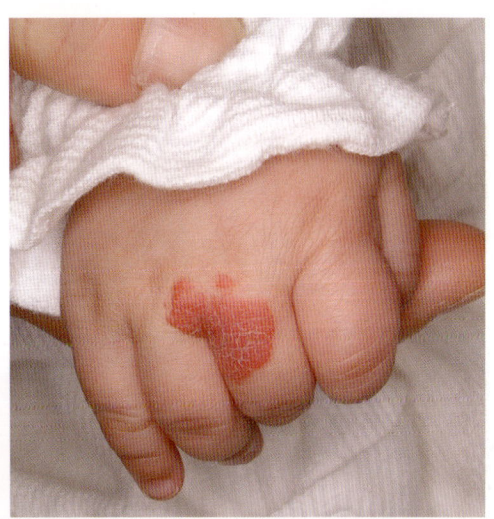

島嶼状(とうしょ)の紅色局面

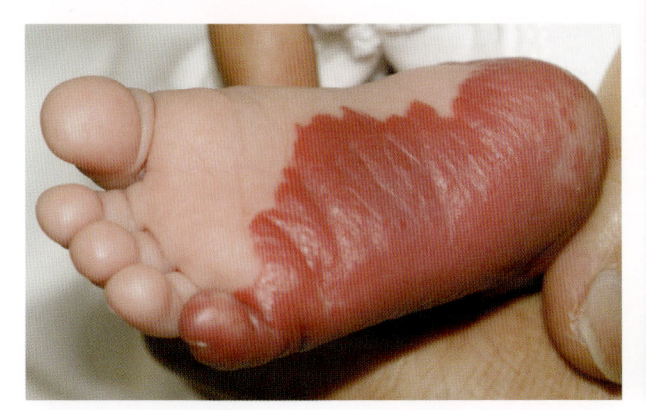

足底に広がる紅色局面

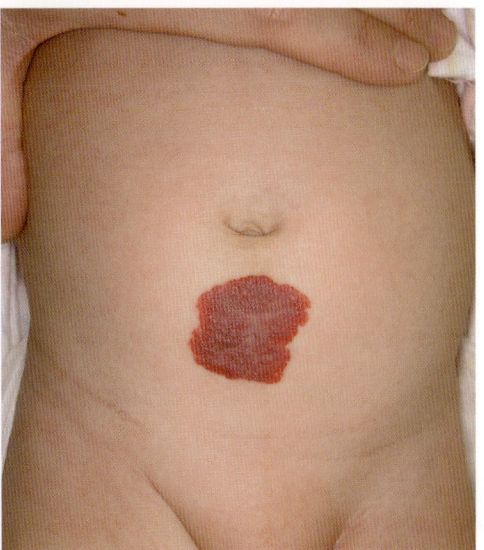

腹部の紅色局面

15 皮膚の良性腫瘍

化膿性肉芽腫
pyogenic granuloma; PG

脈管系腫瘍＞血管成分の腫瘍　同義語　毛細血管拡張性肉芽腫（telangiectatic granuloma）

- 外傷などが誘因となって生じた，毛細血管の増殖と血管腔の拡張を主体とした血管腫の一種
- 直径数mm～2cmの半球状に隆起した有茎性で鮮紅色から暗赤色の軟らかい腫瘤．外傷により容易に出血，潰瘍を形成する
- 治療は凍結療法，硝酸銀塗布，炭酸ガスレーザー療法や外科的切除

急速に出現し，びらんを伴いながら，易出血性となるため，無色素性悪性黒色腫などの悪性腫瘍との鑑別を要する．

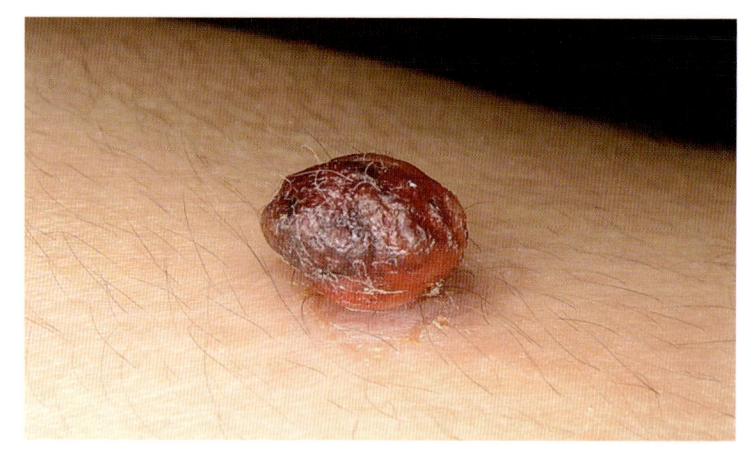

軟らかい紅色の腫瘤

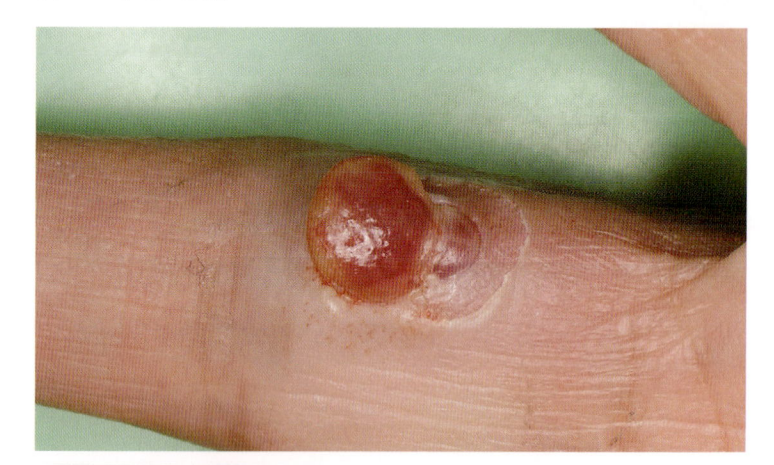

有茎性の鮮紅色小結節

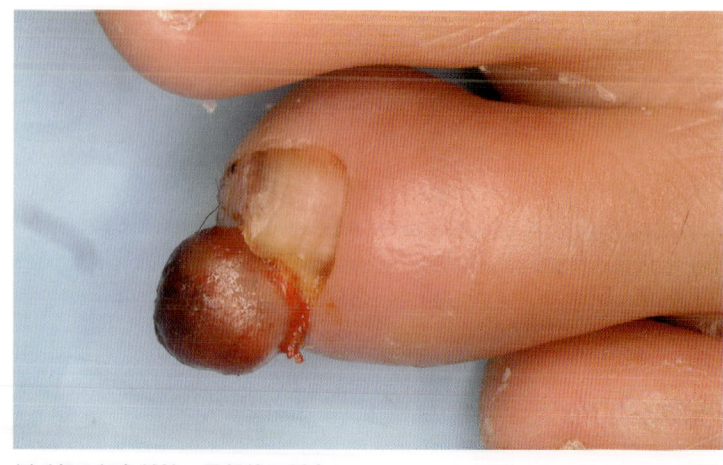

側爪郭の紅色結節．風船状に腫大している

毛細血管奇形
capillary malformation

脈管系腫瘍＞血管奇形　　同義語　単純性血管腫（hemangioma simplex），ポートワイン母斑（portwine stain）

- 出生時から存在する境界鮮明で隆起しない紅色斑
- 真皮浅層で毛細血管が拡張して生じる
- 色素レーザー療法が第一選択

終生持続し，基本的に自然消退せず，加齢に伴って色調がやや濃くなる．一般に隆起しない紅色斑と定義されるが，顔面では思春期以降に病巣が肥厚し，その上に結節性隆起を多発することがある．特殊な病型として，顔の正中線近くに境界不鮮明な淡紅色斑をきたすものを正中部母斑ないしサーモンパッチといい，新生児の20〜30％でみられる．これは2歳頃までに大部分が自然消退する．

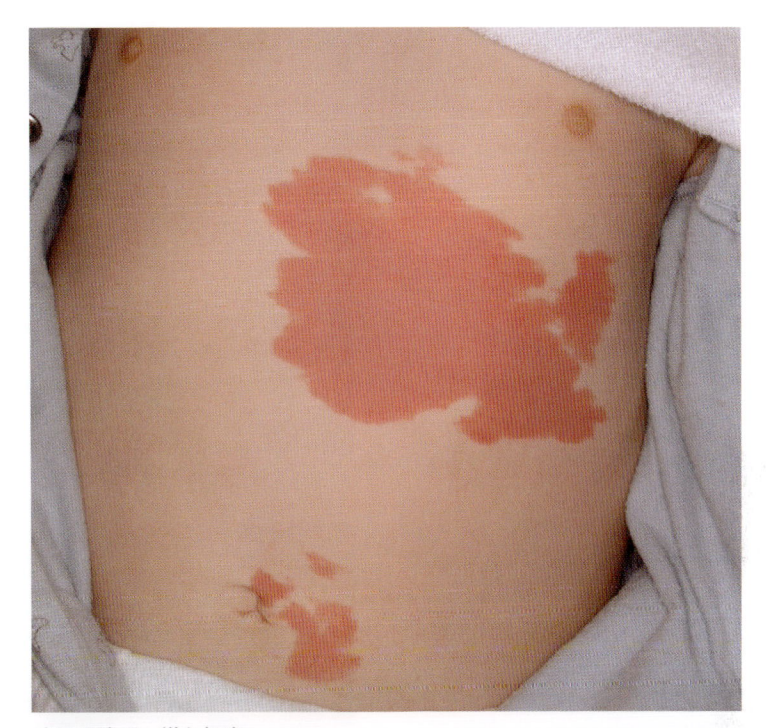

境界明瞭で一様な紅斑

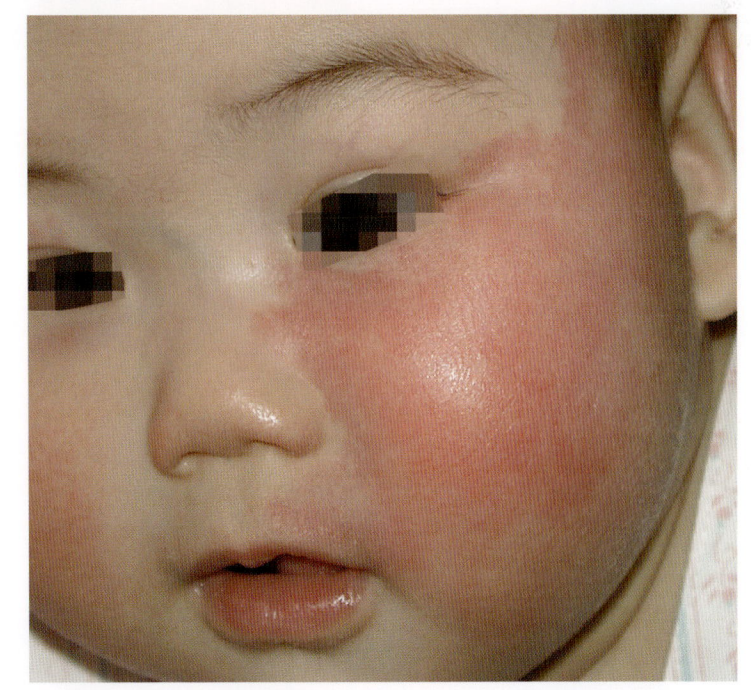

出生時から存在する淡紅色斑

15 皮膚の良性腫瘍

静脈湖
venous lake

脈管系腫瘍＞血管奇形

- 主に高齢者の顔面や口唇部，耳介に生じる，軽度に隆起した濃青色の小結節
- 治療は外科的切除，レーザー療法など

口唇の血管腫である．病理組織学的には血管拡張が主体．美容的に希望があれば治療の適応となる．

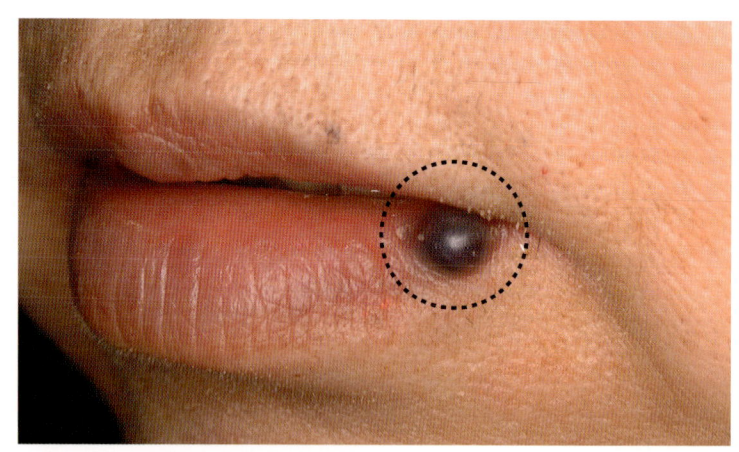

光沢を伴う濃青色の小結節

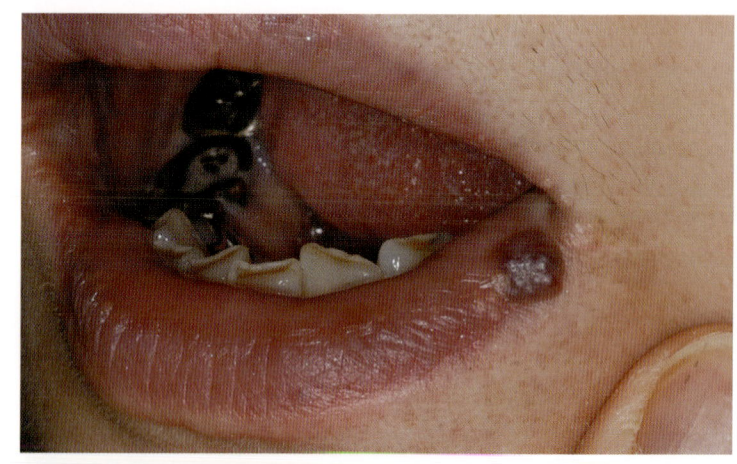

左下口唇の濃青色小結節

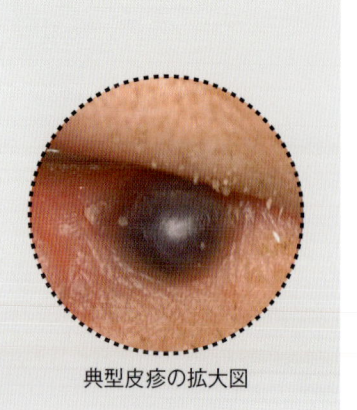

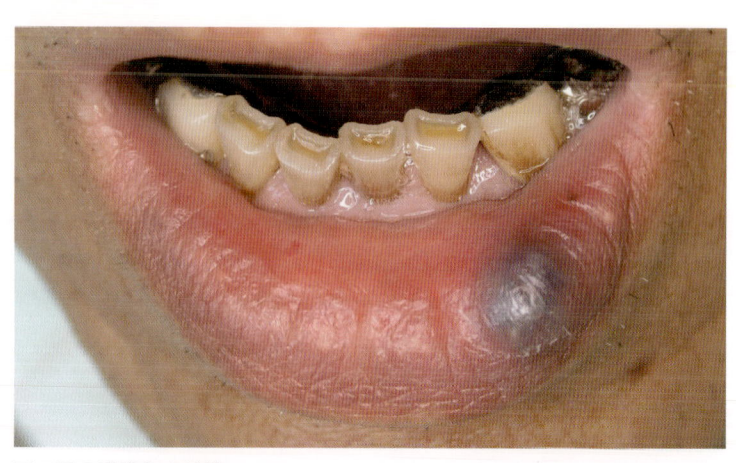

典型皮疹の拡大図

下口唇の濃青色小結節

被角血管腫
angiokeratoma

脈管系腫瘍＞血管奇形

- 表面に過剰な角化を伴い疣贅状となる血管腫，あるいは真皮乳頭部の血管拡張やリンパ管奇形
- ダーモスコピーで真皮乳頭部の毛細血管の拡張がみられる
- 5つの病型に分類され，種々の病態・病因が背景にある

陰嚢被角血管腫：主に高齢者の陰嚢に多発し，加齢とともに増加する．

単発性被角血管腫：下肢に好発し，外傷後に反応性に生じる．

Mibelli（ミベリ）被角血管腫：凍瘡が先駆症状としてみられ，手足に好発する．

母斑様限局性被角血管腫：列をなした疣状の血管性丘疹が出生時から四肢や体幹に片側性に発生．痂皮（かひ）を有する．

びまん性体幹被角血管腫：Fabry（ファブリー）病や神崎病などのリソソーム蓄積症の患者に生じ，体幹に多発する小丘疹．とくに治療は必要ないが，希望すればレーザー療法，電気焼灼，外科的切除などを行う．

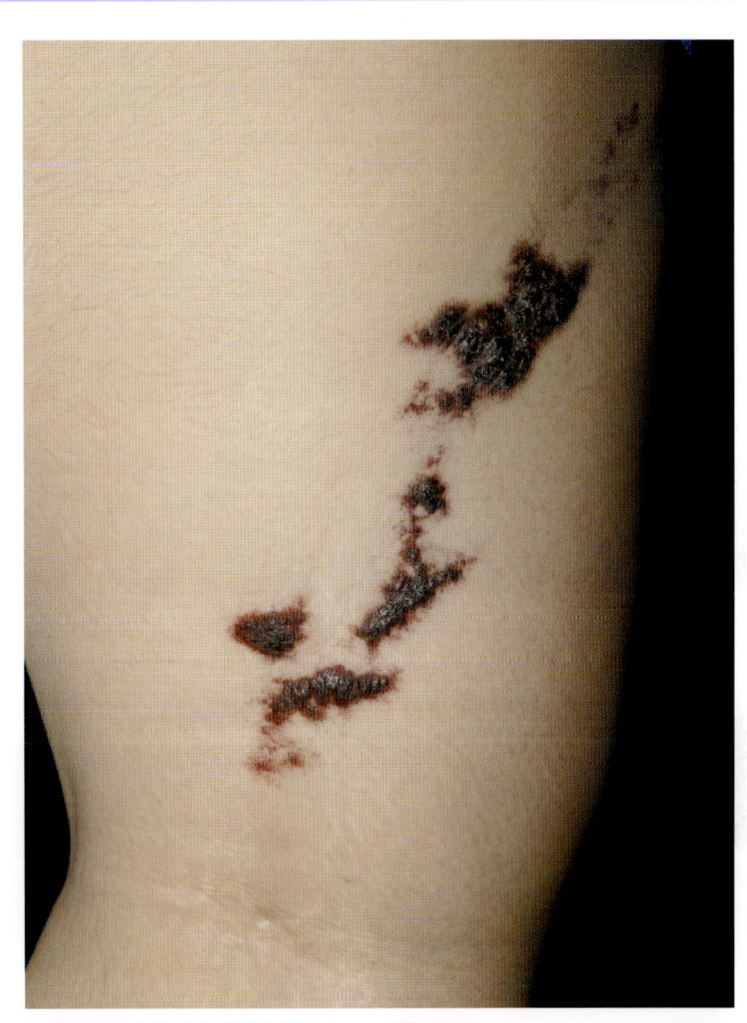

暗赤色の角化性丘疹が融合しつつ，一列に並ぶ

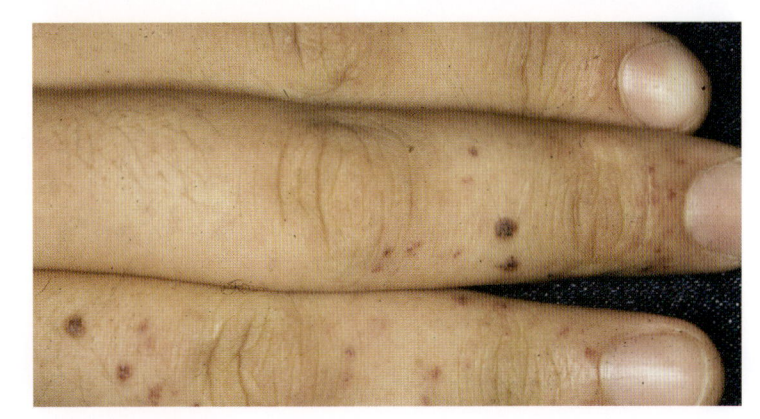

Mibelli被角血管腫

217

15 | 皮膚の良性腫瘍

皮膚線維腫
dermatofibroma; DF

線維組織系腫瘍

- 成人の四肢に好発し，直径数 mm〜2 cm 程度の褐色調の隆起性結節を呈する
- 線維芽細胞やマクロファージが真皮内で限局性に増殖した良性の硬い腫瘍
- 虫刺症などの外傷に反応して発生する場合がある

褐色調の皮内結節で，四肢に好発する．緩徐に発育し，通常，ある大きさに達すると変化しない．まれに5 cm 以上となる巨大型（良性）が下腿に生じることもある．本症は微小な外傷に対して反応性に結合組織要素が増殖してできたと考えられ，厳密な意味では腫瘍ではないとする考え方もある．
治療は外科的切除を行う．

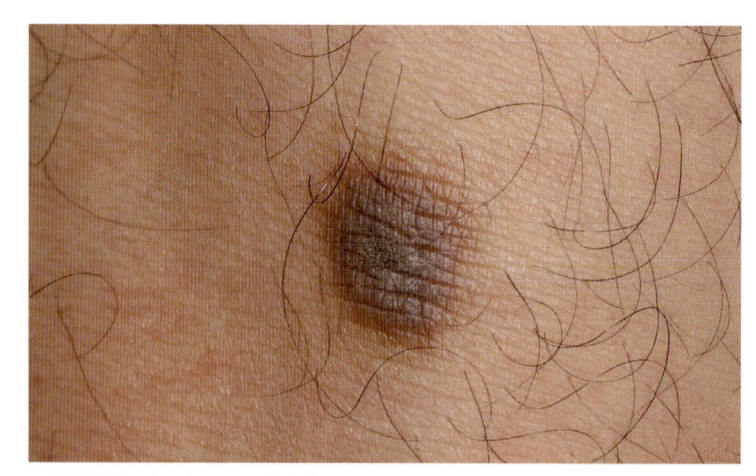

表面は褐色調の局面．結節を触知する

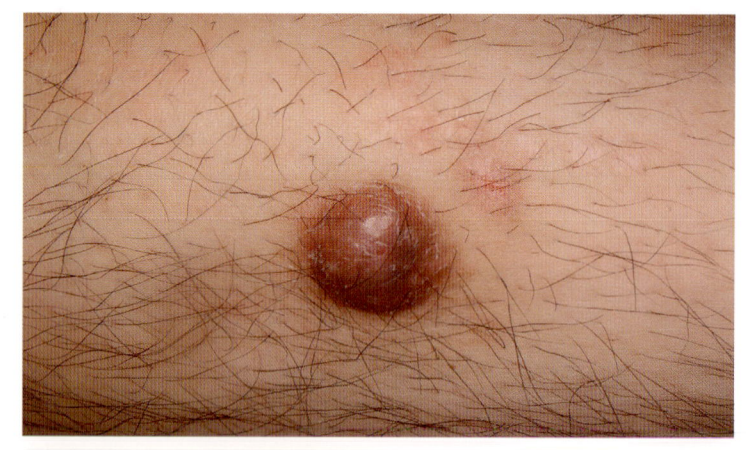

紅褐色結節

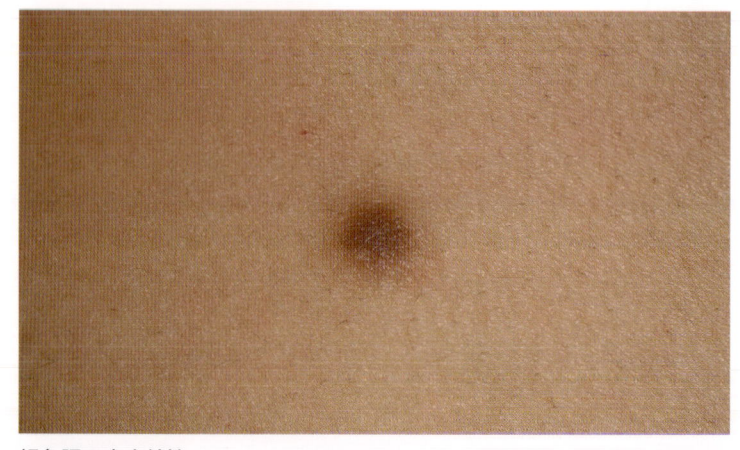

褐色調の皮内結節

肥厚性瘢痕およびケロイド
hypertrophic scar and keloid

線維組織系腫瘍

- 結合組織の増殖による，境界明瞭な紅色あるいは褐色の扁平隆起
- 外傷や手術などに続発して発生するが，突然発生する場合もある
- とくにケロイドでは瘙痒感と側圧痛を伴う
- ステロイド外用薬の密封療法，持続的圧迫，ステロイド局注，トラニラスト内服が行われるが，難治

線維芽細胞による膠原線維産生が過剰になり，創面に一致して鮮紅色から褐色の境界明瞭な扁平もしくは半球状の隆起性病変を生じるものである．肥厚性瘢痕では，膠原線維の産生が創面を越えて成長することはなく，横から強くつまむと痛む（側圧痛）もない．一方，ケロイドでは，産生が高度で創面を越えて大きく盛り上がって消退傾向を示さず，側圧痛がある．
外傷や手術などを契機に通常1か月以内に発症する．耳介，頸部，肩，体幹上部などはとくに生じやすい．

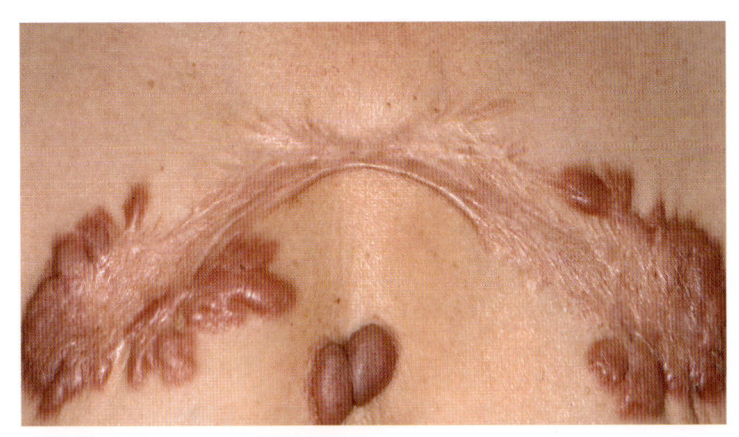

左右に引き延ばしたような紅褐色局面

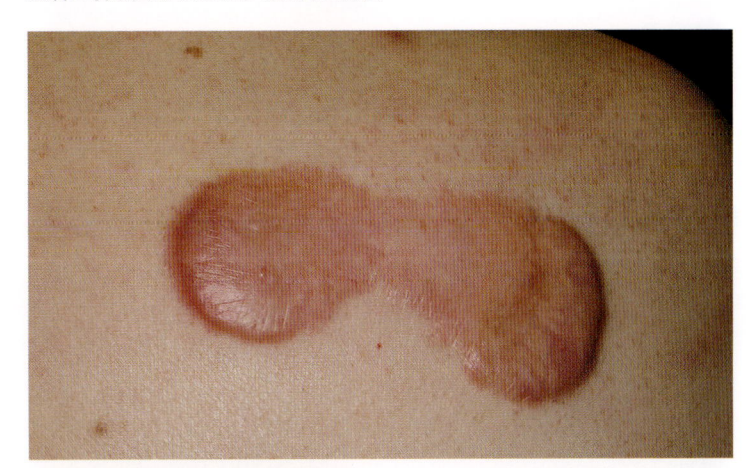

蝶形に引き延ばされた紅褐色局面

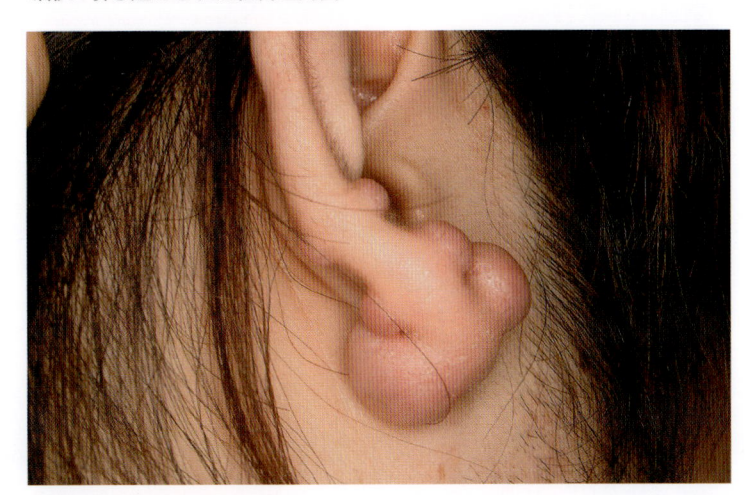

耳部のピアス後に生じた例

黄色肉芽腫
xanthogranuloma

組織球系腫瘍　類義語　若年性黄色肉芽腫（juvenile xanthogranuloma）

- 黄色〜暗赤色調で表面平滑な数mm〜1cm大の丘疹および結節
- 顔面部や四肢，体幹に好発する
- 多くは生下時〜生後数か月以内に単発ないし多発し，通常は5〜6歳までに自然退縮する

成人でも同様の皮疹を生じることがある．血中脂質は正常値を示す．Langerhans（ランゲルハンス）細胞組織球症で類似した皮疹をきたすことがあり，鑑別を要する．
病理組織学的には，組織球やTouton（ツートン）型巨細胞からなる反応性肉芽腫である．

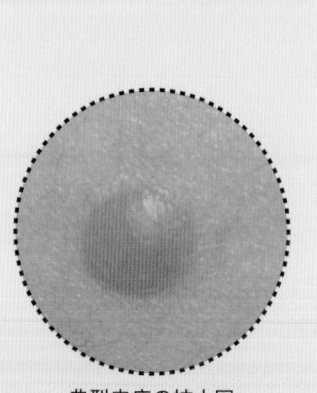

典型皮疹の拡大図

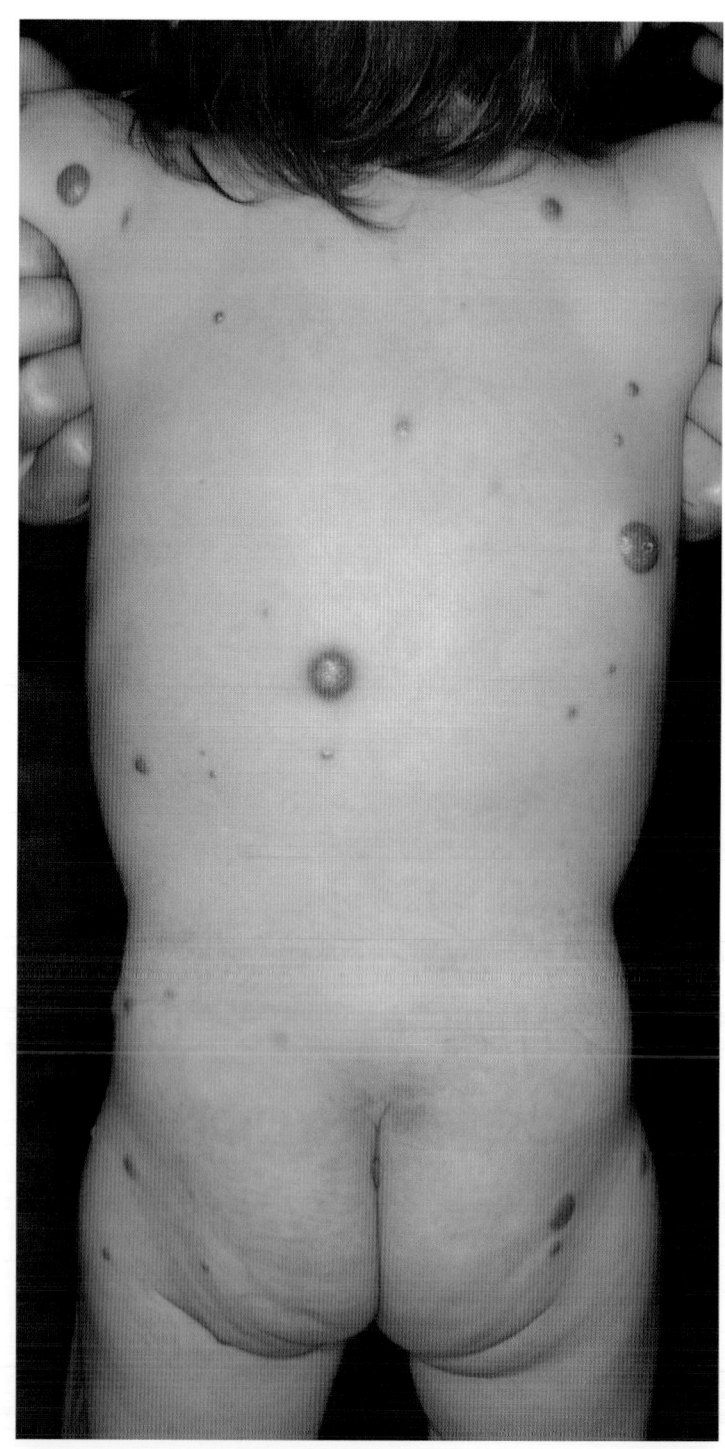

体幹の紅色丘疹および結節

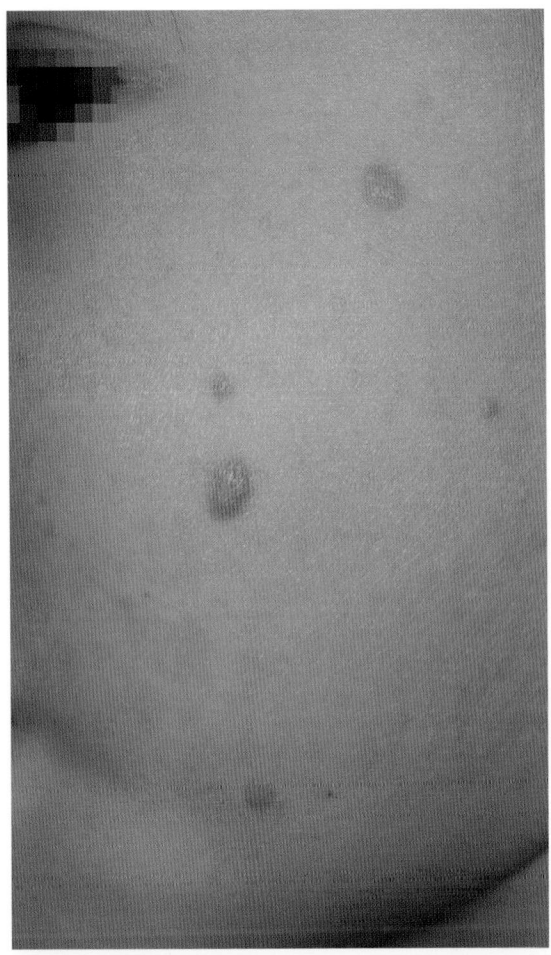

顔面の黄色丘疹

表面平滑な黄色結節

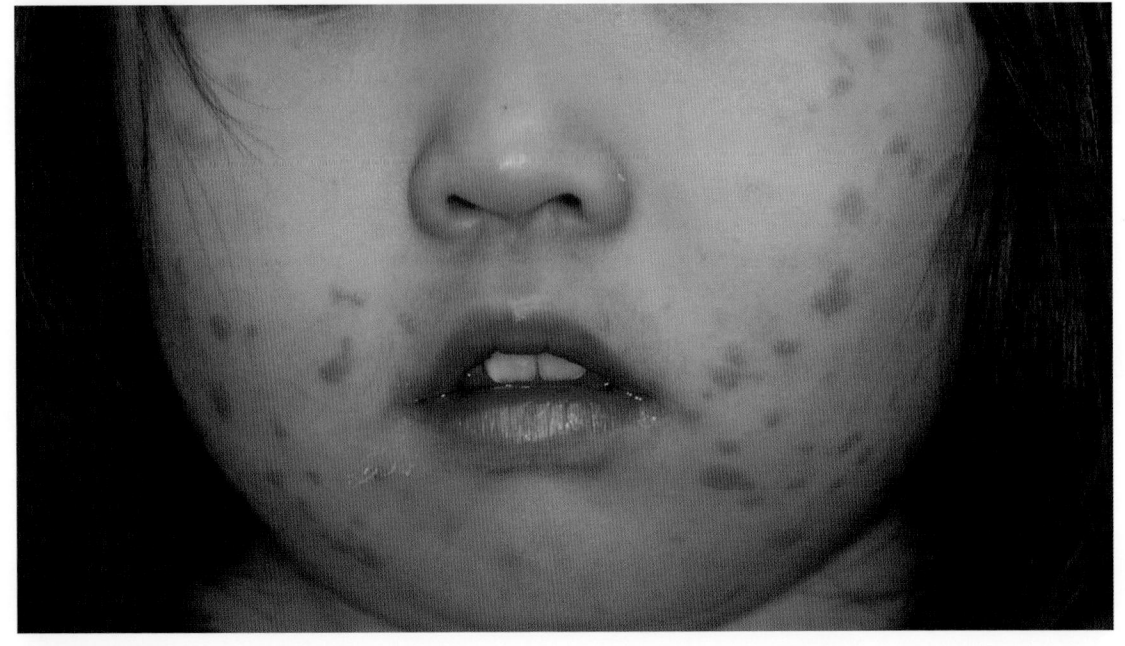

黄色丘疹の多発

脂肪腫
lipoma

脂肪細胞系腫瘍

- 単発性または多発性で，大きさは1〜10 cmと大小種々である
- 通常は皮下組織に存在し，柔らかく可動性に富む
- 腫瘍は薄い結合組織被膜で囲まれていることが特徴である

種々の間葉系組織要素が混在することがあり，線維脂肪腫，血管脂肪腫，筋脂肪腫などと呼ばれる．血管脂肪腫は多発しやすく，圧痛を伴いやすい．必要に応じて外科的切除を行う．

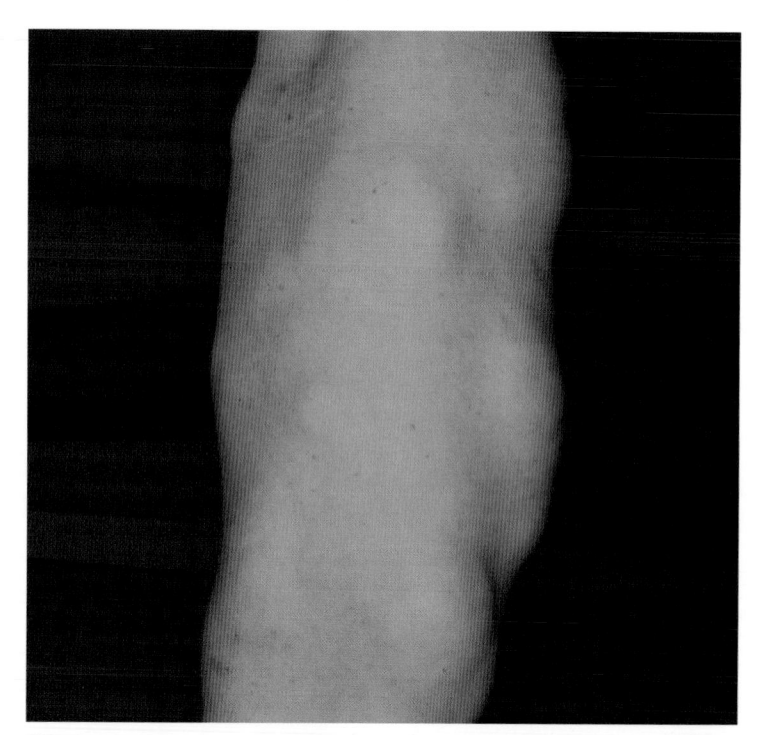

腕に多発した軟らかい皮下腫瘤

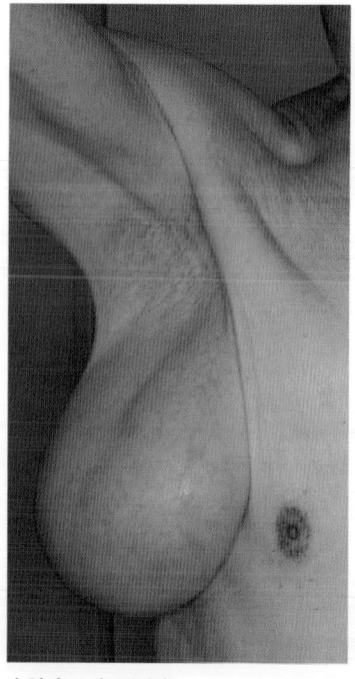

右腋窩の皮下腫瘤

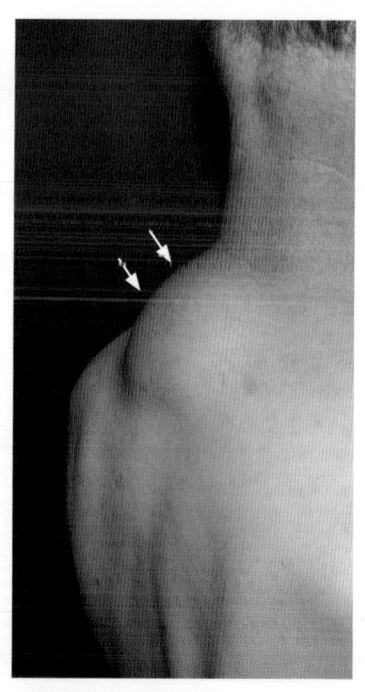

上背部の皮下腫瘤（→）

皮膚リンパ球腫
lymphocytoma cutis

造血系腫瘍 **類義語** 偽リンパ腫（pseudolymphoma）

- 直径1～2cmの暗紫紅色のドーム状腫瘤が顔面に好発する
- 虫刺症，外傷，日光曝露，ライム病などを契機に生じることがあるが，大部分は特発性である

弾性があり，表面平滑で潰瘍化はない．単発であることが多く，数か月で自然消退する．病理組織学的に異型性に乏しいリンパ濾胞構造を形成することが多く，形質細胞や組織球，好酸球など多彩な細胞浸潤を認める．

皮膚B細胞リンパ腫との鑑別が問題となるが，本症では濾胞形成が主体であり，多彩な細胞浸潤とリンパ球に異型性を認めない点で鑑別する．

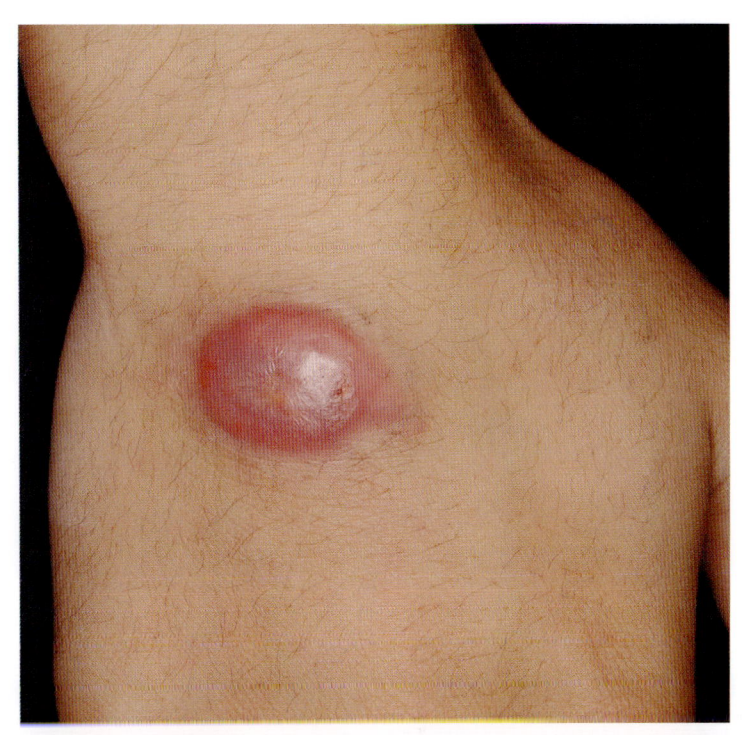

紫紅色のドーム状腫瘤

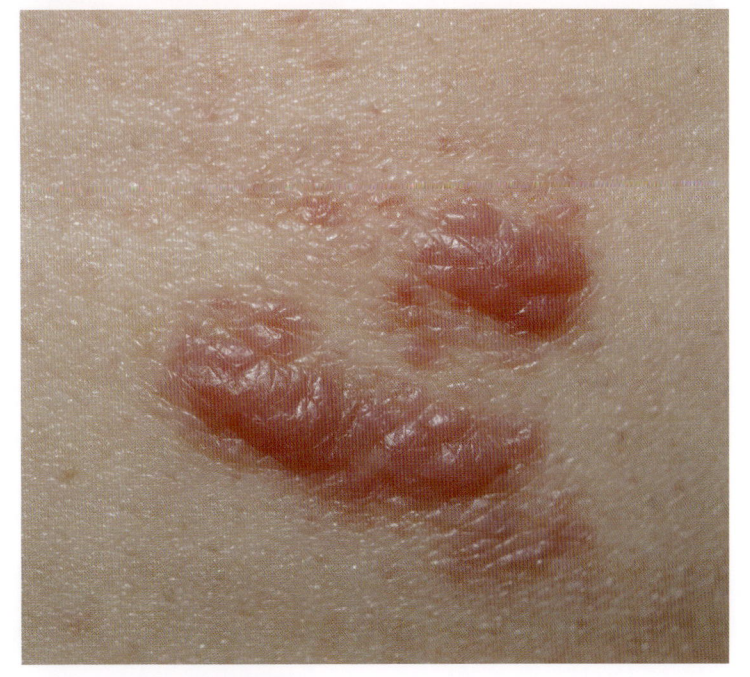

光沢を伴う紅色の隆起性局面

肥満細胞症
mastocytosis

造血系腫瘍

- 1cm大までの円形あるいは紡錘形の褐色の斑ないし小結節が多発．まれに数cm大の単発性結節
- 肥満細胞が腫瘍性に増殖
- 病変部皮膚をこすると膨疹を生じる(Darier徴候)
- 小児に好発するが，成人期までに自然治癒することが多い．大人で初発した場合は難治
- ときに蕁麻疹発作が反復

生後1年までに発症する小児型が多いが，思春期以降に発症する成人型もある．小児型では，顔面や体幹に膨疹を繰り返すうちに，小径の円形褐色斑が多発する．まれであるが，数cm大の単発性結節を呈することもある．皮疹部に機械的刺激を加えると，肥満細胞からヒスタミンなどが放出されて容易に膨疹を形成する〔Darier徴候(Darier's sign)〕．また，蕁麻疹発作と呼ばれる悪心，嘔吐，下痢，腹痛，発熱，呼吸困難などの全身症状が生じることもある．成人型では全身症状は軽く，Darier徴候も顕著ではない．
全身性肥満細胞症ではリンパ節腫脹や肝脾腫，骨粗鬆症，骨硬化などの病変を伴い，血小板減少性の出血傾向を示す．

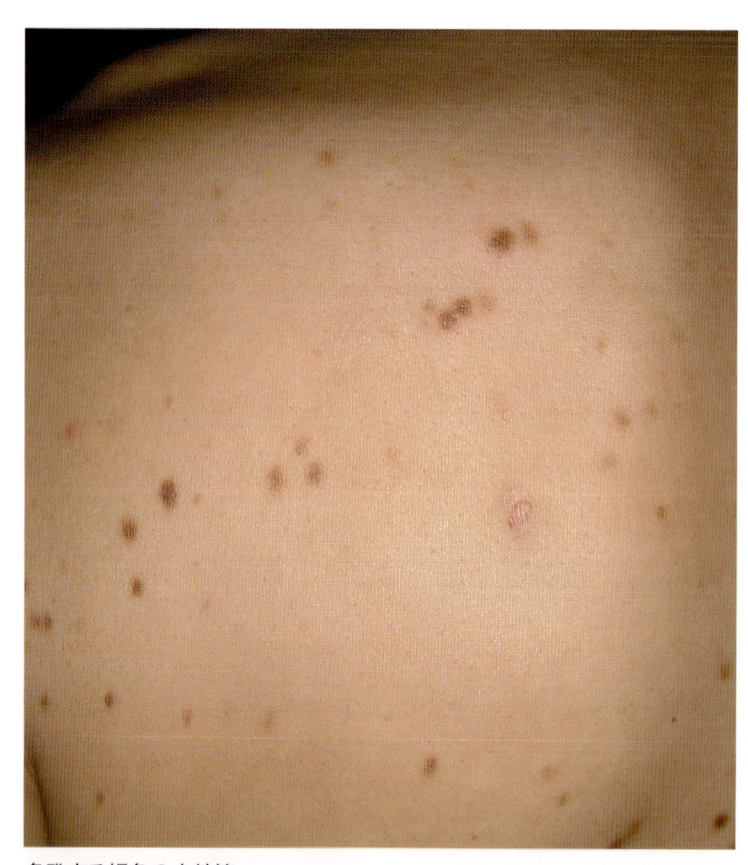

多発する褐色の小結節

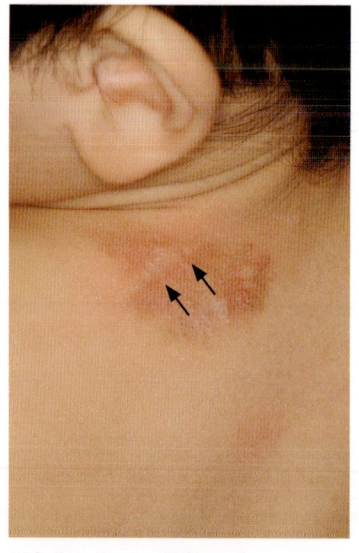

褐色斑とDarier徴候(→)

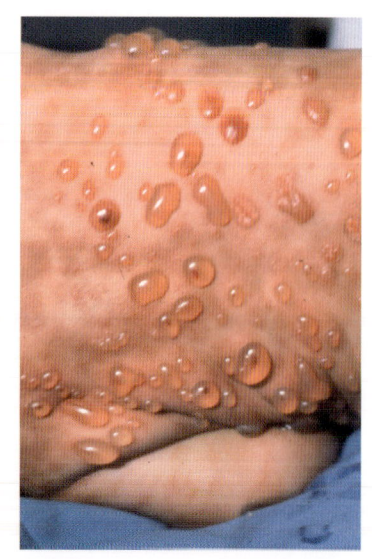

水疱を形成した例

16 皮膚の悪性腫瘍

Bowen病
Bowen's disease

皮膚の悪性腫瘍＞表皮・毛包系腫瘍

- 境界明瞭な1〜10 cm程度の紅褐色〜黒褐色局面
- 表皮内有棘細胞癌の一つ
- 治療は外科的切除，凍結療法など

高齢者に単発．円形から楕円形の直径数cm程度の境界が明瞭で，紅褐色から黒褐色調を呈する浸潤性局面を形成する．また，扁平隆起性局面で表面に鱗屑や痂皮を付着し，これを剥離すると紅色のびらん面が露出する場合や，小結節を伴う場合もある．病理組織学的に個細胞角化と多核の異常角化細胞（clumping cells）が特徴的で，表皮全層にこれらの異型細胞を認める．単発性の多くは病因不明であるが，露出部に生じるものは紫外線やヒトパピローマウイルスが関与する．放置すると基底膜を破壊し，有棘細胞癌に移行することがある．このように進行したものをBowen癌という．

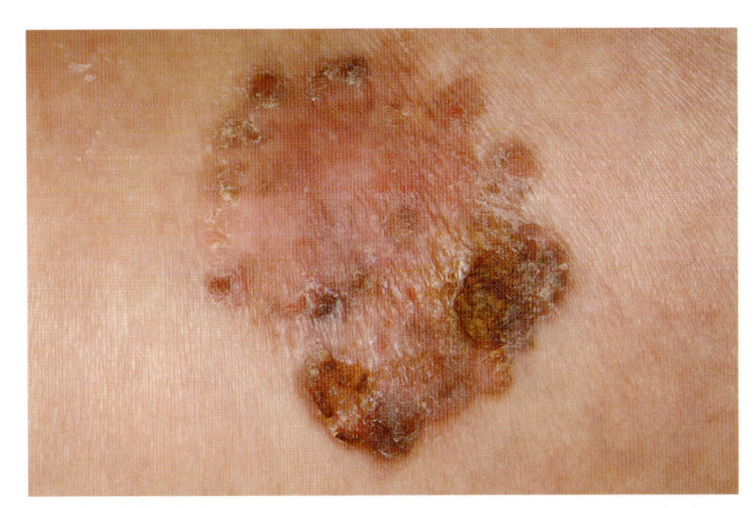

びらんを伴う紅褐色斑

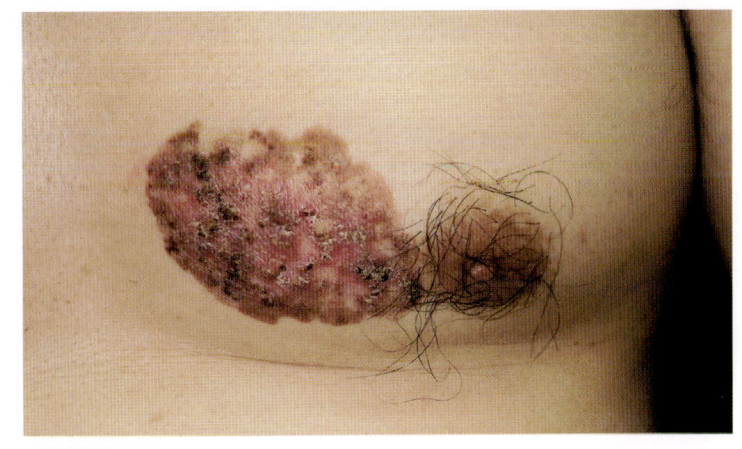

黒褐色局面

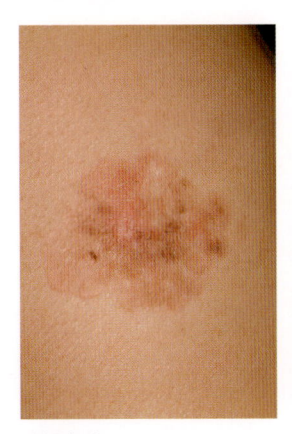

淡褐色斑

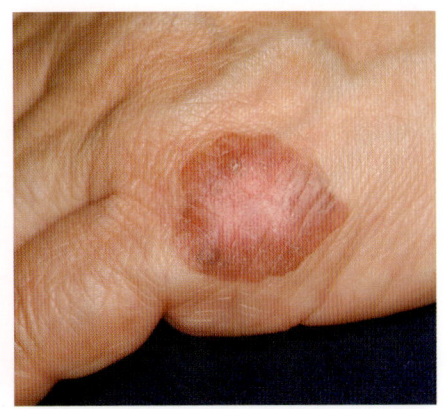

手の紅色局面

16 皮膚の悪性腫瘍

基底細胞癌
basal cell carcinoma; BCC

皮膚の悪性腫瘍＞表皮・毛包系腫瘍　　同義語　基底細胞上皮腫（basal cell epithelioma）

- 頻度の高い皮膚癌
- 紫外線などが誘因となり，高齢者の顔面，とくに正中部に好発
- 中央は潰瘍化することもある．その周囲に灰黒色の小結節がふちどるように配列
- 局所で強い浸潤を示すこともあるが転移はまれで，生命予後は良好
- 治療は外科的切除が基本

40歳以上に好発．硬い黒褐色蝋様光沢性小結節が生じ，病巣辺縁部をふちどるように配列する．病変内や周囲に樹枝状の毛細血管拡張を伴うことが多い．80％以上が顔面に生じ，とくに正中部に多い．黄色人種ではほとんどが黒褐色を呈するが，白人に生じるものは正常皮膚色である．臨床症状から結節（潰瘍）型，表在型，斑状強皮症型（モルフェア型），Pinkus型に分類される．
治療は辺縁部から3〜10 mmの健常部皮膚を含めて外科的に切除する．基本的に転移しないため生命予後は良好だが，治療しない限り正常組織を破壊しつつ増殖する．

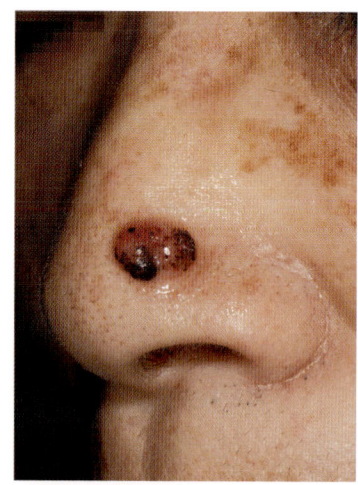

結節型．辺縁に黒色小結節が配列

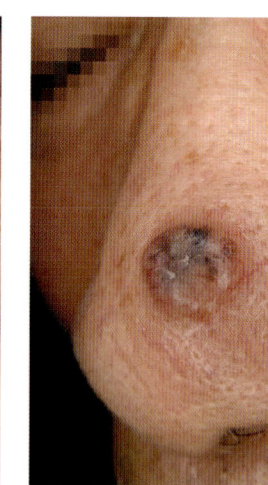

結節型

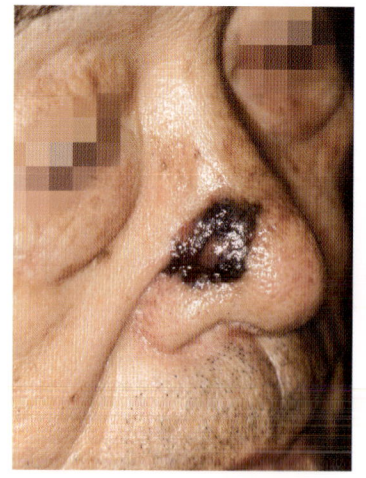

結節型

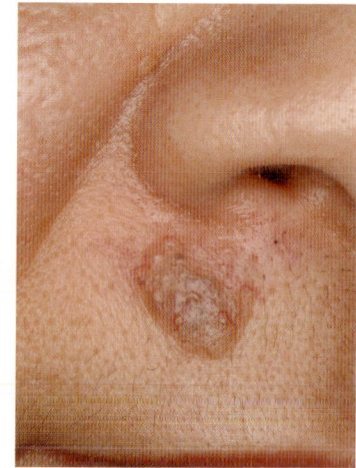

結節型．色素に乏しい

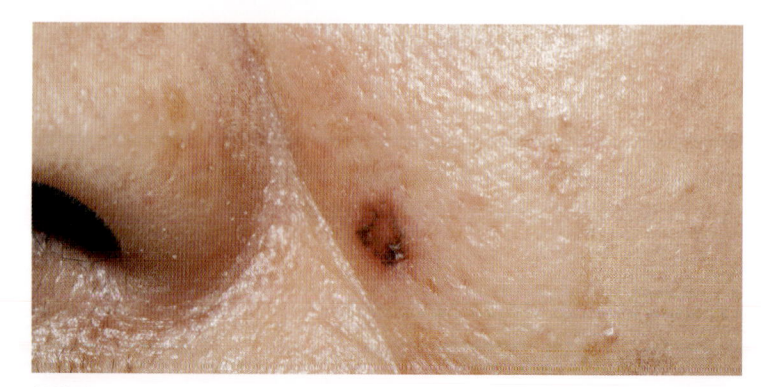

結節型

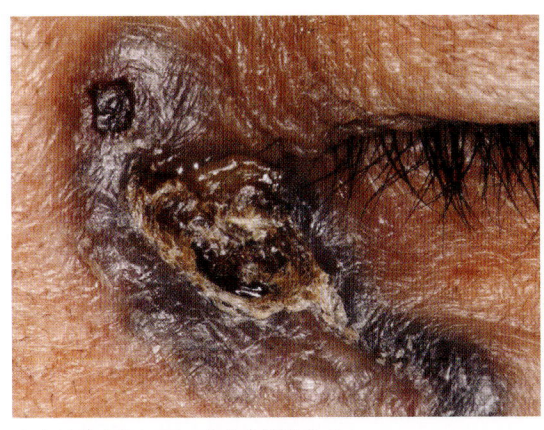

中央が潰瘍化し厚い痂皮を付着する

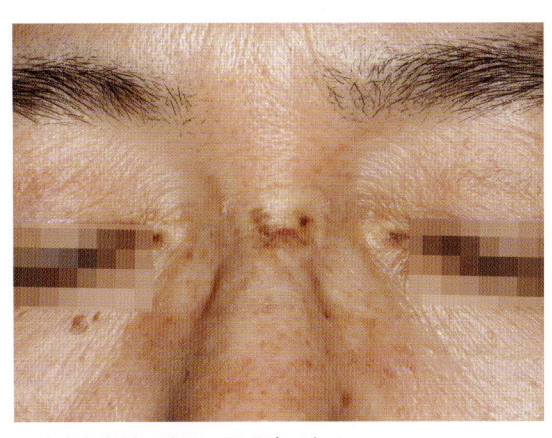

斑状強皮症型．境界は不明瞭である

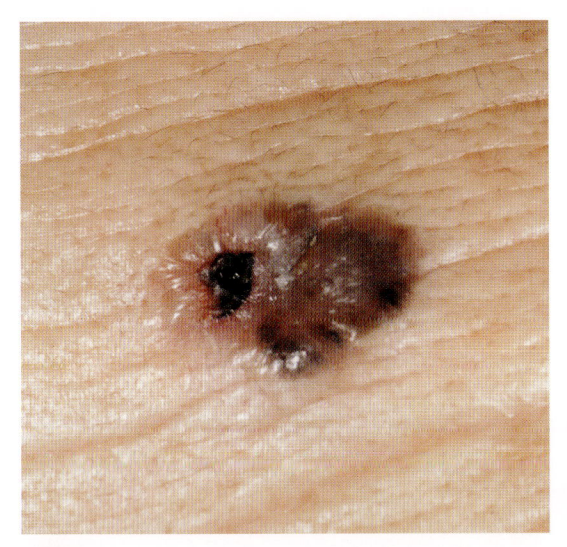

結節型

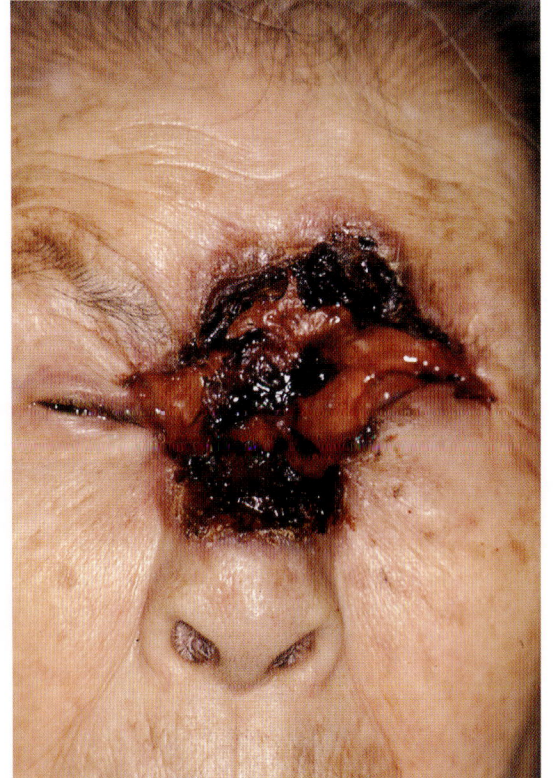

眼球にまで浸潤が及んでいる

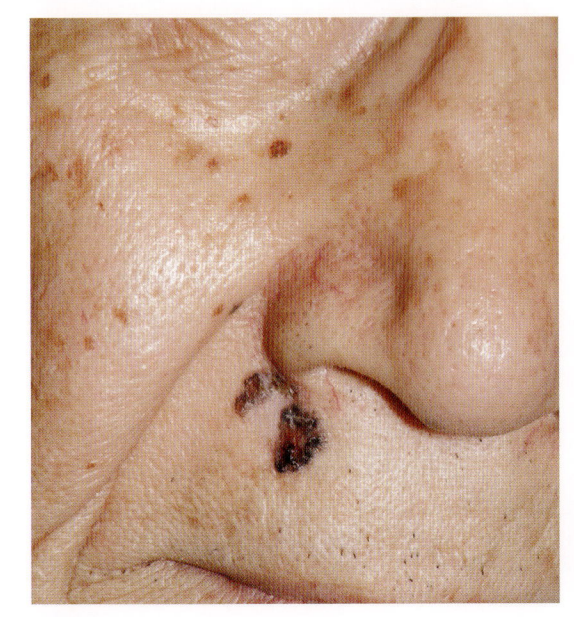

結節型

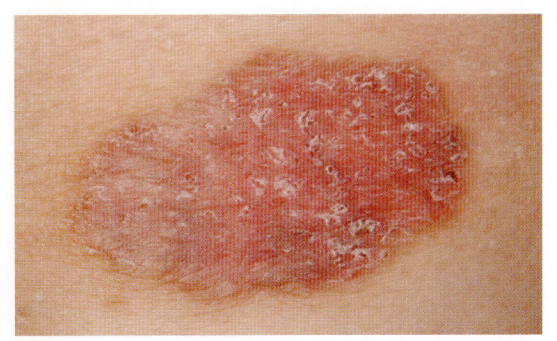

表在型

16 皮膚の悪性腫瘍

有棘細胞癌
squamous cell carcinoma; SCC

皮膚の悪性腫瘍＞表皮・毛包系腫瘍　同義語　扁平上皮癌

- 角化細胞の悪性増殖による癌
- 光線角化症，Bowen(ボーエン)病などの表皮内病変や，瘢痕性病変から生じることが多い
- 露光部に好発．硬い結節でしばしば壊死，潰瘍化し悪臭を伴う
- 治療は外科的切除，放射線療法，抗悪性腫瘍薬の投与

高齢者の露光部（顔面，手背など）に単発する．先行病変の上に，小丘疹〜結節が出現し，次第に拡大して腫瘤や難治性潰瘍を形成する．花キャベツ様増殖を認め，これらの病変に角質や痂皮が付着することも多い．表面が潰瘍化したものでは，細菌が二次感染して特有の悪臭を放つ．所属リンパ節に転移した場合は，リンパ節郭清などの根治的治療が必要となる．
病理組織学的には個細胞角化，癌真珠が認められ，角化の少ないものほど未分化で予後が悪いとされる．

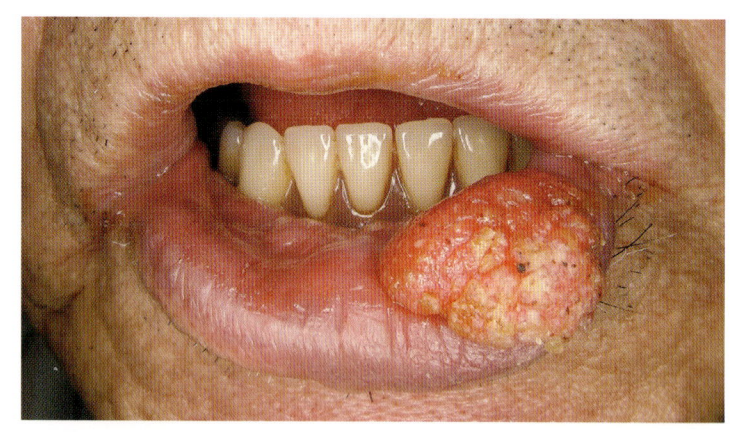

下口唇の紅色結節

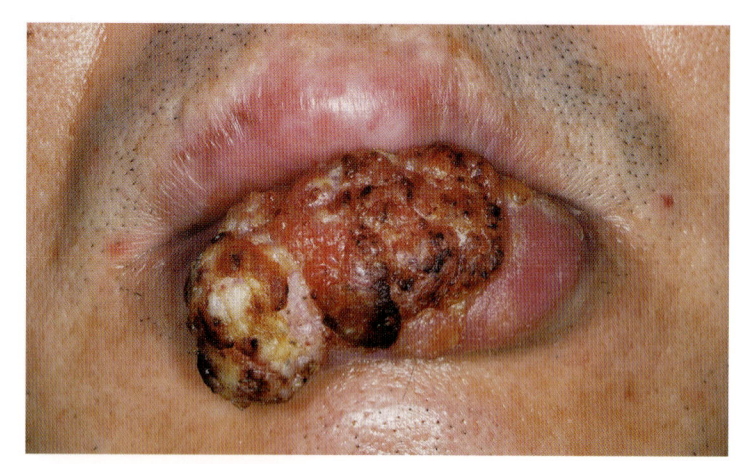

下口唇の大半を腫瘍が占める

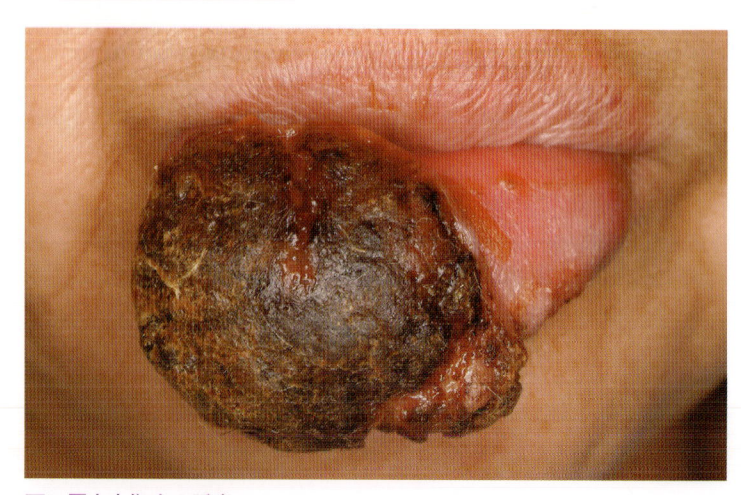

下口唇を占拠する腫瘍

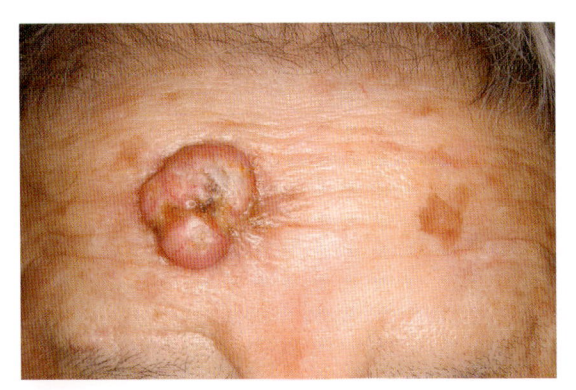

額部

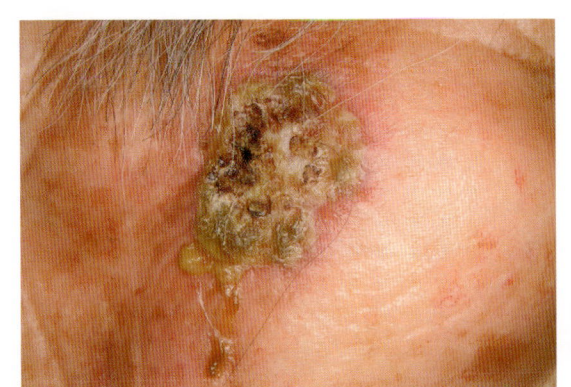

頭部

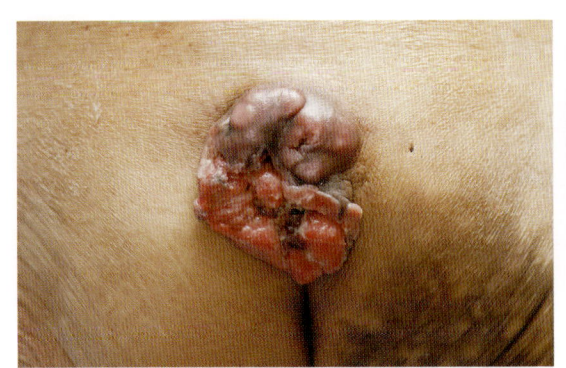

仙骨部

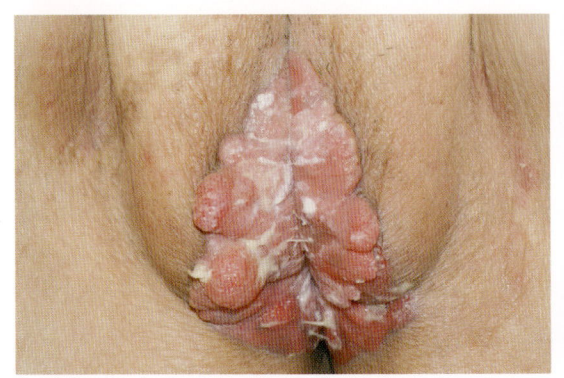

外陰部

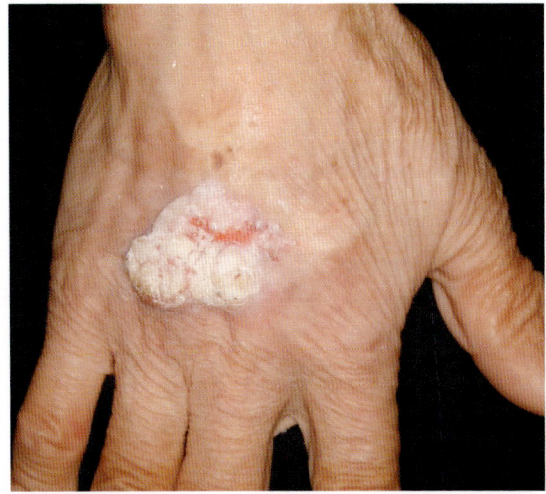

手背の角化性腫瘤

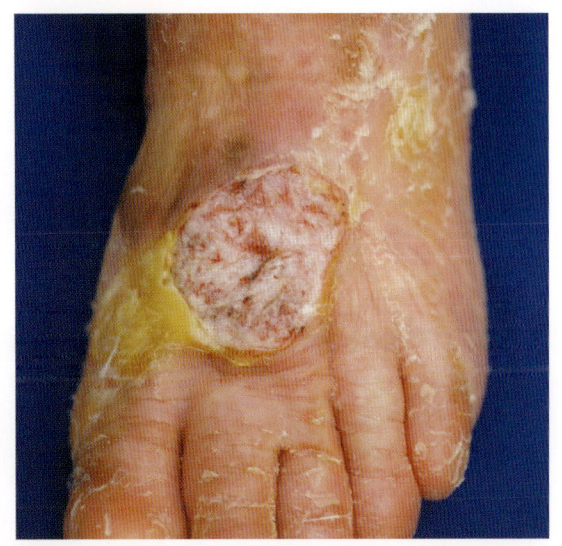

足背

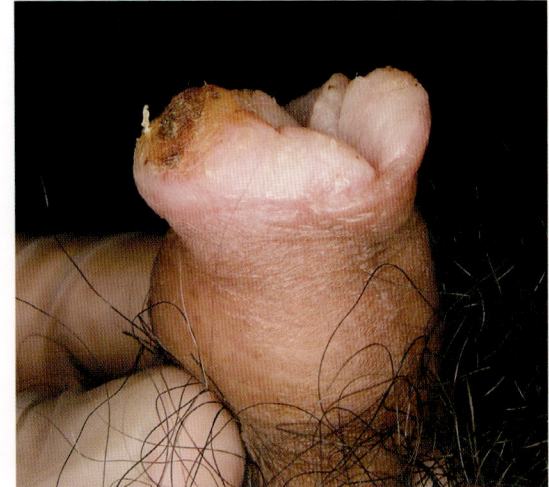

包茎に合併した例

16 皮膚の悪性腫瘍

16 皮膚の悪性腫瘍

光線角化症
actinic keratosis; AK

皮膚の悪性腫瘍＞表皮・毛包系腫瘍　**同義語** 老人性角化症（senile keratosis），日光角化症（solar keratosis）

- 高齢者の日光露出部に生じる落屑や痂皮を伴う境界不明瞭な紅斑，角化性病変．自覚症状はない
- 角化が著しい場合は角状の突出（皮角）を形成する
- 表皮内有棘細胞癌の一型．紫外線刺激によって，とくに基底層を中心に角化細胞が異型性を示し，表皮内で増殖（異常角化）
- 治療は凍結療法，外科的切除，イミキモド外用

顔面や手背などの露光部に，直径数mm〜1cm程度の淡紅色の紅斑性局面を形成し，固着性の鱗屑や痂皮を伴う．境界はやや不明瞭で角化傾向が強く，ときに灰白色の角化性結節や角状の突出〔皮角（cutaneous horn）〕を認める．60歳以上の高齢者に単発ないし多発し，白人ではほぼ必発である．色素性乾皮症の患者では小児期から多発する．慢性的な紫外線刺激によって角化細胞が異常角化をきたす．表皮内有棘細胞癌（squamous cell carcinoma in situ）ととらえられる．
有棘細胞癌へ移行する場合もあるため，急速な拡大や病変内に隆起性局面を認めた場合あるいは潰瘍形成などを認めた場合は注意を要する．

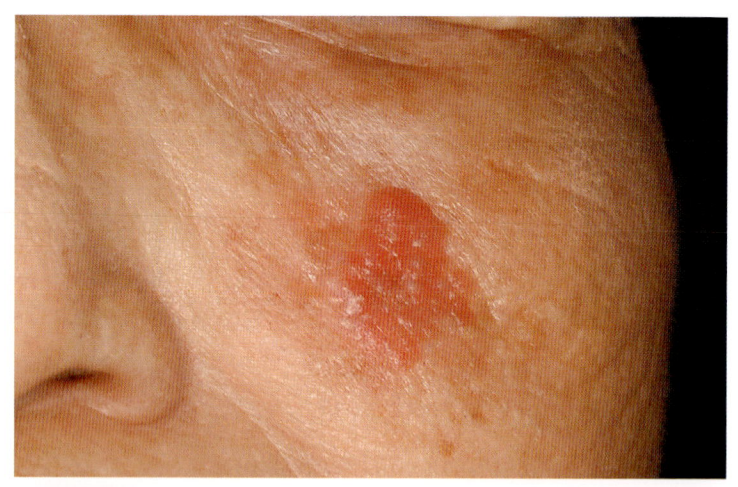

左頬の紅斑

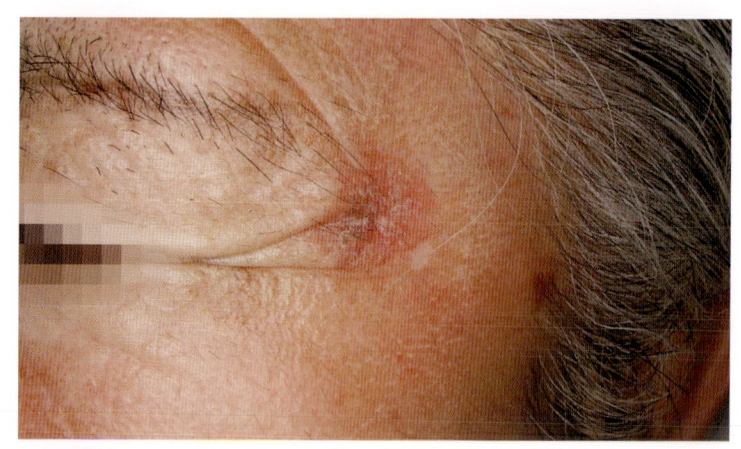

左外眼角部の紅斑性局面

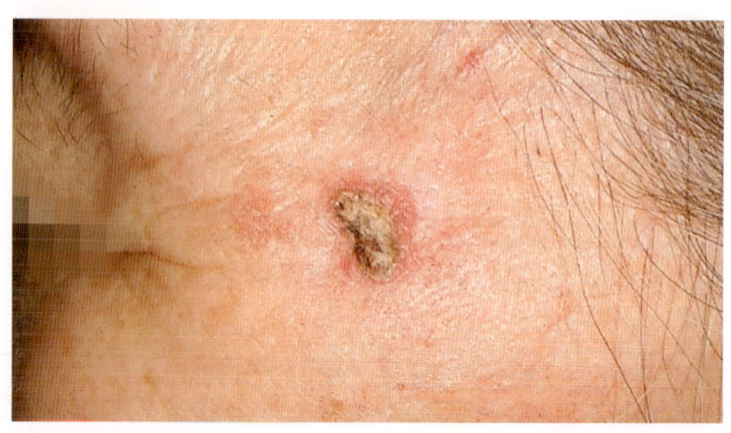

左こめかみの角化性局面

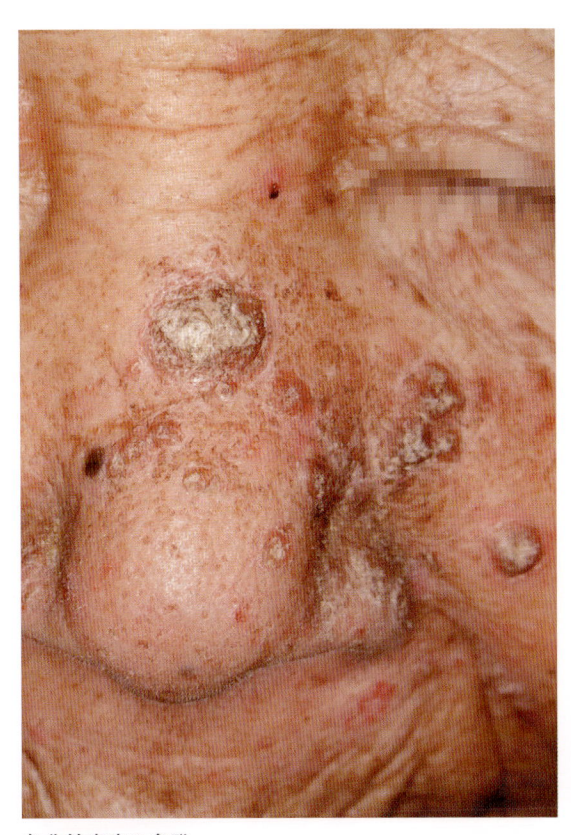

角化性皮疹の多発

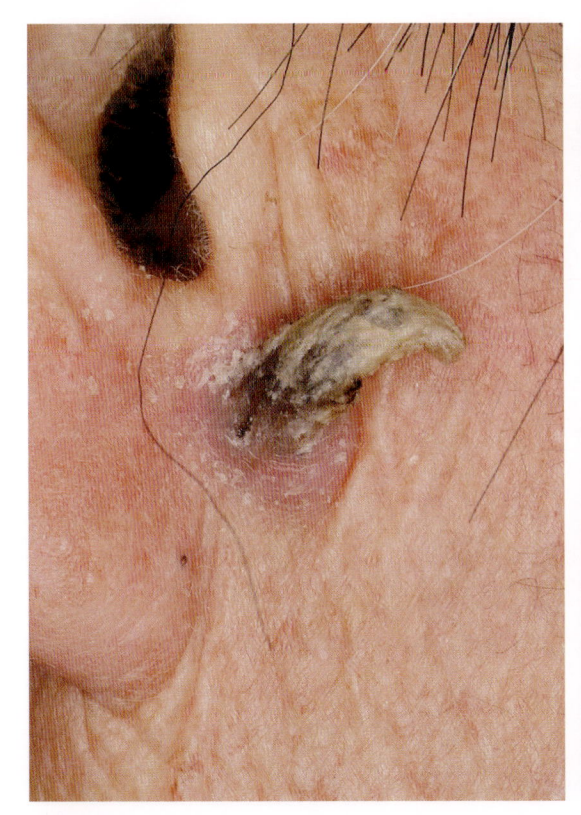

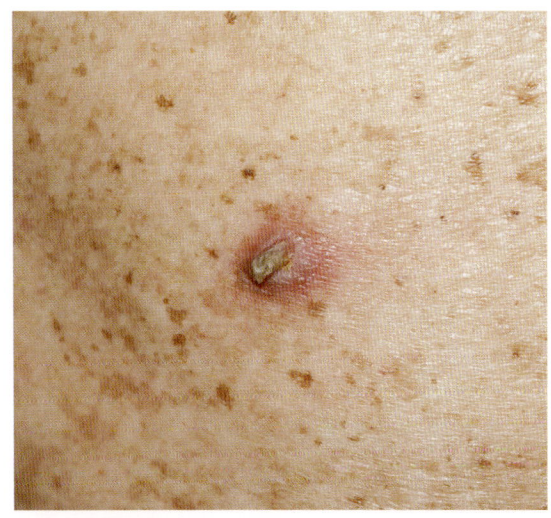

長年の紫外線療法により出現

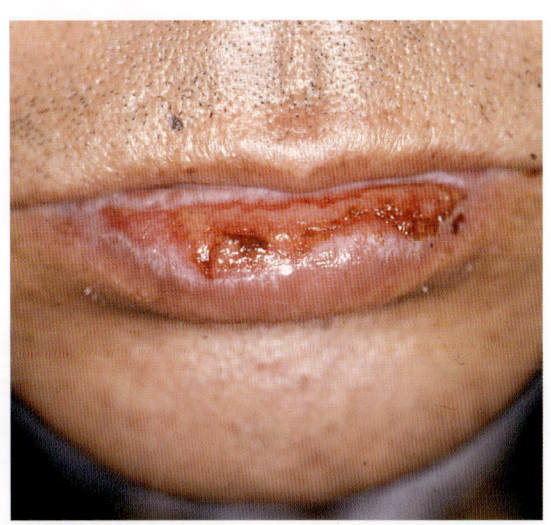

光線角化症（光線口唇炎）．びらん

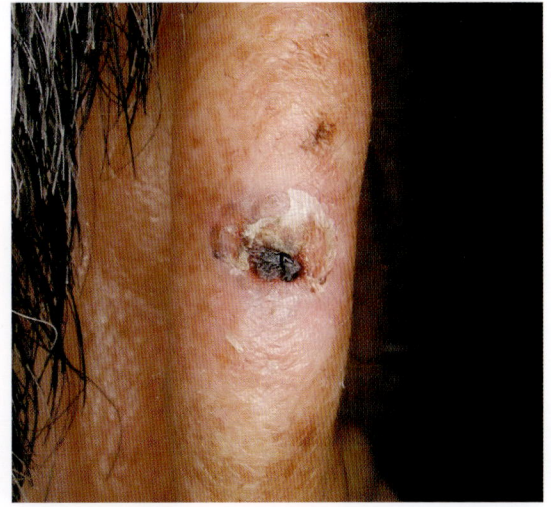

皮角を伴う

耳介の角化性病変

砒素角化症
arsenical keratosis

皮膚の悪性腫瘍＞表皮・毛包系腫瘍

- 慢性砒素中毒で発症する角質増殖を基盤とする皮膚症状
- 多発性のBowen病の場合は，慢性砒素中毒の可能性を考慮する必要がある

砒素や砒素化合物を経口摂取するか吸入するなどで，長期に少量ずつ体内に吸収すると慢性中毒となる．環境的に従来からあるいは汚染によって土壌中の砒素含有量が高く，その砒素を含んだ飲料水を摂取して起こる場合がある．職業性に起こる場合もある．診断には摂取の有無，育った国，環境（慢性農薬中毒，汚染井戸水の使用，集団砒素中毒など）の聴取が重要となる．日本では砒素を含む農薬は禁止されているが，広く使われている国も存在する．

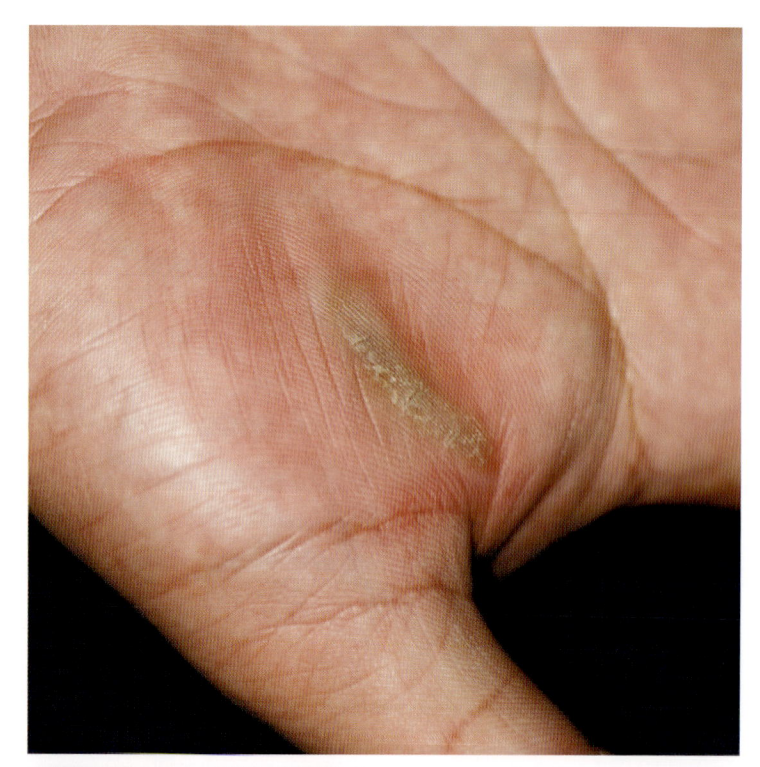

手掌の紅褐色局面．鱗屑を付着する

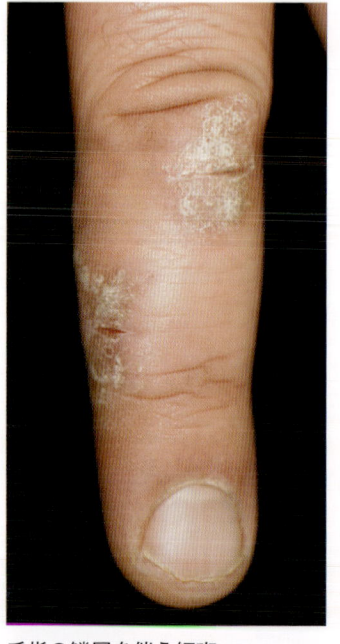

手指の鱗屑を伴う紅斑

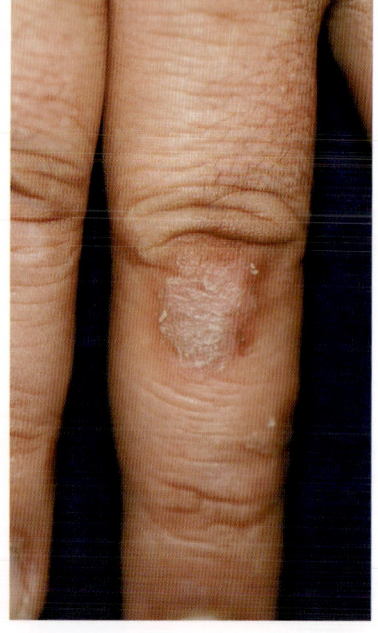

手指の紅褐色斑

白板症
はくばんしょう
leukoplakia

皮膚の悪性腫瘍＞表皮・毛包系腫瘍

- 粘膜や皮膚粘膜移行部に発生した白色斑～局面
- WHOでは「臨床的，組織学的に他のいかなる疾患（扁平苔癬やカンジダ症など）にも特徴づけられない白色調の斑ないし局面」と定義
- 治療は外科的切除，抗悪性腫瘍薬外用，レーザー療法，凍結療法など．禁煙を徹底する

皮膚科では，粘膜や皮膚粘膜移行部の白色斑ないし局面を臨床的に白板症と呼ぶが，そのなかに有棘細胞癌に移行する前癌病変が含まれている．50歳以上の男性に多く，喫煙者に好発．発症部位は口腔や口唇に最も多く，舌，乳頭，外陰部粘膜（亀頭，腟，肛囲など）にも生じる．境界明瞭で軽度浸潤を伴うことが多く，表面平滑や角化性，疣贅状，乳頭状，びらんなどの形態をとる．

タバコなどの慢性刺激による細胞の異形成で白色病変が生じるとされる．鑑別を要する他疾患として扁平苔癬，DLE，梅毒，カンジダ症，外傷，白色海綿状母斑，GVHDがある．病理組織学的に過角化による表皮肥厚がみられ，角化細胞に異型性や異常角化を認める．

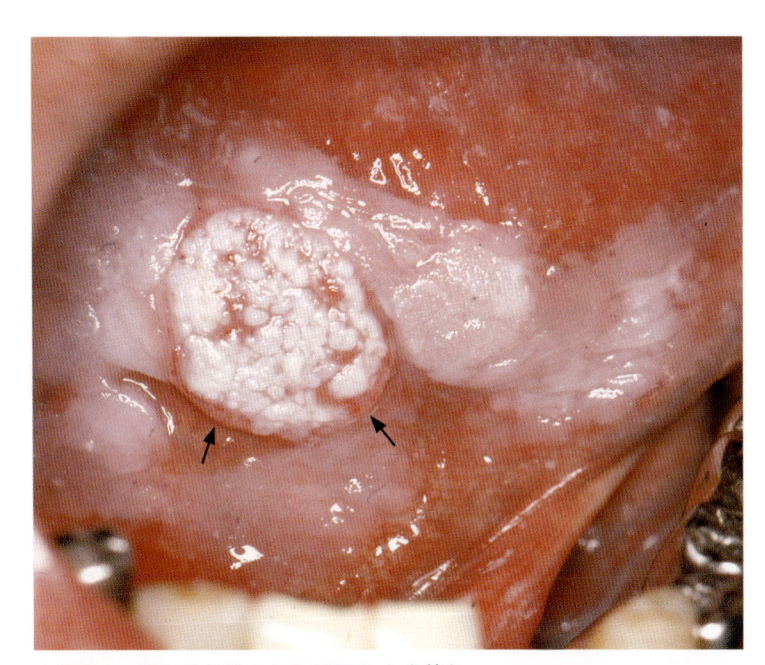

白色斑の一部に隆起性の白色局面（→）を伴う

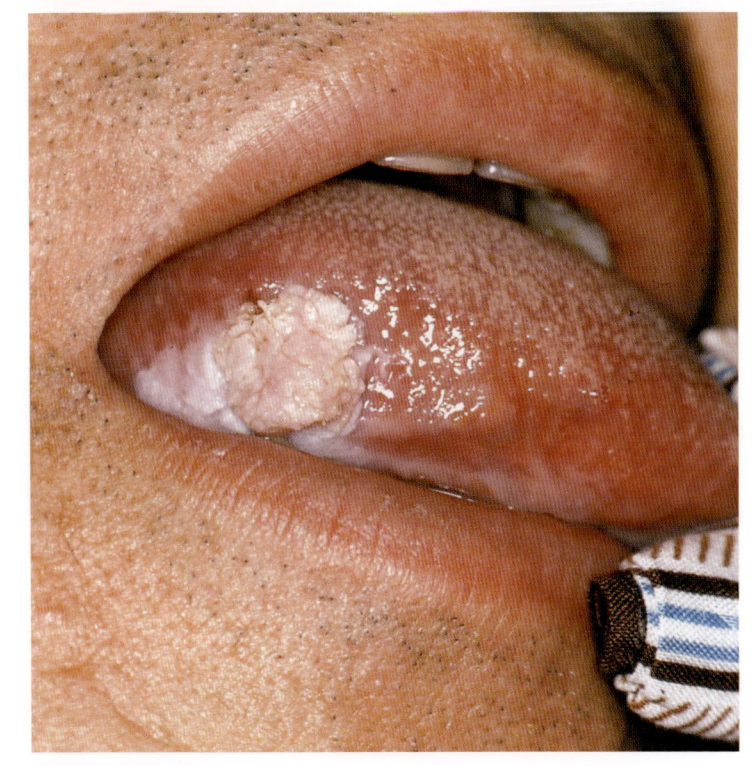

乳頭状の白色局面

16 皮膚の悪性腫瘍

ケラトアカントーマ
keratoacanthoma

皮膚の悪性腫瘍＞表皮・毛包系腫瘍

- 顔面や手背に単発し，急速に発育して噴火口型のドーム状結節を形成する
- 数か月の経過にて自然消退する
- 病理学的には有棘細胞癌に酷似するため，有棘細胞癌との鑑別を要する．一般的に切除生検する

中年以降の男性に好発し，単発性がほとんどで，90％以上は顔面に生じる．初発は小さな丘疹であるが，数週間で急激に増大して直径1～2cm程度のドーム状ないし半球状結節を形成する．一定の大きさまで急速に増大した後は，中心部から角化をきたして大きな角栓を容れ，噴火口状の外観をとる．数か月のうちに自然消退，後に瘢痕を残す．
診断には病巣の全体的構築の把握が重要であり，可能であれば全摘（切除生検）するほうがよい．部分生検で病理組織学的な診断がつけば，経過観察により自然消退を待ってもよい．

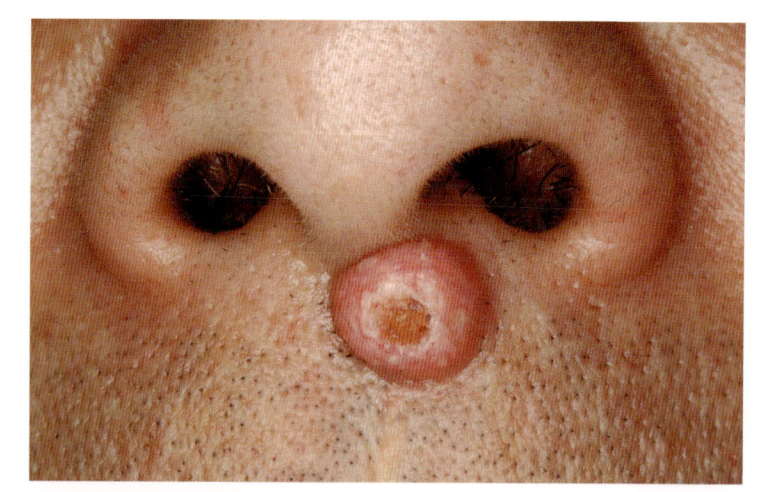

噴火口型のドーム状結節

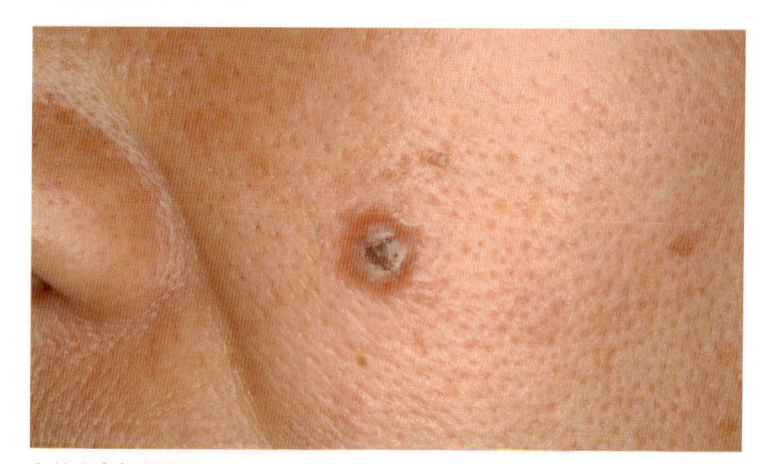

角栓を容れた結節

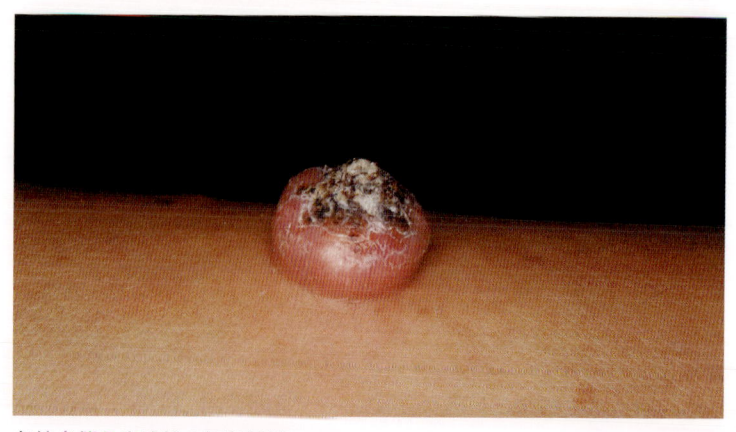

角栓を伴う半球状の紅色結節

Merkel細胞癌
Merkel cell carcinoma

皮膚の悪性腫瘍＞神経系腫瘍

- 表皮に存在するMerkel細胞（触覚受容細胞と考えられている）由来の皮膚癌
- 高齢者の頭頸部，四肢に紅色のドーム状腫瘤を形成し，悪性度が高い
- 治療は広範囲切除，放射線療法，化学療法

高齢女性の頭頸部に好発し，直径1～3cm，淡紅色から紫紅色の硬いドーム状結節を認める．自覚症状は通常ない．皮膚付属器癌や無色素性の悪性黒色腫，悪性リンパ腫などが鑑別疾患となりうる．肺小細胞癌の皮膚転移の際にも同様の病理所見を得るため，本症を疑った場合は肺癌の検索を要する．Merkel細胞癌では，CK20が核周囲に点状（dot状）に陽性になる．肺小細胞癌では通常CK20陰性である．
転移や再発をきたしやすいため，広範囲切除を行い，必要に応じてリンパ節郭清を加える．放射線療法や化学療法も有効である．まれに自然消退例の報告もある．

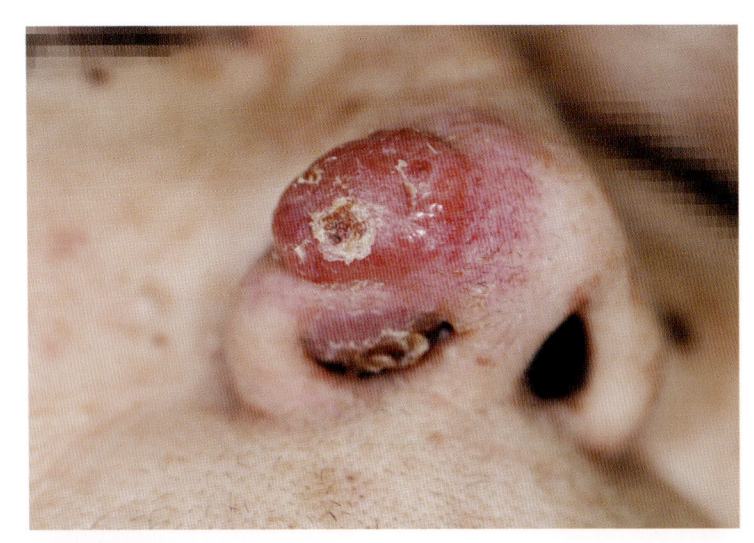

鼻の紅色結節

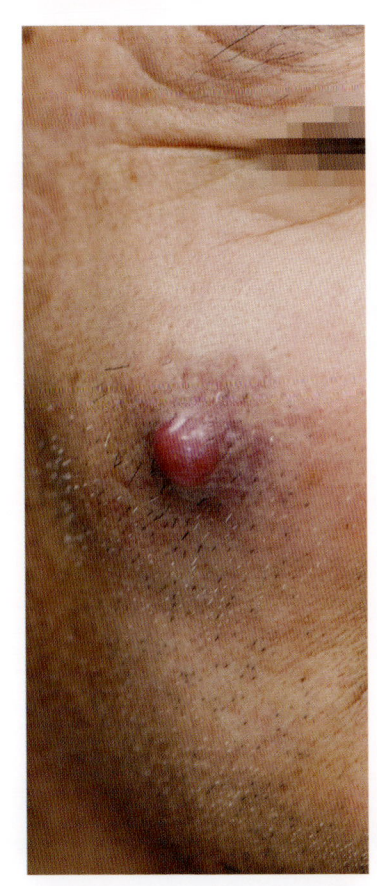

中央がドーム状に隆起する紅色局面　　紅色腫瘤

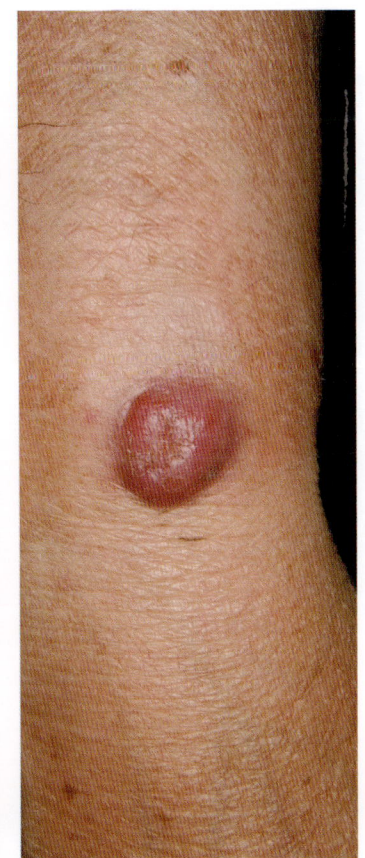

乳房外Paget病
extramammary Paget's disease; EMPD

皮膚の悪性腫瘍＞汗腺系腫瘍

- 湿疹様の紅斑，びらんを呈する．高齢者に多い
- アポクリン腺由来の表皮内癌と考えられており，外陰部や肛門部，腋窩に好発
- 進行して基底膜を破壊したものを乳房外Paget癌と呼ぶ
- 広範囲切除が原則である．センチネルリンパ節生検を行うこともある

高齢者に好発する．鮮紅色の浸潤性局面が出現する．大部分が外陰部に生じ，肛囲や会陰，腋窩，臍囲にも生じうる．二次性に湿疹や皮膚炎，カンジダ症をきたし，境界不明瞭な病変を形成して瘙痒を伴うことがある．病変は緩徐に拡大し，ときに周囲にメラニンが沈着する．進行して基底膜を破壊し，病変内に小腫瘤を触れるようになったものを乳房外Paget癌と呼ぶ．進行例では所属リンパ節転移も認め，予後不良となる．
病理学的に表皮，汗管および毛包内に，大型の明るい胞体をもつPaget細胞が，散在性ないし集簇性に認められる．胞巣を形成することが多い．皮膚原発のものはCK7が陽性，CK20が陰性となる．

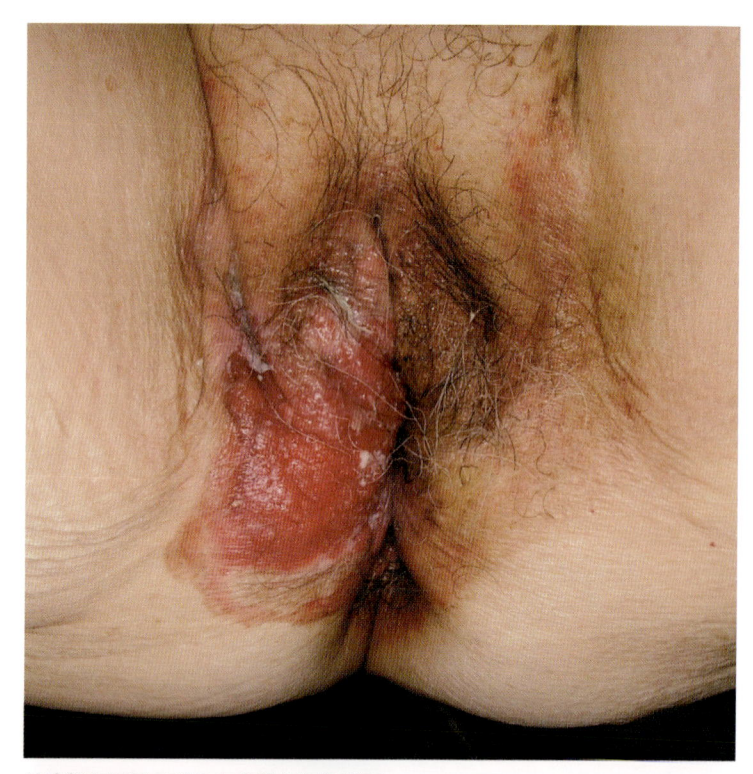

外陰部や肛囲のびらんを伴う紅色局面

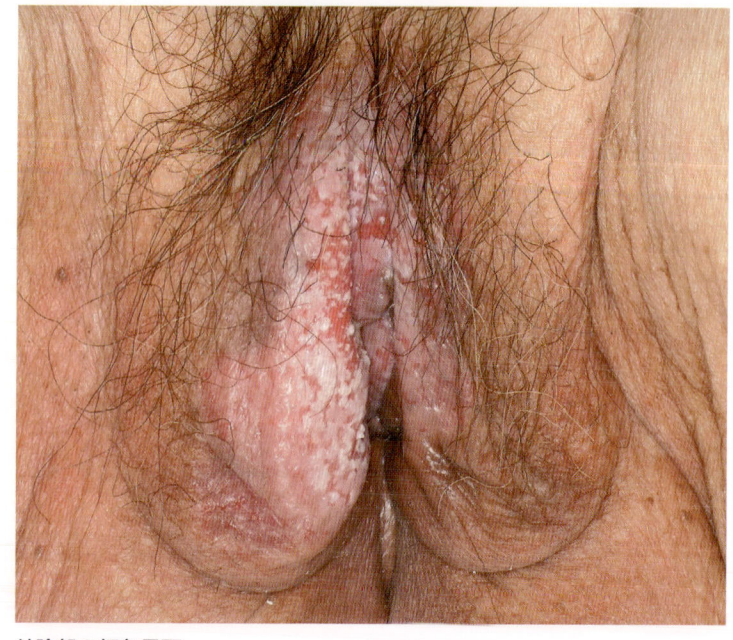

外陰部の紅色局面

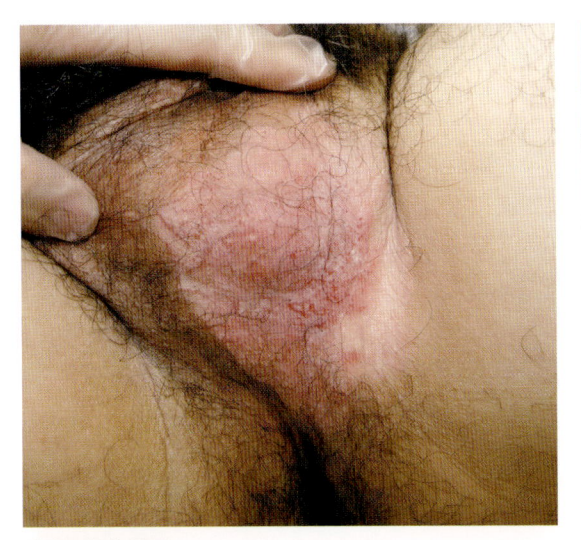

陰嚢の紅色局面

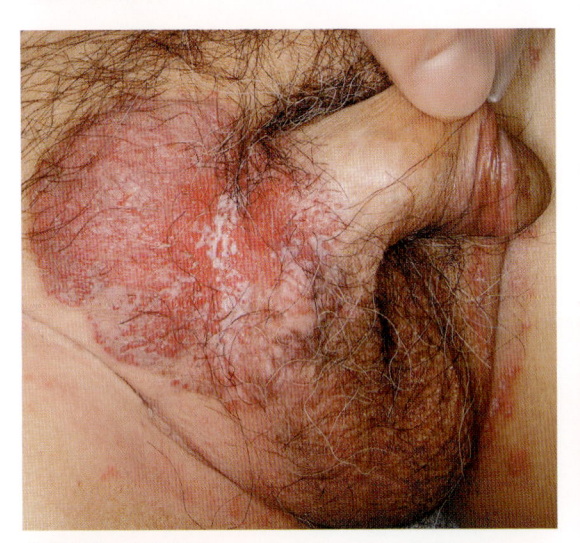

陰茎基部の紅色局面

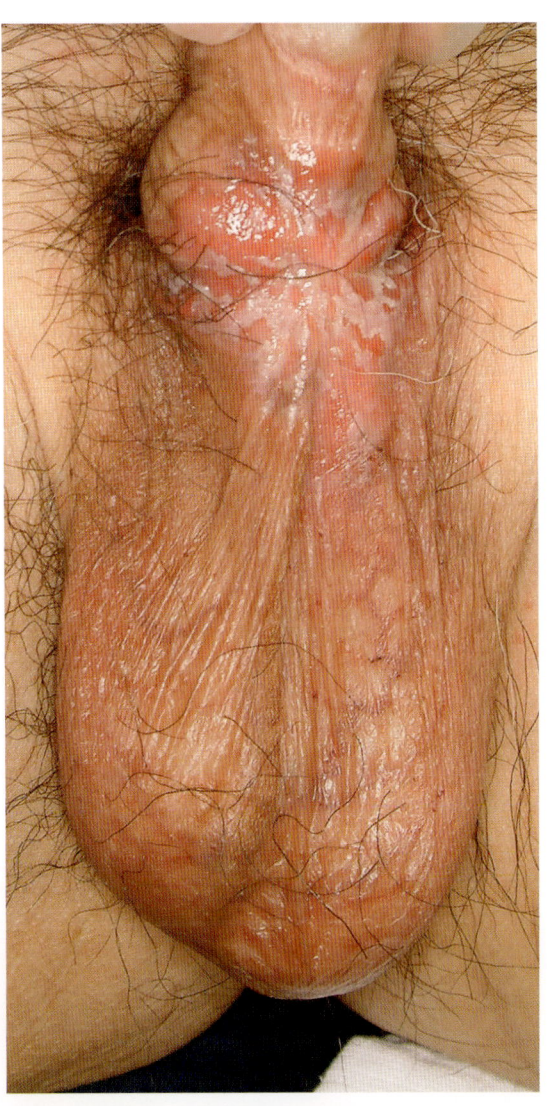

陰嚢から陰茎にかけての紅斑, びらん

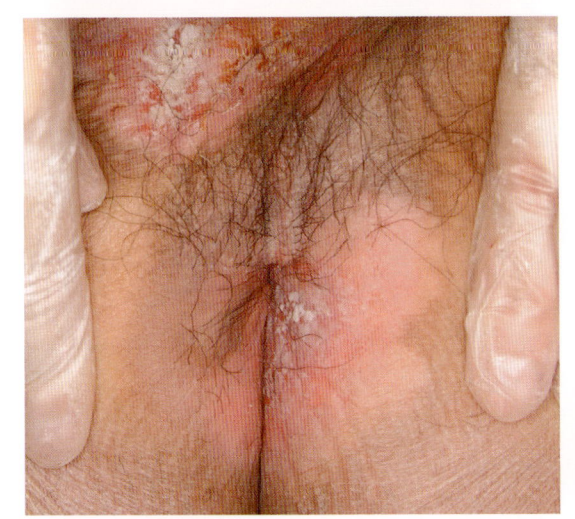

肛囲に及ぶ浸潤性紅斑

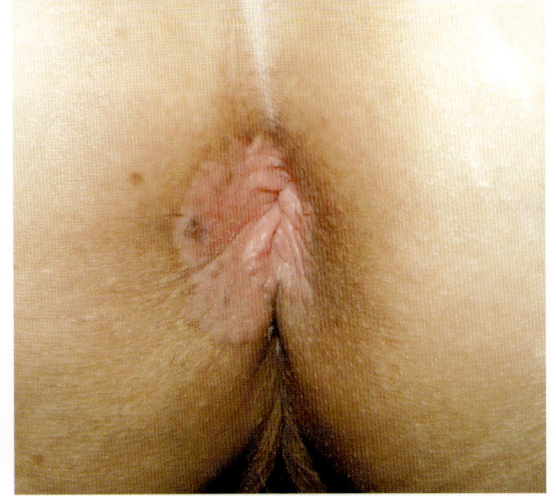

肛囲の紅色局面

隆起性皮膚線維肉腫
dermatofibrosarcoma protuberans; DFSP

皮膚の悪性腫瘍＞間葉系腫瘍＞線維組織系腫瘍

- 成年男子の体幹に好発する，線維組織球由来と推定される悪性腫瘍
- 皮内および皮下の硬結として初発し，半球状から茸状の腫瘍を生じる
- 暗赤褐色で硬く，びらんや痂皮を伴うことも多い．進行は緩徐

病理学的には，腫瘍細胞および線維が渦を巻くように配列するのが特徴的で，花むしろ様配列（storiform pattern）と表現される．核分裂像や異型性は乏しい．また，腫瘍細胞は血液凝固第XIIIa因子陰性，CD34陽性となる．転移をきたすことはまれ（1％以下）であるが，容易に局所再発するので広範囲切除を要する．

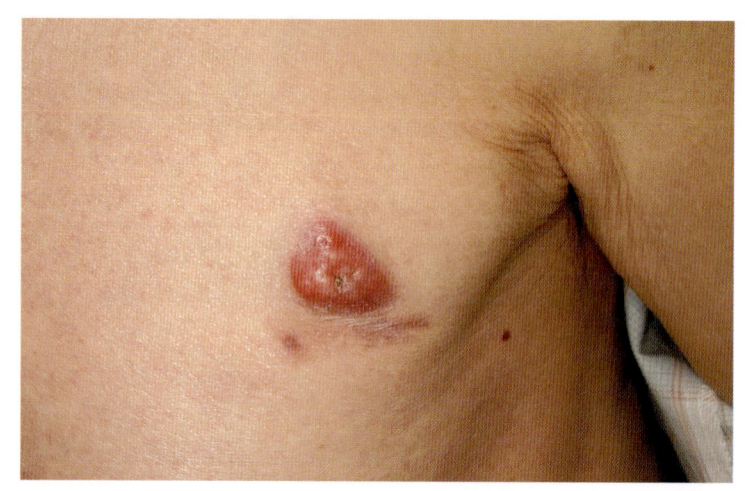

紅色の隆起性局面．周囲に浸潤を触れる

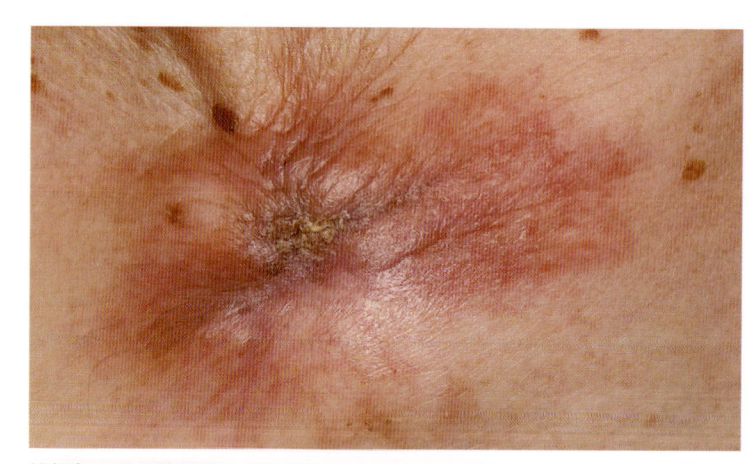

淡紅色の硬化性局面

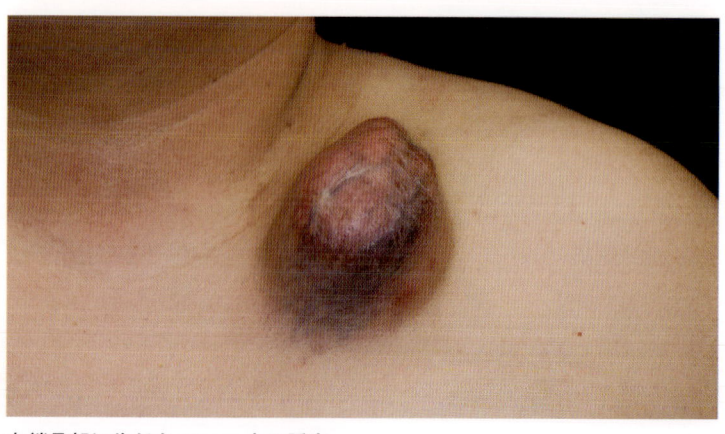

左鎖骨部に生じた10 cm大の腫瘤

血管肉腫（脈管肉腫）
angiosarcoma

皮膚の悪性腫瘍＞間葉系腫瘍＞脈管系腫瘍　**同義語**　悪性脈管内皮細胞腫（malignant angioendothelioma）

- 高齢者の頭部，顔面に好発，不明瞭な暗赤紫紅斑と血疱，易出血性隆起局面を形成
- 血管あるいはリンパ管（脈管）内皮細胞の増殖による悪性腫瘍
- 血行性に胸膜に転移しやすく，予後不良

わずかな外傷が誘因になることもあるが，小さな紫斑から初発し，しだいに拡大して暗紅色かつ浮腫性の局面を呈する．局面は易出血性で，容易にびらんや痂皮を生じ，湿潤性の潰瘍を形成する．さらに進行すると結節を形成し，肺，胸膜，肝臓，リンパ節などへ転移，血胸や気胸をきたして死亡することが多い．
長期間のリンパ浮腫を背景として生じた場合をStewart-Treves症候群といい，乳房切除術（腋窩リンパ節郭清）後の上肢リンパ浮腫に伴って生じやすい．また，放射線療法後に生じる場合がまれにある．
病理組織学的には異型性の著明な腫瘍細胞が，管腔構造を形成しつつ増殖する．
広範囲切除後に放射線療法や化学療法を行っても局所再発しやすい．5年生存率は12〜33％．

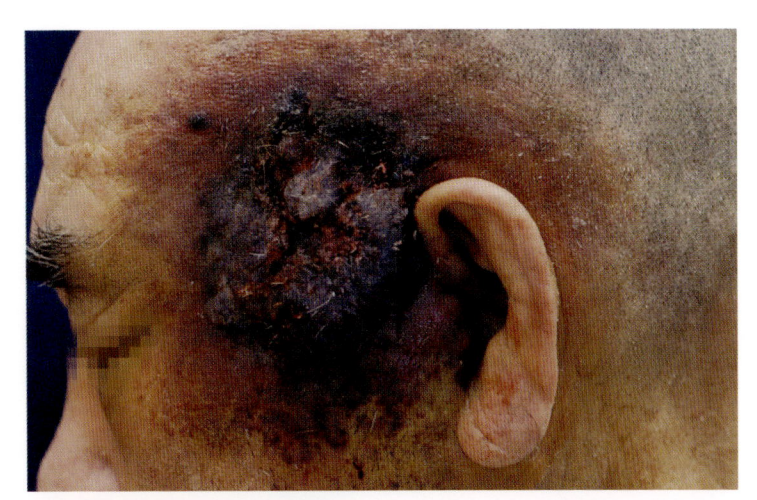

易出血性の暗紫色〜黒色の局面

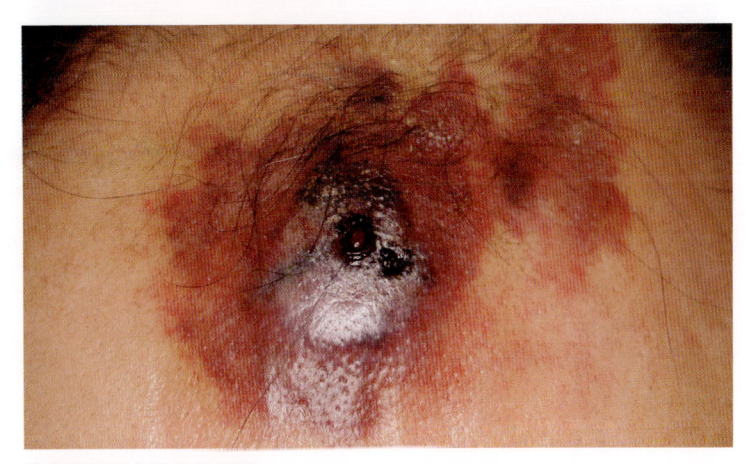

暗赤紫紅斑と隆起性局面

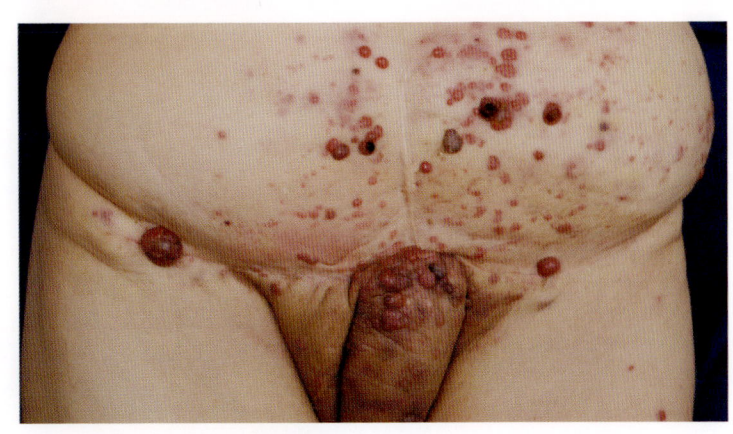

リンパ浮腫上に生じた血管肉腫

16 皮膚の悪性腫瘍

Kaposi肉腫
Kaposi sarcoma

皮膚の悪性腫瘍＞間葉系腫瘍＞脈管系腫瘍

- 高齢者や免疫不全状態患者の下腿に好発
- 内皮細胞の増殖と脈管増生が特徴的．浮腫から始まって硬性の結節を形成し，強い疼痛や易出血性を呈する
- リンパ節や内臓に同様の病変を形成し，内臓出血をきたして死亡する例もある
- HHV-8 が発症に関与
- 治療は放射線療法と化学療法が中心

四肢，とくに下肢に好発し，次第に中枢側へ及ぶ．皮膚や粘膜に紫褐色の斑ないし血管腫様丘疹が多発し，急速に拡大，隆起性局面さらには硬い結節を形成する．
皮疹自体の疼痛は強くないが，リンパ浮腫をきたすと強い疼痛が起こる．進行例ではリンパ節，消化器，肝，肺，骨に浸潤し，各臓器症状をきたす．ヒトヘルペスウイルス8型感染が原因で，血管内皮細胞の悪性化により発症する．基礎疾患や地理的要因から，古典型（東ヨーロッパやユダヤ人の高齢者に発症），地方病型（アフリカの風土病で若年者に好発），医原病型（臓器移植時の免疫抑制薬由来），AIDS関連型（流行型）に大別．

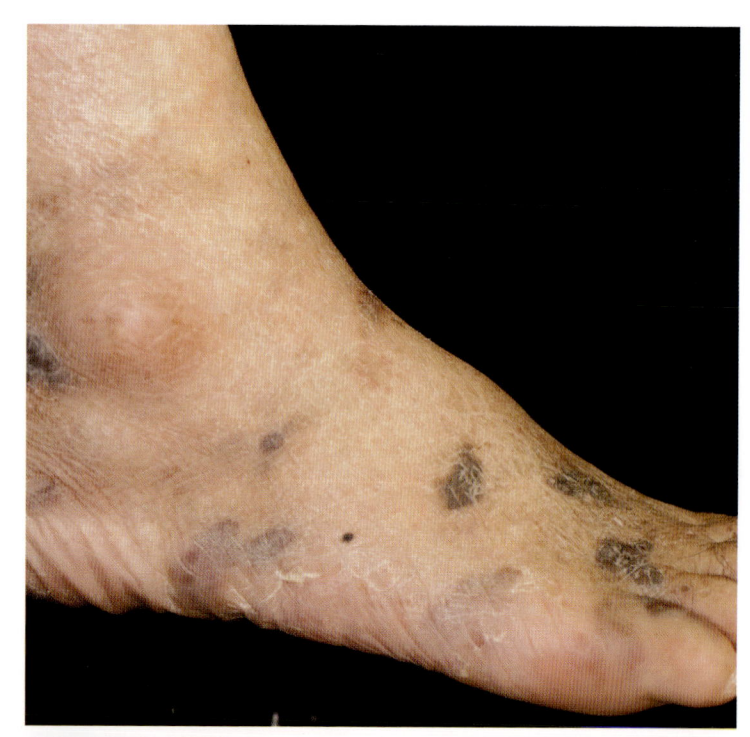

足背に多発する暗褐色局面

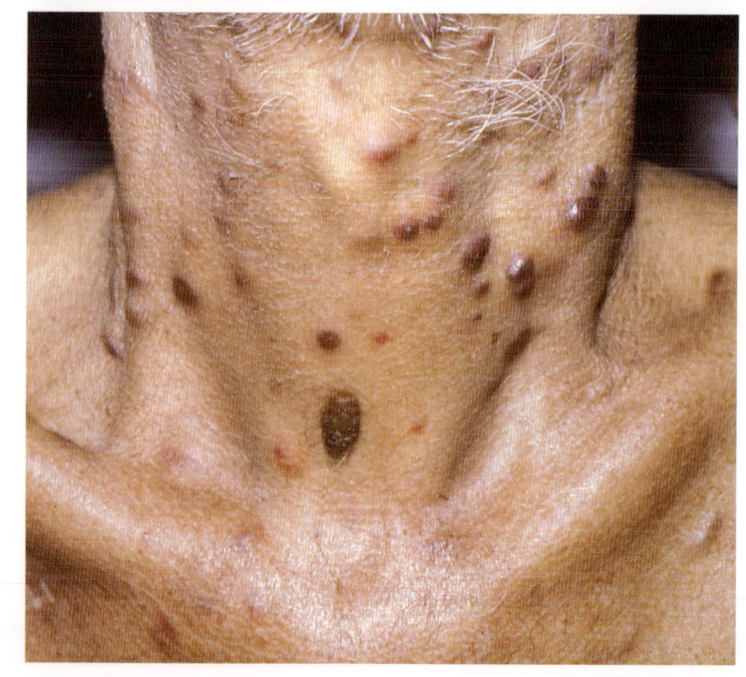

AIDS患者に多発した病変

癌の皮膚転移
metastatic carcinoma of the skin

皮膚の悪性腫瘍＞癌の皮膚転移

- 内臓悪性腫瘍が連続性，血行性またはリンパ行性に皮膚に転移してきたもの
- 原発巣としては乳腺，肺，結腸，子宮，卵巣などがあり，原発癌の末期に生じる皮膚転移である．皮内および皮下に自覚症状を欠く結節を多数生じることが多い

特殊な臨床型として，以下のようなものが存在する．

丹毒様癌：癌性リンパ管炎を伴い，丹毒のように急速に発赤，浸潤を触れる．

腫瘍性脱毛：被髪頭皮へ腫瘍細胞が転移，局所性脱毛を呈する．

Sister Mary Joseph 結節（シスター メアリ ジョセフ）：消化器癌（結腸癌，膵癌など）が臍部に転移して結節をつくったもの．

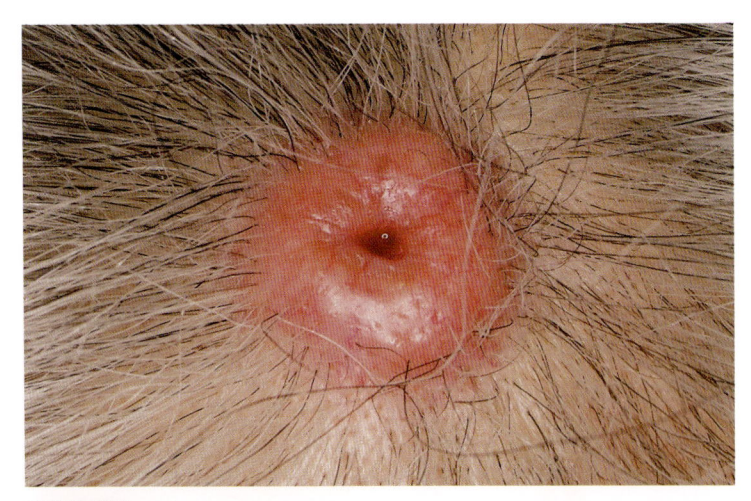

腫瘍性脱毛

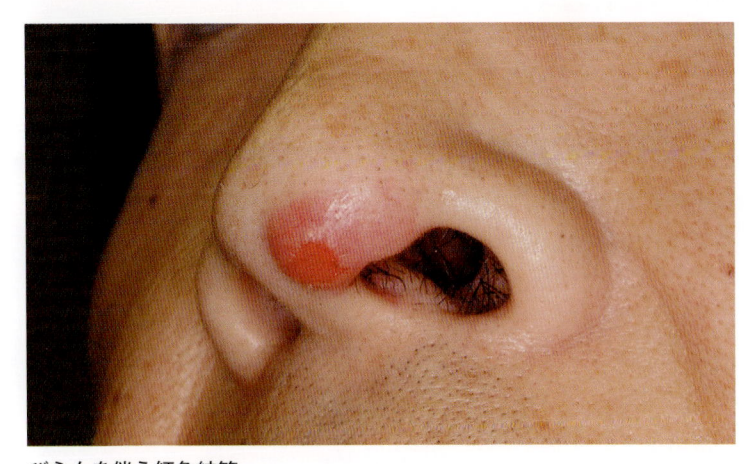

びらんを伴う紅色結節

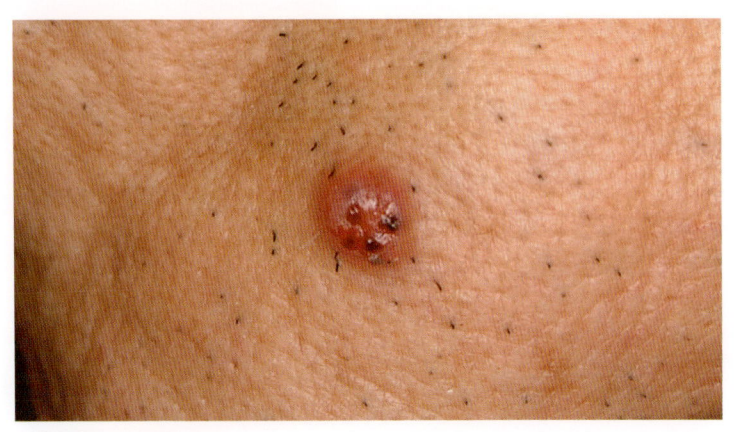

紅色結節．出血を伴う

原発性皮膚リンパ腫
primary cutaneous lymphoma

悪性リンパ腫および類縁疾患

- 原発性皮膚リンパ腫は，診断時に皮膚以外の臓器で腫瘍細胞を認めない，皮膚に生じた悪性リンパ腫と定義される
- 診断時に他部位に原発病変があり，転移巣として皮膚病変を生じるものは，続発性皮膚リンパ腫と診断される
- 治療は基本的には病型や病期に基づいて決定

現在，治療の決定はWHO/EORTC分類をもとに行われる．この分類では，増殖細胞の由来からT細胞，NK細胞，B細胞，血液前駆細胞に大別し，さらに臨床所見や表面マーカー，分化度などから分ける．日本では原発性皮膚リンパ腫の90％がT細胞由来(皮膚T細胞リンパ腫)である．

病型決定：生検組織のHE染色に加えて表面マーカーやT細胞受容体(TCR)，免疫グロブリン(Ig)の発現，TCRおよびIg遺伝子再構成を検索．

病期決定：画像検索(CT，PET，超音波検査，消化管検査など)，末梢血検査(フローサイトメトリー，LDH，可溶性IL-2受容体，HTLV-1検査，EBV抗体価，ボレリア抗体など)，骨髄穿刺(生検)，リンパ節生検などを考慮．

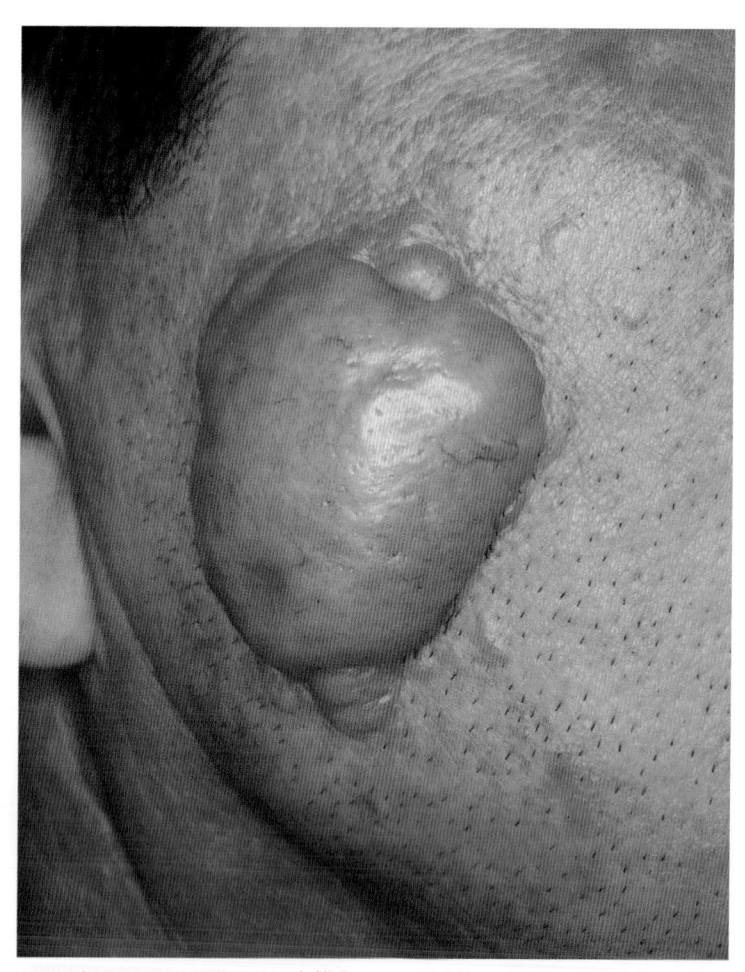

顔面の紅色腫瘤．表面に光沢を伴う

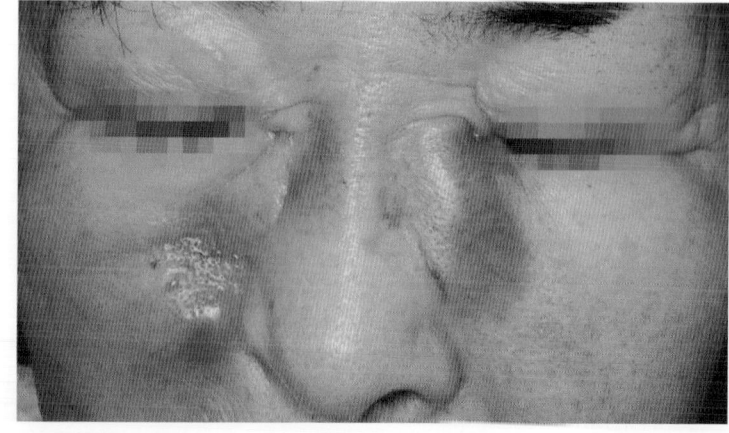

顔面の腫瘤，局面

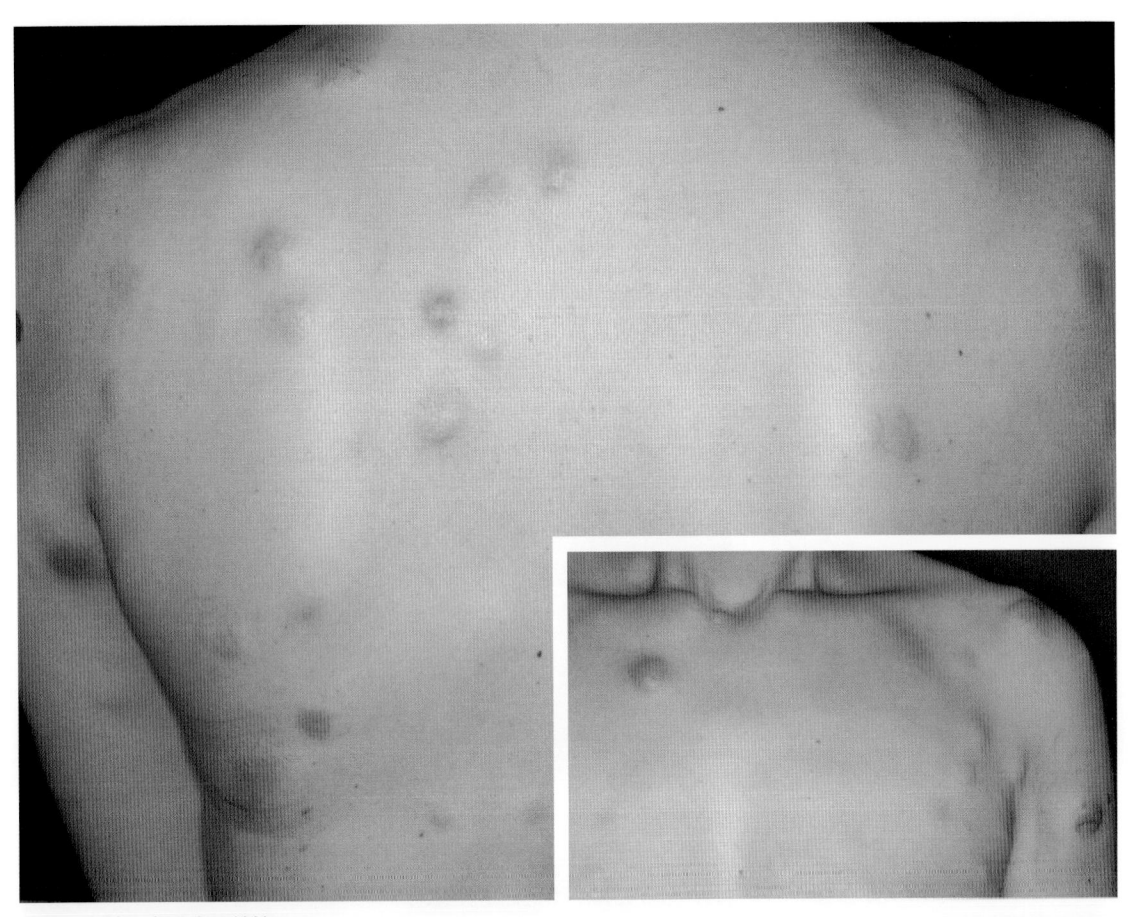

体幹と上肢に多発する結節

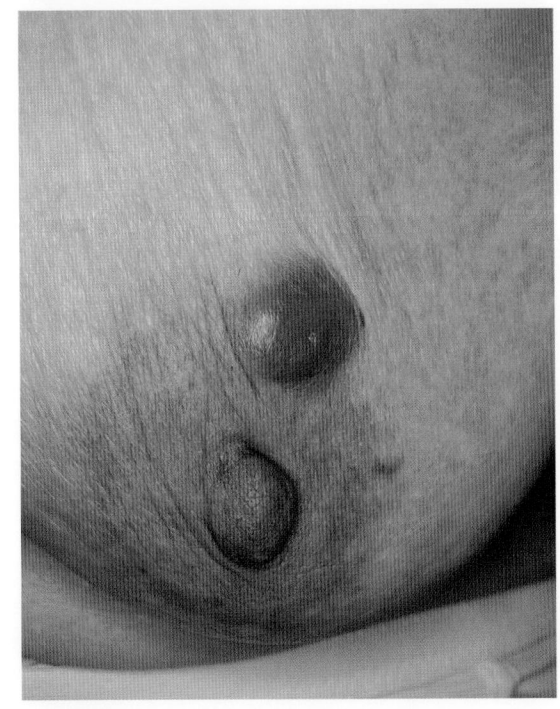

暗紅色結節

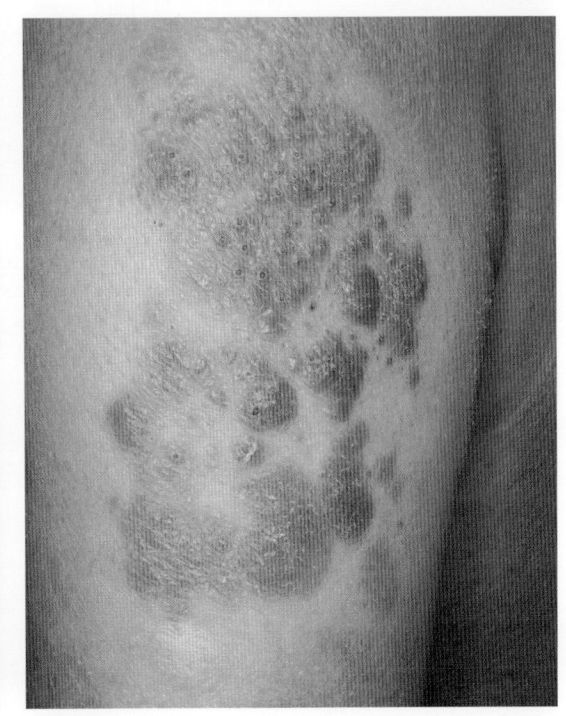

紅色局面

菌状息肉症
mycosis fungoides; MF

悪性リンパ腫および類縁疾患

- 最も頻度の高い皮膚T細胞リンパ腫
- 数年～数十年にわたり慢性に経過．皮疹の形態から紅斑期，局面期，腫瘍期に分類．末期まで他臓器への浸潤をみない
- 治療はステロイド外用や紫外線療法が中心．進行期では化学療法など

初期には湿疹・皮膚炎や乾癬に似た皮疹が出現し，これが数年～10年以上続く（紅斑期）．続いて浸潤を触れる扁平に隆起した皮疹を呈するようになり（局面期），さらに数年後には腫瘤を形成してリンパ節転移や他臓器への浸潤をきたすようになる（腫瘍期）．
腫瘍期には表面平滑な暗赤色のドーム状に隆起した弾性腫瘤が出現．次第にびらん，潰瘍化する．進行は速くなり，リンパ節や肝臓，脾臓，肺などへの浸潤をみる．白血化することはまれ．免疫能低下による感染症や内臓病変により，多くは1～2年で死亡する．
局面期まではPUVAやnarrow band UVBなどの光線療法で進行をある程度抑制し，ステロイド外用やインターフェロン投与も併用する．腫瘍期には，電子線照射や多剤併用化学療法を行う．

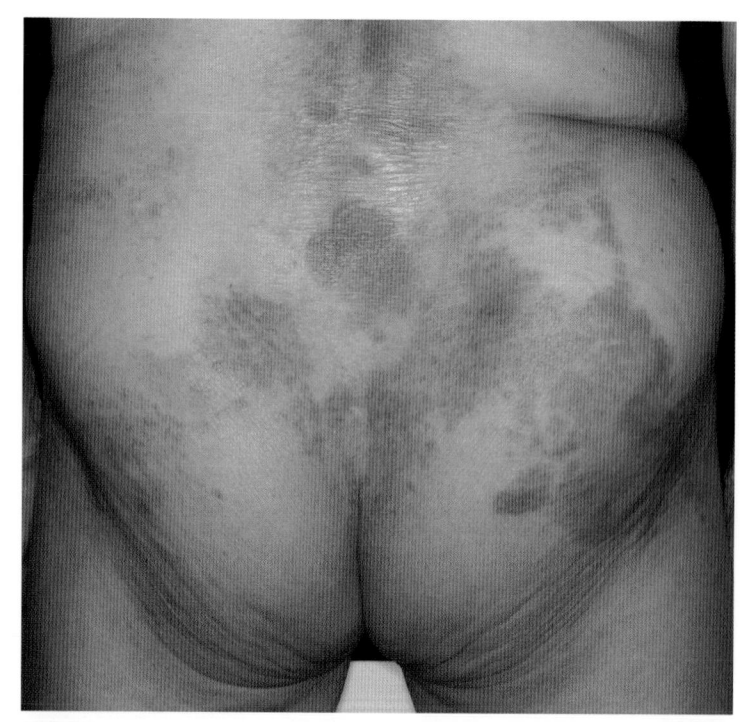

紅斑期

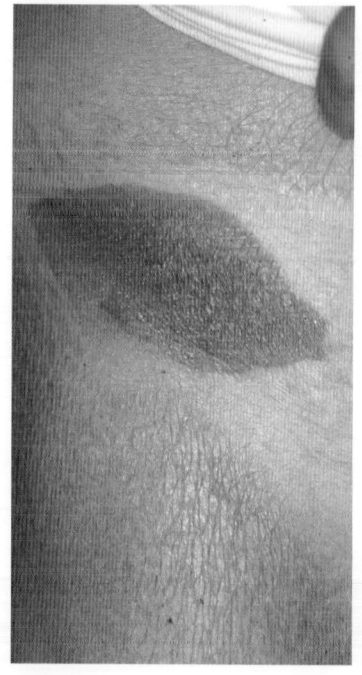

局面期

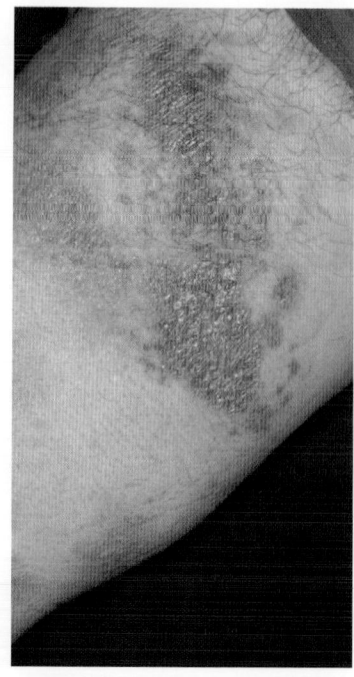

局面期

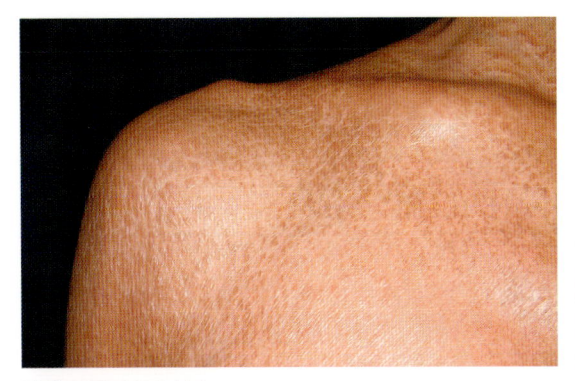

鱗状の局面が広がる

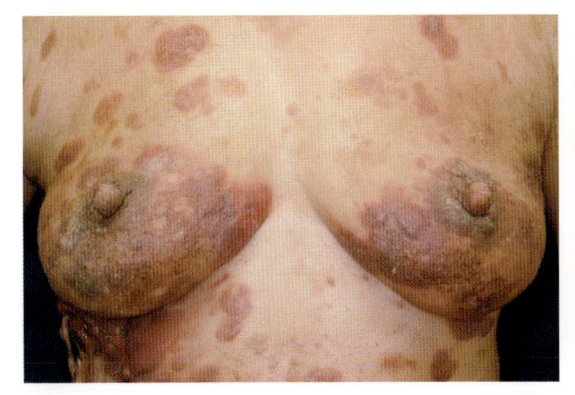

腫瘍期

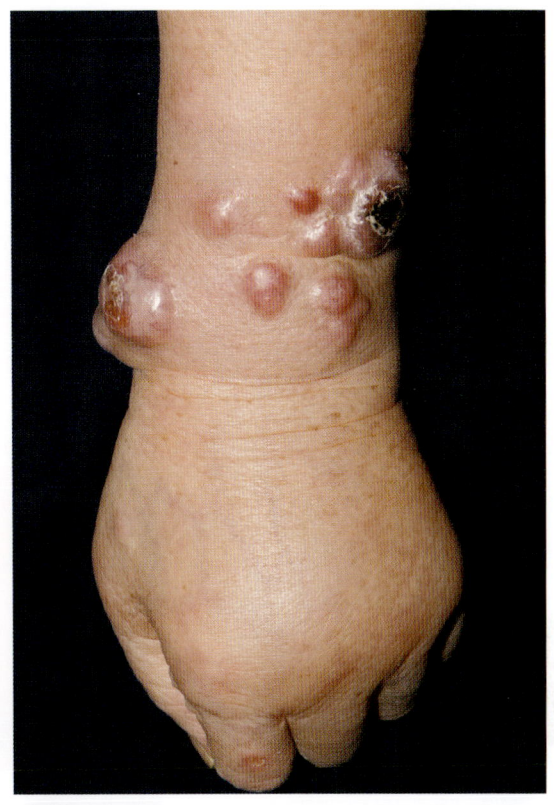

腫瘍期

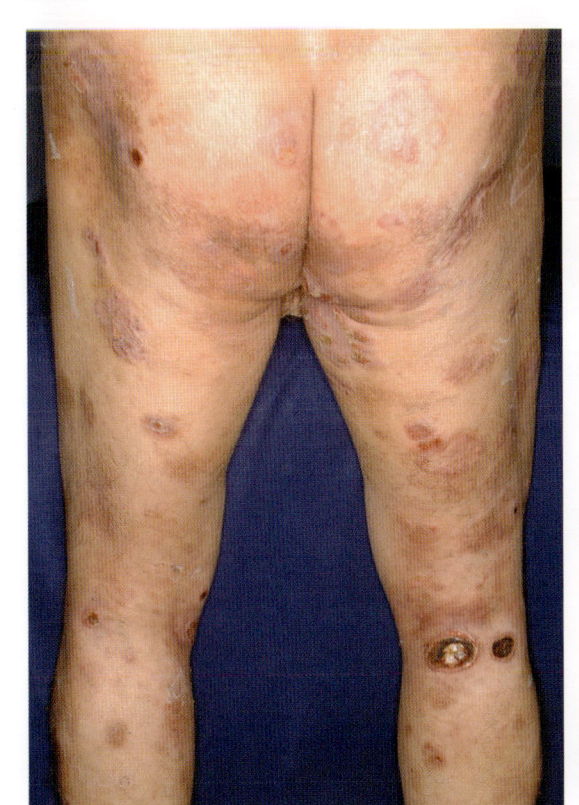

腫瘍期．潰瘍化を認める

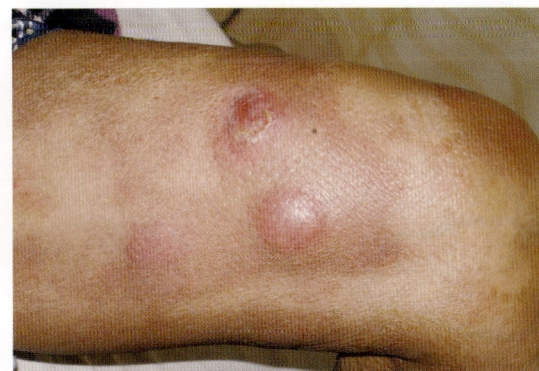

腫瘍期

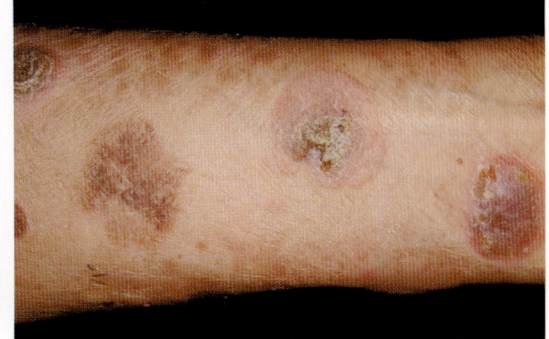

腫瘍期

245

成人T細胞白血病/リンパ腫
adult T-cell leukemia / lymphoma; ATLL

悪性リンパ腫および類縁疾患

- 紅褐色で半球状に隆起した硬い腫瘤が多発するほか，紅皮症や落屑を伴う隆起局面など多彩な皮膚症状
- 成人T細胞白血病ウイルス1型（HTLV-1）による造血器悪性腫瘍
- 血清抗HTLV-1抗体陽性，特徴的な末梢血中のflower cellの出現
- 多剤併用化学療法を行うが，予後不良

くすぶり型，慢性型，リンパ腫型，急性型，急性転化型，皮膚型などに分類される．皮膚症状は多彩で，全ATLLの約60％でみられる．大小多発する紅褐色の硬い腫瘤や，落屑を伴う紅褐色の浸潤性隆起局面，紅皮症を伴う症例もある．このような腫瘍細胞の浸潤による特異的な皮疹（特異疹）のほか，免疫能低下による非特異的な皮疹も出現する．
日本では患者の出身地が九州63％，北海道・東北9％，南紀・南四国地方5％と地域差がある．母乳を介した母子間感染が主な感染経路である．
急性型やリンパ腫型，急性転化型に対しては多剤併用化学療法を行う．

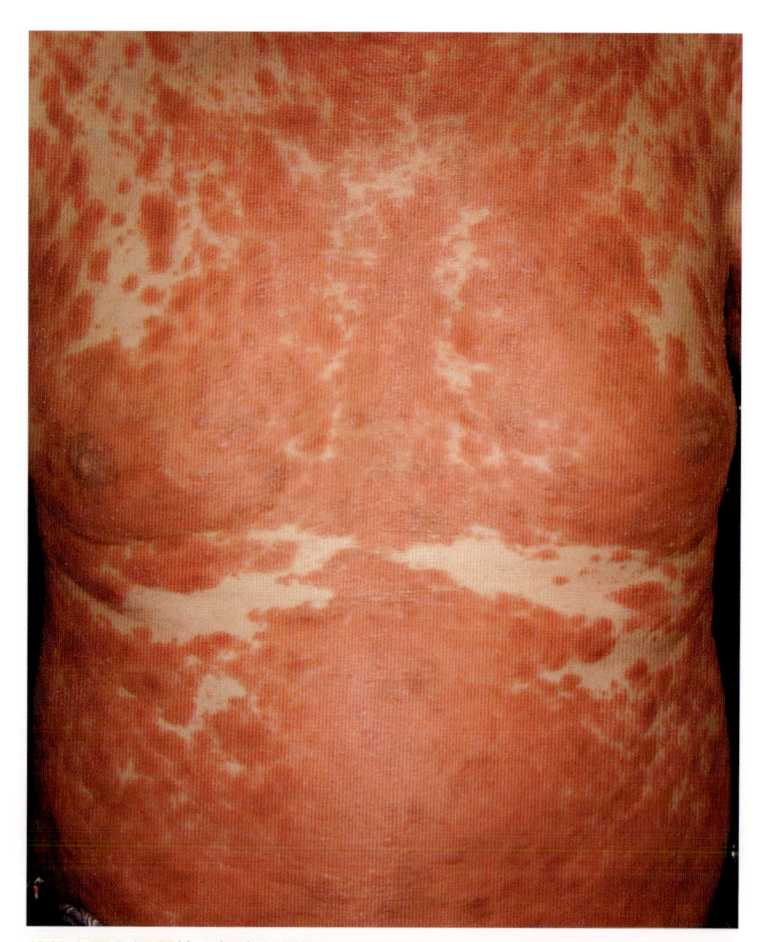

体幹を覆う浸潤性の紅斑と局面

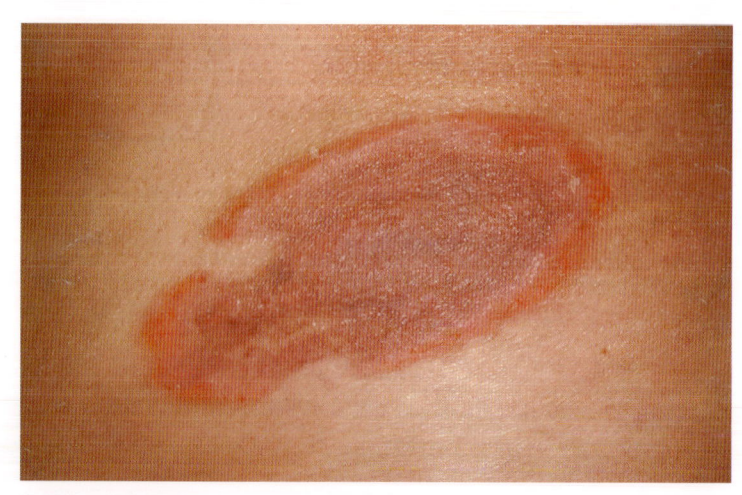

浸潤性の紅色局面

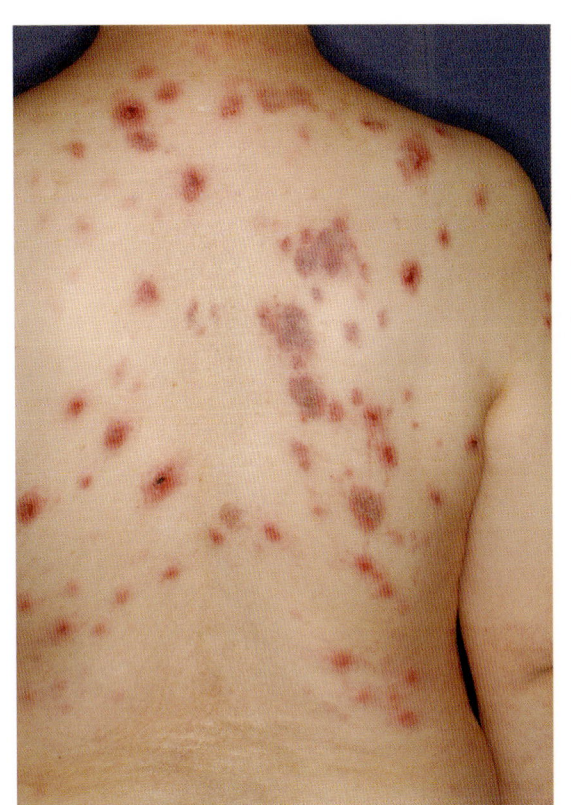

紅色局面の多発

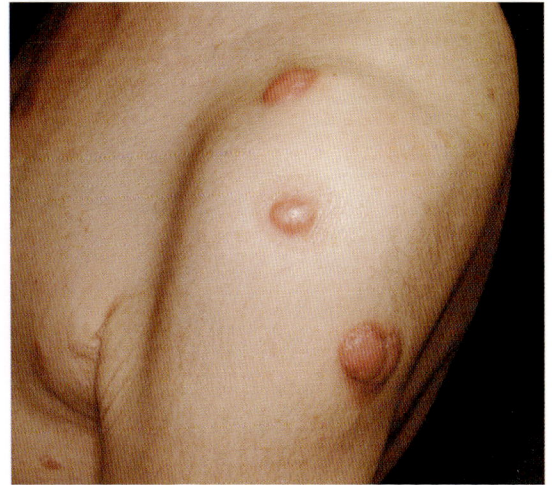

上腕の結節

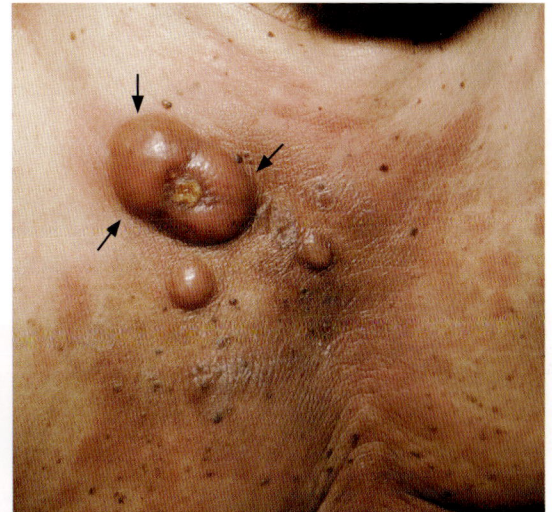

腫瘤（→），結節

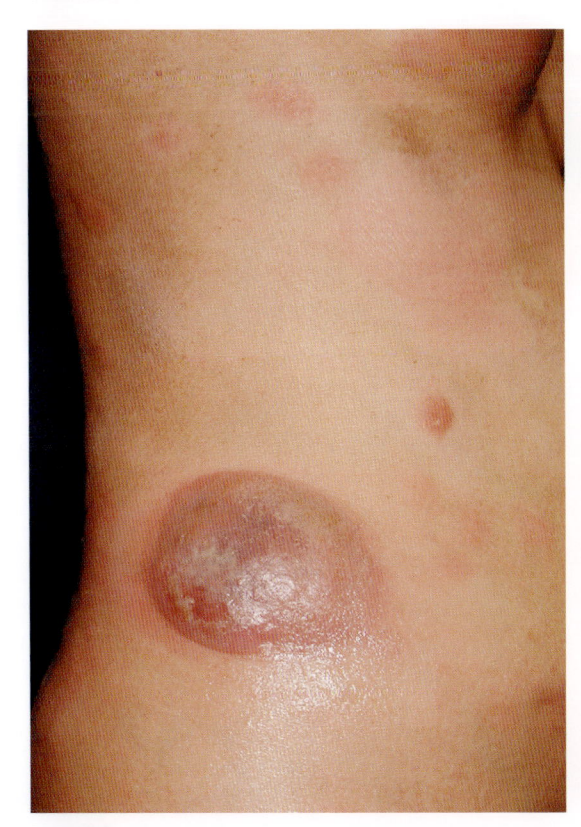

紅色腫瘤

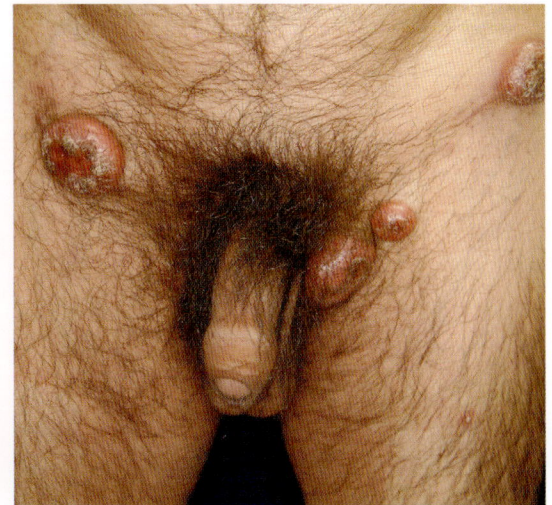

自壊した腫瘤

16 皮膚の悪性腫瘍

悪性黒色腫（メラノーマ）
(malignant) melanoma

悪性黒色腫

- メラノサイトの悪性腫瘍．結節型，表在拡大型，末端黒子型，悪性黒子型の4病型に分類．いずれも黒色で辺縁不鮮明，色調に濃淡のある病変
- リンパ行性，血行性に転移しやすく，悪性度が高い
- 治療は原発巣の拡大切除およびセンチネルリンパ節のリンパ節生検，あるいは所属リンパ節郭清．種々の分子標的治療薬の登場で治療戦略が変わりつつある

どの病型も，まずは表皮内で水平方向に腫瘍細胞が増殖し（水平増殖期），濃褐色から黒色の斑を呈する．その後，病型によっては皮膚面に対して垂直方向へ増殖し（垂直増殖期），黒色結節やびらん，潰瘍を形成して転移の危険性を増す．
正常皮膚部のメラノサイトの悪性化によるほか，母斑細胞母斑（Clark母斑や巨大先天性色素性母斑），青色母斑，色素性乾皮症などから生じる場合がある．まれにメラニン産生に乏しい無色素性黒色腫もある．

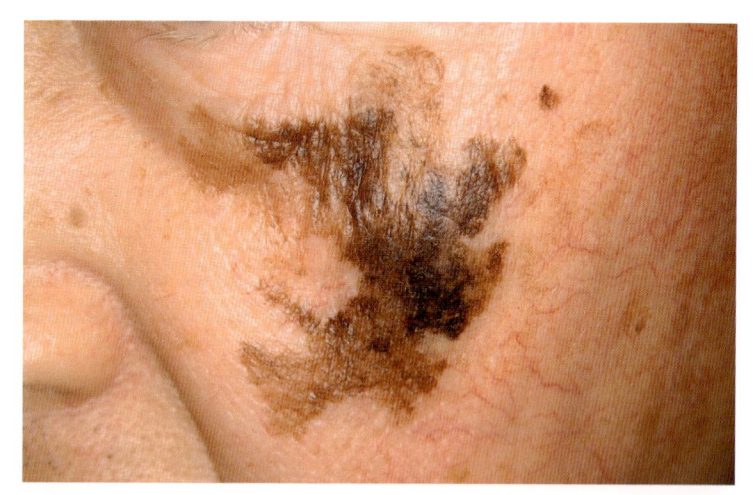

悪性黒子型

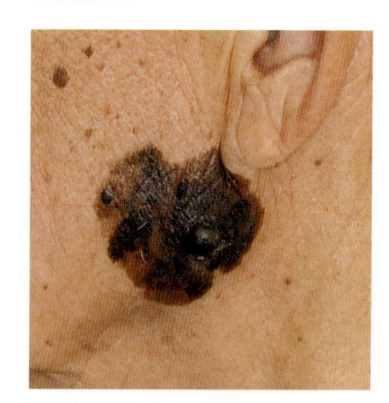

悪性黒子型

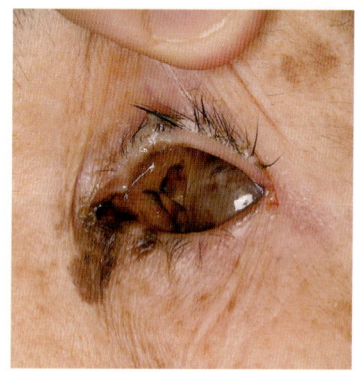

結膜発生例

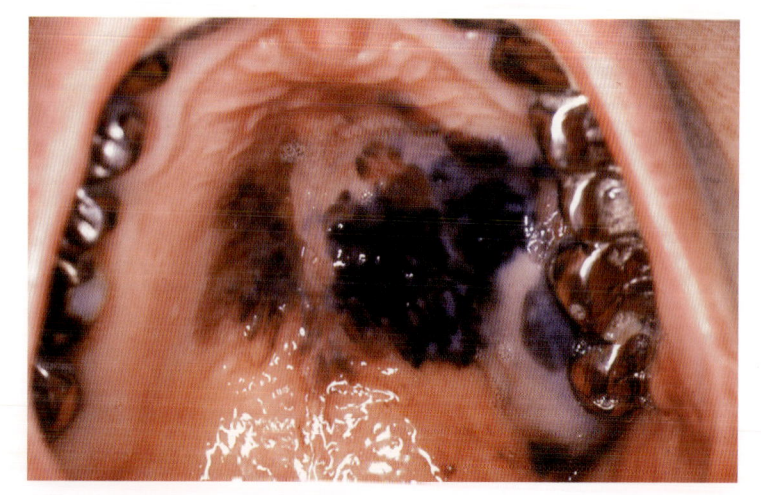

口腔内の悪性黒色腫．表在拡大型

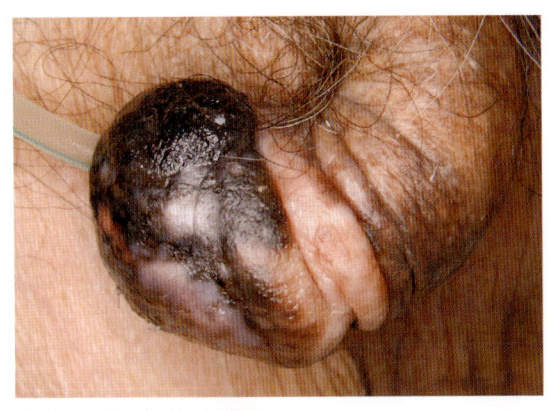

陰茎の悪性黒色腫. 結節型

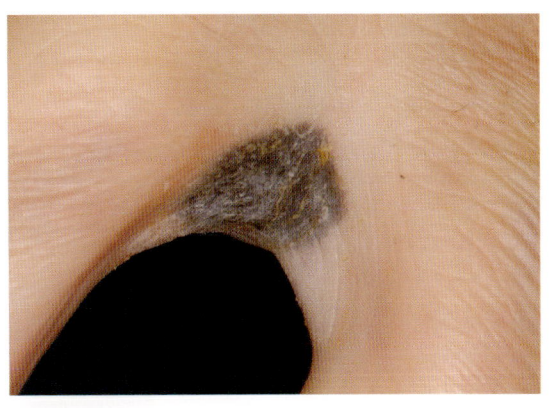

末端黒子型

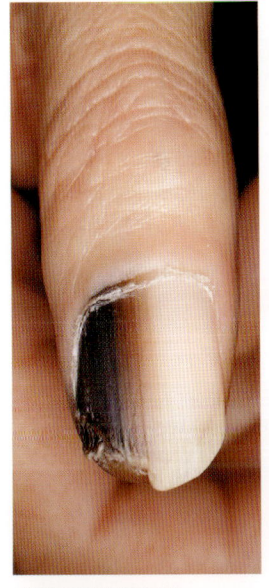

爪部の悪性黒色腫

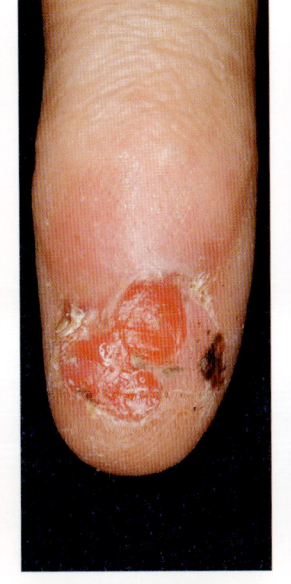

無色素性悪性黒色腫

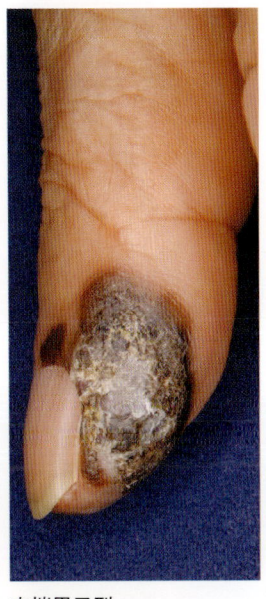

末端黒子型

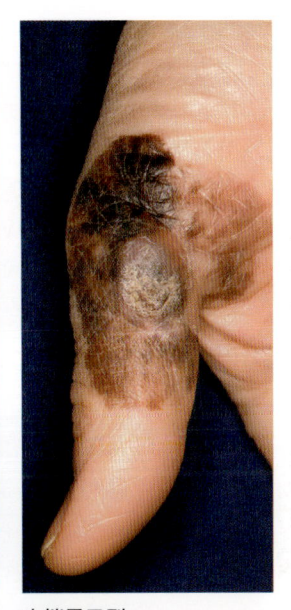

末端黒子型

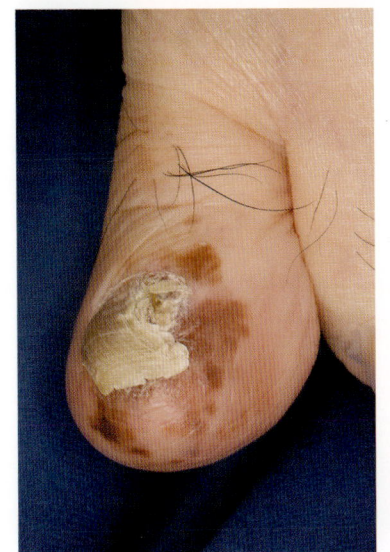

末端黒子型

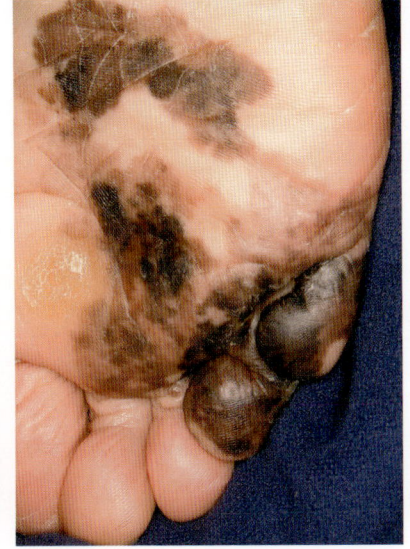

末端黒子型

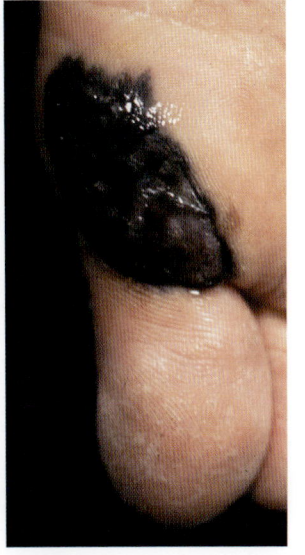

末端黒子型

249

17 ウイルス感染症

単純ヘルペスウイルス感染症
herpes simplex virus infection

水疱を主体とするもの　類義語 単純疱疹（herpes simplex）

- 単純ヘルペスウイルス1型（HSV-1）または2型（HSV-2）の初感染や再活性化による
- 痛みを伴う小水疱が集簇(しゅうぞく)
- HSV-1は口唇ヘルペス，ヘルペス性歯肉口内炎，Kaposi(カポジ)水痘様発疹症をきたす
- HSV-2は性器ヘルペスをきたすが，近年HSV-1によるものが増加傾向
- 診断は臨床所見が最も重要．そのほかウイルス抗原の検出，Tzanck(ツァンク)試験
- 治療は抗ウイルス薬

ウイルスは皮膚の微小外傷や口腔，眼，生殖器粘膜から侵入し，知覚神経軸索を逆行して三叉神経節や腰仙髄神経節へ到達する．初感染では90％が不顕性感染となるが，乳幼児や免疫能低下状態では強い症状を呈することがある．感染後，ウイルスは神経節細胞の中でDNAとして存在し，ストレスや感冒などを契機に再活性化，軸索を順行して皮膚症状を繰り返すことがある．発熱やリンパ節腫脹を伴って，粘膜に強いびらん局面を生じるもの（ヘルペス性歯肉口内炎など）や，全身に小水疱を生じるものもある（Kaposi水痘様発疹症）．

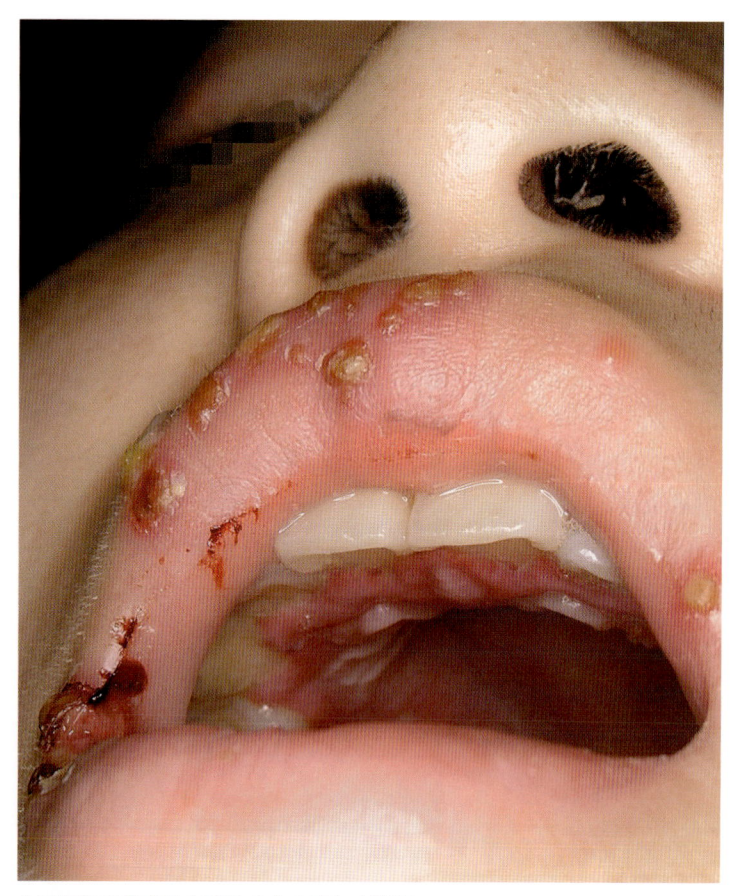

上口唇に多発する有痛性の小水疱と小膿疱

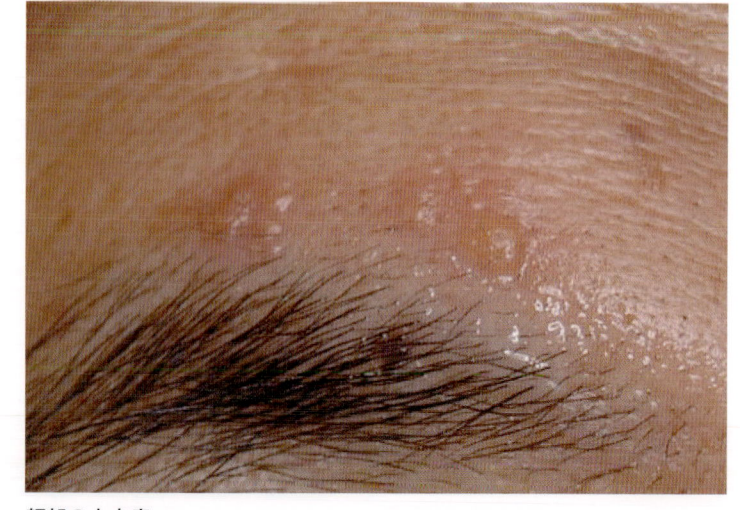

額部の小水疱

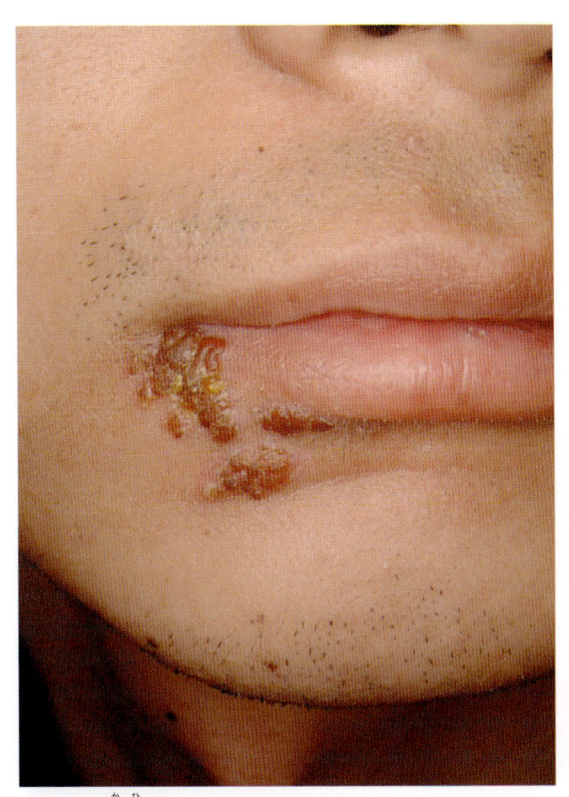

小水疱は痂皮化して治癒に向かう

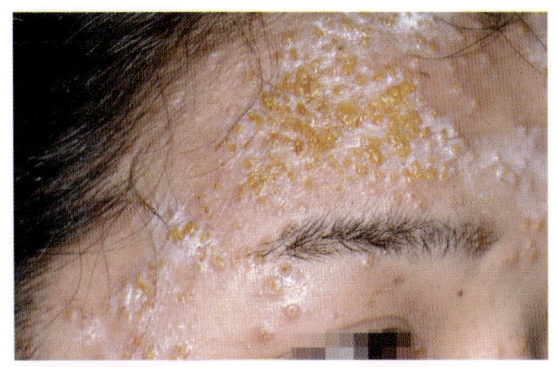

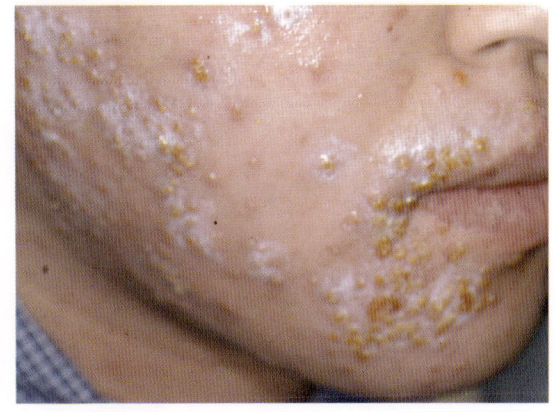

Kaposi水痘様発疹症．小水疱と黄色痂皮を付着したびらん

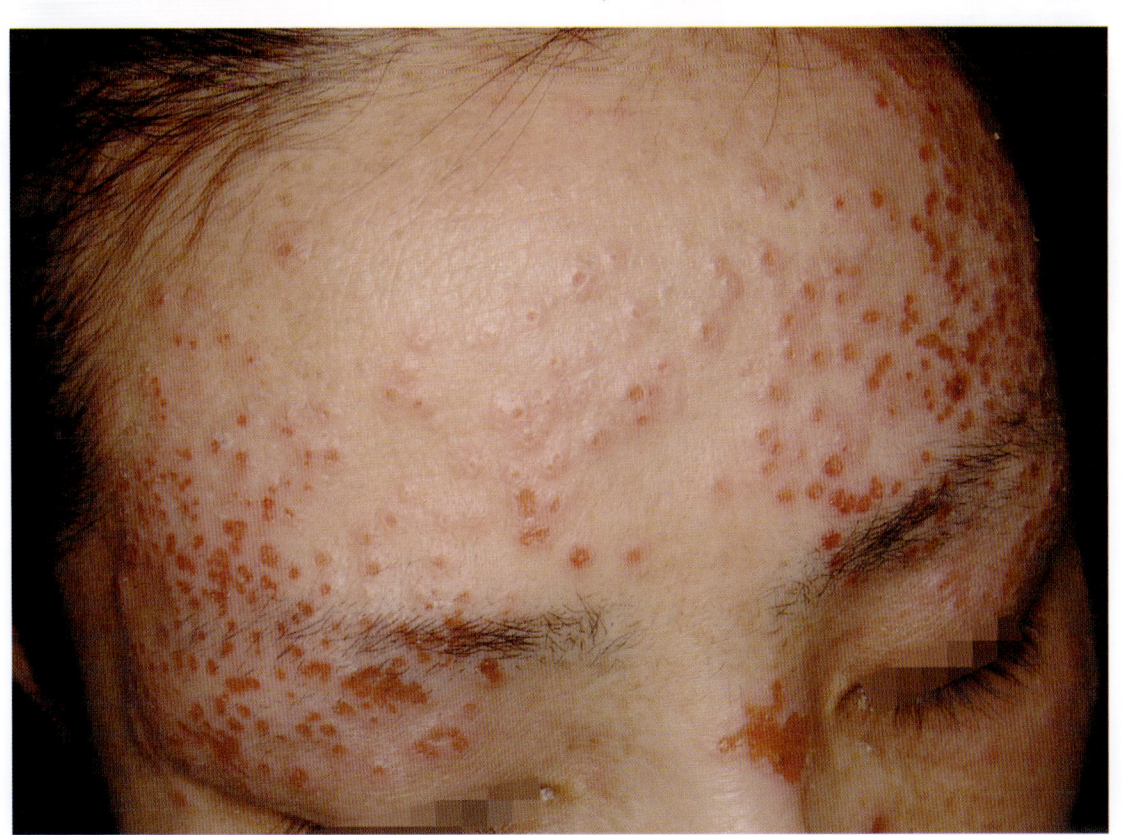

Kaposi水痘様発疹症．小水疱から生じたびらんの多発，融合

17 ウイルス感染症

帯状疱疹
herpes zoster

水疱を主体とするもの

- 水痘の罹患後に神経節に潜伏した水痘帯状疱疹ウイルス（VZV）の再活性化による
- 神経支配領域に一致した部位に帯状の疱疹形成と疼痛を生じる．免疫能低下状態では神経領域に一致しない例もある
- 治癒後も疼痛を残すことがある（帯状疱疹後神経痛）．耳周囲に生じた場合は聴覚障害や末梢性顔面神経麻痺をきたすことがある（Ramsay Hunt（ラムゼイ ハント）症候群）
- 早期の抗ウイルス薬内服，重症例では点滴が原則

肋間神経領域や顔面（三叉神経領域）に多い．皮疹出現の数日前から，一定の神経支配領域に疼痛や知覚異常などの前駆症状を認め，その後，浮腫性紅斑が出現して帯状に配列，続いて小丘疹が発生し小水疱の集簇（疱疹，ヘルペス）に変化する．どの水疱もほぼ同じ経過で新旧の水疱が混在しない．水疱はびらん，痂皮を経て2～3週間で治癒する．神経痛のピークは皮疹が出てから7～10日後であり，多くは皮疹の軽快とともに治まる．好発年齢は10～20歳代と50歳代以降．

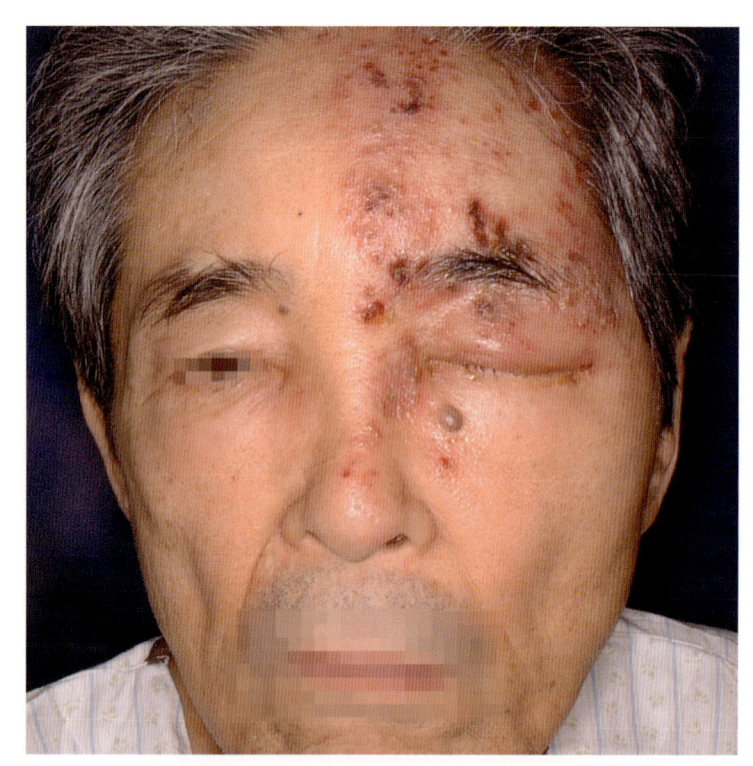

左三叉神経第1枝領域に一致した皮疹の分布

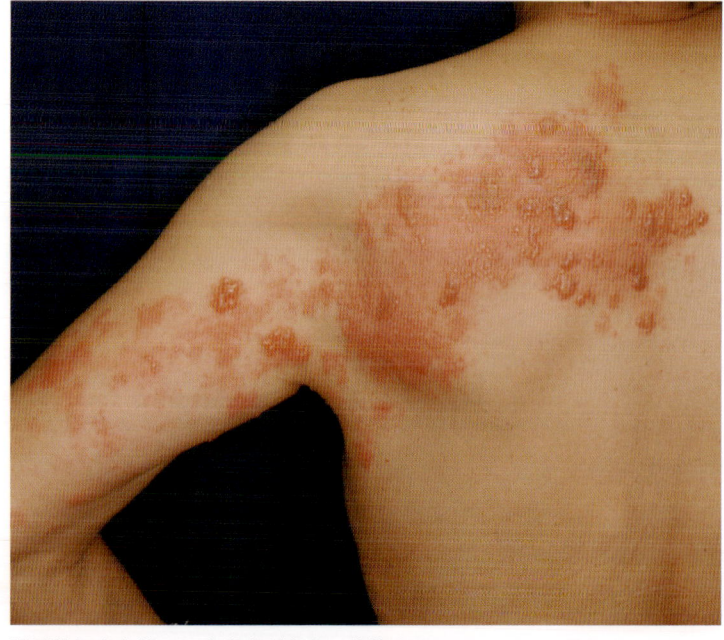

浮腫性紅斑を伴って小水疱が多発，集簇する

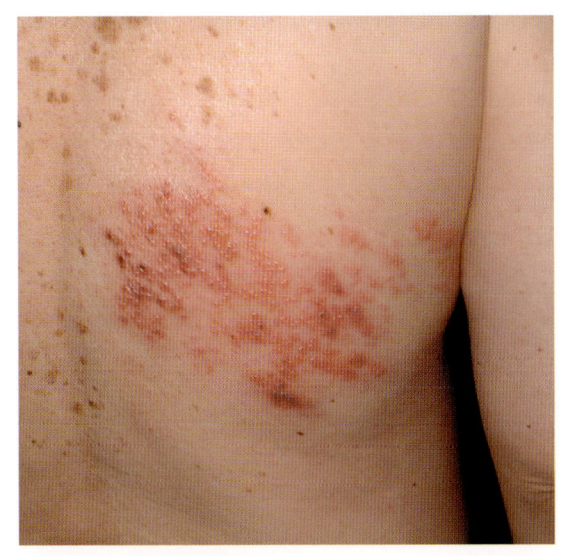

右体幹の小水疱の集簇

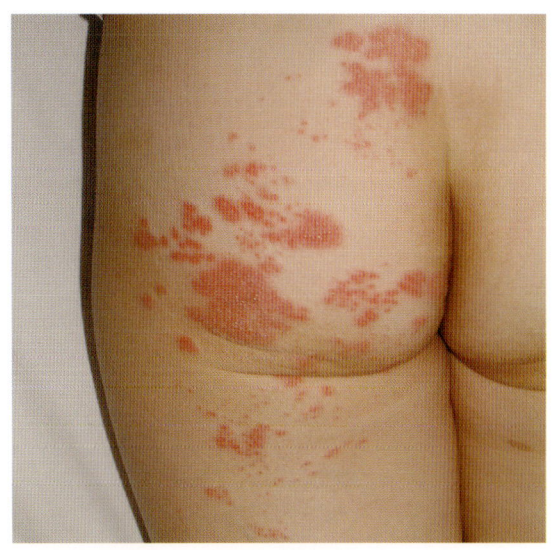

左殿部に集簇する鮮紅色の小水疱

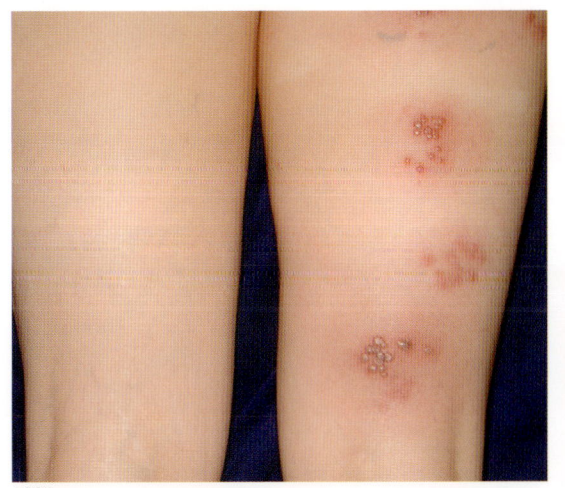

紅暈を伴う小水疱が集簇しつつ帯状の分布で多発

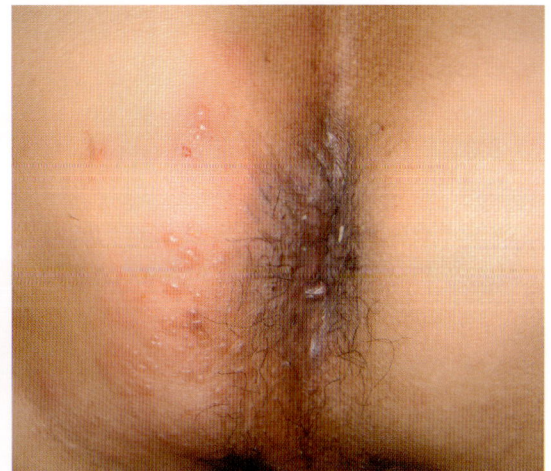

左殿部の小水疱

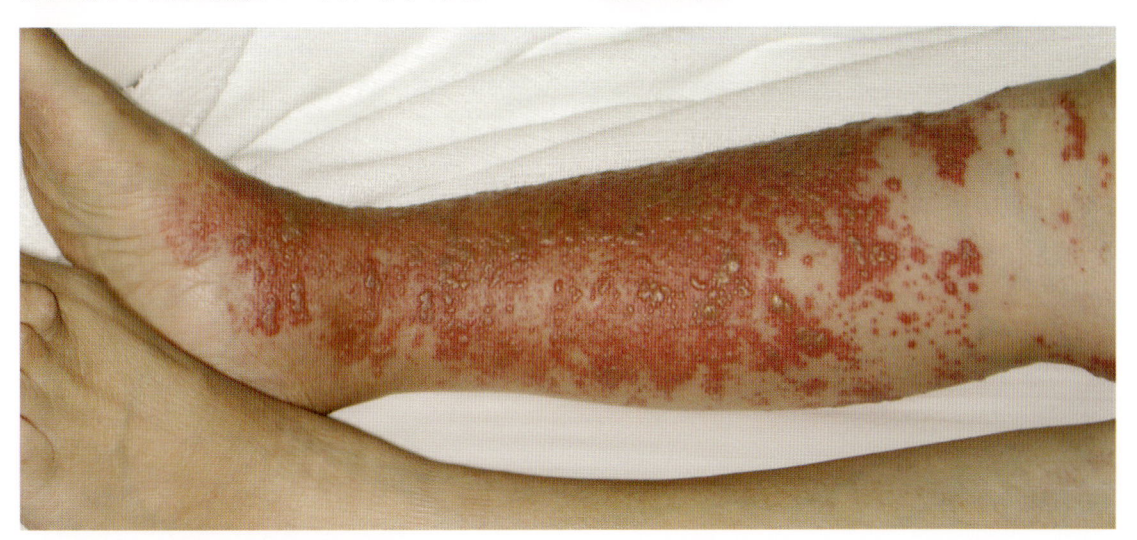

右下腿を中心に無数の小水疱が分布する

17 ウイルス感染症

水痘
varicella, chickenpox

水疱を主体とするもの

- 水痘帯状疱疹ウイルス（VZV）の初感染による．いわゆる"水疱瘡"
- 小児に好発．きわめて感染性が強い
- 発熱と同時に全身に紅斑性丘疹が出現．個疹は水疱，膿疱，痂皮化して治癒するが，次々に新しい皮疹が出現し，新旧の皮疹が混在する．7～10日で治癒
- 治療は抗ウイルス薬ならびに対症療法．小児に対するアスピリンは禁忌

潜伏期は2～3週間で，発熱（37～38℃）や全身倦怠感とともに，全身に紅斑性丘疹が出現．虫刺症の皮疹に類似するが，水疱は頭皮にも生じるほか，口腔粘膜や眼瞼結膜などにも形成される．個疹は瘙痒を伴い，数日の経過で紅斑→丘疹→水疱→膿疱→痂皮と進行．新しい皮疹が次々と発生するため，新旧の皮疹が混在する．全経過は7～10日．
合併症として，二次性の細菌感染（伝染性膿痂疹，蜂窩織炎など）や肺炎，脳炎（高熱や頭痛など髄膜刺激症状），一側性の高音性難聴，Reye症候群（アスピリン投与による）などがある．

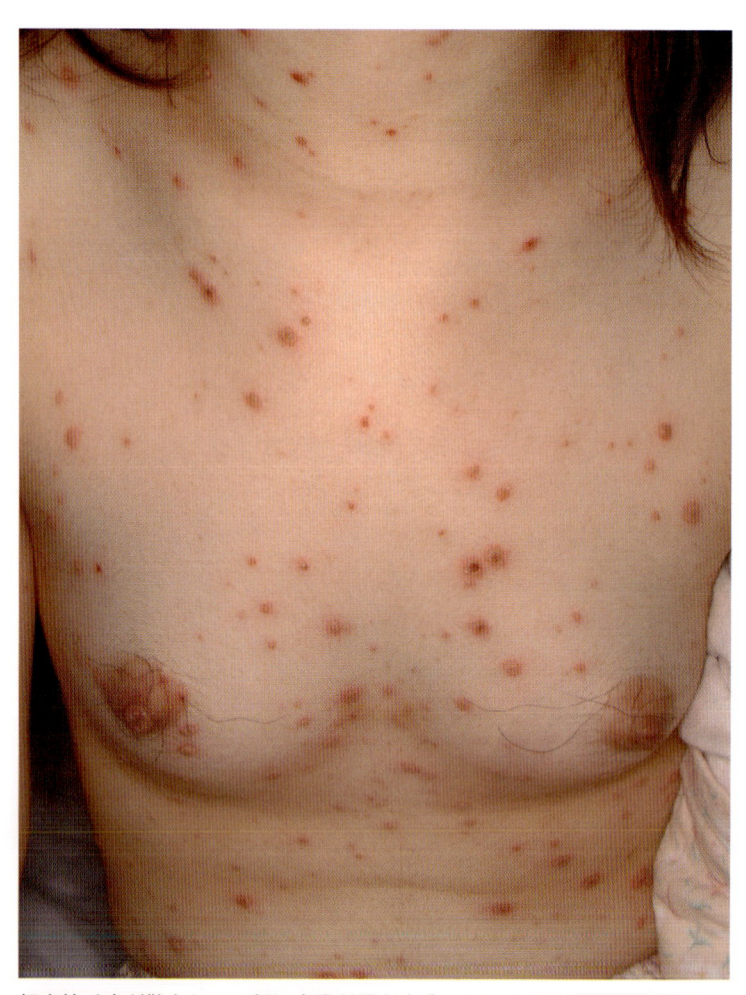

紅斑性丘疹が散在し，一部に水疱が混在する

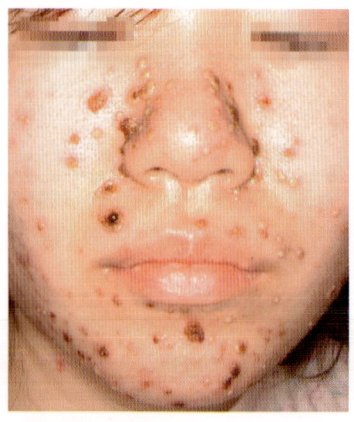

新旧の皮疹の混在

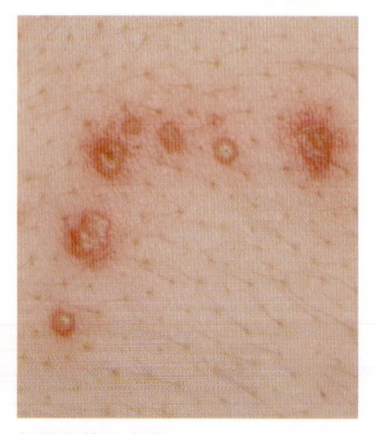

紅暈を伴う水疱

尖圭コンジローム
condyloma acuminatum
疣贅を主体とするもの

- ヒト乳頭腫ウイルス（HPV）6型，11型などによって，外陰部に乳頭状の丘疹を形成
- 大部分は性活動の盛んな年代にみられ，主に性行為によって感染する（sexually transmitted infection；STI）
- 治療は液体窒素による凍結療法やイミキモド外用，外科的切除など

HPV-6，11などによる．潜伏期は2〜3か月である．外陰部や肛囲に，乳頭や鶏冠，カリフラワー様の疣状小丘疹が多発する．角化傾向は少なく，表面は浸潤し，ときに悪臭を放つ．巨大に増殖する場合があり，角化と潰瘍化をきたすことがある．外陰部に生じた巨大尖圭コンジロームをBuschke-Löwenstein腫瘍といい，現在は疣状癌の一種とみなされている．治療は尋常性疣贅と同様に，凍結療法などが行われる．近年イミキモド（imiquimod）外用も行われている．

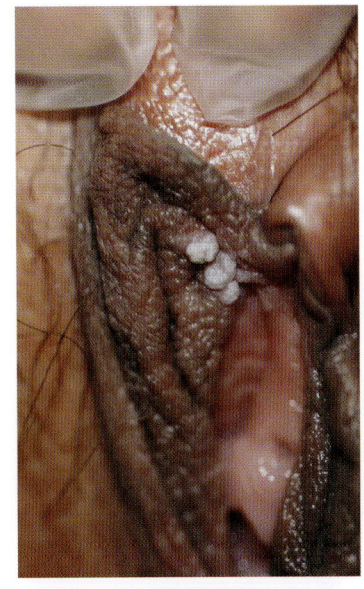

陰唇に生じた乳頭状丘疹

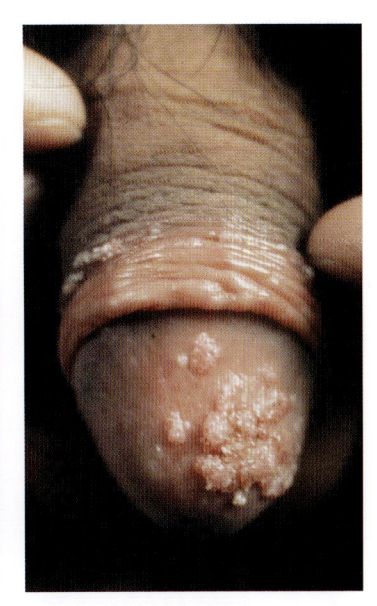

カリフラワー様の丘疹

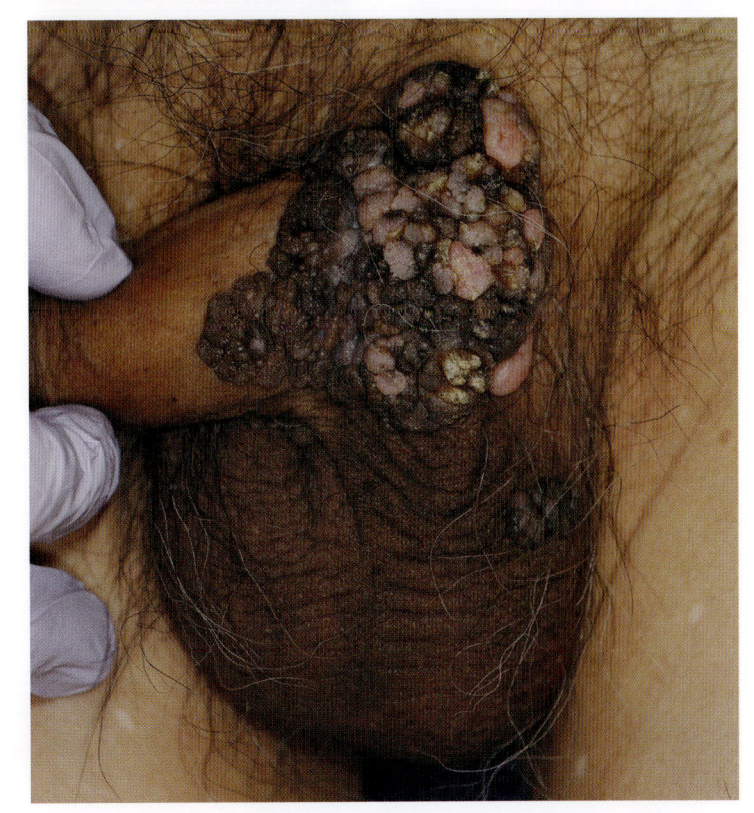

Buschke-Löwenstein腫瘍．紅色〜黒褐色の小結節が敷石状に集簇する

17　ウイルス感染症

17 ウイルス感染症

尋常性疣贅
verruca vulgaris, common wart

疣贅を主体とするもの

- ヒト乳頭腫ウイルス（HPV）による．いわゆる"いぼ"．
- 小丘疹として初発し，増大するとともに疣状に隆起して数mm〜数cm大まで至る
- 小児の指趾や手背足底に好発し，自覚症状はほとんどない
- 治療は液体窒素による冷凍凝固，グルタルアルデヒドなどの外用，炭酸ガスレーザー，電気凝固など．自然治癒もある

ヒト乳頭腫ウイルス（human papilloma virus）による．ウイルスは皮膚の微小外傷から侵入し，角化細胞に感染する．角化細胞の分化に伴ってウイルスの複製が進み，顆粒層で成熟ウイルス粒子が完成する．その後，落屑とともにウイルス粒子が放出され，他の部位へ感染する．単発性のこともあるが多くは多発性であり，集簇融合して局面を形成することもある．ウイルスのタイプや感染部位により，足底疣贅，ミルメシア，色素性疣贅，点状疣贅などと呼称されることがある．

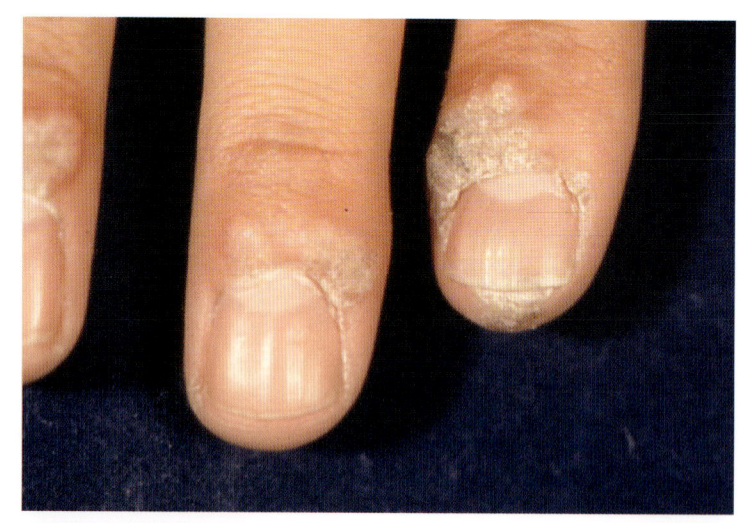

爪囲の疣状角化性丘疹

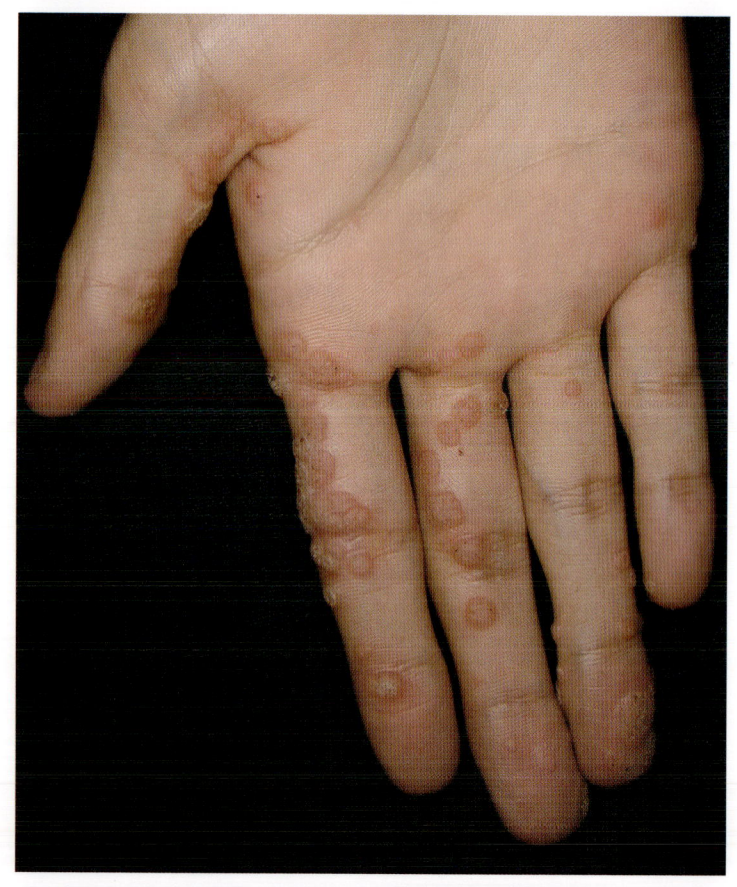

手に多発する角化性丘疹．ところにより融合傾向がみられる

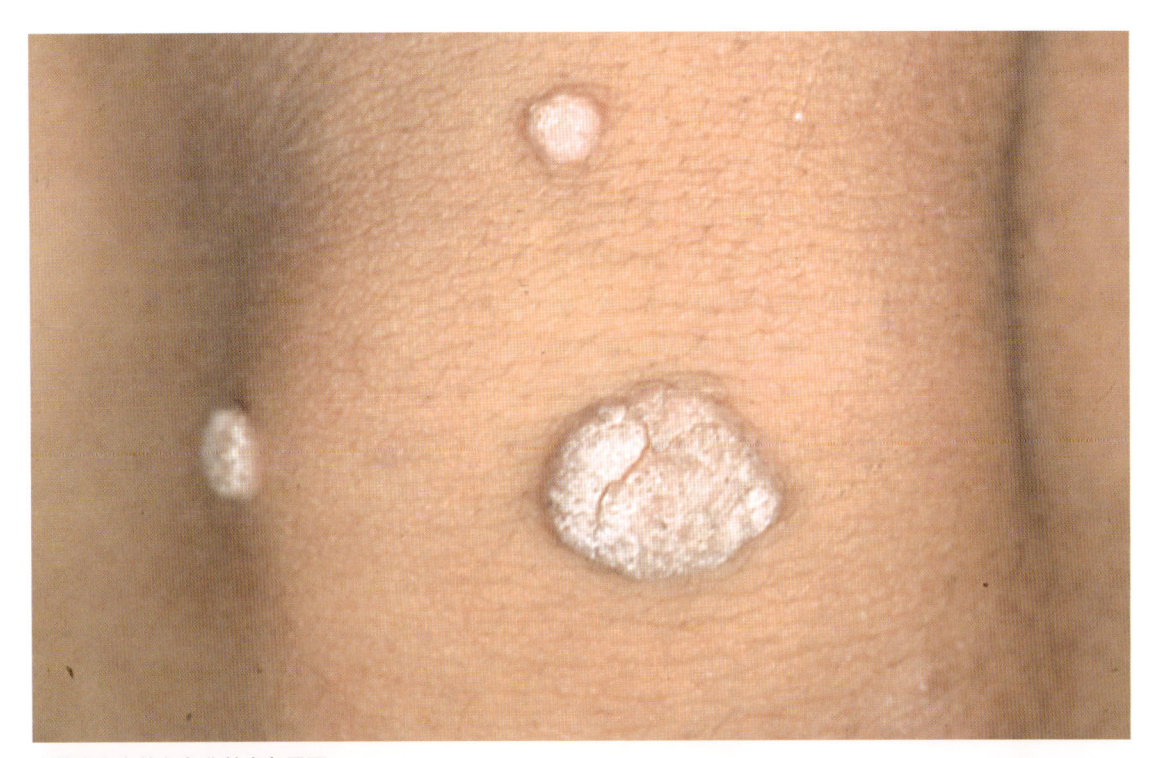

点状出血を伴う角化性白色局面

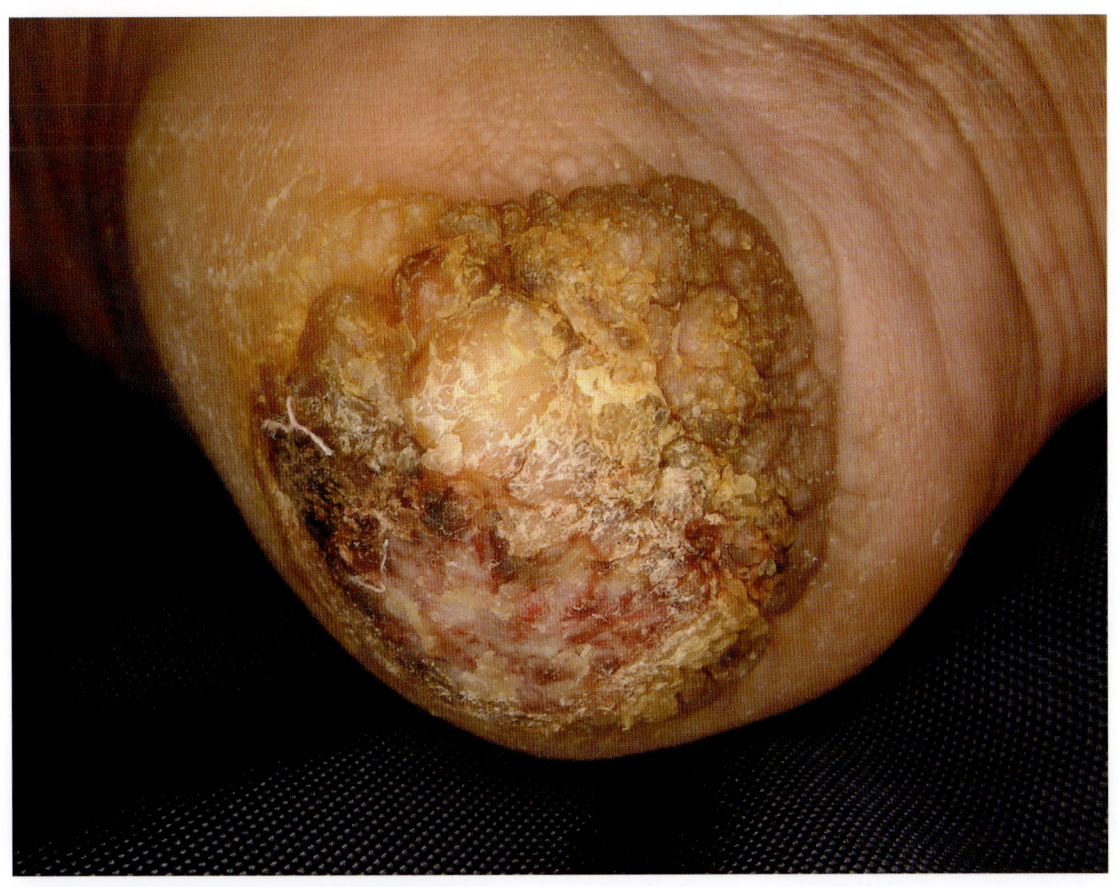

難治例．広範な出血斑を伴った角化性局面を呈する

17 ウイルス感染症

伝染性軟属腫
molluscum contagiosum

疣贅を主体とするもの

- 伝染性軟属腫ウイルスによる．俗称"みずいぼ"
- 小児に好発．AIDS患者では顔面の多発例もある
- 2〜10 mmのドーム状小結節が多発．疣贅内容物が表皮に付着すると次々と自家感染する
- 治療はピンセット（トラコーマ鑷子）除去が最も確実．ほかに凍結療法や40％硝酸銀塗布など．数か月で自然消退するため，自覚症状に乏しい場合は経過観察することもある

ポックスウイルス科に属する伝染性軟属腫ウイルスによって疣贅を形成する．好発部位は小児の体幹や四肢，外陰部や下腹部，大腿内側などである．表面平滑で光沢があるドーム状小結節が多発，中央部は臍窩状に陥凹する．乳白色の粥状物質を疣贅内容物として認める．周囲に湿疹を伴うことがある．自覚症状はないか，軽度の瘙痒を伴う．微小外傷や毛孔から接触感染し，有棘細胞内で増殖する．搔破により疣贅内容物が周囲皮膚に付着して自家感染する．健常児のスイミングスクールなどでの感染，成人のSTIとしての感染，免疫不全患者での発症例が増加している．

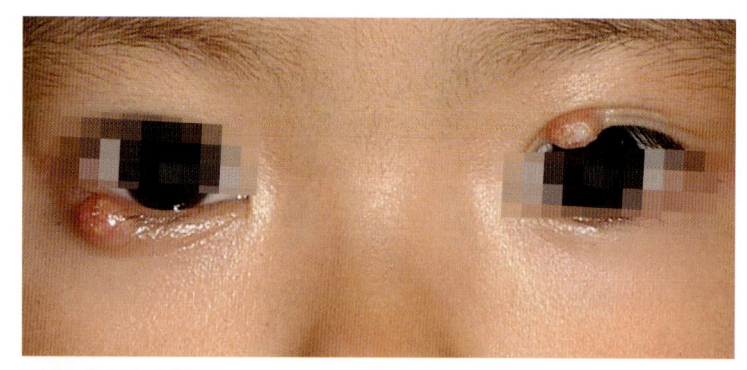

眼瞼に生じた症例

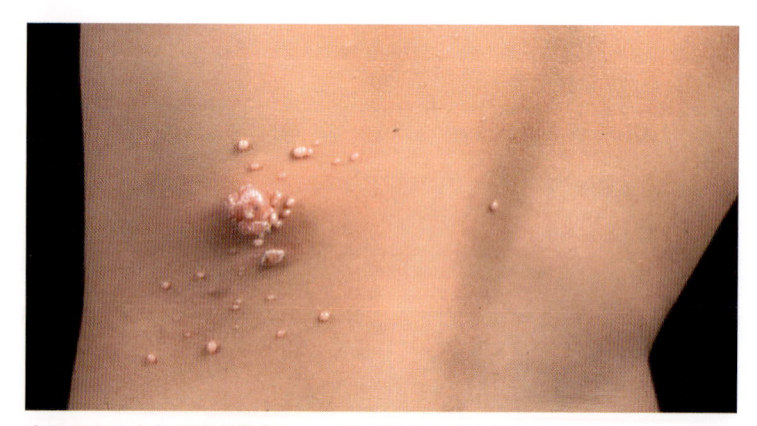

光沢のある白色丘疹が散在し，一部で融合して大型化している

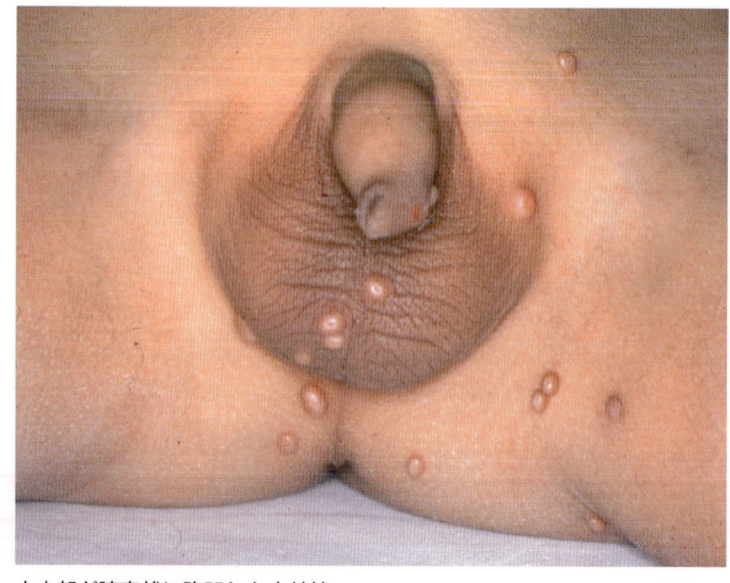

中央部が臍窩状に陥凹した小結節

麻疹
measles

全身性の皮疹を主体とするもの

- 麻疹ウイルスによる．いわゆる"はしか"
- 小児に好発し，数年間隔で流行．春に多い
- 発熱と感冒様症状で初発．やや暗赤色調の浮腫性紅斑が耳後部や頬部から始まり，体幹から四肢へと拡大
- 中耳炎，肺炎，脳炎，亜急性硬化性全脳炎などの合併症に注意する
- 安静，保温，解熱薬や鎮咳薬投与などの対症療法．細菌感染の合併には抗菌薬を使用し，重症の場合はガンマグロブリン製剤を用いることもある

2週間前後の潜伏期を経て，発熱と感冒様症状で初発（カタル期），解熱するとともに口腔粘膜に白色斑（Koplik斑コプリック）をみる．まもなく再度発熱し（二峰性発熱），カタル症状と全身の皮疹をみる．3～4日で解熱し，皮疹は落屑，色素沈着を残して治癒する．ウイルスの感染力は強く，ほぼ全例で顕性感染する．空気感染し，鼻咽頭の上皮細胞内で増殖，ウイルス血症となる．母体からの受動免疫のため生後3か月までの乳児は通常罹患しない．罹患後は強い終生免疫を獲得する．

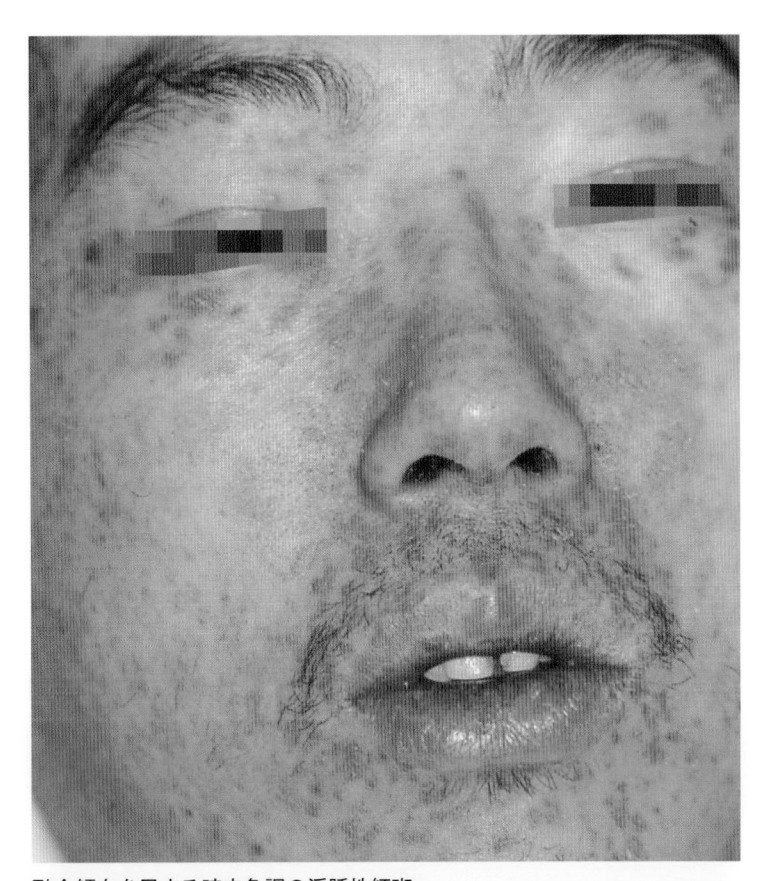

融合傾向を呈する暗赤色調の浮腫性紅斑

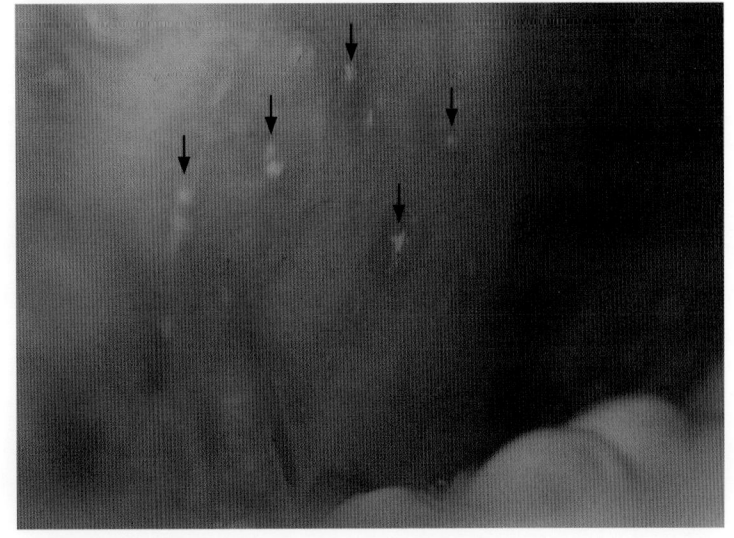

口腔粘膜のKoplik斑（→）

17 ウイルス感染症

風疹
rubella

全身性の皮疹を主体とするもの

- 風疹ウイルスによる．いわゆる"三日ばしか"
- 皮疹，リンパ節腫脹（とくに耳介後部リンパ節），発熱の3主徴
- 皮疹と発熱は同時にみられ，軽い瘙痒を伴う丘疹性紅斑が顔面から全身へ広がる．融合せず，落屑や色素沈着を残さずに治癒
- 妊娠早期に妊婦が罹患すると，児に先天性風疹症候群を起こすことがある．妊婦へのワクチン接種は禁忌

2～3週間の潜伏期の後，全身のリンパ節腫脹をみる．とくに耳介後部や頸部リンパ節の腫脹が気づかれやすい．数日後，軽度の発熱とともに，軽い瘙痒を伴う丘疹性紅斑が全身に広がる．麻疹と異なり，通常は孤立性で融合せず，落屑や色素沈着を残さずに3～5日で消退する．リンパ節腫脹は数週間持続する．リンパ節腫脹がなく突然の皮疹や発熱からはじまる例もある．合併症には脳炎や髄膜炎，血小板減少性紫斑病，関節炎がある．また，妊娠5か月以内の母親に感染すると，産まれてくる児に障害をきたすことがある（先天性風疹症候群）．

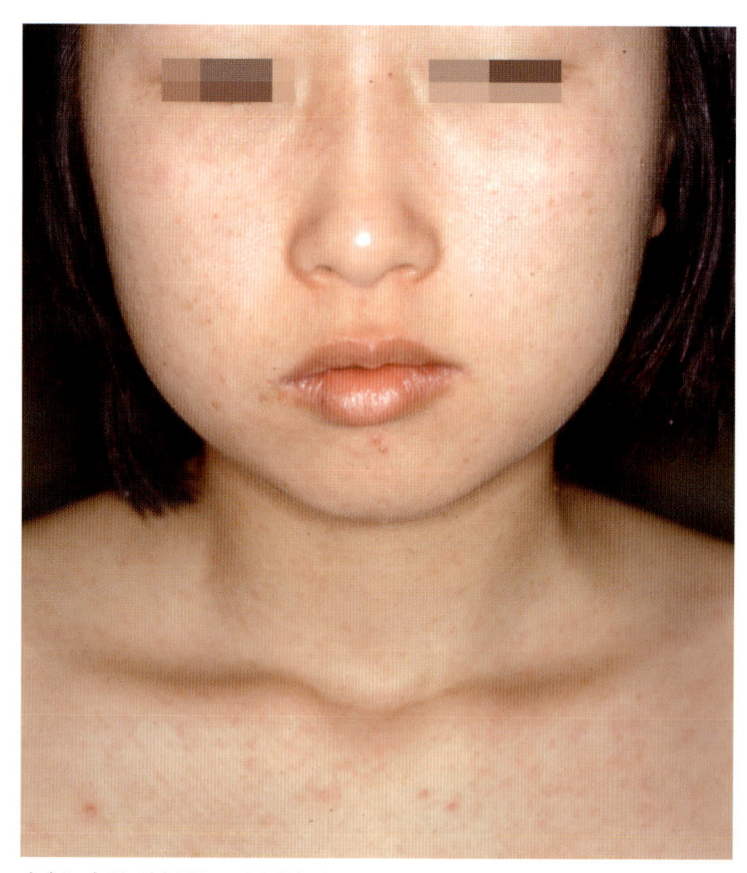

全身に広がる播種性の丘疹性紅斑

丘疹性紅斑がびまん性に多発するが，融合傾向には乏しい

伝染性紅斑
erythema infectiosum

全身性の皮疹を主体とするもの　**同義語** 第5病（fifth disease）

- ヒトパルボウイルスB19による．いわゆる"りんご病"
- 頬が紅潮し，上下肢に丘疹性紅斑が現れ，紅斑は融合しレース状となる．1週間程度で，落屑や色素沈着を残さずに治癒
- 妊婦が感染すると胎児水腫を起こす危険がある．溶血性貧血患者が感染すると急性赤芽球癆をきたし，著明な貧血を起こす

春から初夏にかけて流行する．小児に好発するが，成人例も少なくない．突然，平手で頬を打たれたような紅斑が両頬に現れ，1～4日で消退後，上下肢の伸側に直径1cm程度の紅斑が出現する．次第に融合したのち，中心部から消退するためふちどりが残ってレース模様状の紅斑となり，特徴的な所見となる．体幹でも紅斑が生じるがレース状にはならない．皮疹は1週間程度で，落屑や色素沈着を残さずに消退する．
成人例では平手打ち様紅斑が目立たず，四肢の非特異的紅斑と関節痛，抗核抗体上昇がみられ，膠原病と鑑別を要することがある．

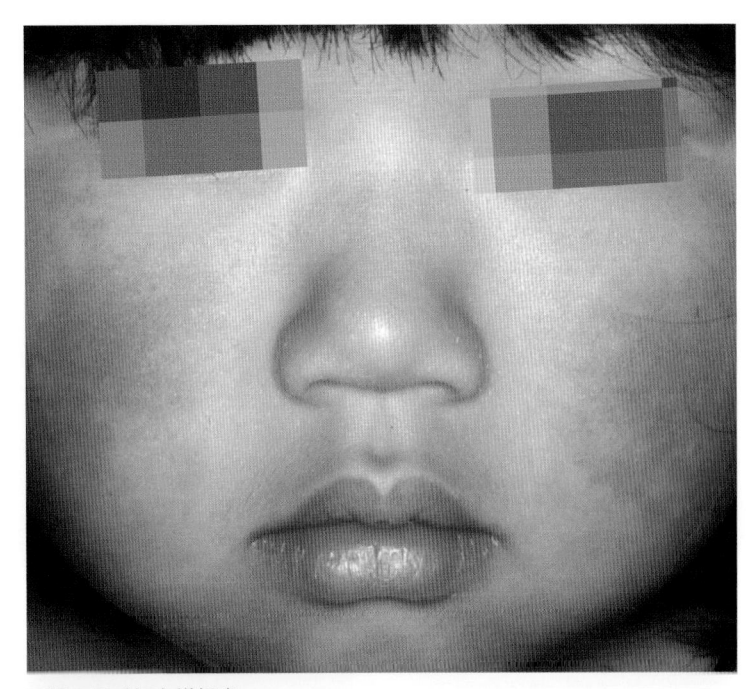

両頬の平手打ち様紅斑

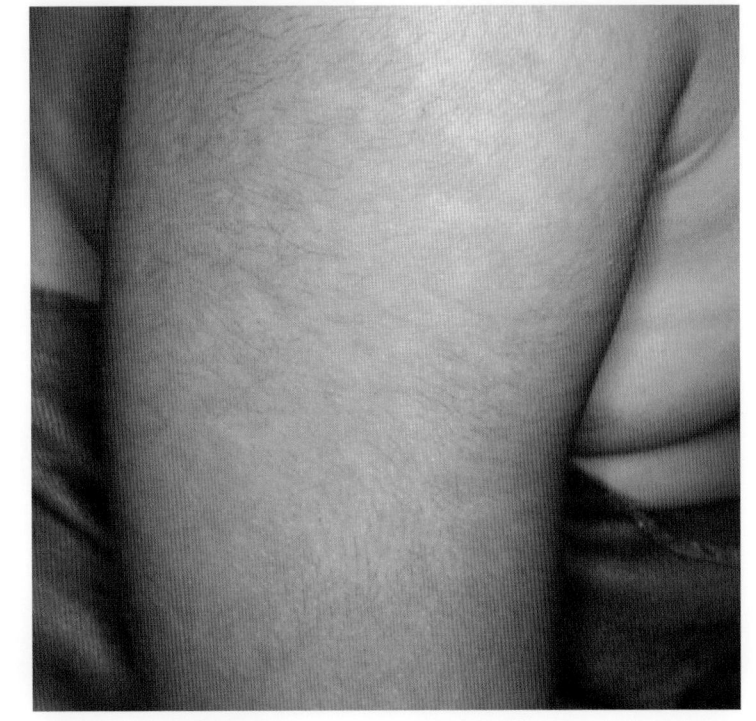

上肢のレース模様状紅斑

Gianotti-Crosti 症候群
Gianotti-Crosti syndrome

全身性の皮疹を主体とするもの　同義語　小児丘疹性肢端皮膚炎（papular acrodermatitis of childhood）

- B型肝炎ウイルスやEBウイルスなどの初感染による．幼児に多い
- 丘疹が下肢に出現，上行して上肢や顔面まで広がる特徴的な経過をとる

生後6か月～12歳の幼小児に好発する．突然，下肢や殿部に対称性に，直径3～4mm程度の淡紅色から暗赤色の扁平丘疹が孤立性に多発し，3～4日で上行して上肢，顔面まで急速に拡大する．とくに両頬部，両上肢伸側の浸潤を伴う紅色丘疹の多発，融合局面は特徴的．体幹や手掌足底に生じることは少ない．約1か月後に軽度の落屑を伴って消退する．軽度の瘙痒を伴うが，B型肝炎ウイルスによるものは自覚症状を欠くことが多い．表在リンパ節腫脹や肝腫大，肝酵素の上昇ならびに発熱，食欲不振，下痢，風邪症状を認めることがある．通常は自然治癒するため経過観察でよい．

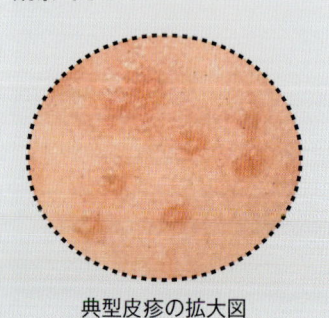

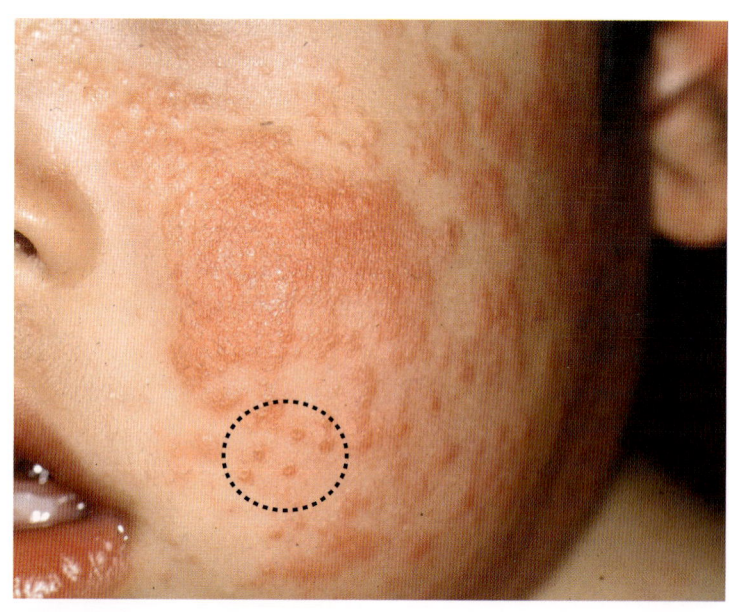

典型皮疹の拡大図

紅色丘疹が多発して融合局面を形成する

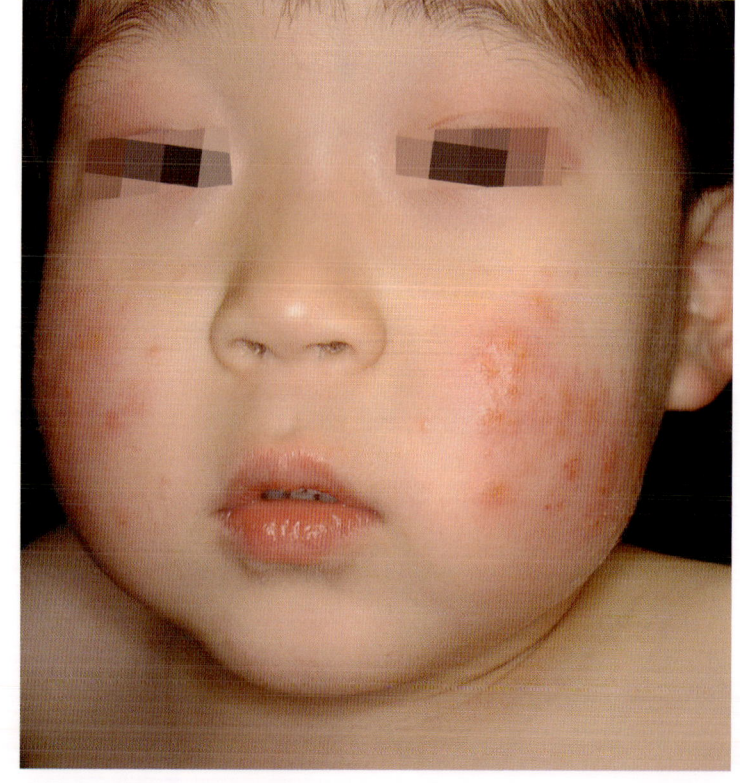

両頬部の浸潤を伴う紅色丘疹

手足口病
hand-foot-mouth disease

全身性の皮疹を主体とするもの

- コクサッキーウイルスA16型やエンテロウイルス71型などによる．乳幼児に好発
- 潜伏期間は数日．口腔粘膜と四肢末端にびらん，丘疹や小水疱を形成する
- エンテロウイルス71型による場合，髄膜炎の合併に注意する
- 水分補給に注意する以外は，特別な治療を行わないことが多い

2～5日間の潜伏期を経て発症する．約半数の症例で1～2日間の微熱や感冒様症状が先行する．頬粘膜や舌に直径2～3mmの紅斑が数個～数十個生じ，次第に紅暈を伴う水疱，びらん，アフタ性潰瘍を形成する．口腔病変はほぼ全例でみられ，疼痛が強く，飲水困難のため脱水をきたすことがある．手掌足底のほか，膝関節や殿部などに，紅暈を伴う楕円形の小水疱が散在する．楕円の長軸が皮膚紋理の流れに沿っていることが多い．これらの病変は4～7日で乾燥，痂皮化する．
エンテロウイルス71型が原因の場合，まれに無菌性髄膜炎を合併する．コクサッキーウイルスA6型では，発熱や皮膚症状が強い．

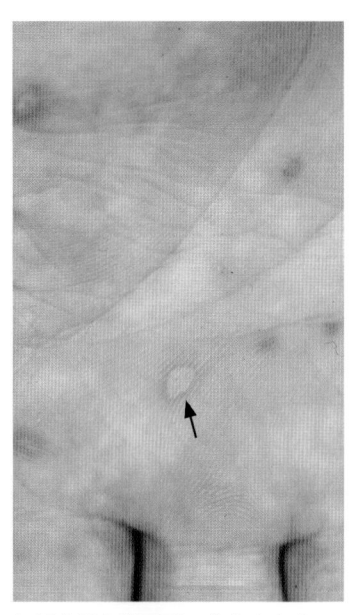

紅暈を伴う楕円形の小水疱（→）

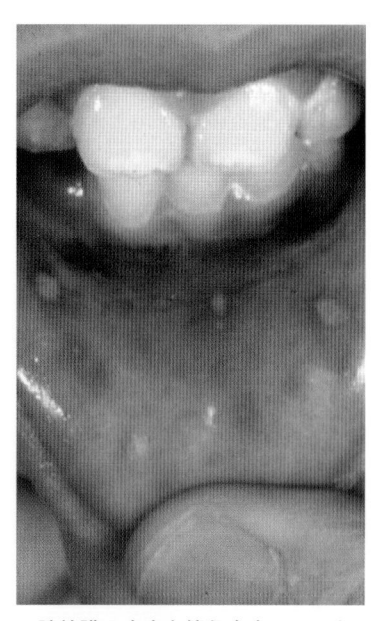

口腔粘膜の疼痛を伴う水疱，アフタ

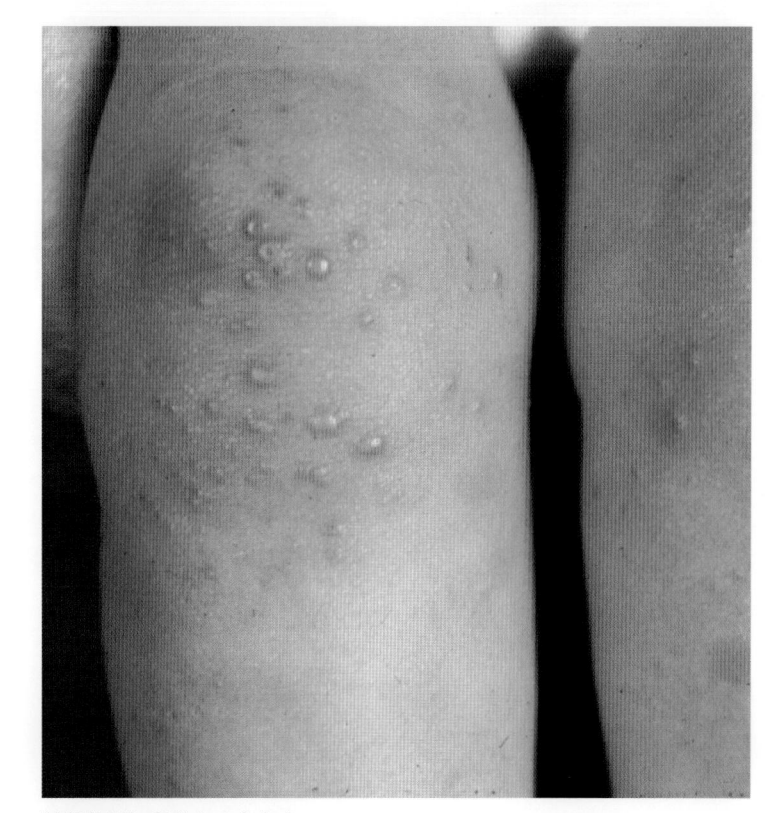

膝部伸側に多発する小水疱

18 細菌感染症

伝染性膿痂疹
impetigo, impetigo contagiosa

急性膿皮症

- 角層下に細菌感染が起こり，水疱や痂皮を形成．自家接種により拡大する．いわゆる"とびひ（飛び火）"
- 水疱を形成する水疱性膿痂疹と痂皮が主体になる痂皮性膿痂疹に分類
- 原因菌は黄色ブドウ球菌やA群β溶血性レンサ球菌など
- 治療はセフェム系抗菌薬の全身投与，抗菌薬含有軟膏の外用

水疱性膿痂疹（bullous impetigo）：乳幼児に好発し，夏季に保育園などで集団発生しやすい．小外傷部や虫刺症，湿疹，アトピー性皮膚炎などの掻破部位に初発する．瘙痒を伴う炎症の乏しい小水疱から始まって大型化，容易に破れてびらんとなり，拡大し，接触により他人に伝染する．

痂皮性膿痂疹（non-bullous impetigo）：水疱形成は少なく，小紅斑から始まり，多発性の膿疱，黄褐色の痂皮を形成する．痂皮は厚く固着性で，圧迫によって膿汁を排出する．年齢や季節を問わずに突然発症するが，近年アトピー性皮膚炎患者で増加している．

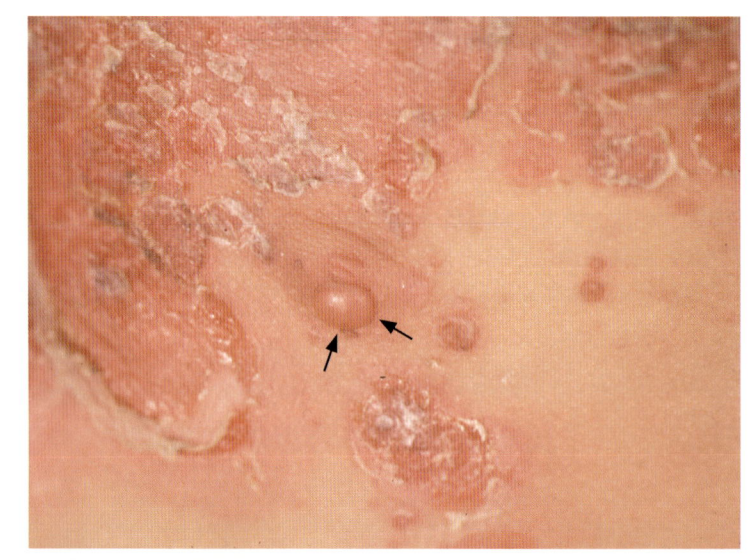

水疱形成（→）と周囲の痂皮

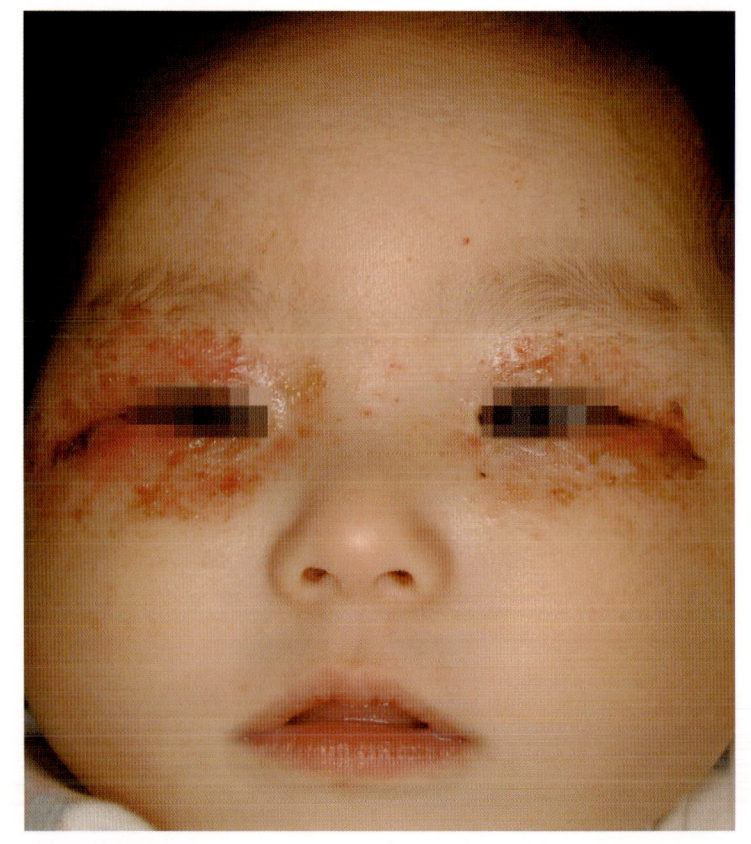

眼囲の湿潤なびらん

丹毒
erysipelas

急性膿皮症

- 主にA群β溶血性レンサ球菌による真皮の感染症
- 顔面に好発．突然発熱し，急激に境界明瞭な浮腫性紅斑が拡大．圧痛や熱感が強い
- 細菌培養は検出率が低いため，ASO，ASK値なども測定する
- 治療はペニシリン系，セフェム系抗菌薬の全身投与．再発や腎炎の併発を考慮して，軽快後も10日間程度は経口抗菌薬投与を続ける

突然，悪寒や発熱を伴って，主に顔面や下肢に境界明瞭な浮腫性紅斑を生じる．皮疹よりも発熱が1〜2日先行することもある．皮疹の表面は緊張して光沢があり，熱感と圧痛が強い．ときに浮腫性紅斑上に水疱を形成することがある．皮疹は急速に"油を流したように"遠心性に拡大していく．顔面では片側から始まり，対側へ拡大する．通常は所属リンパ節（頸部，鼠径など）腫脹を伴う．同一部位に繰り返し発症する場合がある（習慣性丹毒）．

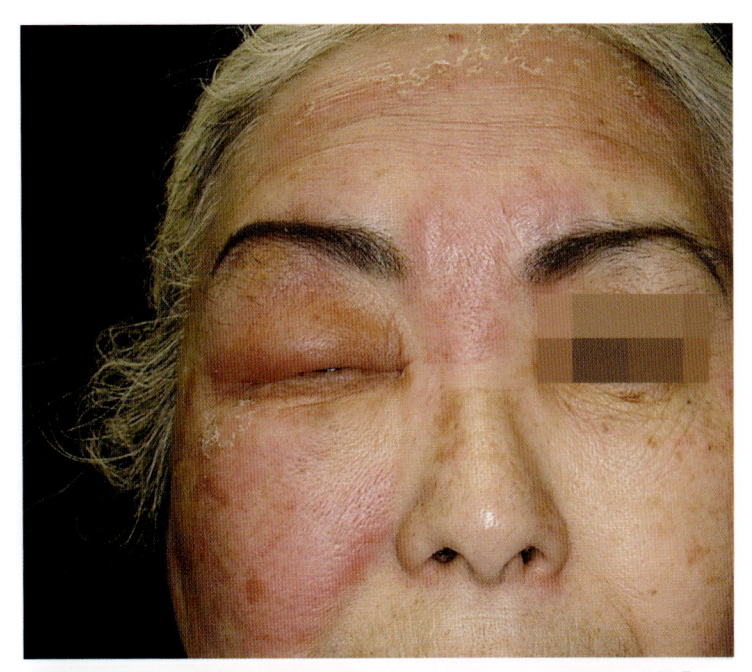

右側顔面に生じた丹毒．浮腫性紅斑は上下の眼瞼に及び眼裂狭小を伴う

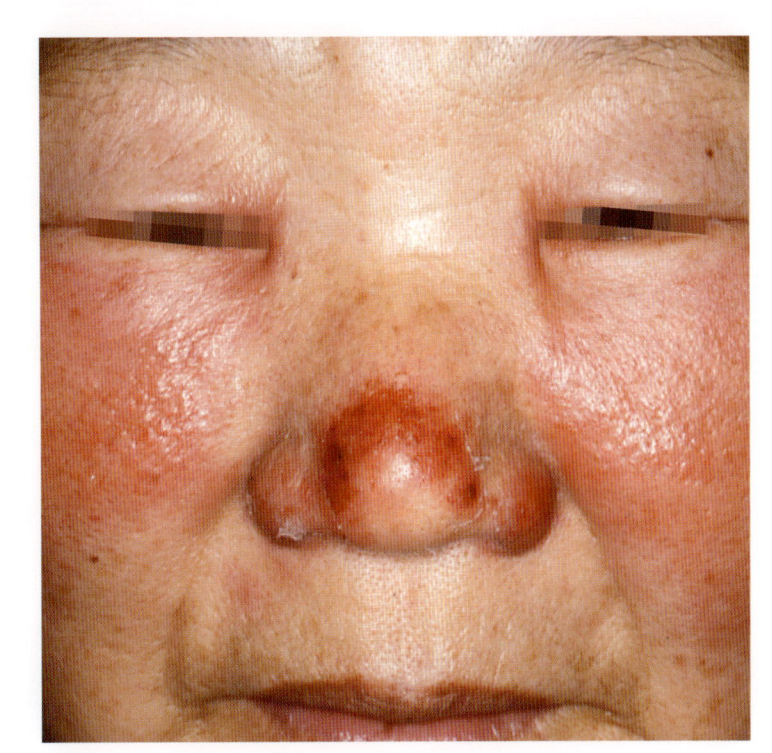

両側性に生じた丹毒．熱感と圧痛の強い浮腫性紅斑が広がる

18 細菌感染症

蜂窩織炎
cellulitis

急性膿皮症

- 真皮深層から皮下組織に生じる急性化膿性炎症
- 顔面や四肢に突然発症し，境界不明瞭な紅斑，腫脹，局所熱感や疼痛を認める
- 壊死性筋膜炎や敗血症へ移行することがある
- 病因菌は黄色ブドウ球菌が主体．A群β溶血性レンサ球菌やインフルエンザ菌などもある
- 治療は抗菌薬の全身投与と，局所の安静

顔面や四肢（とくに下腿）に好発する．境界不明瞭な紅斑，腫脹，局所熱感を認め，急速に拡大して圧痛や自発痛を伴う．水疱や膿瘍を形成することもある．発熱，頭痛，悪寒，関節痛などの全身症状を伴い，リンパ管炎や所属リンパ節腫脹を合併することがある．ときに壊死性筋膜炎や敗血症へ進展する．
病因菌の多くは経皮的に侵入し，外傷や皮膚潰瘍，毛包炎，足白癬などから続発性に発症するが，明らかな侵入門戸のない場合もある．慢性静脈不全やリンパ浮腫も誘因となり，成人では糖尿病やAIDS，小児では高IgE症候群などの免疫不全を背景に生じることがある．

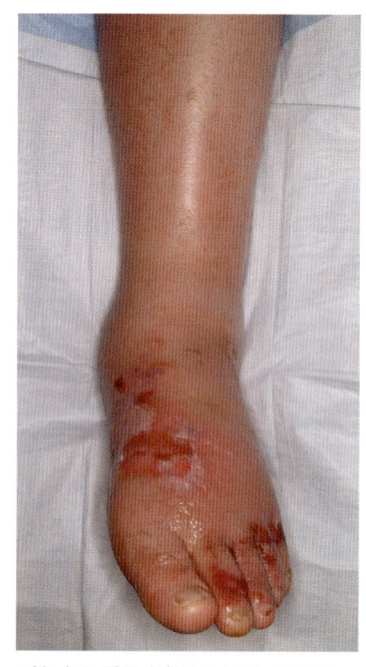

びらんと腫脹を伴うびまん性紅斑

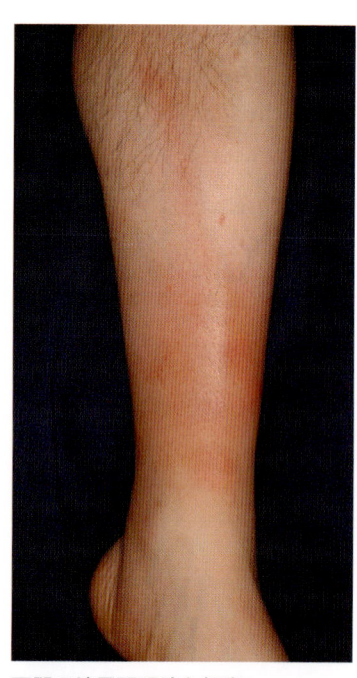

下腿の境界不明瞭な紅斑

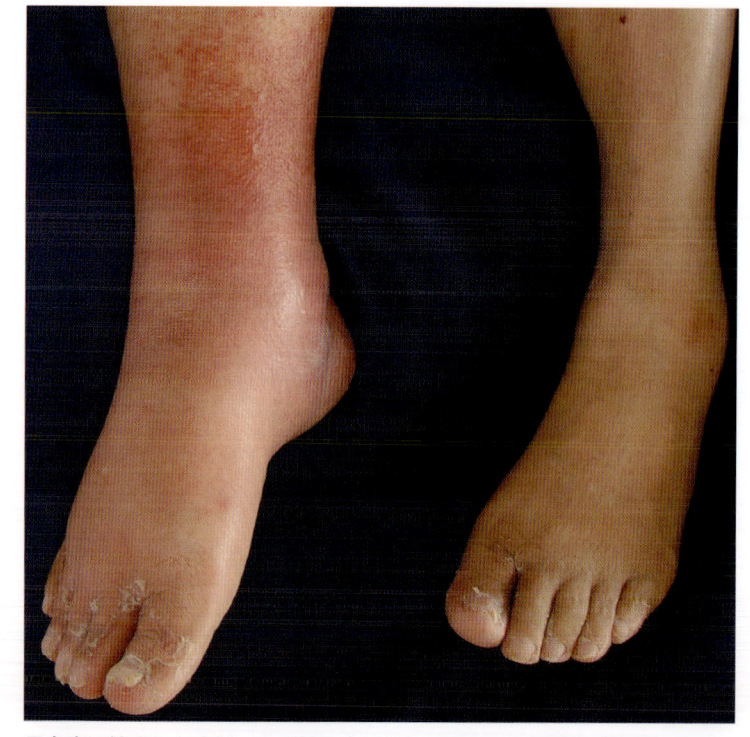

足白癬に続発した症例．右下肢は左に比して明らかに腫脹している

毛包炎（毛嚢炎）
folliculitis

急性膿皮症

- 毛包の浅層に限局した細菌感染症．紅斑を伴う小膿疱を生じる
- 病状が進行すると癤（せつ）や癰（よう）に発展する
- 病因菌は黄色ブドウ球菌や表皮ブドウ球菌など
- 治療はスキンケア，抗菌薬の外用や内服

毛孔の微小外傷，閉塞，掻破やステロイド外用などが誘因となり，毛孔に細菌が感染した後，毛包に炎症が生じ，紅斑や膿疱，軽い疼痛を伴う．通常，皮疹は数日で瘢痕を残さず治癒する．いわゆる"にきび"も本症の一種である．進行して深在性病変になると，硬結を生じて炎症症状が強くなる（癤や癰）．男性の鬚毛（しゅもう）部（口ひげ，顎ひげ，頬ひげ）に生じたものを尋常性毛瘡といい，痂皮を伴う紅斑が融合して局面を形成することがある．

少数の毛包炎は局所の清潔を保ち，レチノイド外用薬を使用し，多発する場合や尋常性毛瘡では抗菌薬の外用や内服を行う．

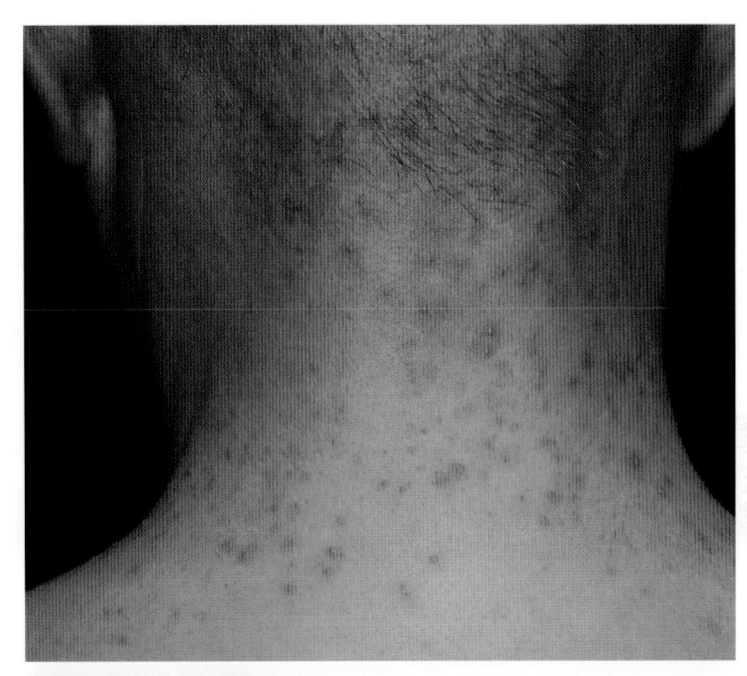

後頸部の紅色丘疹と膿疱

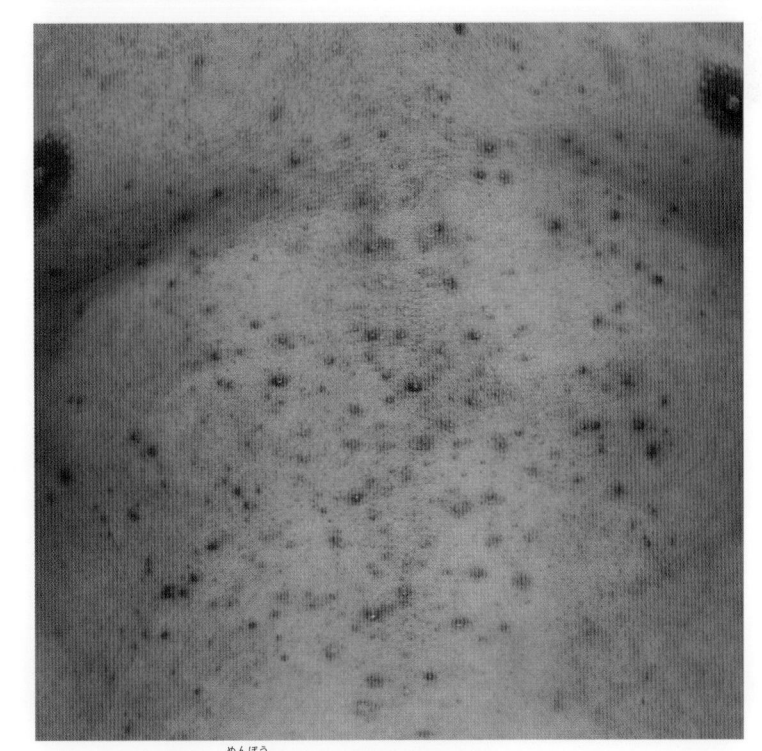

マラセチア毛包炎．面皰（めんぽう）を欠く体幹部の紅色丘疹

慢性膿皮症
chronic pyoderma

慢性膿皮症

- 多発性の毛包の閉塞病変などに細菌が感染し，炎症反応や肉芽腫性変化が長期間持続する慢性膿瘍性疾患の総称
- 原因菌は黄色ブドウ球菌，表皮ブドウ球菌，大腸菌などが多い
- 経過とともに皮下で交通した瘻孔が多発し，膿汁を伴う複雑な病変を形成
- 治療は局所の清潔を保ち，抗菌薬の内服および外用

腋窩や頭部，殿部に好発する．以下に示すいくつかの病名が存在するが，病態は同じである．将来的に有棘細胞癌の発生母地となる場合がある．テトラサイクリン系抗菌薬などを長期で内服せざるをえない症例が多く，切開排膿や切除，植皮を行うこともある．

化膿性汗腺炎：アポクリン腺の開口する毛包が閉塞して分泌物の蓄積が起こり，引き続いて同部位に感染が生じる

ケロイド性毛包炎：後頭～項部に毛包炎が次々と多発し，浸潤が強くなり，ケロイド局面を形成する．

殿部慢性膿皮症：腰殿部や外陰部，大腿部にかけて痤瘡様の膿疱や丘疹を生じ，次第に融合して大きな浸潤局面を形成する．

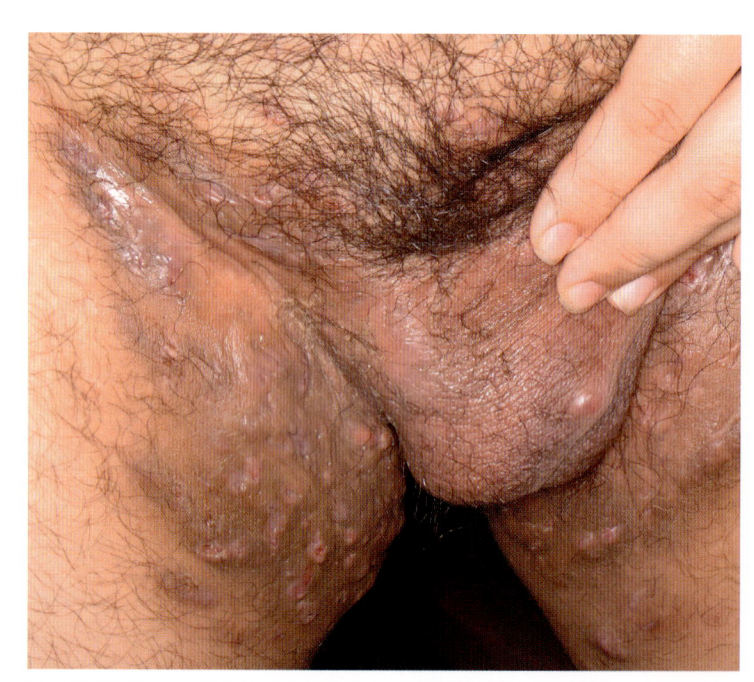

殿部慢性膿皮症．膿疱や丘疹が融合して局面を形成している

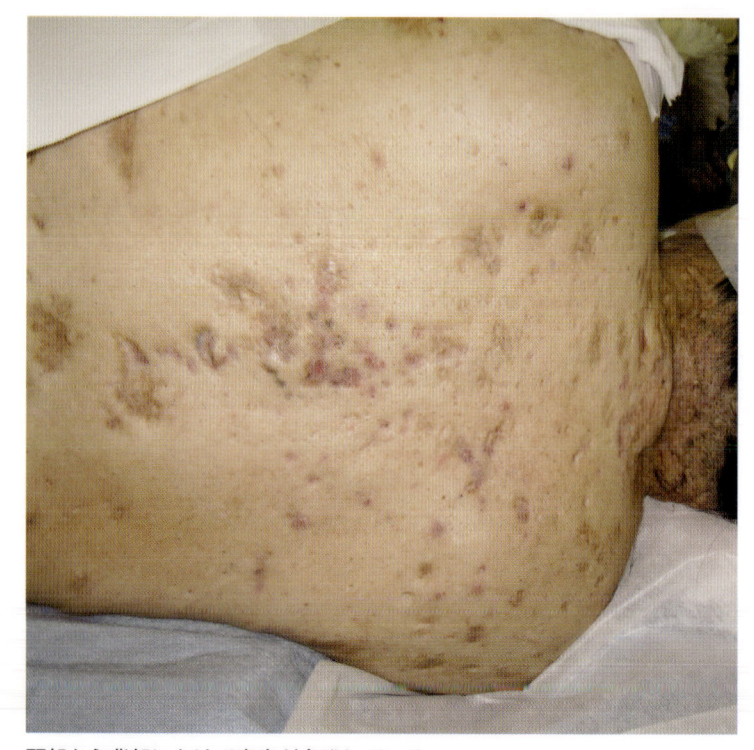

頸部から背部にかけて瘢痕が多発している

ブドウ球菌性熱傷様皮膚症候群
staphylococcal scalded skin syndrome; SSSS

全身性感染症　同義語　ブドウ球菌性中毒性表皮壊死症（staphylococcal toxic epidermal necrolysis; S-TEN）

- 乳幼児に好発．発熱とともに口囲や眼囲の発赤から始まり，次第に有痛性の表皮剥離，びらん，水疱を形成
- びらん，水疱は黄色ブドウ球菌の表皮剥脱毒素が表皮角化細胞間のデスモグレイン1を切断して生じる
- Nikolsky（ニコルスキー）現象陽性
- 治療は抗菌薬投与と全身管理

6歳までの乳幼児に多いが，まれに成人でも発症する．38℃前後の発熱，不機嫌，食欲不振などを伴って，口囲や鼻孔部，眼囲での発赤や水疱から始まり，口囲の放射状亀裂，眼脂，痂皮を形成して独特の顔貌を呈する．2～3日後に頸部や腋窩，鼠径部に紅斑が出現，次第に全身の皮膚が熱傷様に剥離し，びらんとなる．健常にみえる部位でも接触痛があり，摩擦すると容易に表皮剥離する（Nikolsky現象陽性）．一般に粘膜は侵されず，被髪頭部で剥離することは少ない．
入院下で，輸液などの全身管理とともに，黄色ブドウ球菌に有効な抗菌薬の点滴静注を行う．

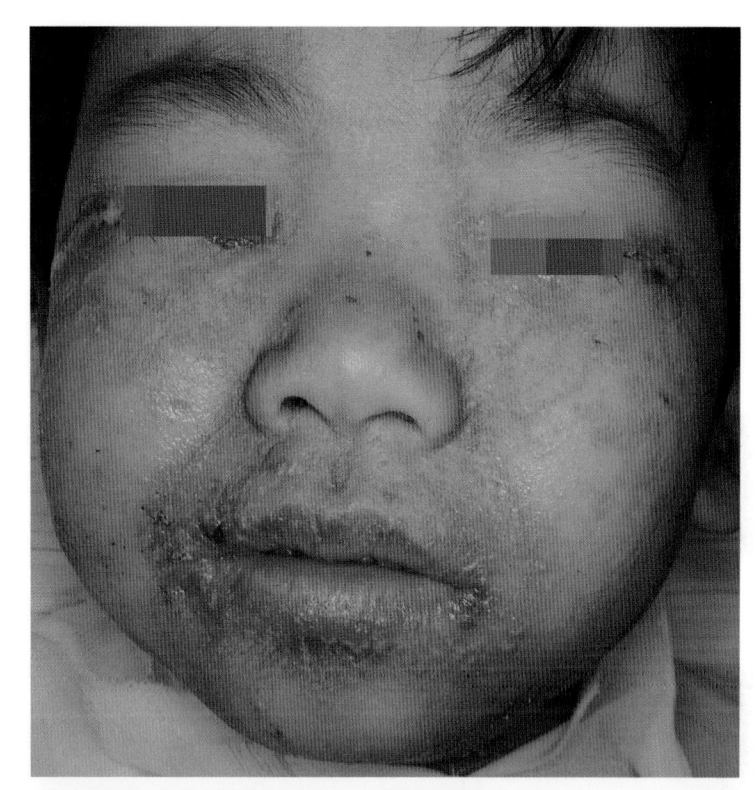

口囲や眼囲に亀裂，痂皮を形成した独特の顔貌

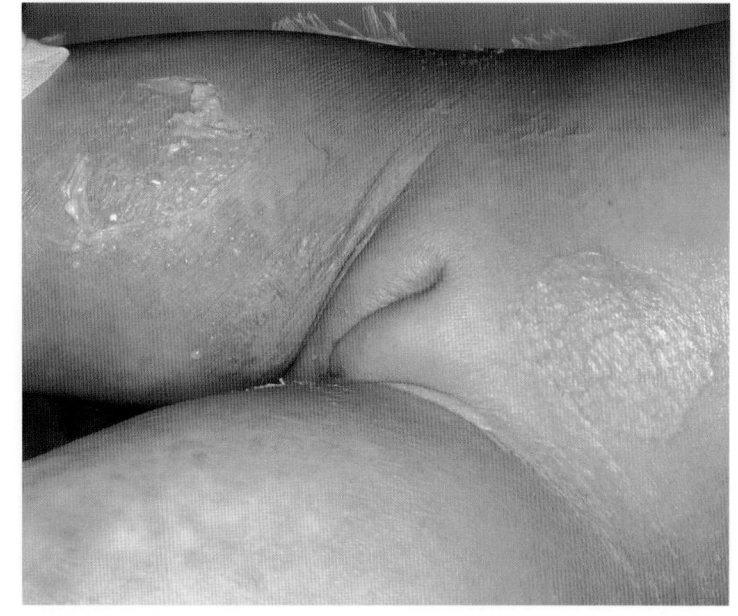

全身表皮が熱傷様に剥離し，びらんとなっている

壊死性筋膜炎
necrotizing fasciitis

全身性感染症

- 皮下脂肪組織や浅層筋膜の急性細菌性炎症．中高年の四肢や陰部に好発
- 激痛を伴う発赤腫脹や潰瘍と発熱などの全身症状
- 病原菌はA群β溶血性レンサ球菌や嫌気性菌（フラジリス菌，ペプトストレプトコッカス菌など）
- 早期の抗菌薬大量投与と十分なデブリードマン．多臓器不全での死亡例もある

四肢（とくに下腿），陰部，腹部に好発し，40歳以上に多い．限局性の発赤腫脹から始まり，1〜3日のうちに紫斑，水疱や血疱，壊死，潰瘍をみる．辺縁の健常にみえる部位でも，その皮下組織では病変が進行している．高熱，著しい関節痛，筋肉痛，ショック症状，多臓器不全など，強い全身症状を伴う．男性の陰部に生じた本症をFournier壊疽（フルニエえそ）と呼ぶ．A群β溶血性レンサ球菌は突然健常人に，嫌気性菌は糖尿病など基礎疾患のある者に発症しやすい．後者は皮下にガス像を認めることがある．病変の侵襲の深さや範囲，ガス貯留の有無を調べるため，MRIやCT，X線による画像診断が有効．早期に治療しなければきわめて予後不良．

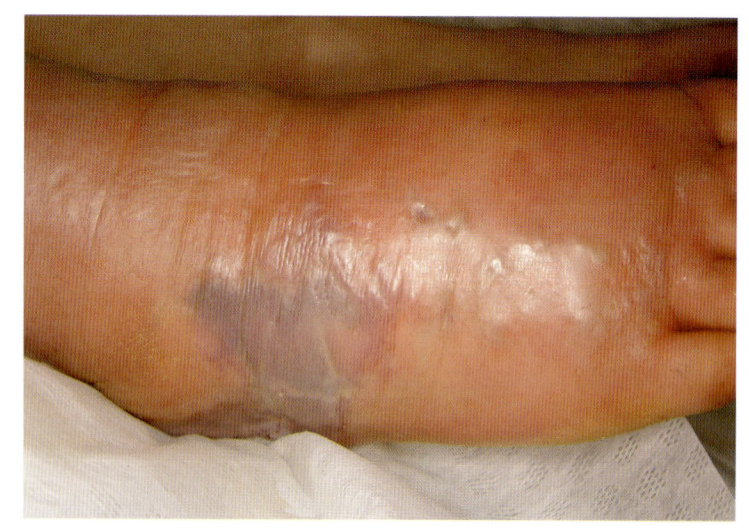

足部の著明な発赤腫脹．激痛とともに皮下出血を伴う

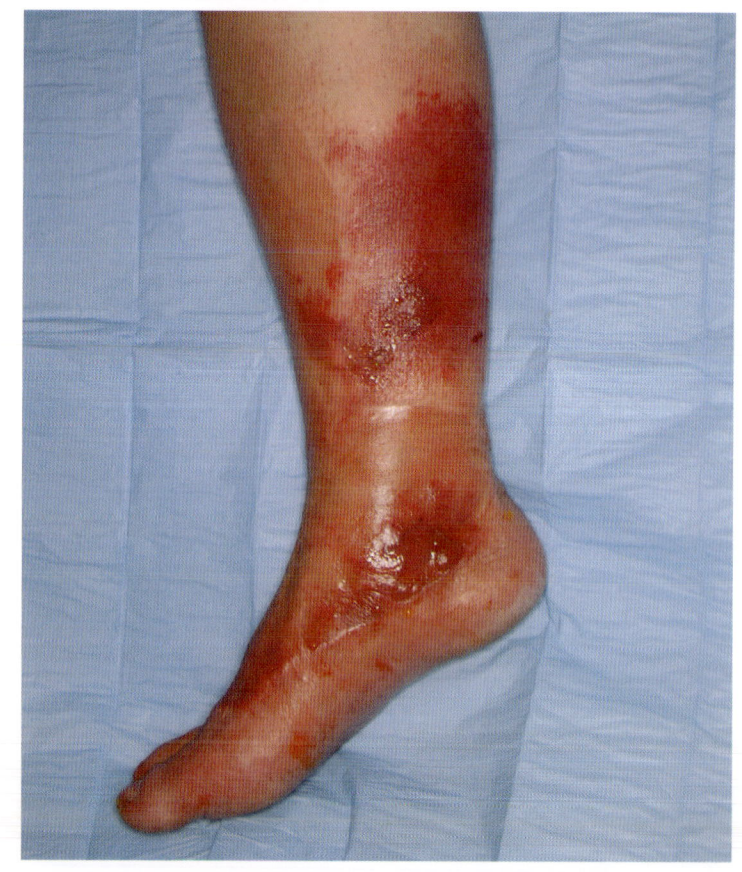

全身症状を伴って，急速に進行する汎発性の紫斑，水疱，血疱

19 真菌症

足白癬 (はくせん)
tinea pedis

浅在性真菌症＞白癬　同義語 ringworm of the foot, athlete's foot

- 俗称は"水虫"
- 原因菌は主に *Trichophyton rubrum* で，*T. mentagrophytes* がそれに次ぐ
- 白癬患者の半数以上を占め，足白癬の日本の推計罹患者数は約2,500万人

臨床形態により3病型に分類される．いずれも足背に病変が拡大すると体部白癬に類似した環状病変を形成する．

趾間型：最も多い病型で第4趾間に好発．趾間の紅斑と小水疱として始まり，鱗屑を形成する．瘙痒が強く，汗などで白く浸軟してびらんを形成したり，びらんに細菌の二次感染が生じて，疼痛や蜂窩織炎を発症することもある．糖尿病患者では難治性潰瘍やリンパ管炎，壊死性筋膜炎を生じる母地となりうる．

小水疱型：土踏まず，足趾基部，足縁に好発．小水疱が多発して乾燥し，鱗屑を認める．梅雨時に起こりやすく，秋には軽快することが多い．

角質増殖型：*T. rubrum* による．足底や踵部に好発し，びまん性の過角化と皮膚表面の粗造化を呈する．瘙痒はほとんどなく，亀裂を形成すると疼痛を生じる．外用薬に抵抗性を示すため，抗真菌薬の内服が有効である．

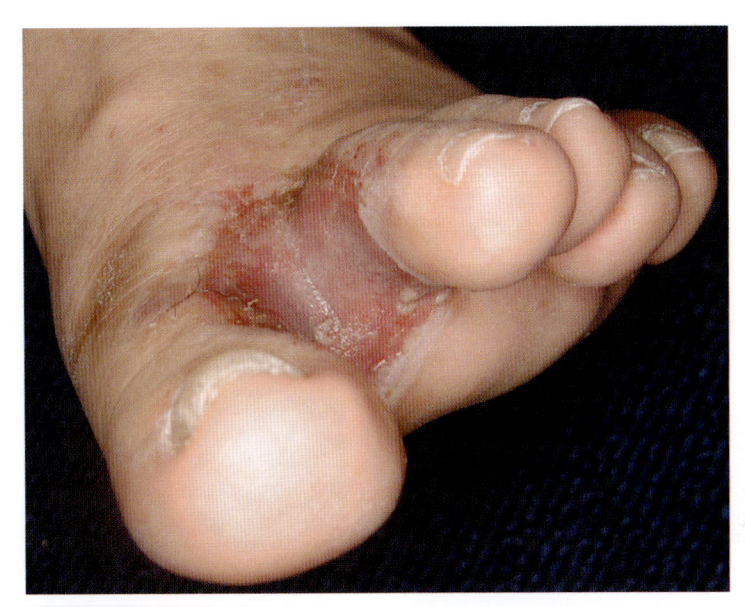

鱗屑を付着する趾間のびらん

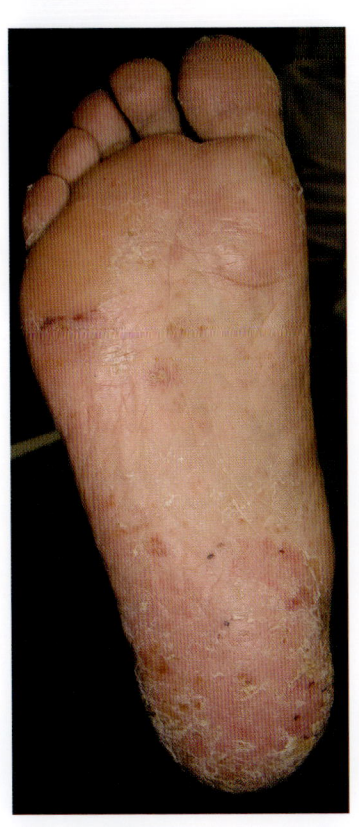

足底の角質増殖

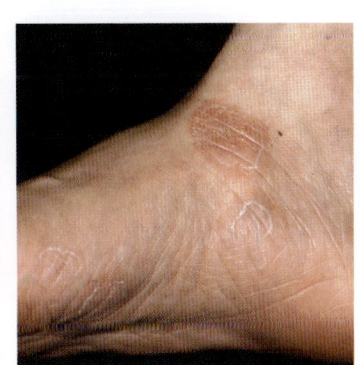

足背の環状皮疹を伴う

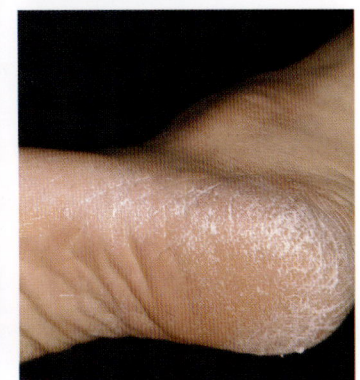

踵部の過角化

爪白癬
tinea unguium

浅在性真菌症＞白癬

- 手足の白癬が進行し，爪に白癬菌が侵食した病態
- 第1趾爪に多い
- 足白癬から続発性に起こる場合が多く，爪の先端から白濁し，次第に爪母側に進行することが多い
- 外用薬では根治しにくく，抗真菌薬の内服が有効である

爪が脆弱化し，爪切りによって粉末状に崩れることもある．自覚症状を欠くため放置されている場合が多い．それにより，足白癬などに菌を供給していることが多く，自家感染や家庭内感染の原因となる．

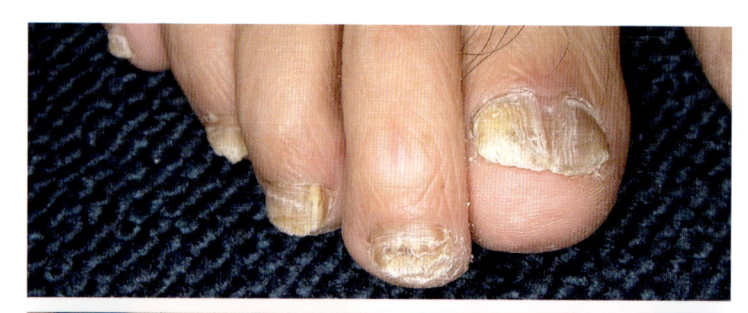

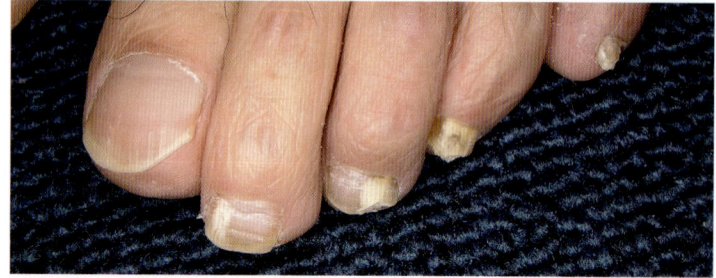

各足趾に爪の肥厚と白濁を認める

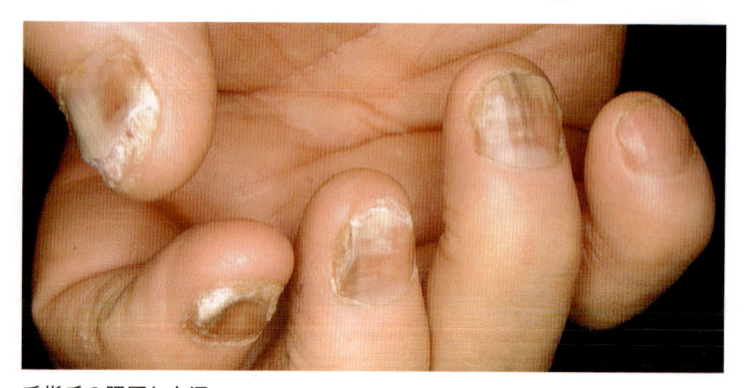

手指爪の肥厚と白濁

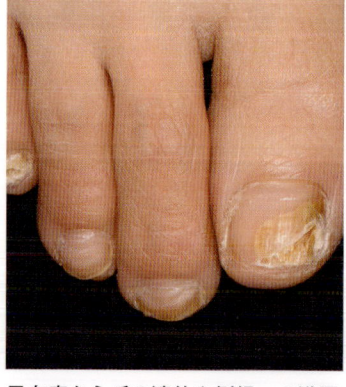

足白癬から爪の遠位や側縁への進展 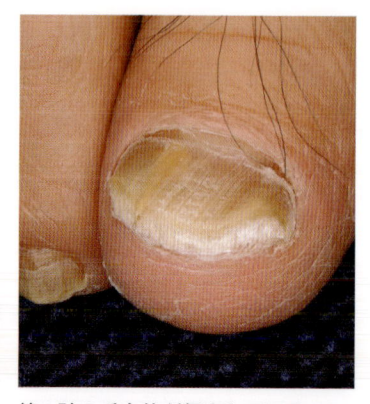　　第1趾の爪全体が侵されている

手白癬
tinea manus

浅在性真菌症＞白癬

- 手に生じた白癬菌感染症
- 爪白癬を伴うこともある

病型は足白癬（p.271）で解説した"角質増殖型","小水疱型"が多い．大多数は足白癬を合併する．片手のみのことも多い．
治療は抗真菌薬を外用する．

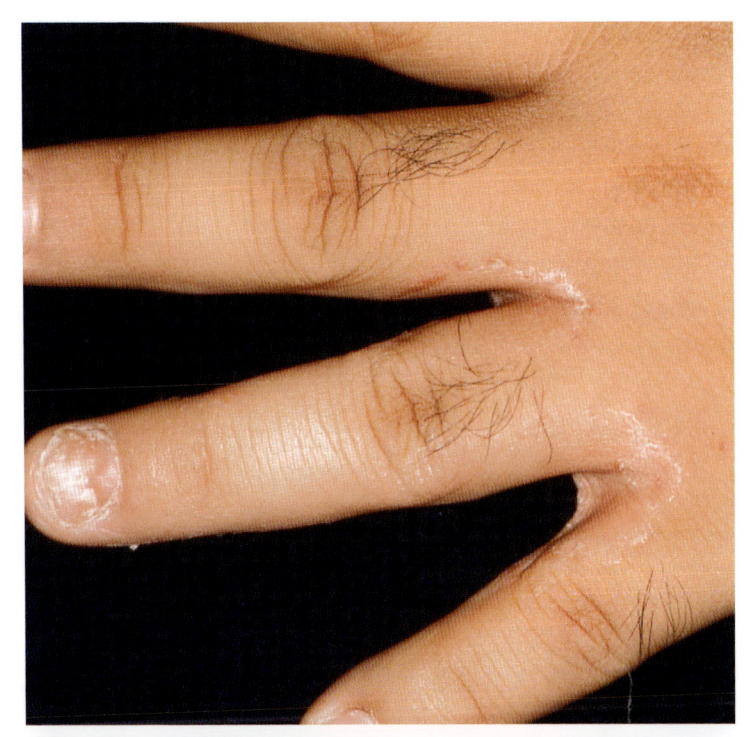

指間，手指，爪の白癬

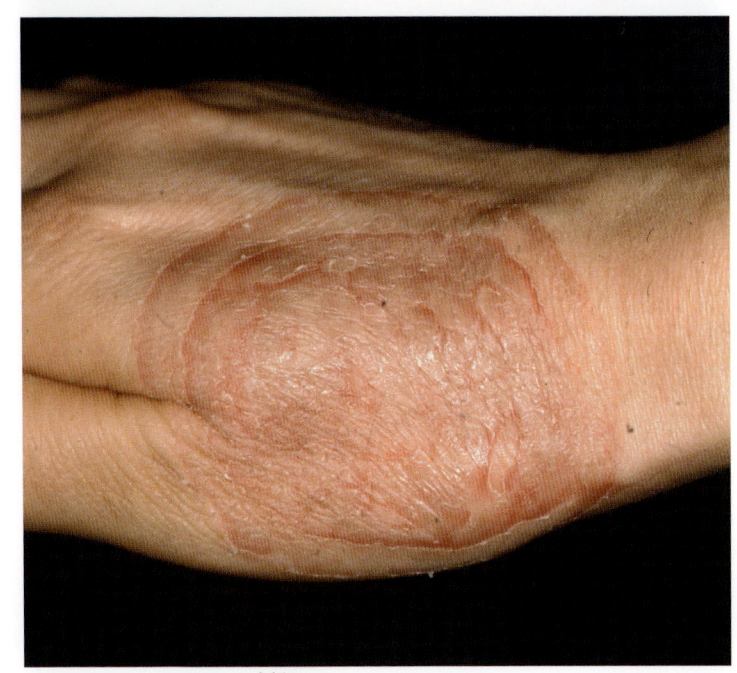

手背の同心円状の紅斑，落屑

体部白癬
tinea corporis

浅在性真菌症＞白癬

- 俗称は"たむし"
- 体幹や四肢に紅色小丘疹として初発し，遠心性に拡大する
- 中心治癒傾向があり，全体として環状の病変を形成する

中心部は軽度の色素沈着を残して軽快し，周辺は堤防状に隆起して丘疹や小水疱，鱗屑などを認める．湿疹化して瘙痒がある場合が多い．原因菌は足白癬と同じく T. rubrum が最も多い．イヌやネコに寄生する Microsporum canis による症例も散見され，炎症症状が強い．顔面に生じたものは顔面白癬（tinea faciei）と称される．

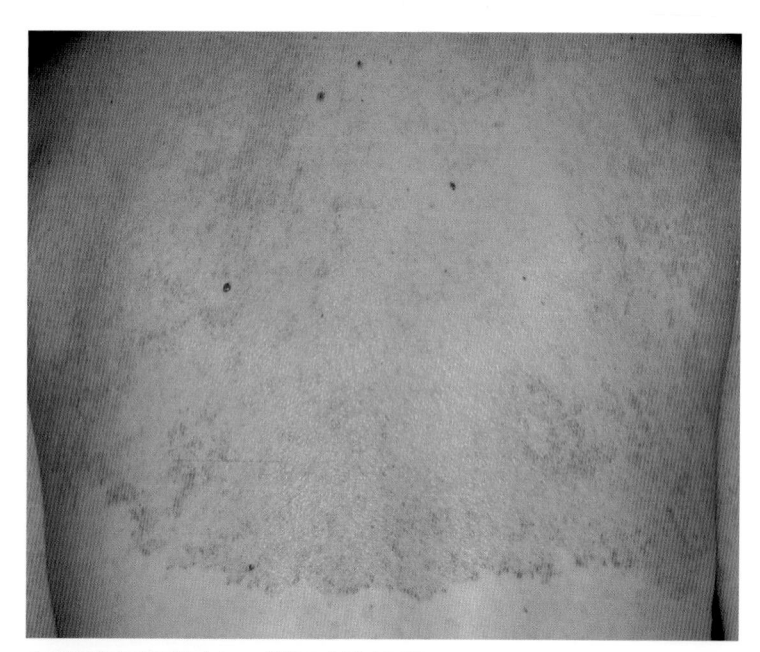

皮疹は遠心性に拡大し，背部の大半を覆う

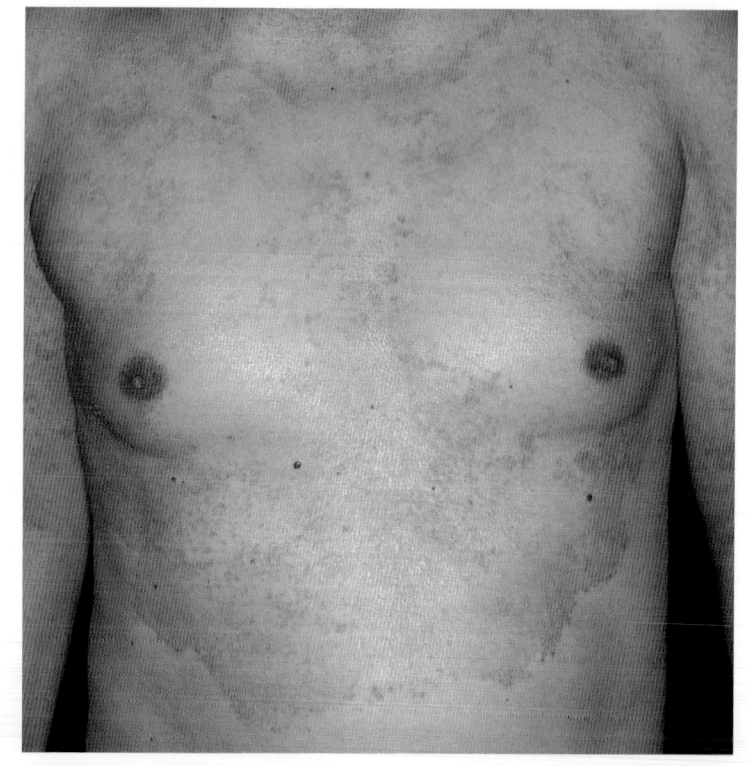

前胸部では中心治癒傾向を呈する

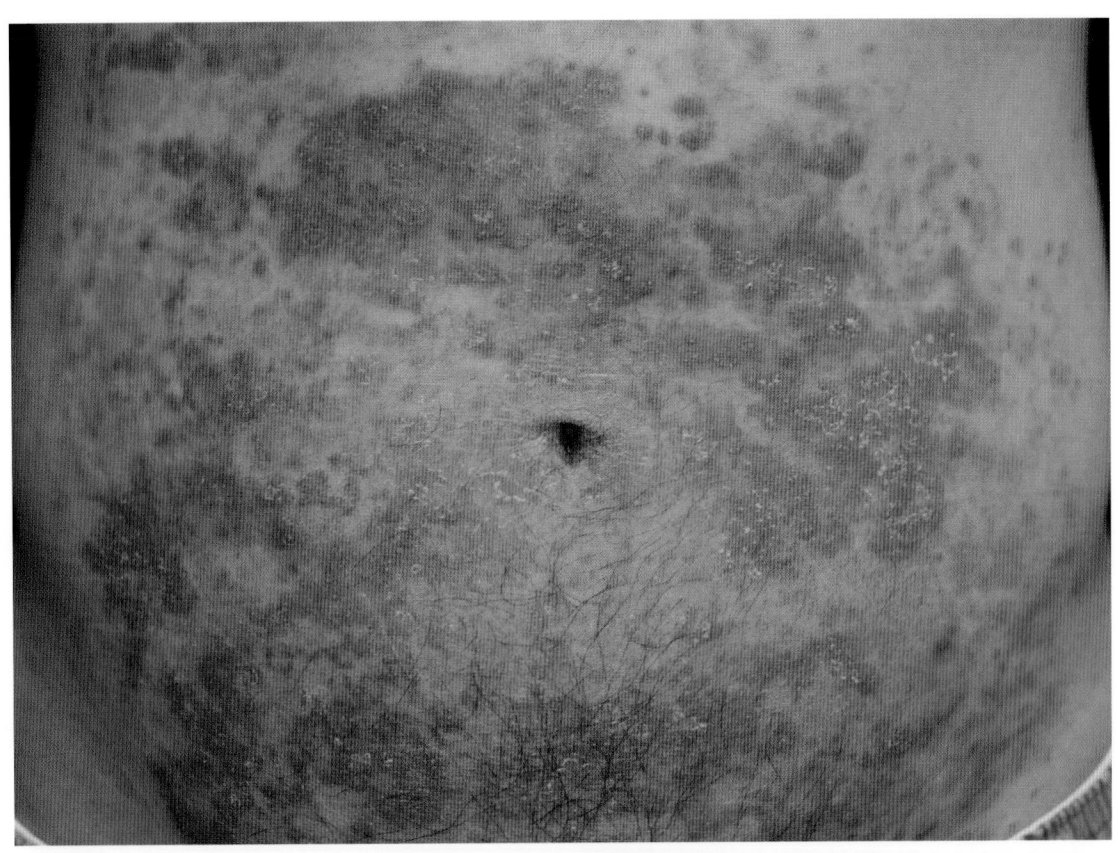

異型白癬．誤ったステロイド外用により修飾され，中心治癒傾向がはっきりしない紅斑を呈した

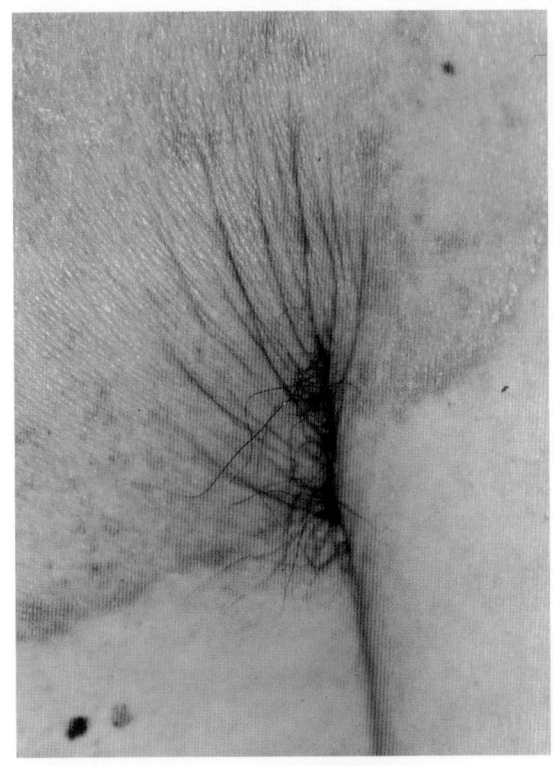

辺縁は堤防状に隆起し，発赤や鱗屑を伴う

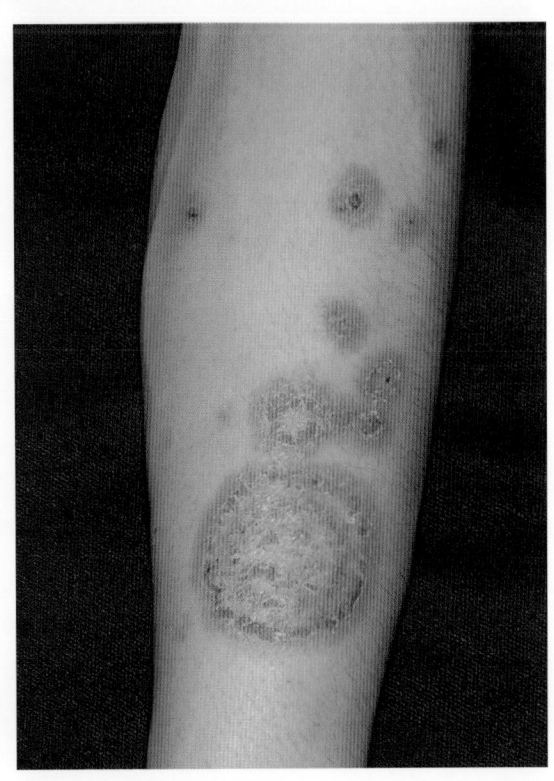

遠心性に拡大する落屑性紅斑

Celsus禿瘡
ケルスス とくそう
kerion (celsi)

浅在性真菌症＞白癬

- 頭部白癬の白癬菌が毛包部に侵入し，真皮の炎症が加わった状態である
- 紅斑や毛孔一致性の丘疹，膿疱などがみられる．さらに扁平から半球状の膿瘍を生じる
- ステロイド外用薬の誤用などを基礎に発症しやすい
- 治療は抗真菌薬の内服

疼痛を伴い，軽度の波動，膿汁の排出をみる．病変部は脱毛し，残った毛髪も容易に抜ける．所属リンパ節の腫脹や発熱などの全身症状をきたす．ペットを介して感染するM. canisが最も多く，幼小児に好発する．最近，T. tonsuransによるものが増加傾向にある．病理組織学的には毛髪に白癬菌が多量に浸食し，毛包周囲に炎症細胞浸潤がみられるが，真皮で白癬菌は増殖していない．

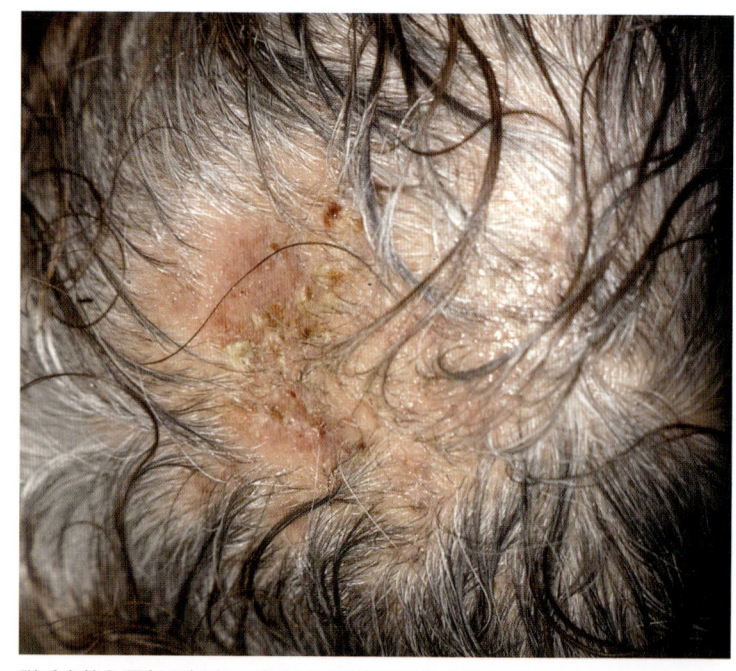

脱毛を伴う頭部の紅斑．触診にて軽度の波動を触れる

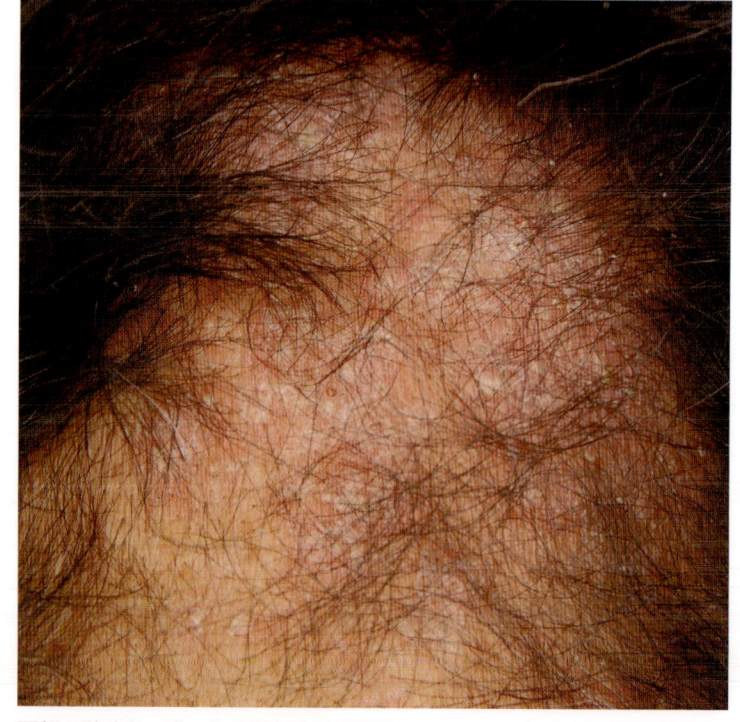

頭部の脱毛斑．残った毛髪も容易に抜ける

カンジダ性指趾間びらん症
erosio interdigitalis blastomycetica

浅在性真菌症＞カンジダ症　　同義語　指間カンジダ症（interdigital candidiasis）

- 第3指間が好発部位となる
- 指間に生じた紅斑は徐々に拡大し，中心に鮮紅色のびらんを形成する

周囲皮膚は白色調で浸軟する．細菌感染を併発し，軽度の疼痛や瘙痒を伴うこともある．飲食店従業員など，水仕事に従事する者に好発する．

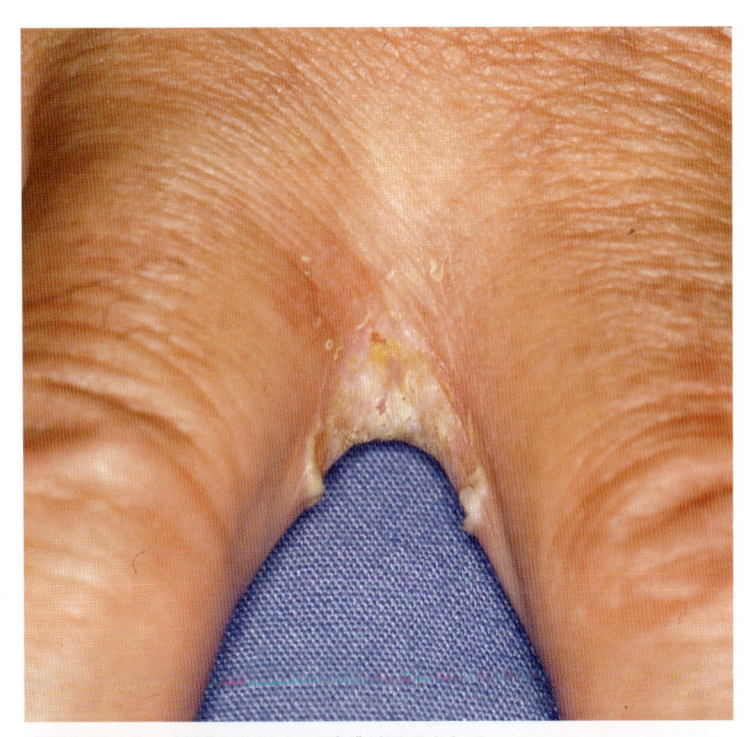

指間のびらん，鱗屑からはカンジダが証明される

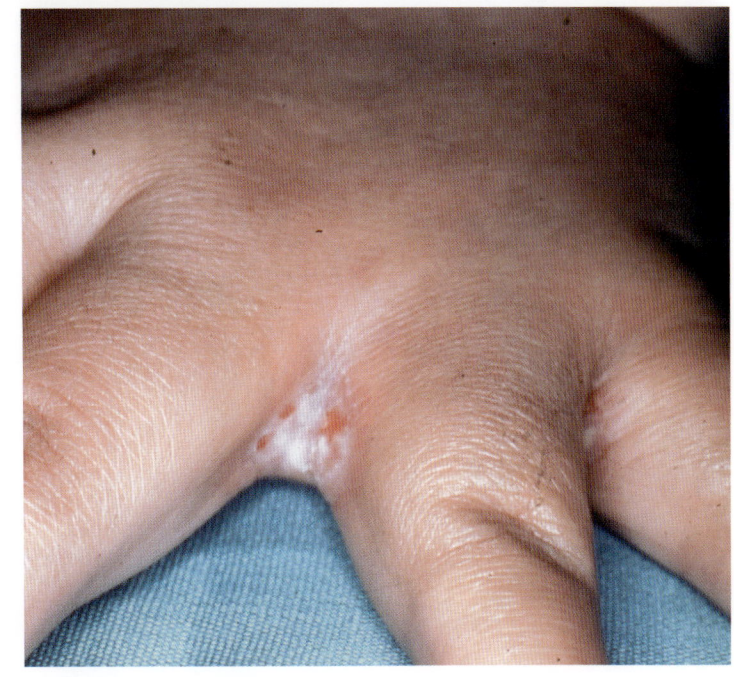

第3指間のびらん，浸軟

19 真菌症

黒毛舌
(black) hairy tongue

浅在性真菌症＞カンジダ症

- 舌の上に黒～褐色で毛様の病変がみられる
- 着色のみで毛様物がない場合もある
- 自覚症状はない

本態は舌糸状乳頭の過角化と，そこに付着したカンジダや細菌が産生した色素（硫黄化合物など）の沈着である．菌交代現象として生じることがある．清潔の指導や抗真菌薬の外用などを行う．

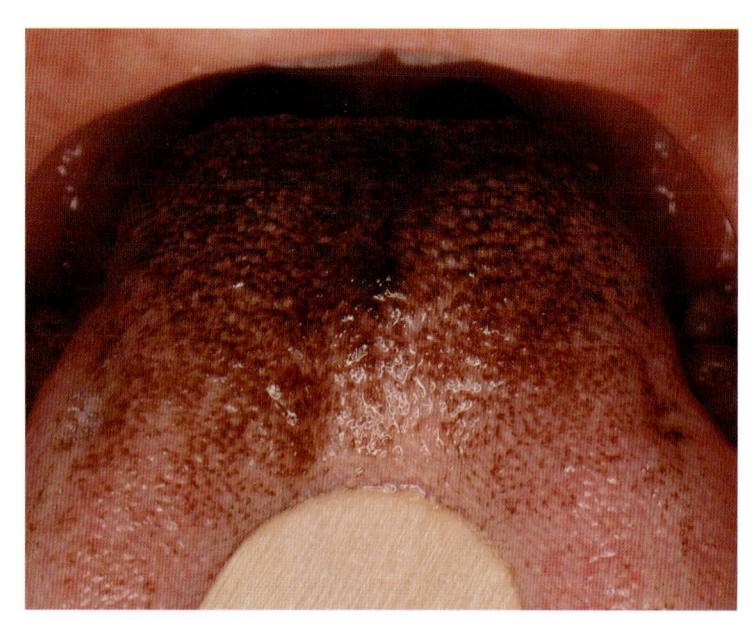

舌根に多数の点状の色素沈着が密に分布し，融合傾向を伴う

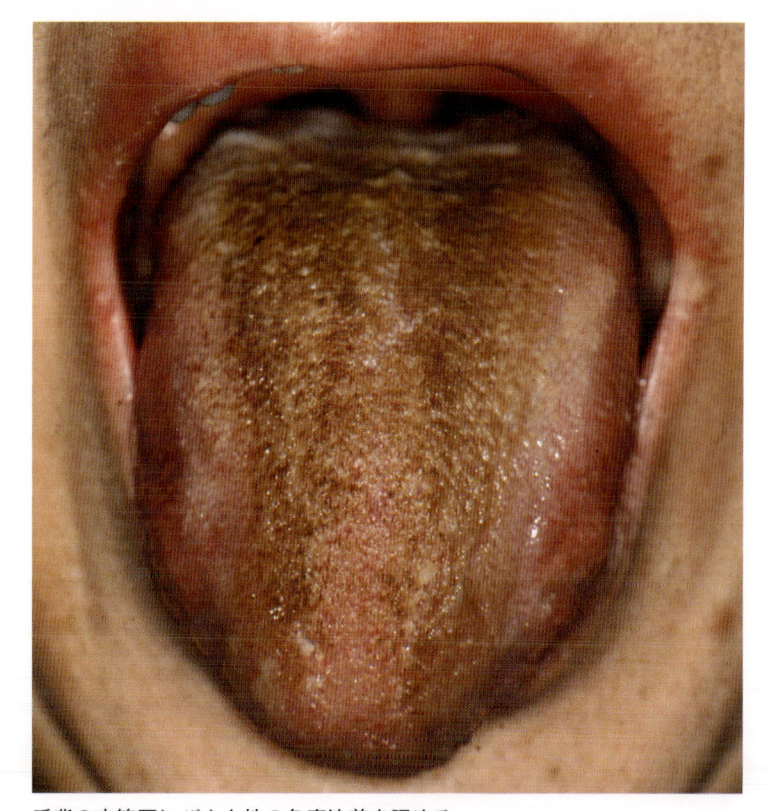

舌背の広範囲にびまん性の色素沈着を認める

癜風
でんぷう
pityriasis versicolor, tinea versicolor

浅在性真菌症＞マラセチア感染症

- 酵母様真菌の一種である *Malassezia* 属（とくに *M. globosa*）による浅在性の感染症
- 青年男女に好発し，体幹上部などに1～3 cm大の淡褐色斑や脱色素斑をきたし，多発融合する
- 皮疹をメスの先などでこすると，大量の鱗屑を生じる（カンナ屑現象）
- 診断は鱗屑のKOH直接鏡検法やWood灯検査（黄橙色蛍光）などによる
- 治療はイミダゾール系抗真菌薬の外用

春から夏にかけて，思春期以降，とくに20歳代前後の男女に好発する．体幹に多く，上腕や頸部にもみられる．5～20 mm大の淡褐色斑あるいは不完全脱色素斑として初発し，これが次第に拡大および融合して，まだら状の外観を呈する．褐色斑をつくるものを黒色癜風（俗称"くろなまず"），脱色素斑をつくるものを白色癜風という．病変は平坦であり，単なる色素異常のようにみえるが，爪先やメスの先でこすると大量の粃糠様落屑を認める（カンナ屑現象）．

自覚症状はないか，あっても軽い発赤や瘙痒程度である．

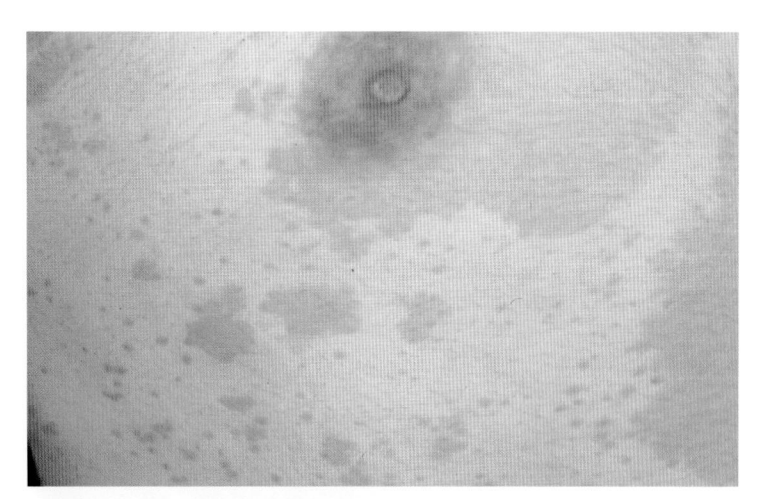

体幹の淡紅色斑．細かい鱗屑を付着する

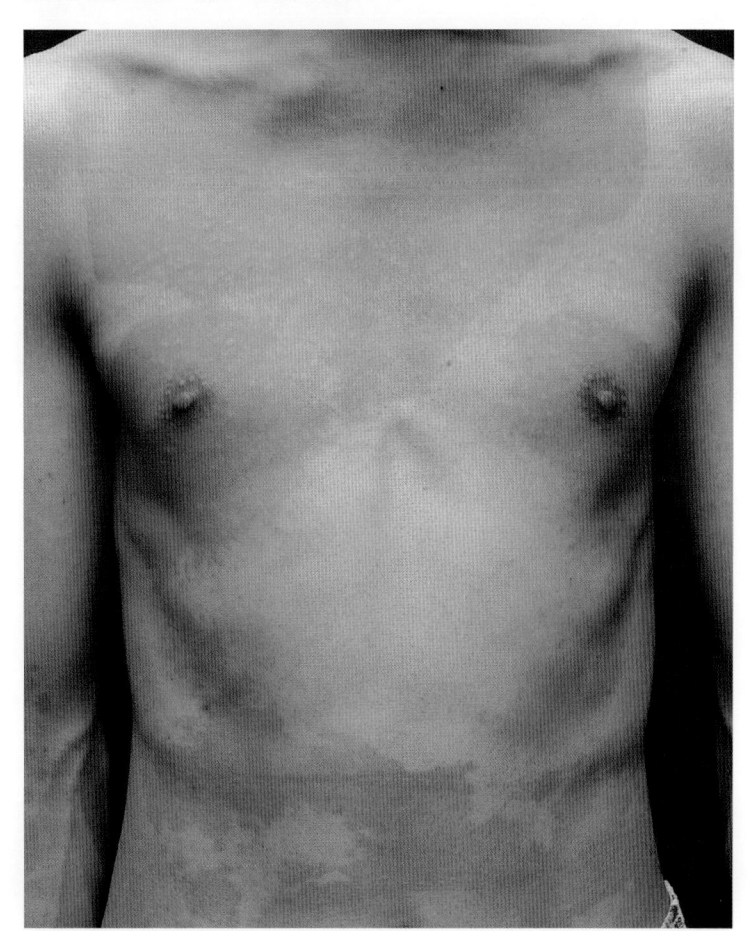

体幹に広がる境界明瞭で一様な淡褐色斑

19 真菌症

マラセチア毛包炎
Malassezia folliculitis

浅在性真菌症＞マラセチア感染症

- *Malassezia* 属に起因した毛包炎
- 直径 2～3 mm の毛孔性紅色丘疹

思春期男女の上背部などに好発する毛孔性の紅色丘疹で，ときに小膿疱を伴う．瘙痒や疼痛があり，癜風や脂漏性皮膚炎に合併することもある．尋常性痤瘡や細菌感染症である毛包炎，膿疱型薬疹と鑑別を要する例がある．
KOH直接鏡検法で診断するが，その際は検体にズームブルー®，酸性メチレンブルー，PAS などの染色を施すと同定しやすい．

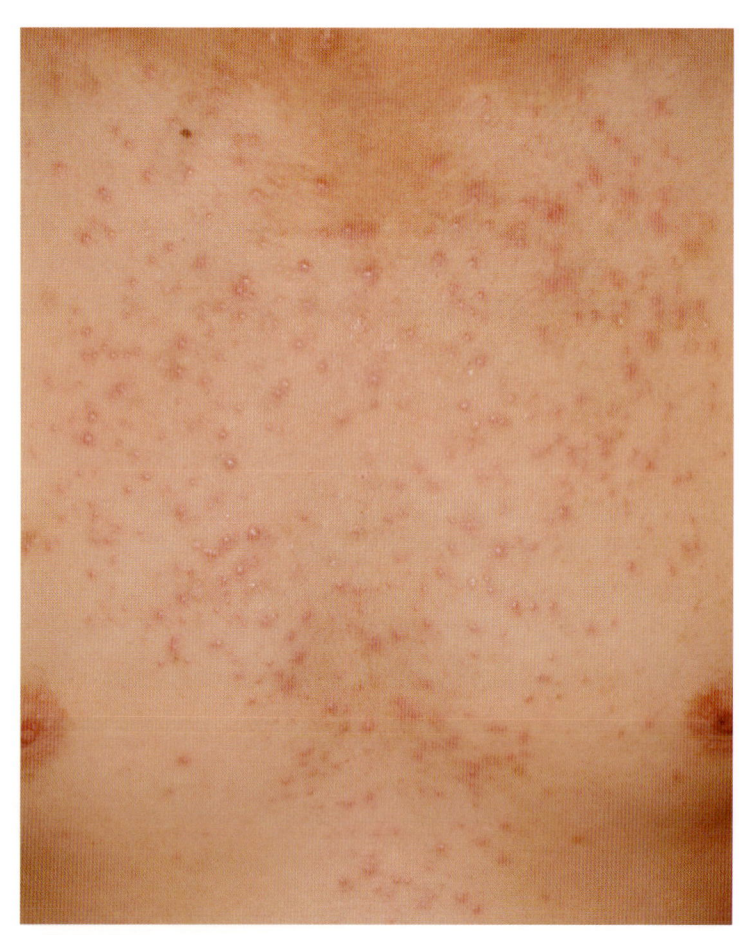

前胸部に多発し，散在する紅色丘疹，膿疱

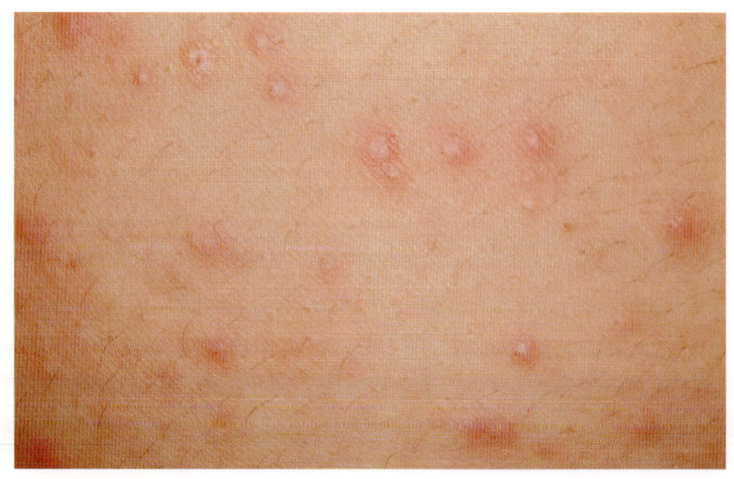

個疹の性状は比較的均一である

スポロトリコーシス
sporotrichosis

深在性真菌症

- 二相性真菌の一種である *Sporothrix schenckii* による．日本で最も頻度の高い深在性真菌感染症
- 土中の菌が微小外傷を介して侵入，農業従事者や幼小児に好発
- 紅色丘疹や膿疱が初発．硬い皮下結節や潰瘍を形成
- イトラコナゾールなどの抗真菌薬やヨウ化カリウムの内服，温熱療法が有効

熱帯や温帯地方に広く分布する真菌で，菌の侵入部位に一致して紅色丘疹や膿疱を呈する．次第に増大し，約4 cm大までの浸潤を伴う暗赤色の皮下結節となる．この結節は自潰しやすく，難治性潰瘍となる．自覚症状は通常ない．リンパ管に沿って上行性に，数日ごとに病変が増加する（皮膚）リンパ管型が最も多く，ほかに，単発の病変が拡大して巨大な潰瘍局面となる限局型や，真菌の播種によって全身に皮下結節を生じる播種型がある．リンパ管型は成人の手背から前腕に，限局型は小児の顔面や上肢などに好発する．
真皮から皮下組織に，非特異的な肉芽腫を認め，PAS染色において，巨細胞内などに丸い胞子を認めることがある．

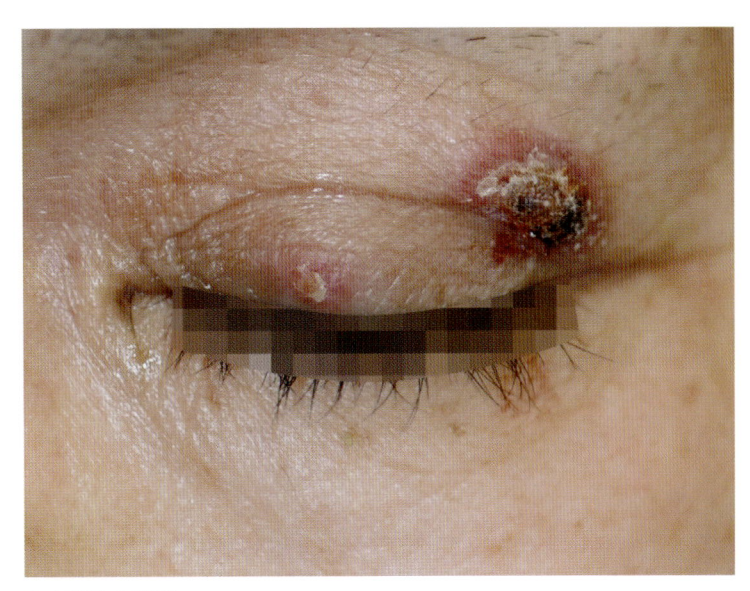

左上眼瞼の結節

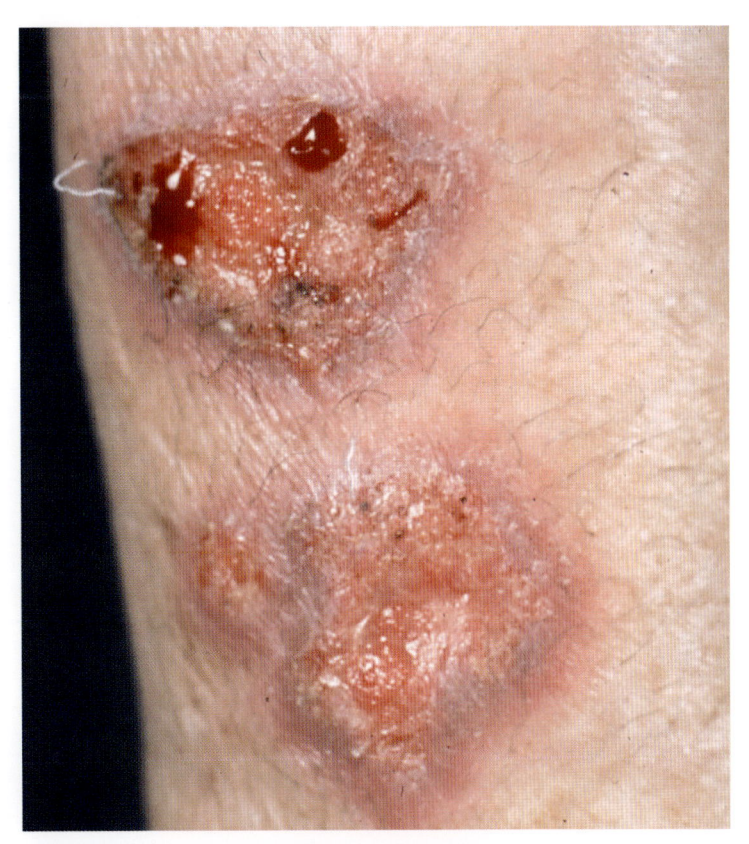

結節は増大とともに自壊して慢性の潰瘍を形成する

20 抗酸菌感染症

皮膚腺病
scrofuloderma

結核菌によるもの

- 現在最も頻度の高い真性皮膚結核．とくに頸部に好発
- 無痛性の皮下結節で始まり，瘻孔を生じて排膿することが特徴的（冷膿瘍）
- 皮膚以外の結核病巣（頸部リンパ節結核など）が連続的に皮膚に波及することにより生じる
- 結核病巣の治療を十分に行う

真性皮膚結核（病変部皮膚で結核菌が増殖しているもの）の一種で，肺やリンパ節，骨，筋肉，腱などの病変が連続性に皮膚に波及することで生じる．自覚症状に乏しく，頸部リンパ節上に好発する．淡紅色で無痛性の皮下結節が生じ，数か月で軟化し，皮膚に瘻孔を形成して排膿する．この際，発赤や熱感を伴わないことから，これを冷膿瘍（cold abscess）と呼ぶ．陳旧性になると潰瘍や特徴的な索状瘢痕を形成する．
診断は，膿汁や組織からの多数の結核菌同定，PCR法による．

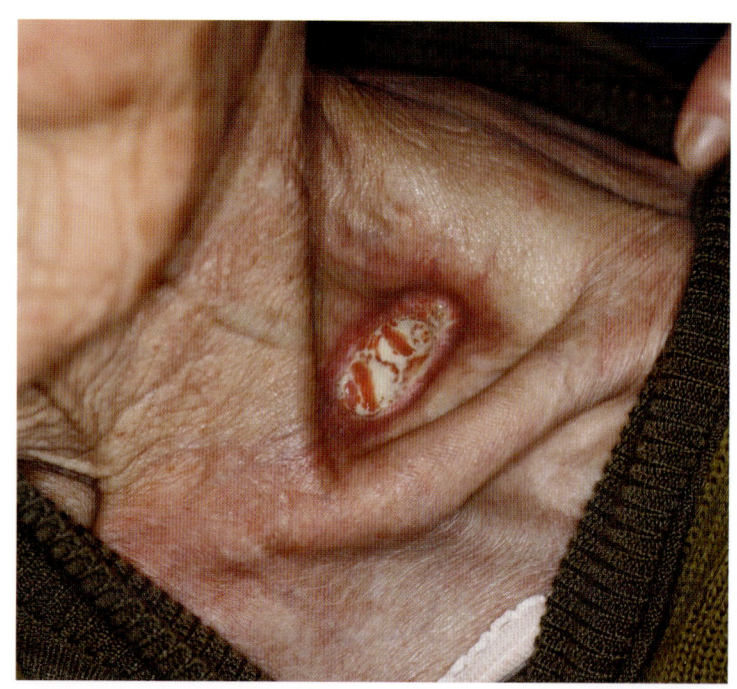

鎖骨上窩リンパ節から皮膚へ波及し，潰瘍を形成

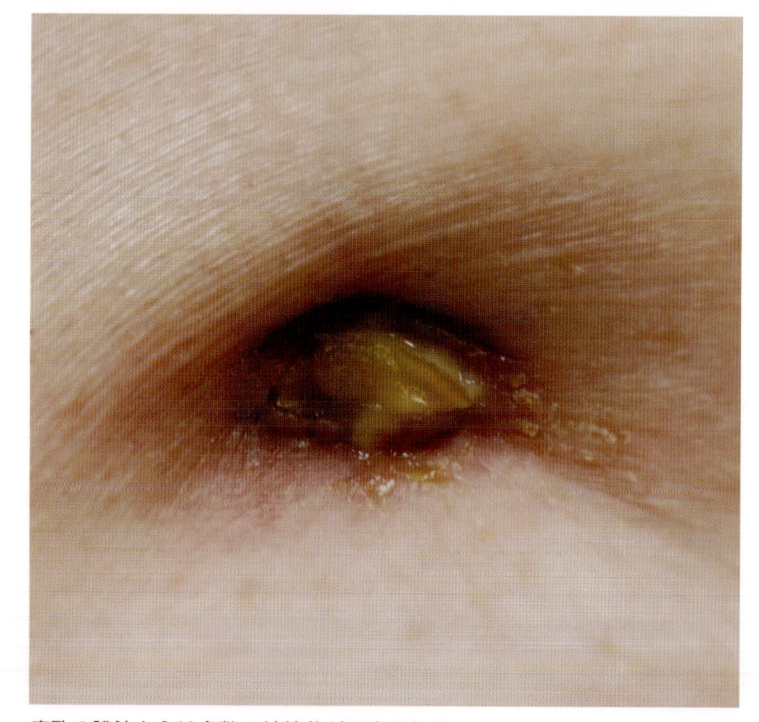

瘻孔の膿汁からは多数の結核菌が同定される

非結核性抗酸菌感染症
nontuberculous mycobacterial infections

非結核性抗酸菌によるもの

- 抗酸菌のうち，結核菌群とらい菌を除いたものによる感染症．*Mycobacterium marinum* によるものが最多
- 菌種の同定には小川培地や MGIT（Mycobacteria growth indicator tube）などで培養した後に DDH（DNA-DNA hybridization）法を行う

Mycobacterium marinum 感染症

皮膚に病変をきたす非結核性抗酸菌症のなかで最も頻度が高い．日本の症例の半数は水族館職員や熱帯魚飼育者である．*M. marinum* は淡水を好み，至適温度が 30〜33℃であるため，プールや熱帯魚の魚槽水などを介して感染する例が多い．
中央部に膿疱や痂皮を伴う紅色局面を生じ，次第に落屑を伴い疣贅状になる．手指背側や関節部などの外傷を生じやすい部位に好発する．
テトラサイクリン系やニューキノロン系抗菌薬などが有効．

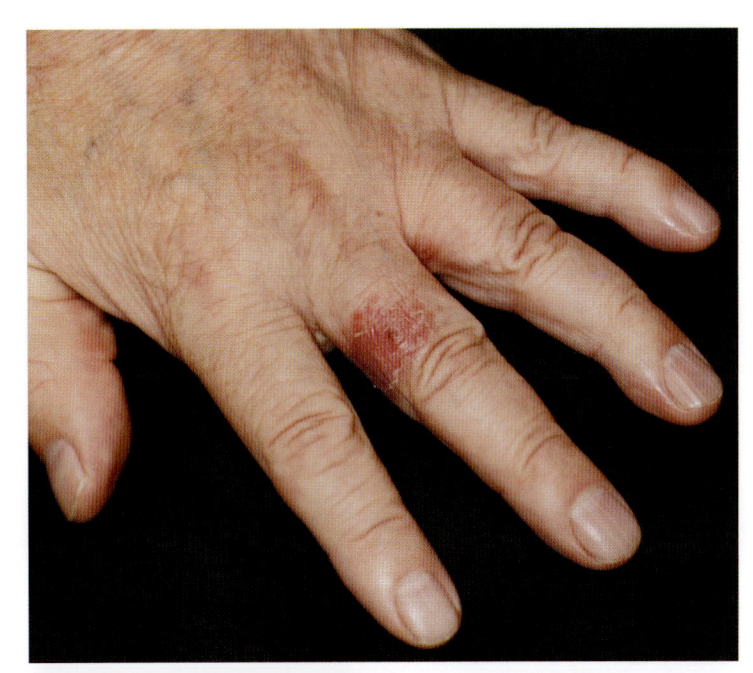

Mycobacterium marinum 感染症
手指の紅斑，小膿疱

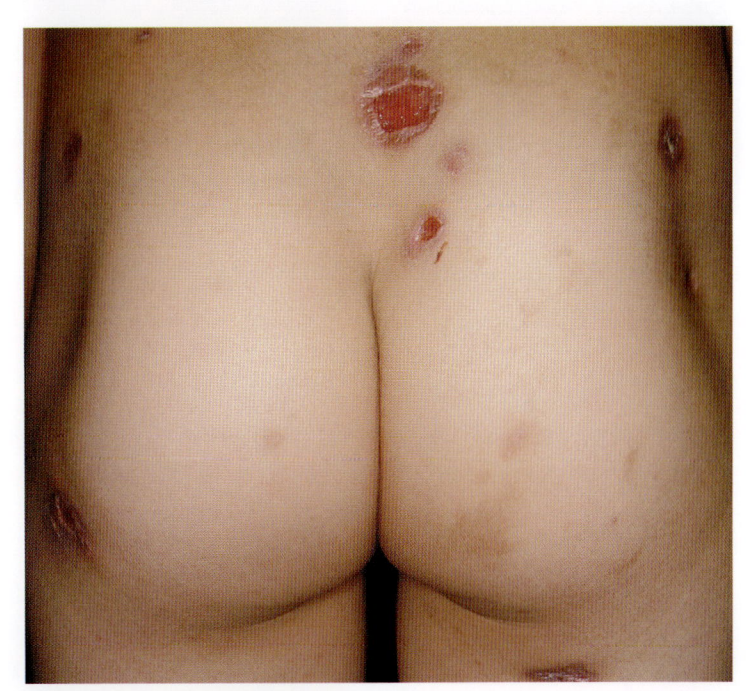

Mycobacterium avium 感染症
腰殿部の痂皮，びらんを伴う紅色局面

ハンセン病
leprosy, Hansen's disease

らい菌によるもの

- らい菌による抗酸菌感染症．主に皮膚と末梢神経が侵され，感覚低下を伴う局面が特徴的
- らい菌に対する細胞性免疫の強弱からT型とL型に大別．L型は重症で，全身で菌増殖して排除されず，全身に結節などを形成
- 治療はDDSを含む多剤併用療法

Mycobacterium leprae（らい菌）が原因で，親子間などの濃厚接触により，乳幼児期に微小外傷や気道粘膜を介して感染すると考えられている．らい菌に対する宿主の抵抗力（細胞性免疫）の強弱によって病型分類される．感覚低下を伴う環状紅斑や白斑，局面などを形成する．らい菌が細胞性免疫で排除されにくいL型では，全身に結節などがみられる．知覚障害を伴う皮疹，末梢神経（とくに大耳介神経や尺骨神経）の肥厚や神経障害，病理所見から本症を疑う．

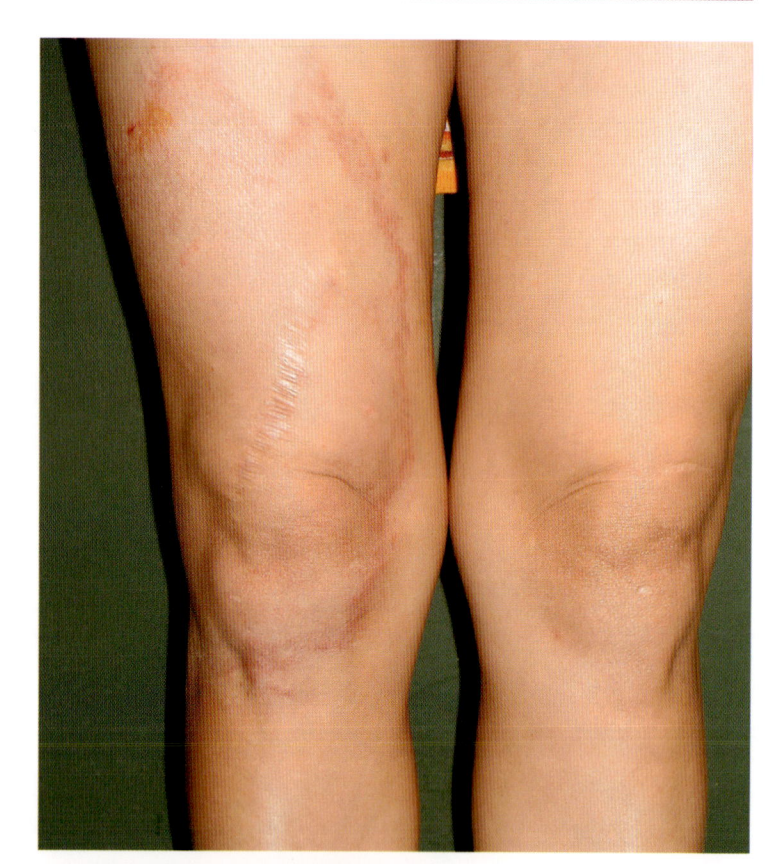

右大腿の環状紅斑．同部位に感覚低下を伴う

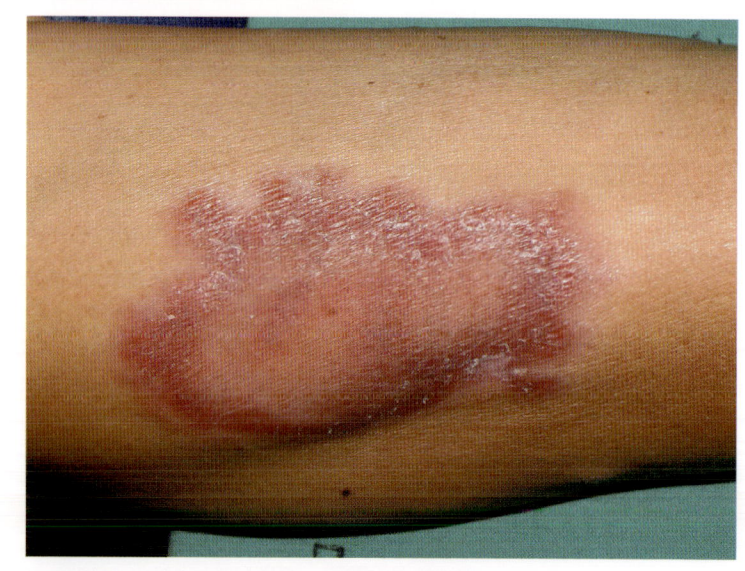

扁平隆起した紅色局面．辺縁に紫紅色調が強い

21 節足動物などによる皮膚疾患

虫刺症
insect bite

昆虫などによる皮膚疾患

- 蚊，ブヨ，アブ，ハチなどの昆虫から刺咬されて生じる皮膚炎の総称
- 症状は，吸血の際に注入される昆虫由来物質に対するアレルギー反応，あるいは虫の毒液に含まれるヒスタミン類によって引き起こされる
- 年齢や注入された毒液量，アレルギー反応の程度によって症状の個人差が大きい

刺咬されてすぐに，瘙痒を伴う膨疹や紅斑が出現した後，1～2時間で軽快する即時型反応と，刺咬後1～2日で紅斑や丘疹，水疱を生じる遅延型反応がみられる．
皮疹にはステロイドを外用し，瘙痒には抗ヒスタミン薬を内服する．ハチ刺症の場合，アナフィラキシーショックを生じることがあるため，全身管理ができるよう慎重に経過をみる必要がある．

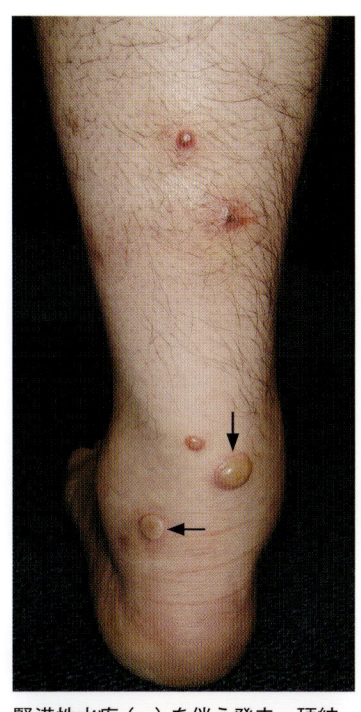

緊満性水疱（→）を伴う発赤，硬結

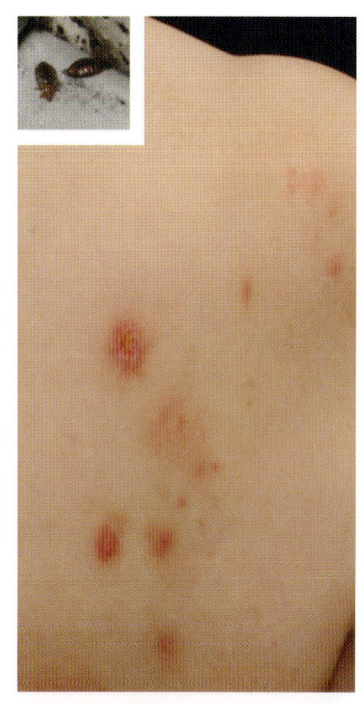

トコジラミ刺症

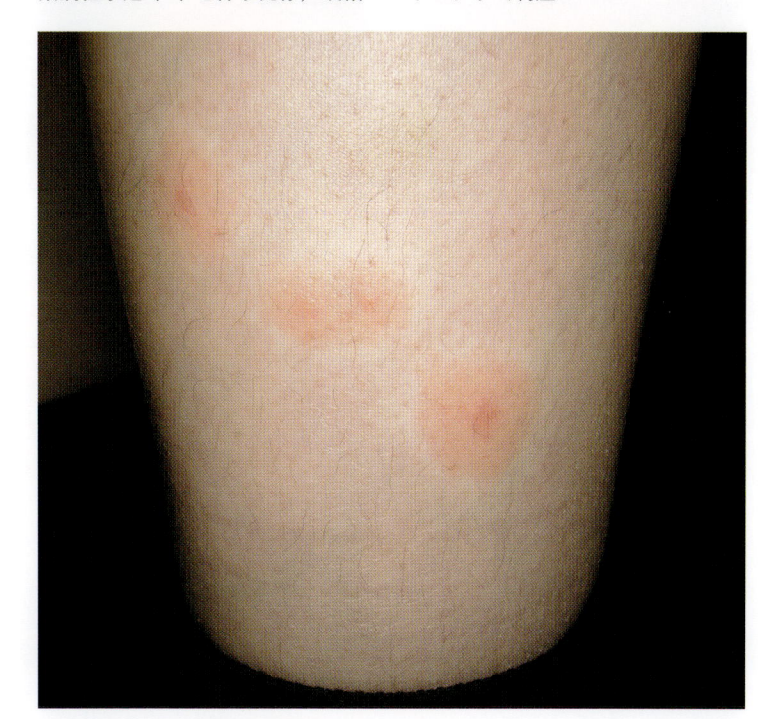

強い瘙痒を伴う浮腫性紅斑

285

21 節足動物などによる皮膚疾患

疥癬（かいせん）
scabies

昆虫などによる皮膚疾患

- ヒトヒゼンダニ（疥癬虫）による．多発性小丘疹を形成し瘙痒が強い（とくに就寝時）
- 陰部や体幹，指間部などに好発．指間部などでは疥癬トンネルを形成する
- 確定診断は，KOH法で角層の虫体や卵を直接証明
- 寝具などを介しても感染する．性感染症や院内感染としての発症が多い
- 治療はイベルメクチン内服，安息香酸ベンジルやγ-BHC外用など

体幹や陰部，大腿，上腕内側，指間部などの皮膚の軟らかい部位に，2～5mm大の淡紅色小丘疹が多発する．水疱をみることもあり，陰部や腋窩では小結節もみられる．皮疹は激しく痒く，とくに就寝時に暖まると瘙痒が増強する．瘙痒による不眠の訴えが多く，搔破して非特異的な湿疹性病変を呈する場合もある．指間部に，長さ数mmの灰白色で線状の疥癬トンネルがみられ，ここで雌成虫が卵を産む．免疫不全者や不潔生活者などで，無数のヒトヒゼンダニが増殖し，きわめて強い感染力と全身の過角化をきたした状態を角化型疥癬ないしノルウェー疥癬と呼ぶ．

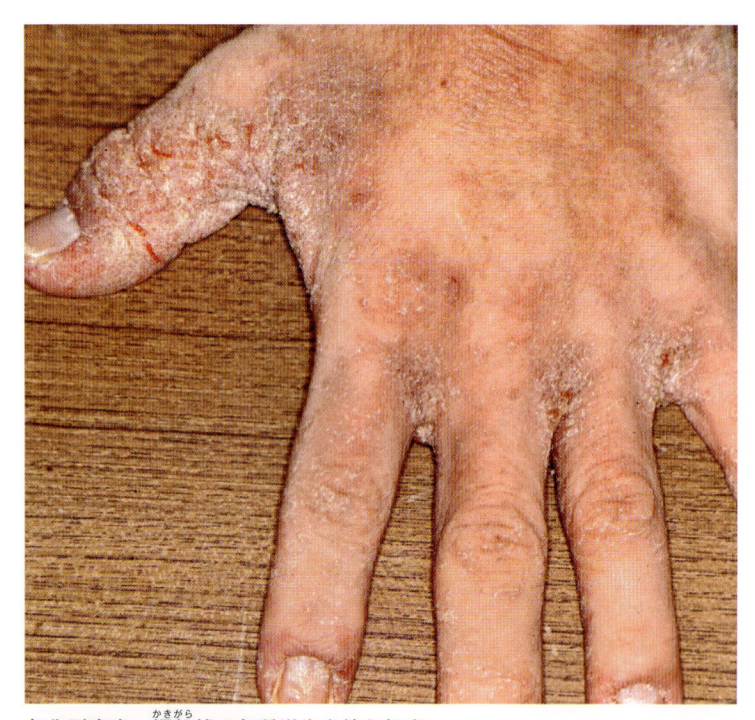

角化型疥癬．蠟殻状（かきがら）の角質増生を伴う紅斑

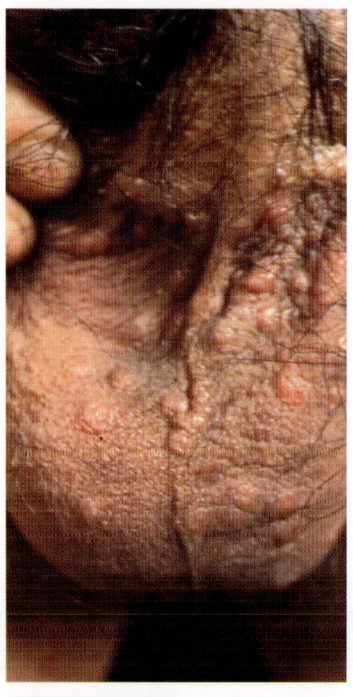

陰嚢の多発性丘疹

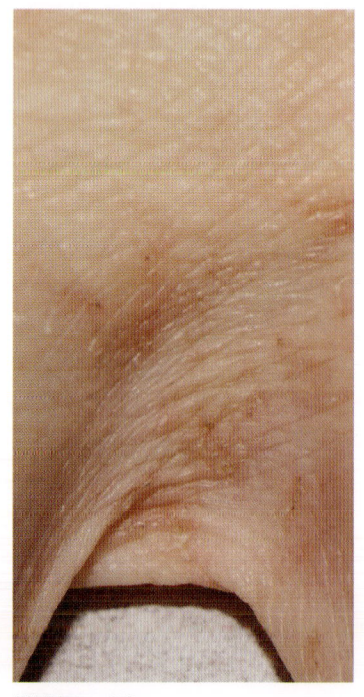

指間部の丘疹

マダニ刺咬症
tick bite

昆虫などによる皮膚疾患

- マダニが皮膚に吸着して生じる
- マダニの蟻走感(ぎそう)はないため，顔面や腕のみならず，体幹や陰部などにも吸着する
- 刺咬痛を訴えない人が多いが刺咬部周囲には炎症がみられ，紅斑や浮腫，出血，水疱などをみる
- マダニを介してライム病や重症熱性血小板減少症候群を発症することがある

マダニは体長2～8 mmの大型のダニである．通常，山林などで草木の上に生息し，ヒトや動物の皮膚に吸着して吸血する．日本ではシュルツェマダニやヤマトマダニによることが多い．
十分吸血したマダニは自然に脱落するが，吸着中のマダニは口器と皮膚とが固着されており，疣贅(ゆうぜい)や腫瘤の訴えで受診されることもある．
吸着しているマダニを無理に引っ張ると，口器を残してちぎれ，後に異物肉芽腫(にくげ)を形成するため，口器ごと取り出すか，マダニをつけたまま皮膚を切除あるいはパンチで除去する．摘出後1～2週間は，ライム病発症予防のためにテトラサイクリン系ないしペニシリン系抗菌薬を内服する．

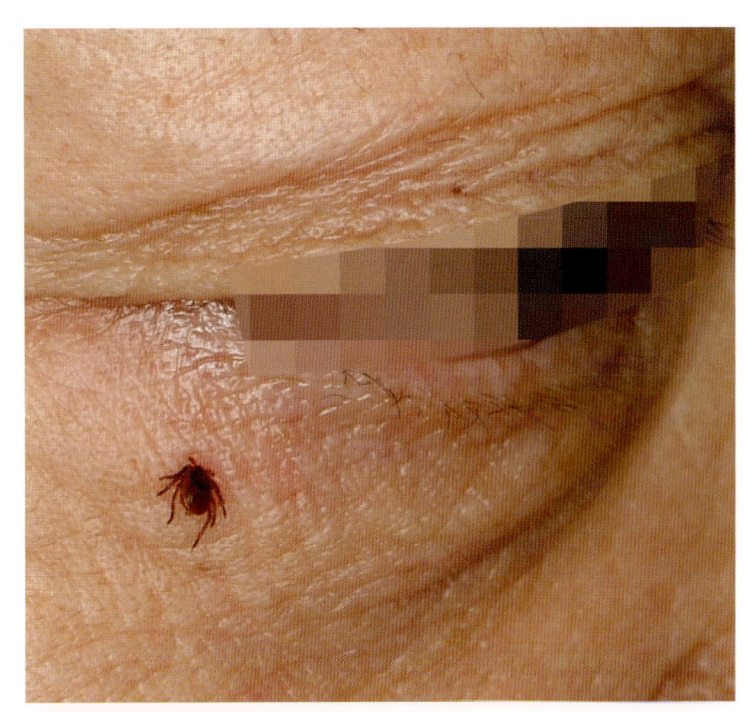

下眼瞼を刺咬するマダニ

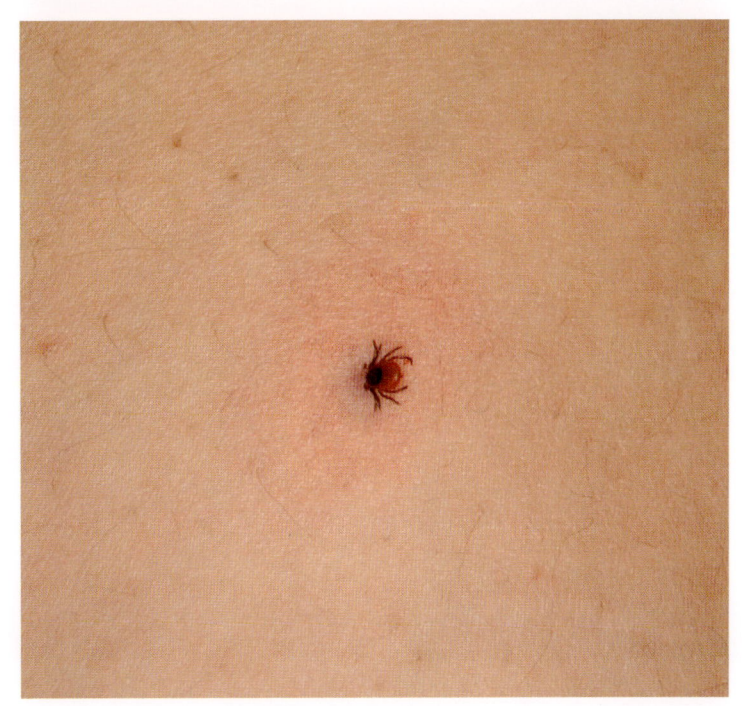

足を動かす生きたマダニを診ることが少なくない

節足動物などによる皮膚疾患

21 節足動物などによる皮膚疾患

ライム病
Lyme disease, Lyme borreliosis

昆虫などが媒介する皮膚疾患

- マダニ刺咬の際，スピロヘータの一種であるボレリアが感染して発症
- 春から夏季にかけて，日本では主に北部で発生．欧米では患者数が多い
- 慢性遊走性紅斑をきたす第1期，関節炎や髄膜炎をきたす第2期，中枢神経が障害される第3期へ進行
- 治療はテトラサイクリン系抗菌薬が第一選択

ボレリア（*Borrelia*）による感染症．再燃と寛解を繰り返し，その病態から3期に大別．

第1期（紅斑期）：1日〜約1か月の潜伏期を経て，約80%に刺し口を中心とした紅斑や丘疹をみる．皮疹は遠心性に拡大し，辺縁が鮮紅色で中央部が退色した輪状の皮疹（慢性遊走性紅斑）を形成する．発熱や頭痛，全身倦怠感などのインフルエンザ様症状を伴うことがある．

第2期（播種期）：ボレリアが血行性に播種され，感染から数週〜数か月で関節炎や筋肉痛，神経症状，房室ブロックなどをみる．小型の慢性遊走性紅斑が多発する．

第3期（慢性期）：慢性の神経症状や膝関節炎を生じる．皮膚病変として慢性萎縮性肢端皮膚炎がみられる．

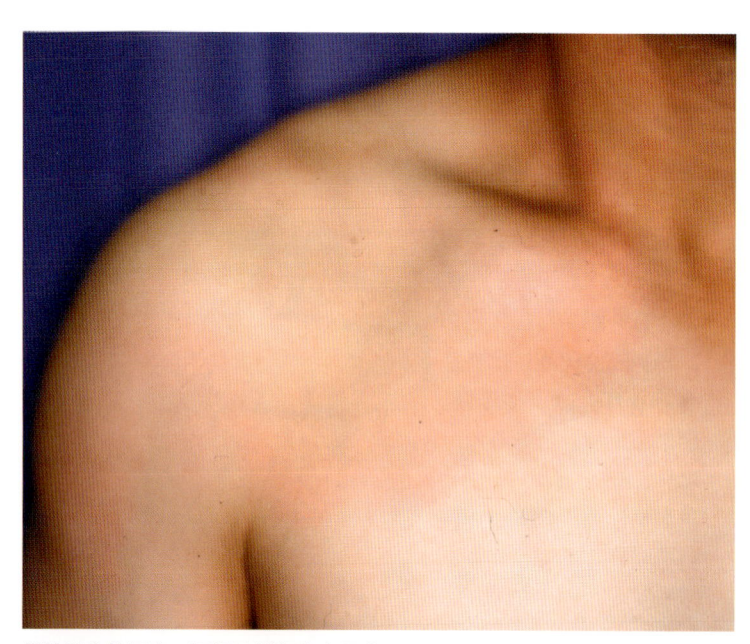

慢性遊走性紅斑．辺縁は鮮紅色を呈する

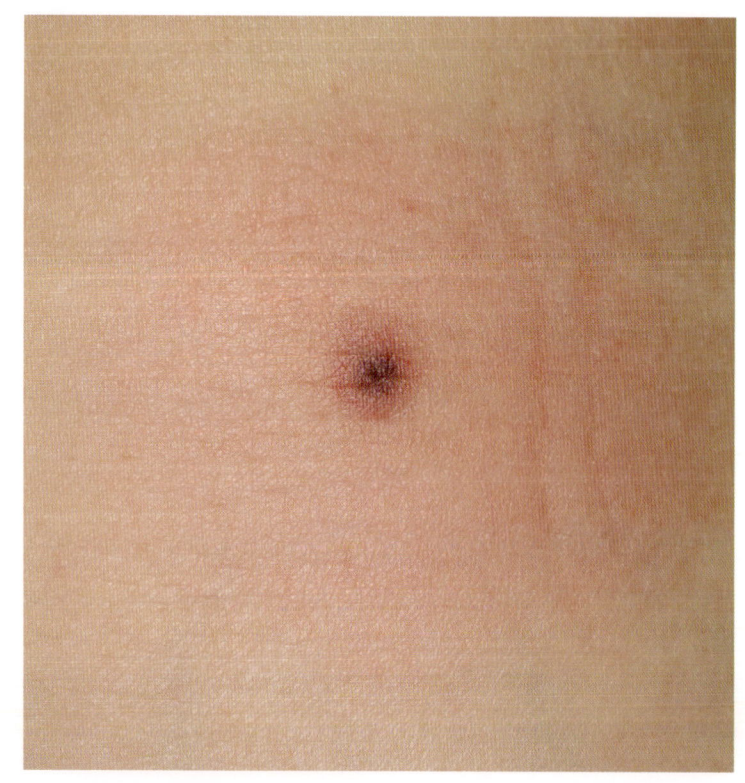

マダニ刺咬部の周囲に淡い紅斑が広がる

クリーピング病
creeping eruption

寄生虫による皮膚疾患　**同義語** cutaneous larva migrans

- 皮膚寄生幼虫が皮内を移動し，皮膚に爬行性の線状皮疹（creeping eruption）を生じるものをいう
- 幼虫を保持する川魚などを生食することで感染する
- 治療には診断を兼ねた虫体摘出を行う．アルベンダゾールやイベルメクチン内服の有用性が注目されている

川魚などを生食した数週から数か月後に，体幹や大腿に限局性浮腫や硬結を生じる．発熱や腹痛などの全身症状を伴うことがある．皮膚寄生幼虫は，移動出没を繰り返し，線状皮疹を生じる．
原因となる寄生虫としては顎口虫（ドジョウ，川魚，カエル）や，マンソン孤虫（両生類，家禽肉），旋尾線虫（スッポン，イカ）などがある．また，熱帯の砂浜を裸足で歩いた際に，鉤虫の幼虫が直接皮膚に接触して侵入する場合もある．

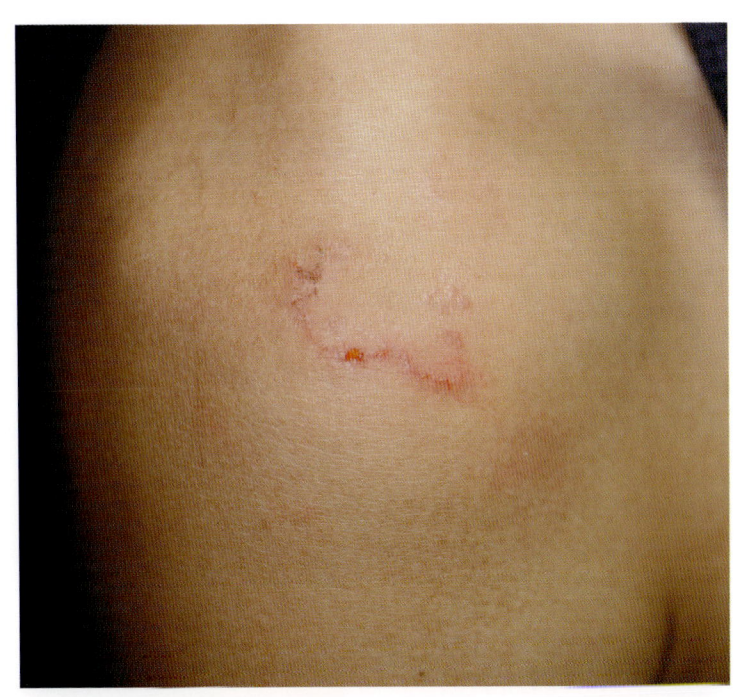

爬行性の線状皮疹

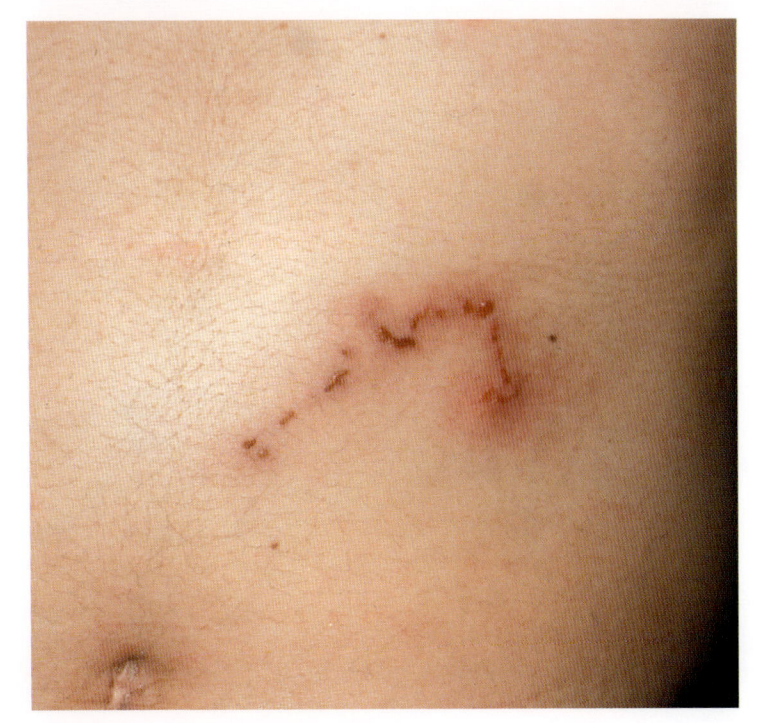

寄生幼虫が皮内を線状に移動して生じる

22 性感染症

梅毒
syphilis

梅毒

- スピロヘータの一種，梅毒トレポネーマ *Treponema pallidum* の感染症
- 陰部潰瘍などの皮膚粘膜症状から全身性の皮疹まで多様
- 病期は第1期，第2期，潜伏梅毒，第3期に分類
- 感染経路により後天梅毒と先天梅毒に区別される．先天梅毒では第1期を欠く
- 診断は特徴的な臨床像，梅毒血清反応と病原菌検出．治療はペニシリン系抗菌薬

第1期梅毒：局所病変．外陰部の初期硬結と潰瘍化した硬性下疳，鼠径部リンパ節腫脹．
第2期梅毒：全身性．梅毒性ばら疹，丘疹性梅毒，扁平コンジローム，梅毒性脱毛など．HIV感染合併例など，一部の症例では神経梅毒へ移行する．
潜伏梅毒（latent syphilis）．梅毒血清反応のみ陽性．そのまま生涯を終えることも多い．
第3期梅毒：ゴム腫や心血管梅毒などがあるが，近年ほとんどみられない．
接触感染によるものを後天梅毒，子宮内感染（胎盤感染）によるものを先天梅毒と呼ぶ．後天梅毒の大部分は性的行為によるが，医療従事者の感染や輸血感染，授乳による母子感染などもある．

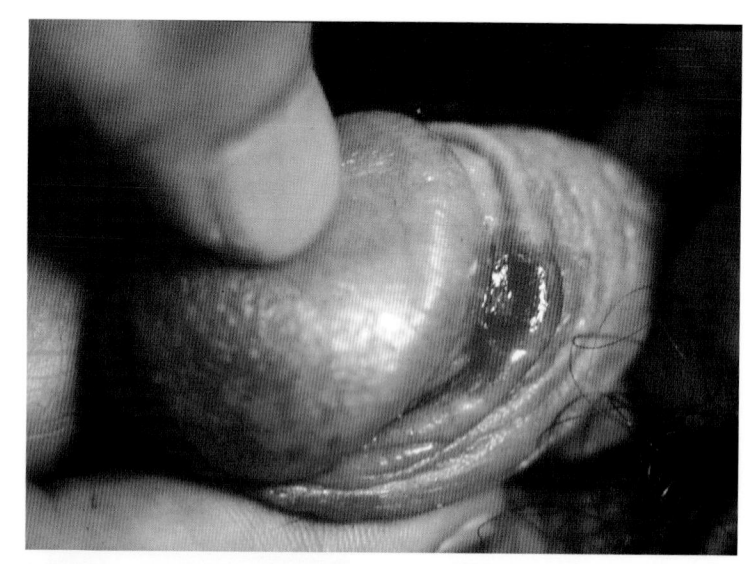

初期硬結．トレポネーマの侵入部位に生じた潰瘍

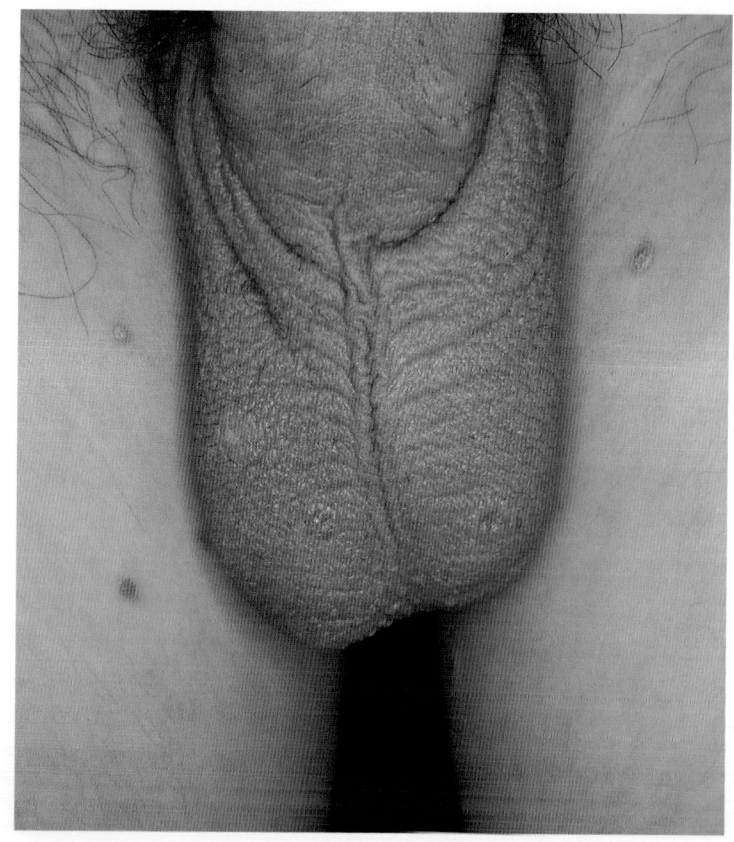

丘疹性梅毒

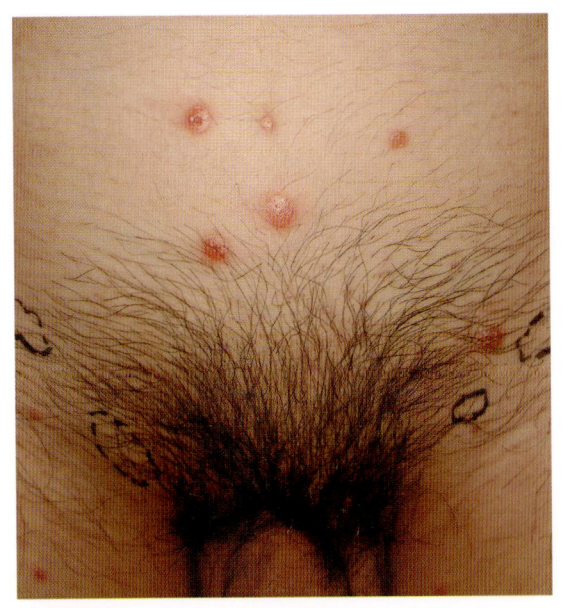

丘疹性梅毒

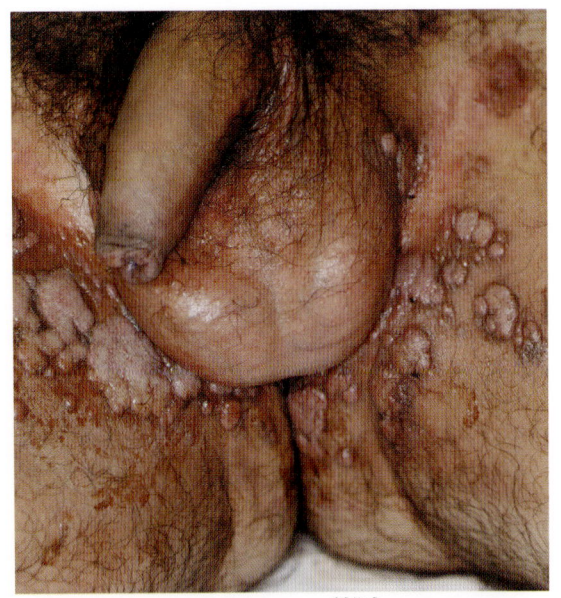

扁平コンジローム．外陰部周囲の疣状の丘疹，結節

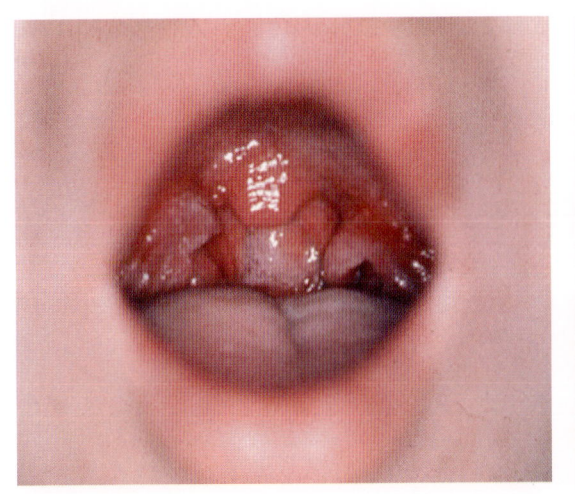

梅毒性粘膜疹

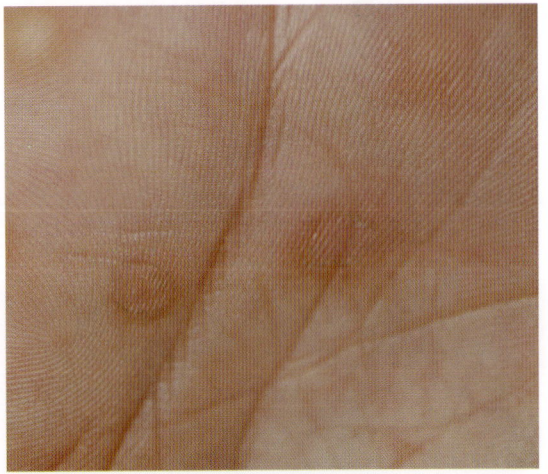

梅毒性ばら疹．浸潤を触れる手掌の紅斑

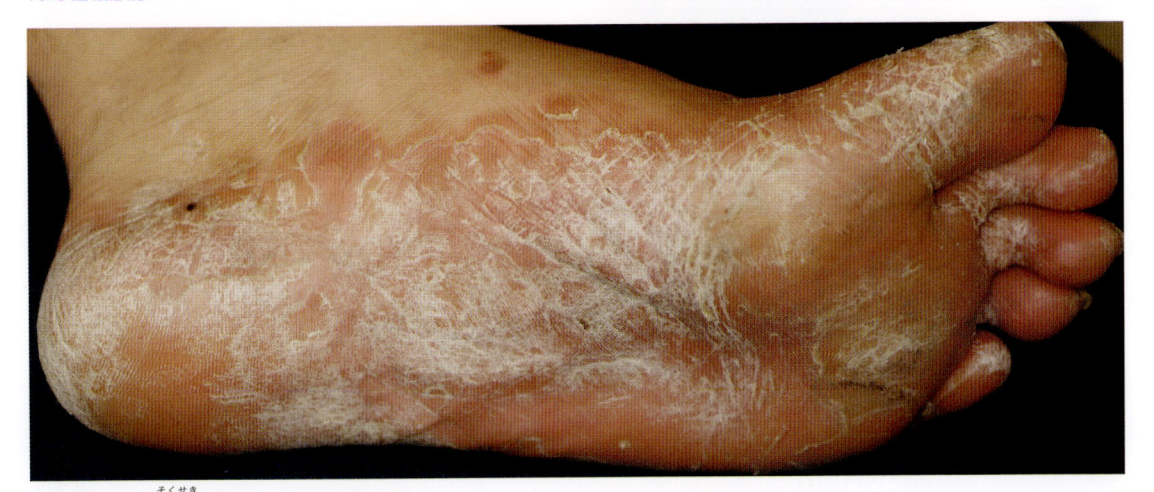

梅毒性乾癬．足蹠に限局した乾癬様皮疹

索引

ページ数の太字は見出し（同・類義語）として解説がある箇所を示しています．

和文索引

あ

アウスピッツ現象	130
亜鉛欠乏症候群	152, **156**
悪性黒色腫	110, 183, 190, **248**
悪性腫瘍	**225**
悪性脈管内皮細胞腫	**239**
アジソン病	7, **147**, 183
足白癬	266, **271**
アトピー性皮膚炎	32, 55, 124, 140, **264**
アナフィラクトイド紫斑	**70**
アミロイドーシス	5, **148**
アミロイド苔癬	11, **148**
アレルギー性肉芽腫性血管炎	**74**

い

異型白癬	**275**
移植片対宿主病	3, 21, **66**
異所性蒙古斑	**192**
いちご舌	**80**
いちご状血管腫	**212**
遺伝性角化症	**124**
遺伝性出血性毛細血管拡張症	183, **201**
遺伝性水疱症	111, 112, **114**
遺伝性対側性色素異常症（遠山）	7, **145**
イド疹	34, **36**
いぼ	202, **256**
陰嚢被角血管腫	**217**

う

ウィッカム線条	**136**
ウイルス感染症	**250**
ウェルナー症候群	**164**, 182
うおのめ	**139**
うっ滞性症候群	**82**
うっ滞性皮膚炎	**39**

え

栄養障害型表皮水疱症	**114**
エーラス・ダンロス症候群	170, **171**

エクリン汗孔腫	15, **204**
壊死性筋膜炎	266, **270**, 271
壊死性遊走性紅斑	**156**
壊疽性膿皮症	**78**
エリテマトーデス	**88**
円形脱毛症	**181**
炎症性丘疹	**12**
遠心性環状紅斑	3, **52**
円板状エリテマトーデス	88, **90**

お

黄色腫	**154**
黄色肉芽腫	15, **220**
太田母斑	7, **191**, 192
オスラー・ウェーバー・ランデュ症候群	**201**
オスラー病	183, **201**
温熱性紅斑	**87**

か

外傷性紫斑	**5**
疥癬	**286**
外胚葉形成異常症	**182**
開放面皰	**176**
潰瘍	**22**
過角化	**24**
角化型疥癬	**286**
角化症	**124**
下肢静脈瘤	**82**
化膿性汗腺炎	**268**
化膿性肉芽腫	**214**
痂皮性膿痂疹	**264**
カフェオレ斑	**194**
かぶれ	**30**
貨幣状湿疹	**34**
カポジ水痘様発疹症	**250**
カポジ肉腫	**240**
川崎病	**80**
汗管腫	11, **206**
眼球メラノーシス	**191**
眼瞼黄色腫	**154**

汗孔角化症	**203**
カンジダ症	156, **233**
カンジダ性指趾間びらん症	**277**
眼上顎青褐色母斑	**191**
環状肉芽腫	160, **168**
関節リウマチ	99, **100**
乾癬	25, **130**, 156, 186
乾癬性関節炎	130, **132**
乾癬性紅皮症	**130**
乾燥症候群	**99**
カンナ屑現象	**279**
陥入爪	**187**
癌の皮膚転移	**241**
眼皮膚白皮症	**142**
顔面白癬	**274**
顔面播種状粟粒性狼瘡	13, **177**
顔面片側萎縮症	**94**

き

基底細胞癌	110, 193, **226**
基底細胞上皮腫	**226**
牛眼	**200**
丘疹	10, **12**
丘疹紅皮症（太藤）	**55**
丘疹性梅毒	**290**
急性GVHD	**66**
急性湿疹	**28**
急性蕁麻疹	**40**
急性痘瘡状苔癬状枇糠疹	**134**
急性熱性好中球性皮膚症	**50**
急性熱性皮膚粘膜リンパ節症候群	**80**
急性膿皮症	**264**
急性汎発性発疹性膿疱症	19, **64**
強皮骨膜症	**185**
強皮症	92, **175**
局面状類乾癬	**134**
巨大先天性色素性母斑	190, **248**
偽リンパ腫	**223**
筋脂肪腫	**222**
菌状息肉症	54, 134, **244**
緊満性水疱	16, **120**

292

く

クインケ浮腫	43
口舐め病	31
クラーク母斑	248
クリーピング病	289
黒あざ	188
くろなまず	279
グロムス腫瘍	211

け

鶏眼	139
結核疹	174
血管炎	68
血管脂肪腫	222
血管神経性浮腫	43
血管性浮腫	43
血管線維腫	196
血管肉腫	239
結合組織母斑	196
血小板減少性紫斑病	260
結節	14
結節性黄色腫	154
結節性血管炎	174
結節性硬化症	11, 196
結節性紅斑	173, 174
結節性多発動脈炎	72
結節性皮膚アミロイドーシス	15, 148
結節性痒疹	44
ケネン腫瘍	196
ケブネル現象	130, 136
ケラトアカントーマ	15, 110, 234
ケルスス禿瘡	276
ケロイド	219
ケロイド性毛包炎	268
腱黄色腫	154
限局性強皮症	94
剣創状強皮症	94
原発性皮膚リンパ腫	242

こ

高 IgE 症候群	266
口囲皮膚炎	180
硬結性紅斑	173, 174
膠原病	86, 88, 96, 99, 175, 261
好酸球性多発血管炎性肉芽腫症	74
抗酸菌感染症	282
口唇ヘルペス	250
光線角化症	25, 228, 230
光線過敏症	107
光線過敏性皮膚症	107
光線性皮膚疾患	106
後天性角化症	130
後天性水疱症	116, 118, 120
後天性部分型リポジストロフィー	175
後天梅毒	290
紅斑	2, 46
紅皮症	54, 62, 108, 118
肛門・仙骨部皮膚アミロイドーシス	148
抗リン脂質抗体症候群	23, 98
黒子	188
黒色癜風	279
黒色の爪	183
黒色表皮腫	7, 141
黒毛舌	278
ゴットロン徴候	96
固定薬疹	58
コプリック斑	259
コルノイド・ラメラ	203

さ

サーモンパッチ	215
細菌感染症	264
最少紅斑量	108
匙型爪	186
錯角化	24
サットン母斑	144
サルコイドーシス	11, 166, 173
散布疹	34, 36

し

ジアノッティ・クロスティ症候群	262
シイタケ皮膚炎	30
シェーグレン症候群	99
自家感作性皮膚炎	36, 39
指間カンジダ症	277
弛緩性水疱	16
色素異常症	142
色素失調症	19, 128, 198
色素性乾皮症	7, 110, 248
色素性母斑	188
色素沈着	6
自己免疫性水疱症	116, 118, 120
シスター・メアリ・ジョセフ結節	241
脂腺母斑	193
湿疹	28, 264
紫斑	4
ジベルばら色粃糠疹	138
脂肪腫	222
脂肪組織炎	173, 174
しもやけ	104
若年性黄色肉芽腫	220
重症型多形紅斑	48
重症熱性血小板減少症候群	287
獣皮様母斑	188, 190
酒皶	177, 178
酒皶様皮膚炎	13, 180
腫瘍性丘疹	10
腫瘍性脱毛	241
腫瘤	14
掌蹠角化症	25, 126, 182
掌蹠膿疱症	19, 122
小児丘疹性肢端皮膚炎	262
静脈湖	216
静脈怒張	83
静脈不全症	82
褥瘡	101
脂漏性角化症	110, 202
脂漏性湿疹	38
脂漏性皮膚炎	38, 156, 280
白なまず	143
真菌症	271
神経線維腫	194, 210
神経線維腫症 1 型	210, 194
神経皮膚黒皮症	190
神経皮膚症候群	194
進行性顔面片側萎縮症	175
進行性全身性強皮症	92
深在性真菌症	281
尋常性乾癬	55, 130
尋常性魚鱗癬	124, 125, 140
尋常性痤瘡	13, 176, 178, 180, 280
尋常性天疱瘡	116, 120
尋常性白斑	143
尋常性毛瘡	267
尋常性疣贅	256
真性皮膚結核	282
真皮の疾患	163
蕁麻疹	9, 40
蕁麻疹発作	224

す

スイート症候群	50
水痘	254
水疱	16
水疱型先天性魚鱗癬様紅皮症	128

水疱症	111
水疱性膿痂疹	264
水疱性類天疱瘡	17, **120**
スタージ・ウェーバー症候群	**200**
スチュワート・トレーヴス症候群	239
スティーブンス・ジョンソン症候群	46, **48**, 60
ステロイド誘発性皮膚炎	**180**
スポロトリコーシス	**281**

せ

性感染症	290
性器ヘルペス	250
正常角化性過角化	25
青色母斑	248
成人T細胞白血病/リンパ腫	**246**
成人早老症	**164**
正中部母斑	215
癤	267
接合部型表皮水疱症	**112**
接触皮膚炎	**30**
節足動物などによる皮膚疾患	285
線維脂肪腫	222
尖圭コンジローム	**255**
浅在性真菌症	271
線状強皮症	94
全身性アミロイドーシス	148
全身性エリテマトーデス	3, 23, **88**
全身性強皮症	**92**
全身性肥満細胞症	224
先天性血管拡張性大理石様皮斑	84
先天性真皮メラノサイトーシス	**192**
先天性水疱症	111, 112, 114
先天性脱毛症	**182**
先天性白皮症	**142**
先天性皮膚欠損症	**165**, **182**
先天性風疹症候群	260
先天性乏毛症	**182**
先天性無毛症	**182**
先天梅毒	290
全頭脱毛症	181
潜伏梅毒	290

そ

爪囲炎	187
爪囲線維腫	196
爪甲色素線条	183
爪甲剥離症	184
続発性皮膚リンパ腫	242

た

第5病	**261**
代謝異常症	148
帯状強皮症	94
帯状疱疹	**252**
苔癬状枇糠疹	13, **134**
体部白癬	**274**
大理石様皮膚	84
ダウリング・メアラ型単純型表皮水疱症	111
ダウン症候群	170
多形紅斑	3, **46**, **48**, 57, 60
多形滲出性紅斑	**46**
多形慢性痒疹	44
たこ	139
蛇行性穿孔性弾力線維症	**170**, 172
多発性筋炎	96
多発性モルフェア	94
たむし	**274**
ダリエー遠心性環状紅斑	52
ダリエー徴候	9, 224
ダリエー病	**129**
単純型表皮水疱症	17, **111**
単純性血管腫	200, **215**
単純ヘルペスウイルス感染症	17, **250**
単純疱疹	**250**
弾性線維性仮性黄色腫	11, **170**, 172
丹毒	**265**
丹毒様癌	241
単発性被角血管腫	217

ち

チェディアック・東症候群	142
チャーグ・ストラウス症候群	17, **74**
虫刺症	17, 218, 254, 264, 285
中毒性表皮壊死症	21, **46**, **48**, 60
腸性肢端皮膚炎	**156**
鳥様顔貌	164

つ

| 爪カンジダ症 | 184 |
| 爪白癬 | 184, **272** |

て

手足口病	**263**
手足症候群	65
滴状乾癬	**130**
手白癬	**273**

と

伝染性紅斑	3, **261**
伝染性軟属腫	**258**
伝染性膿痂疹	128, 156, 254, **264**
癜風	**279**, 280
殿部慢性膿皮症	268
天疱瘡群	116, 118

と

凍傷	**104**
凍瘡	**104**, 217
糖尿病	266, 270, 271
糖尿病性壊疽	23, **158**
糖尿病性リポイド類壊死症	160
時計皿爪	**185**
トコジラミ刺症	285
とびひ(飛び火)	264
ドライスキン	124

な

| 長島型掌蹠角化症 | 126 |

に

にきび	176, 267
肉芽腫性口唇炎	**169**
ニコルスキー現象	60, 269
日光角化症	**230**
日光黒子	**146**
日光皮膚炎	**106**
乳児血管腫	**212**
乳房外ページェット病	**236**

ね

ネザートン症候群	182
熱傷	17, 21, **102**
粘膜皮膚眼症候群	**48**

の

膿疱	**18**
膿疱症	111, 122
膿疱性乾癬	19, 64, 130
ノルウェー疥癬	**286**

は

バージャー病	**81**
敗血症	266
梅毒	233, **290**
梅毒性ばら疹	290
白色癜風	**279**
白癬	271

剥脱性皮膚炎	54
白板症	**233**
はしか	259
ハチ刺症	**285**
ばち状指	**185**
ハッチンソン徴候	**183**
花むしろ様配列	**238**
パリー・ロンベルグ症候群	175
斑状アミロイドーシス	148
斑状強皮症	94
ハンセン病	**284**
汎発性脱毛症	181
晩発性皮膚ポルフィリン症	17, **161**

ひ

非 Herlitz 型接合部型表皮水疱症	112
ビオチン欠乏症	**152**
皮角	230
被角血管腫	162, **217**
皮下脂肪組織疾患	173
光アレルギー性皮膚炎	107
光毒性皮膚炎	107
非結核性抗酸菌感染症	**283**
肥厚性瘢痕	**219**
砒素角化症	**232**
火だこ	87
皮斑	84
皮膚 B 細胞リンパ腫	223
皮膚 T 細胞リンパ腫	242, 244
皮膚アレルギー性血管炎	68
皮膚炎	28
皮膚型結節性多発動脈炎	72
皮膚筋炎	96, 175
皮膚限局性アミロイドーシス	148
皮膚小血管性血管炎	5, **68**
皮膚石灰沈着症	164
皮膚線維腫	**218**
皮膚腺病	**282**
皮膚白血球破砕性血管炎	68
皮膚描記症	41
皮膚リンパ球腫	**223**
ヒポクラテス爪	**185**
肥満細胞症	9, **224**
びまん性体幹被角血管腫	162, **217**
日焼け	**106**
表皮水疱症	111, 112, 114, 128
表皮嚢腫	**208**
表皮融解性魚鱗癬	**128**
びらん	**20**

鼻瘤	178
稗粒腫	114

ふ

ファブリー病	**162**, 217
風疹	**260**
ブシュケ・レーヴェンシュタイン腫瘍	255
不全角化	24
付属器疾患	176
物理化学的皮膚障害	101
ブドウ球菌性中毒性表皮壊死症	269
ブドウ球菌性熱傷様皮膚症候群	269
フルニエ壊疽	270
ブルヌヴィーユ・プリングル病	**196**
分枝状皮斑	84
粉瘤	**208**

へ

閉鎖面皰	176
閉塞性血栓性血管炎	**81**
ベーチェット病	23, **76**, 173
ヘノッホ・シェーンライン紫斑	5, **70**
ヘモクロマトーシス	**157**
ペラグラ	**151**
ヘラルドパッチ	138
ヘリオトロープ疹	96
ヘルトゲ徴候	32
ヘルペス性歯肉口内炎	250
ヘルマンスキー・パドラック症候群	142
ヘルリッツ型接合部型表皮水疱症	112
胼胝	25, **139**
扁平黄色腫	154
扁平コンジローム	290
扁平上皮癌	**228**
扁平苔癬	21, **136**, 186, 233

ほ

ポイツ・イェガース症候群	**197**
蜂窩織炎	254, **266**, 271
膨疹	**8**
ボーエン病	25, 203, **225**, 228, 232
ポートワイン母斑	200, **215**
ほくろ	188
ホジキン病	54
発疹性黄色腫	154
母斑	188
母斑細胞母斑	183, **188**, 190, 248

母斑様限局性被角血管腫	217
ポリポーシス	197

ま

麻疹	**259**
マダニ刺咬症	3, **287**
マラセチア感染症	**279**
マラセチア毛包炎	**280**
マルファン症候群	170
慢性 GVHD	66
慢性萎縮性肢端皮膚炎	**288**
慢性光線性皮膚炎	**108**
慢性湿疹	28
慢性静脈不全	23, 39, **82**, 174, 266
慢性蕁麻疹	40
慢性膿皮症	**268**
慢性砒素中毒	232
慢性遊走性紅斑	288
慢性痒疹	44

み

ミーシャー母斑	**188**
みずいぼ	258
水疱瘡	254
水虫	271
三日ばしか	260
緑色の爪	**184**
ミベリ被角血管腫	217
脈管疾患	82
脈管肉腫	**239**

む

無菌性膿疱	18, **122**

め

メラニン色の爪	**183**
メラノーマ	**248**
メルカーソン・ローゼンタール症候群	169
メルケル細胞癌	**235**
面皰	176, 267

も

毛芽腫	193
毛孔性角化症	124, **140**
毛孔性紅色粃糠疹	**133**
毛孔性苔癬	**140**
蒙古斑	7, **192**
毛細血管拡張性肉芽腫	214

I

ichthyosis vulgaris	124
id 疹	34, 36
IgA vasculitis	70
impetigo	264
impetigo contagiosa	264
incontinentia pigmenti	19, 198
infantile hemangioma	212
inflammatory papule	12
ingrown nail	187
insect bite	17, 285
interdigital candidiasis	277

J

JEB	112
junctional epidermolysis bullosa	112
juvenile xanthogranuloma	220

K

Kaposi sarcoma	240
Kaposi 水痘様発疹症	250
Kawasaki disease	80
keloid	219
keratoacanthoma	15, 234
keratosis follicularis	129
keratosis pilaris	140
kerion（celsi）	276
Koenen 腫瘍	196
Koplik 斑	259
Köbner 現象	130, 136

L

Langerhans 細胞組織球症	220
latent syphilis	290
leprosy	284
Leser-Trélat 徴候	202
leukoplakia	233
lichen amyloidosis	11
lichen pilaris	140
lichen planus	21, 136
lipoma	222
Lisch 結節	194
livedo	84
livedo racemosa	84
livedo vasculopathy	84
LMDF	177
localized scleroderma	94
lupus miliaris disseminatus faciei	

	13, 177
Lyell 型薬疹	60
Lyme borreliosis	288
Lyme disease	288
lymphocytoma cutis	223

M

Malassezia folliculitis	280
malignant angioendothelioma	239
malignant melanoma	248
Marfan 症候群	170
mastocytosis	9, 224
measles	259
MED	108
melanoma	248
Melkersson-Rosenthal 症候群	169
Merkel cell carcinoma	235
metastatic carcinoma of the skin	241
MF	244
Mibelli 被角血管腫	217
Miescher 母斑	188
mole	188
molluscum contagiosum	258
Mongolian spot	7, 192
morphea	94
mucocutaneous ocular syndrome	48
Mycobacterium marinum 感染症	283
mycosis fungoides	244

N

nail clubbing	185
necrobiosis lipoidica	160
necrotizing fasciitis	270
neoplastic papule	10
Netherton 症候群	182
neurofibroma	210
neurofibromatosis type 1	194
nevus cell nevus	188
nevus of Ota	7, 191
nevus pigmentosus	188
NF1	194, 210
Nikolsky 現象	60, 269
nodular cutaneous amyloidosis	15
nodular vasculitis	174
nodule	14
non bullous impetigo	264
nontuberculous mycobacterial infections	283
nummular eczema	34

O

OCA	142
oculocutaneous albinism	142
organoid nevus	193
Osler-Weber-Rendu 症候群	201
Osler's disease	183, 201

P

palmoplantar erythrodysesthesia syndrome	65
palmoplantar keratoderma	25, 126
palmoplantar pustulosis	19, 122
palpable purpura	70
PAN	72
papular acrodermatitis of childhood	262
parapsoriasis	134
parapsoriasis en plaque	134
Parry-Romberg 症候群	175
PCT	161
pellagra	151
pemphigus foliaceus	21, 118
pemphigus vulgaris	116
perioral dermatitis	180
pernio	104
Peutz-Jeghers syndrome	197
PF	118
PG	78, 214
photosensitive dermatosis	107
photosensitivity	107
pigmentation	6
pilonidal cyst	207
pilonidal sinus	207
pityriasis lichenoides	13, 134
pityriasis rosea（Gibert）	138
pityriasis rubra pilaris	133
pityriasis versicolor	279
PL	134
PLEVA	134
PN	72
polyarteritis nodosa	72
poroid cell	204
porokeratosis	203
porphyria cutanea tarda	17, 161
portwine stain	215
PPK	126
PPP	122
pressure ulcer	101

primary cutaneous lymphoma	242
progressive systemic sclerosis	92
prurigo chronica multiformis	44
prurigo nodularis	44
pseudolymphoma	223
pseudoxanthoma elasticum	11, 172
psoriasis	25, 130
psoriatic arthritis	132
PSS	92
purpura	4
pustular psoriasis	19
pustule	18
pustulosis palmaris et plantaris	122
PV	116
PXE	172
pyoderma gangrenosum	78
pyogenic granuloma	214

Q

Quincke's edema	43

R

RA	100
Ramsay Hunt 症候群	252
Raynaud's disease	86
Raynaud's phenomenon	81, 86, 88, 92
Reye 症候群	254
rheumatoid arthritis	100
rheumatoid nodule	15
ringworm of the foot	271
rosacea	178
rosacea-like dermatitis	13, 180
Rothmund-Thomson 症候群	170, 182
rubella	260

S

S-TEN	269
sarcoidosis	11, 166
scabies	286
SCC	228
scrofuloderma	282
sebaceous nevus	193
seborrheic dermatitis	38
seborrheic eczema	38
seborrheic keratosis	202

senile freckle	7, 146
senile keratosis	230
senile lentigo	7, 146
sicca syndrome	99
Sister Mary Joseph 結節	241
Sjögren syndrome	99
SJS	48, 60
SK	202
SLE	3, 23, 88, 98, 99
solar dermatitis	106
solar keratosis	230
solar lentigo	146
splinter hemorrhage	183
spoon nail	186
sporotrichosis	281
squamous cell carcinoma	228
SSc	92
SSSS	269
staphylococcal scalded skin syndrome	269
staphylococcal toxic epidermal necrolysis	269
stasis dermatitis	39
steroid-induced dermatitis	180
Stevens-Johnson syndrome	46, 48, 60
Stewart-Treves 症候群	239
storiform pattern	238
strawberry mark	212
strawberry nevus	212
Sturge-Weber syndrome	200
sunburn	106
Sutton nevus	144
Sweet's syndrome	50
syphilis	290
syringoma	11, 206
systemic lupus erythematosus	3, 23, 88
systemic sclerosis	92

T

TAO	81
telangiectatic granuloma	214
TEN	21, 46, 48, 60
thromboangiitis obliterans	81
tick bite	3, 287

tinea corporis	274
tinea faciei	274
tinea manus	273
tinea pedis	271
tinea unguium	272
tinea versicolor	279
toxic epidermal necrolysis	21, 60
traumatic purpura	5
tuberous sclerosis（complex）	11, 196
tylosis	25, 139

U

ulcer	22
urticaria	9, 40

V

varicella	254
varicose veins	82
varix	83
venous insufficiency	82
venous lake	216
venous stasis syndrome	82
verruca senilis	202
verruca vulgaris	256
vitiligo vulgaris	143
von Recklinghausen disease	194

W

Werner's syndrome	164, 182
wheal	8
white fibrous papulosis of the neck（Shimizu）	163
Wickham 線条	136

X

X 連鎖性劣性魚鱗癬	25, 125
X-linked ichthyosis	25, 125
xanthogranuloma	15, 220
xanthoma	154
xeroderma pigmentosum	7, 110
XP	110

Z

zinc deficiency syndrome	156

結節
nodule

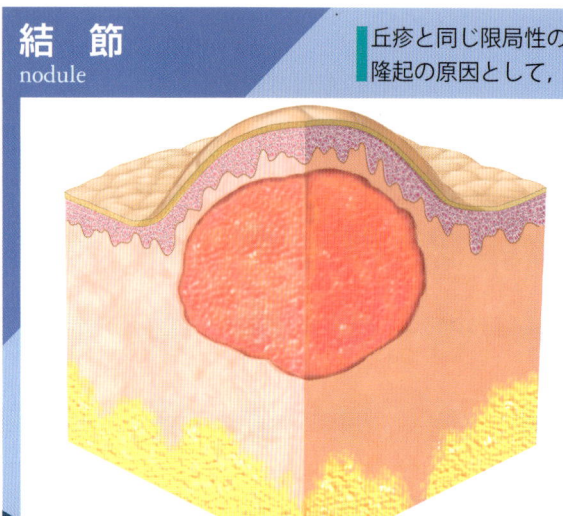

- 丘疹と同じ限局性の隆起性変化で直径 10mm 以上のものを指す．
- 隆起の原因として，肉芽腫性変化，腫瘍，浮腫，炎症などさまざまである．

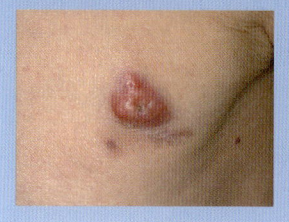

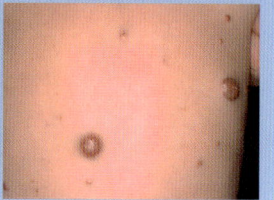

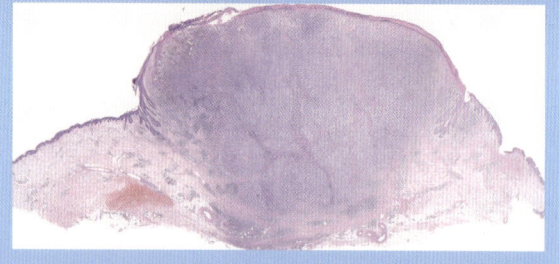

▶p.14

水疱
blister, bulla

- 透明な水様性の内容をもち，天蓋に被膜をもつ皮膚隆起で，直径 5mm 以上のものをいう．被膜が破れにくい緊満性水疱と破れやすい弛緩性水疱がある．

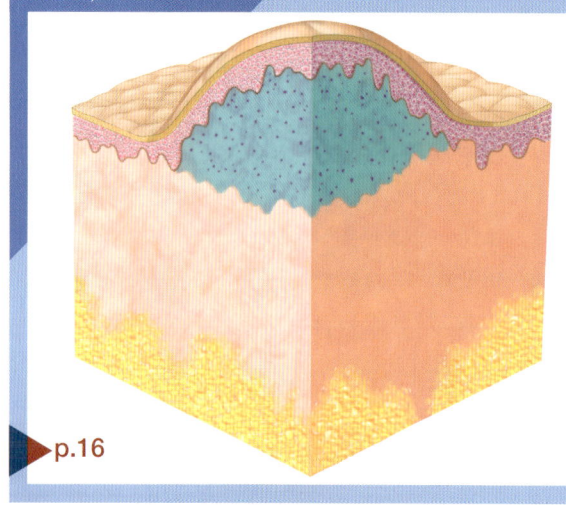

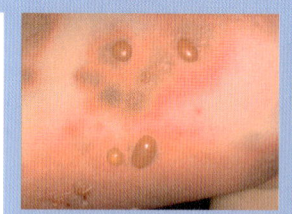

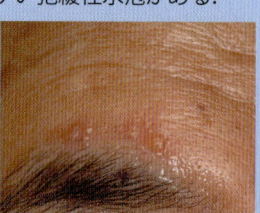

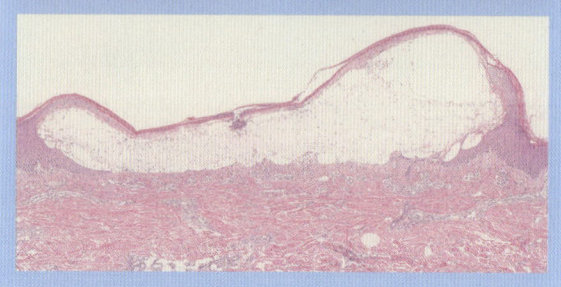

▶p.16

膿疱
pustule

- 水疱の内容が膿性のものをいい，白色～黄色を呈する．細菌感染によるものと，他の原因によって白血球が遊走して形成されるもの（無菌性膿疱）がある．

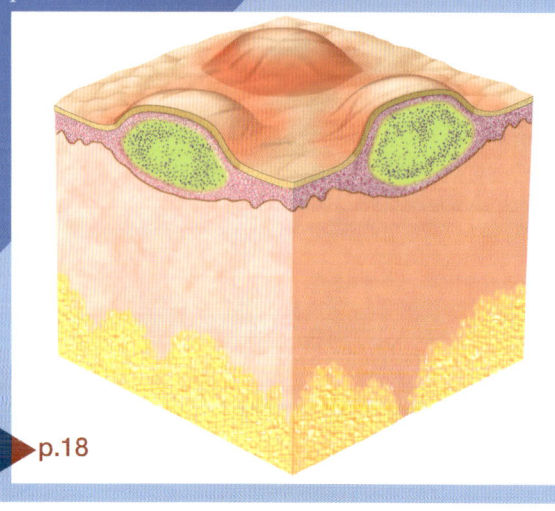

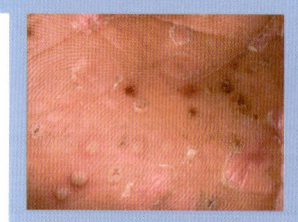

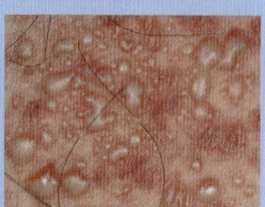

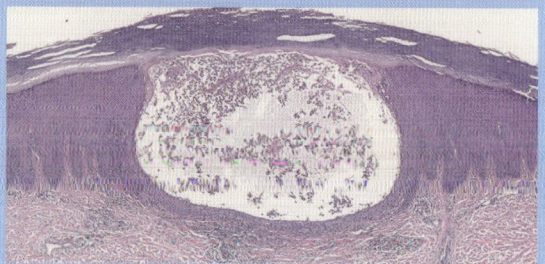

▶p.18